新文京開發出版股份有限公司

NEW WCDP

新世紀・新視野・新文京－精選教科書・考試用書・專業參考書

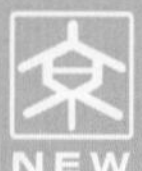

New Wun Ching Developmental Publishing Co., Ltd.

New Age · New Choice · The Best Selected Educational Publications — NEW WCDP

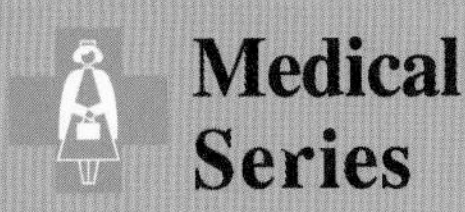

第4版

中醫護理學概論

總校閱—張永賢．張曼玲
編著者—張永賢．張曼玲．羅　琦．蘇靖媛．陳光慧
陳慧珊．唐娜櫻．邱靜瑜．施欣欣．杜惠娟
王小喬．楊瓊芳．高宗桂

INTRODUCTION TO TRADITIONAL CHINESE MEDICINE IN NURSING

4th Edition

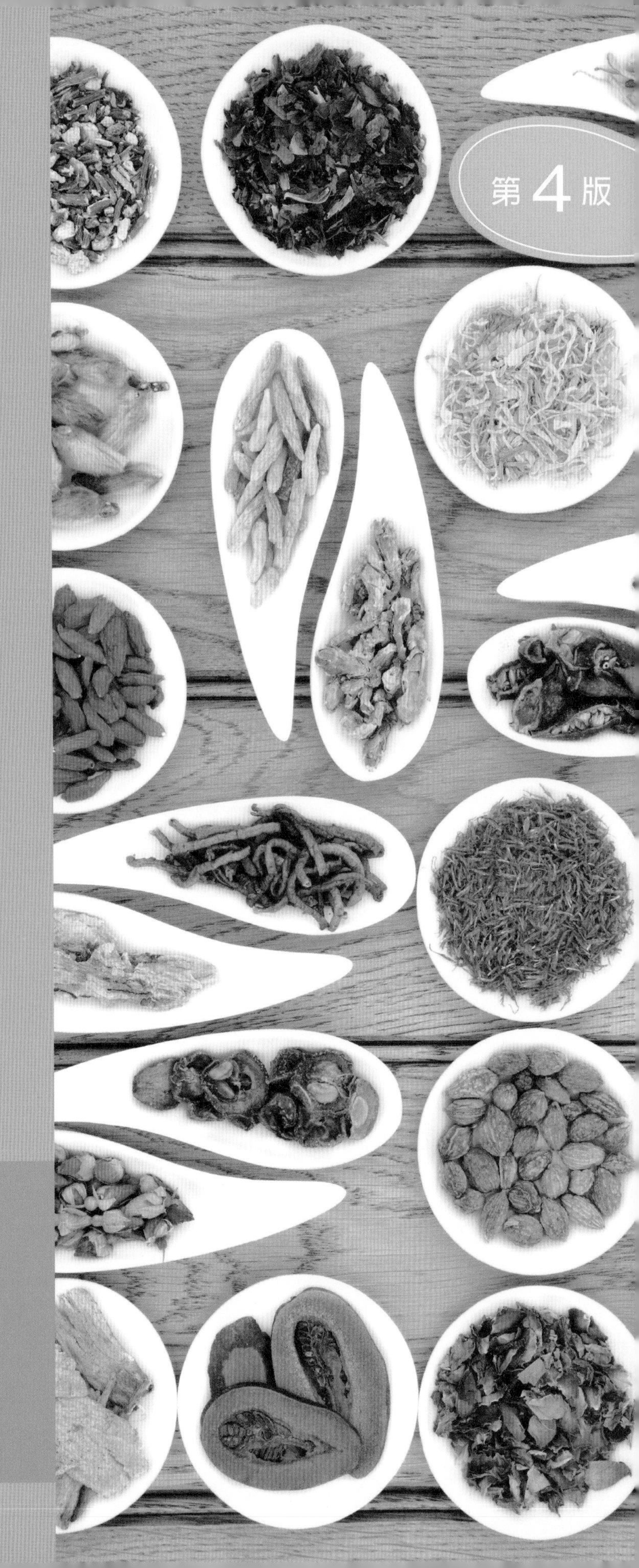

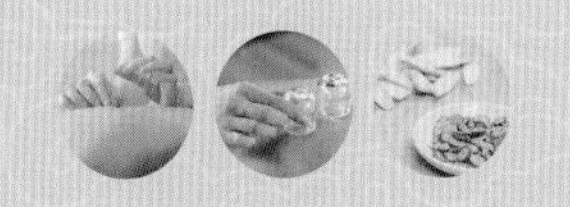

本書特色

本書敦聘中國醫藥大學中醫學系、針灸研究所、護理學系教師群，及其附設醫院護理師、中醫專家學者共同編寫，強調理論與實務並重，共有12章，包含：緒論、中醫護理概述、中醫基本理論概述、經絡與腧穴、中醫四診、常用辨證法、中醫護理常規、服藥護理、食膳護理、中醫孕產婦照護、情志護理、常見中醫療護等。

本書特色包括：

1. 以深入淺出的敘述方式涵蓋中醫基礎理論與臨床實務。
2. 學理敘述清晰易懂，並以近300張全彩精美照片輔助說明，印刷精緻，創造出教材精緻化的絕佳質感。
3. 提供授課教師教學投影片光碟及八綱辨證DVD。

為使本書更加精進，第四版除勘正疏誤及依照衛生福利部及全國法規資料庫更新現行相關法規的內容外，另新增「穴位按摩保健」及更新「食膳護理」內容，各章章末均加入新的習題，盼能予讀者更多練習、學習的機會。

特別感謝各界先進的回饋與建議，書中內容倘若有未盡之處，尚祈諸位先進及讀者能不吝指正，俾利此書能更臻於實用與完善。

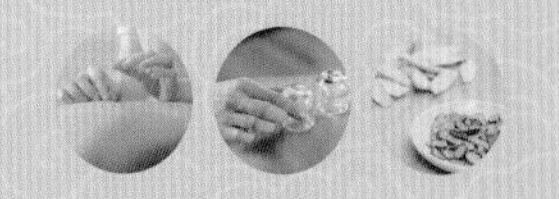

推薦序

西方護理工作發軔於十九世紀英國 南丁格爾氏組織救護隊，赴戰地為傷患服務，是為開創護理業務之始，南氏復又創辦第一個護理學校，奠定護理教育之基。九十餘年以來，護理工作在現代醫療服務扮演重要的角色，並設立「護理師」、「護士」專職護理人員，協助醫師照顧病患。

傳統醫學向來重視護理工作，三千年前黃帝內經即主張「三分醫藥，七分調護」，皆由中醫師兼任醫療照護的工作。近年來，政府開辦健保業務，中醫醫療工作隨之蓬勃發展，各地中醫院林立，各大醫學中心皆設有中醫部，中西醫療共同肩負國人的健康照護，護理人員亦已積極參與中醫工作。為提升中醫的醫療服務品質及中醫護理的專業水準，中國醫藥大學早於十六年前即開辦「中醫護理進修班」，培育專職的中醫護理人員，參與中醫醫療照護工作。

培育中醫專業護理人員而量身打造中醫護理學教育專書已刻不容緩。在本校針灸研究所張永賢教授推動下，結合本校護理學系前主任張曼玲副教授、護理學系教師、本校附設醫院護理師及中醫專家學者共同編著的中醫護理學乙書於焉誕生，本書涵蓋中醫基礎理論與臨床實務，提供護理人員中醫醫護知識，建立中醫護理專業能力。本書出版裨益中醫醫療整體水準，誠難能可貴，時值本書付梓出版前夕，特為之序。

中國醫藥大學中醫學系教授

林昭庚 謹識

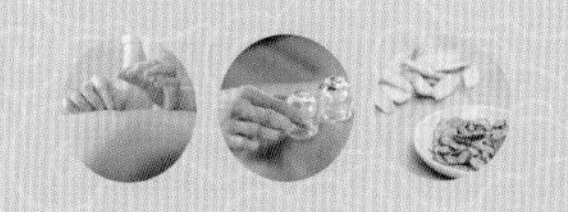

總校閱序

很高興集合中國醫藥大學護理學系同仁大家共同完成中醫護理學概論一書。2011年正好是學校護理學系四十五週年慶，中國醫藥大學創校宗旨是「中醫現代化、中西醫一元化」。中醫學有中醫學系及學士後中醫學系，而醫學若沒有護理人員參與，即不是完整醫學。中國醫學常說「三分醫藥，七分調理」，在醫護調理中，護理人員扮演相當重要的角色。中醫護理學概論呈現給護理人員兼修傳統醫學，開拓我國具有特色的現代護理學。

雖然中國 大陸 北京中醫藥大學早在1986年設立「中醫護理學系」，而對於中醫護理學在我國培育許多優秀的護理人員的基礎，在1990年我曾擔任學校推廣教育中心主任時，提出對於合格取得考試院及衛生署證照的護理師及護士，再給予在推廣教育中心進修10學分再加上實習2學分的構想。當時正是勞工保險試辦中醫門診10週年，中醫醫院的設置已增至91家，公務人員保險中醫門診亦正開放（如今已是全民健保）。有著中醫醫院或西醫醫院附設中醫部，而且參加勞工保險及公務人員中西保險制度建立，應加強護理人員參與中醫藥，以提升中醫醫療品質，以致向當時護理學系系主任張曼玲提出開設「中醫護理進修班」，張教授相當贊同並獲全系教師支持，同時向衛生署中醫藥委員會說明，經委員會會議（1990年6月23日）提出申請辦理「中醫護理進修班」計畫書討論。承蒙衛生署中醫藥委員會主任委員黃民德及委員贊同，並報告行政院衛生署署務會議，當時張博雅署長深表支持，以致在本校學校推廣教育中心開設「中醫護理進修班」，當時是九科十二學分：(1)中醫護理導論一學分；(2)中醫學概論二學分（含中醫診斷學）；(3)中藥學概論二學分；(4)中醫營養學一學分；(5)針灸護理學二學分；(6)中醫婦兒科護理學一學分；(7)中醫外傷科護理學一學分；(8)中醫內科護理學一學分；(9)參觀與實習一學分。歷屆衛生署中醫藥委員會及主任委員黃民德、蘇貫中、張成國、林宜信及黃林煌都給予中醫護理學進修很大的鼓勵及支持。在2000年2月2日衛中會醫字第89001177號函告，為配合中醫醫院診所護理業務之實際需要，建請各護理學校開設「中醫護理訓練」選修課程，其科目及學分數最低標準，即「七科九學分180小時的中醫護理教育科目及學分數之標準」，於2016年2月更新：(1)中醫學概論二學分；(2)中藥學概論一學分；(3)藥膳學一學分；(4)針灸護理學一學分；(5)傷科護理學一學分；(6)中醫護理學二學分；(7)中醫護理學實習一學分。主要強調執行中醫護理業務應接受中醫護理基本訓練之人員專業要求，且積極成立「台灣中醫護理學會」，第一屆由張曼玲等發起，第一屆理事長張曼玲，第二、三屆理事長鍾蕙如，其宗旨為「因應國民傳統性，多元化的健康需求；以發展中醫護理專業，提升中醫護理臨床服務、教育、研究之水準，增進全民健康」，網址www.ttcmna.org.tw。

如今全國許多護理學系有必修或是選修的中醫學分，甚至在「護理研究所」有「中醫護理組」及成立「中西醫結合護理研究所」。我們很高興，播種，有著耕耘、開花及結果，這時更需要「中醫護理學」的專業教科書。而台灣中醫藥教材編輯由中國醫藥大學歷屆校長及黃維三教授當主持人，由林昭庚教授當協同主持人，負責規劃編輯中醫藥教科書，目前已有陸續出版，本書中藥護理學概論也在規劃內。謝謝專門出版精選教科書的新文京開發出版股份有限公司，在他們相當用心的精心編排、繪圖、美編、排版等協助下，使得大家盡心盡力完成本書之編著，近日即將再版出版。然本書雖經審慎校訂，但仍恐有疏漏及錯誤之處，尚祈各位先進專家與讀者能不吝指正，使本書更臻完善。

中國醫藥大學教授

張永賢 謹識

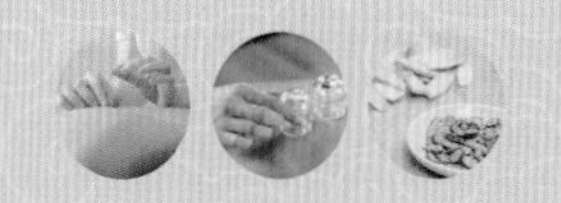

總校閱序

醫護理學是中醫系列教材之一。多年前，張永賢教授就積極的希望組成編輯小組。於是就邀請了有志於推廣中醫護理的護理學系教師、護理部同仁及中醫師共同編寫，歷時將近兩年終於完成，期望本書能提供醫學大學、健康照護相關科系及臨床教學之參考用書。

本書強調理論與實務並重，共分為12章：第1、2章說明中醫護理學的發展、中醫護理的意義及其角色功能、民眾就醫模式、中醫護理教育與訓練、中醫護理相關政策與法規、中醫護理的未來展望等，讀者能從中明瞭中醫護理概況。第3、4章介紹中醫基本理論，包括：陰陽學說、五行學說、臟象學說、經絡學說、病因、治則、經絡循行及其常用腧穴、四總穴與十總穴等，使學習者研讀後能建立中醫基本概念。第5~12章是從護理過程的觀點詮釋中醫護理學，其中第5、6章是介紹運用中醫四診及辨證的方法評估與蒐集個案資料的過程。第7章介紹中醫內科、傷科、婦科、兒科的護理常規。第8章服藥護理說明服用中藥的一般原則、中醫內治八法、常用中藥、常用方劑、中藥煎煮法、中藥給藥方法。第9章食膳護理介紹食膳護理的重要性與飲食宜忌、藥膳護理原則與應用。第10章為孕產婦的中醫照護，強調婦女孕產期間的調護措施，包括：孕期護理、胎教、產期護理。第11章情志護理說明情志意義與健康、五臟的關係及情志護理方法。第12章則是技術實務，介紹中醫療護常用技術及其護理，包括：針刺護理、灸法護理、電針療法護理、耳穴埋針（豆）法護理、拔罐法護理、刮痧法護理、薰洗療法護理及推拿法護理。

著書本身是一件非常辛苦的工作，相信大部分都是在百忙中抽空或挑燈夜戰下完成的。本書能順利完成非常感謝各位作者細心的蒐集資料並將自身豐富的經驗融入其中。並且感謝新文京開發出版股份有限公司在編寫過程中的協助，更忘不了感謝周遭的朋友及家人給予的支持與鼓勵。

台灣中醫護理學會常務理事

張曼玲 謹識

張永賢（主編暨總校閱）

學歷 中國醫藥學院醫學士
德國漢堡大學醫學博士（優秀獎 cum laude）

曾任 中國醫藥大學副校長
中國醫藥大學附設醫院副院長
衛生署中醫藥委員會委員
中華針灸醫學會創會會長
中醫師全國聯合會國際交流委員會主任委員

現任 中國醫藥大學中醫學院教授
中國醫藥大學附設醫院顧問醫師
世界中醫藥學會聯合會教育指導委員會副會長
國際華夏醫藥學會常務副會長

張曼玲（主編暨總校閱）

學歷 國防醫學院 理學士
美國奧克拉荷馬市大學 企業管理碩士

曾任 中國醫藥大學副教授暨護理學系系主任
台灣中醫護理學會理事長
中國醫藥大學北港附設醫院護理部主任、顧問
中國醫藥大學台中附設醫院護理部兼任督導、顧問
仁德醫護管理專科學校副教授暨護理科主任
弘光科技大學兼任副教授
元培科技大學兼任副教授
東海大學兼任副教授
國立空中大學兼任副教授
彰化基督教醫院教學顧問
行政院衛生福利部護理諮詢委員會委員
行政院衛生福利部 95 年度中醫醫院暨醫院附設中醫部門評鑑委員
92 年度中醫醫院暨醫院附設中醫部門訪查委員
教育部醫教會護理組評鑑委員
考選部護士、護理師考試命題委員
台灣護理學會理事、監事、中醫護理委員會主任委員、副主任委員
台中市護理師、護士公會理事、監事、常務理事、常務監事
中華民國中西整合醫學會理事、監事、常務監事
台中市三軍總醫院護理長

現任 台灣中醫護理學會常務理事
嘉義基督教醫院中醫部護理顧問

羅　琦　學歷　美國威斯康辛大學護理研究所碩士
　　　　　　　中國醫藥大學中醫研究所博士
　　　　現任　中國醫藥大學護理學系副教授

蘇靖媛　學歷　台灣中國文化大學兒童福利碩士
　　　　　　　2002 級中國南京中醫藥大學中醫臨床基礎理論博士
　　　　曾任　輔英科技大學附設實驗托兒所創所所長、輔英科技大學講師
　　　　　　　中華民國護理師、助產士
　　　　　　　輔英科技大學護理系科專任講師

陳光慧　學歷　中國醫藥大學護理研究所碩士
　　　　　　　中台醫護技術學院護理系理學士
　　　　曾任　大千綜合醫院護理部主任
　　　　　　　台灣中醫護理學會常務理事
　　　　　　　台中市護理師護士公會理事
　　　　　　　台灣護理學會中醫護理委員會委員
　　　　　　　95 年度中醫醫院暨醫院附設中醫部門評鑑中醫護理組評審委員
　　　　　　　92 年度中醫醫院暨醫院附設中醫部門評鑑中醫護理組訪查委員
　　　　　　　中國醫藥大學附設醫院督導
　　　　　　　中國醫藥大學附設醫院外科、手術室、骨科、泌尿科、急診等護理長
　　　　　　　中國醫藥大學附設醫院中醫門診護士
　　　　　　　華穗護理之家主任
　　　　　　　國立台中護理專科學校護理科兼任講師
　　　　　　　100 年度中醫醫院暨醫院附設中醫部門評鑑中醫護理組評審委員
　　　　　　　台灣中醫護理學會監事
　　　　現任　元培科技大學護理系中醫護理專任講師

陳慧珊　學歷　中國醫藥學院護理系理學士
　　　　曾任　中國醫藥大學附設醫院護理部督導
　　　　　　　財團法人彰化基督教醫療合作醫院－南基醫院護理部主任

唐娜櫻　學歷　中國醫藥學院中國醫學研究所博士
　　　　現任　中國醫藥大學中醫學院中醫學系兼任副教授

邱靜瑜　學歷　中國醫藥大學護理系學士
　　　　　　　台北護理學院護理助產研究所畢業
　　　　曾任　中國醫藥大學附設醫院中西醫門診、產後病房、產房、嬰兒室、病嬰室護理長
　　　　　　　中國醫藥大學附設醫院東區分院、產後護理之家、草屯分院主任
　　　　現任　本堂澄清醫院附設護理之家主任

施欣欣　學歷　美國德州大學奧斯汀分校護理學研究所博士
曾任　國立陽明醫學院講師
中國醫藥學院護理學系系主任
台灣護理學會中醫護理委員會副主任委員
台灣中醫護理學會監事
現任　中國醫藥大學護理學系副教授
中國醫藥大學台中附設醫院護理部兼任督導

杜惠娟　學歷　中國醫藥大學護理碩士
曾任　中國醫藥大學附設醫院針灸科副護理長
中國醫藥大學附設醫院中醫門診護理長
弘光科技大學兼任講師
中國醫藥大學兼任講師
台灣中醫護理學會理事

王小喬　學歷　美國威斯康辛大學護理學研究所碩士
現任　中國醫藥大學護理學系助理教授

楊瓊芳　學歷　中台醫護技術學院護理系學士
曾任　台灣護理學會中醫護理委員會委員
台灣中醫護理學會理事
中國醫藥大學附設醫院護理部督導
現任　文壽企業社總經理
德康／潤康護理之家教育訓練老師
巨晴事業股份有限公司水療師

高宗桂　學歷　台灣 中國醫藥大學中國藥學研究所藥學碩士
台灣 中國醫藥大學中醫研究所針灸醫學博士
中國 南京中醫藥大學第一臨床醫學院內科醫學博士
中國 北京中醫藥大學基礎醫學院中西結合博士
曾任　中華針灸醫學會秘書長
考試院中醫師國家考試典試委員
台灣 中醫醫學會理事長
台灣 中華推拿科學學會理事長
台灣 中國醫藥大學附設醫院教授級主治醫師
現任　台灣 中華醫事科技大學講座教授
馬光中醫醫療教網學術長暨中醫總院院長
中國 南京新中醫學研究院副院長
中國 中華醫藥科學院教授兼副院長
台灣 大仁科技大學藥學系兼任教授
台灣 中國醫學大學針灸研究所兼任教授
中國 北京世針聯中醫微創針法研究院名譽院長
中國 骨傷微創水針刀學術委員會名譽會長

目錄

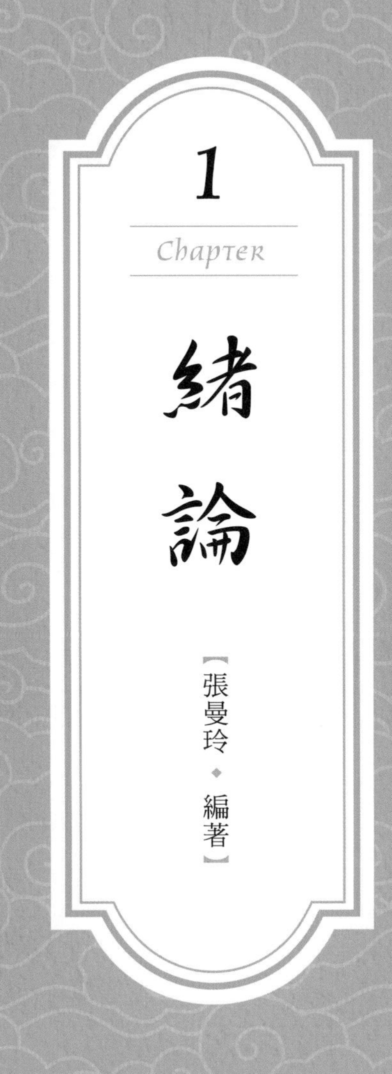

1 Chapter 緒論

【張曼玲◆編著】

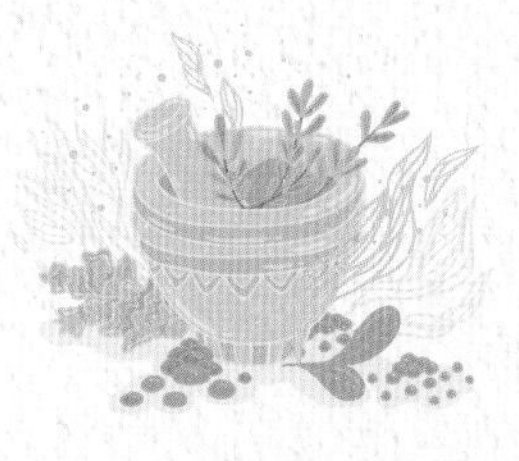

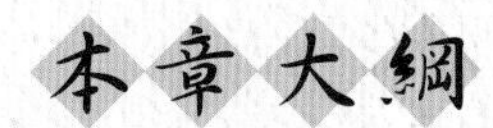

本章大綱

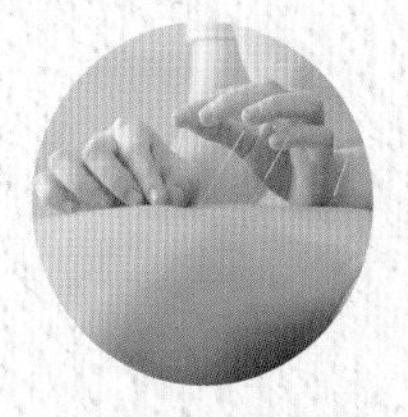

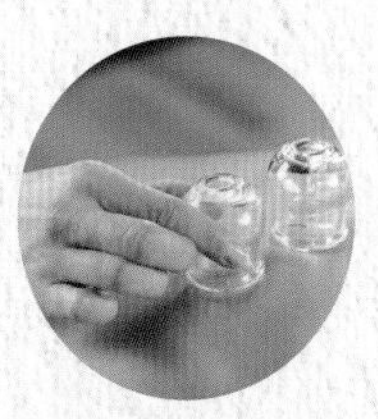

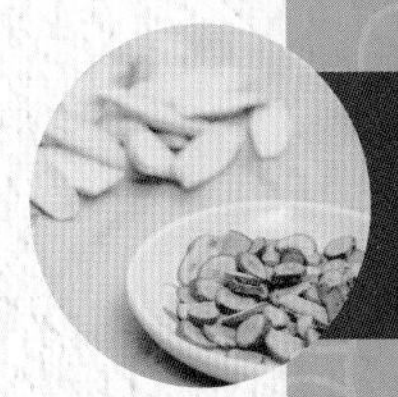

【學習目標】

研讀內容後，您能夠：

1. 瞭解傳統醫學體系與中西結合的整體護理概念。
2. 瞭解中醫護理學的形成。
3. 認識歷代醫著中的護理內涵。
4. 認識中醫護理學的基本理念。
5. 認識中醫護理的原則及內容。
6. 瞭解民眾就醫行為模式。

【前言】

民眾的醫療選擇與醫療信念是受其文化影響漸漸孕育出來的，早在西醫未引進以前，中醫學就是我國社會主要的醫療體系，也是我中華文化數千年的精髓，若以長久的歷史來看，中國醫學為當代主流醫學。而中國醫學、印度草藥醫學與整脊醫學，並列為世界上三大傳統醫學體系。

近一百年來，由於西方醫學強調使用科學方法，已成功治癒多數患者的病痛，使平均壽命延長。然而，由於社會與醫療環境的變遷，使得疾病型態也跟著改變與增加，尤其是慢性病與癌症等，至此已非醫療所能完全治癒。因此世界衛生組織(WHO)在2002年提出「公元2002~2005年傳統醫療與另類輔助醫療全球性策略」：(1)為傳統醫學制訂國家政策；(2)提高大眾對傳統醫學的認識及瞭解；(3)評估傳統醫學的潛在經濟點；(4)建立適當的傳統醫學評估標準；(5)鼓勵和加強傳統醫學基礎科學的研究；(6)尊重傳統醫學文化的整體性；(7)制訂保護和保存健康資源的政策。希望各國能加強對另類輔助醫療的政策、法規、管理、療效和安全性進行研究，使其能納入各國正規醫療保健體系，並且推動基層健康照護。

1-1 傳統醫學體系與中西結合的整體護理

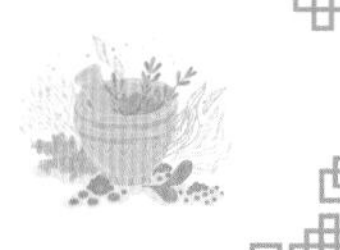

一、世界三大傳統醫療體系

中國醫學、印度草藥醫學與整脊醫學，有龐大的組織體系且仍繼續為眾多人群提供醫療保健服務，並列為世界上三大傳統醫學體系。

(一) 中國醫學體系

中國醫學(Traditional Chinese Medicine, TCM)體系包括漢醫、藏醫、蒙醫、韓醫等。中醫學是研究人體生理功能、病理變化，以及疾病的診斷和防治的一門科學，受到陰陽五行學說的深刻影響，乃是以整體觀念為主導思想，以臟腑經絡的生理和病理為基礎，以辨證論治（八綱、氣血津液、病因病機、四診與辨證等）為診療特點的醫學理論體系。

(二) 印度醫學體系

印度醫學(Ayurveda)體系，Ayurveda來自梵文，原為「長壽的智慧」或「治病的生命科學」之意，然而在實際應用上的名稱則為「印度草藥醫學」，簡稱「印醫」。有關印醫的淵源，可追溯到3000~5000年前的印度古著「吠陀經(Veda)」（智慧之書）。而最早的印醫專書Caraka Samhita中記載著約於西元前800年前，許多聖賢聚集於喜馬拉雅山麓探討疾病的因果，與如何以自我意識融合宇宙觀而達成自我與人群健康之道。另外一部著重於外科治療技術的重要印醫史書Sushruta Samhita中，亦有聖者Dhanvantari由神明處取得醫術的記載。可見印醫的醫療本質具有濃厚的宗教色彩，甚至是由宗教所演變而來之說法。

印醫有Panchamahabhutas和Tridosha兩大理論為其基礎：

1. Panchamahabhutas：相當於中醫「五行」，指的是宇宙之「五種元素」－天(Akasha)、氣(Vayu)、火(Tejas)、水(Jala)和土(Prthivi)－構成宇宙萬物。而人體的對應器官則為耳、皮、眼、舌及鼻。每種感覺器官均具有其特殊的對應功能，以資吸引外界能量並加以運用。
2. Tridosha：意謂「三種生物要素」，是由前述宇宙之「五種元素」構成的，包括微生物到人體的生物要素－運動(Vata)、能量(Pita)與慣性(Kapha)。

（三）整脊醫學體系

整脊醫學(Chiropractic)體系包括整骨醫療(osteopathy)、順勢療法(homeopathy)、自然療法(naturopathy)、按身術(body work)。Chiropractic的拉丁文原為「徒手操作」或「有效診療」之意，然而在實際應用上的定義是「神經骨骼系統之診治及整復術」。其實，以類似脊椎的按摩或推拿等各種方式來治療人體各種疾病的醫療方法，在西元前之中國、印度、埃及、希臘、羅馬等古文明國家，已有相關描述和記載，在美洲的馬雅、印加、印地安文化，及大洋洲的波里尼西亞文化中，也遺留有類似之醫療行為。在中古代的歐洲，也曾廣泛盛行於民間。

美國整脊醫學的創始人帕莫(D. D. Palmer)，他於1865年移居美國，並開始從師學習磁力治療(magnetic healing)。當時並無完整之醫療執業制度，而他卻以「信心治療師(faith healer)」聞名。1895年其診所內的清潔工告訴他說17年前在某次彎腰工作時，感到上背部脊椎卡答一響，於是就失去了聽力。帕莫仔細檢查其脊椎並發現了一節上部胸椎的錯位，於是替他推拿及調整後，該清潔工因而漸漸恢復了聽力。而後，他開始認真研讀脊椎與神經相關書籍，並悟出「骨骼結構中之任何部位如果發生錯位，其結果都可能影響周圍之神經，導致神經系統傳遞訊息功能的過強或不足，進而影響關聯器官之機能」的道理。於是他在1897年於美國創辦了「帕莫按摩療法學校」，被稱為整脊醫療學校之始祖。

二、中西結合的整體護理概念

(一) 傳統醫護的制度化與科學化

在現今，世界先進各國的醫療保健體系(medical care system)，已陸續改由管理式醫療(managed care)模式，舉凡公立醫療、公營醫療、公營健康保險、到開放式醫療保險等制度，無不採用管理財務為優先的手段，以管制其醫療作業。在各國均困擾於抑制其正統醫療的高昂費用下，傳統醫療和護理則以其高人性化、普遍化、著重保健、低費用等特質，正式進占世界醫療潮流之一席。

(二) 傳統與正統醫學的整合

綜觀世界各國的傳統醫療體系，除東洋盛行的中醫藥和美國盛行的整脊醫學較具科學的探討外，其他如印度醫學、阿拉伯醫學、順勢療法、自然療法、骨療法、按身術、按摩療法等，則仍缺乏深入的科學研究和整合。近年來，在先進諸國的醫療環境中，傳統醫療的積極介入與其角色之再確認，雖已形成共識，而其標準化、制度化與行政管理等整合相關作業，則仍未十分完備。這項歷史性任務，則有待今後各國之有識者，及有志從事傳統療護者之共同努力，以臻完善。

(三) 世界衛生組織(WHO)策略

WHO於2002年宣布「公元2002~2005年傳統醫療與另類輔助醫療全球性策略」，建請全球諸國將傳統及另類醫療納入各該國之醫療政策。台灣亦順應世界潮流，由衛生主管機關訂定「中醫藥行動綱領」，以加速中醫、藥、護之創新及發展。由於國內的醫療環境一向以西醫為主流，有鑑於民眾既看西醫又接納中醫醫療文化之多元化就醫行為，且民眾使用中醫醫療的情形與日俱增，已受到衛生主管機關之高度重視。

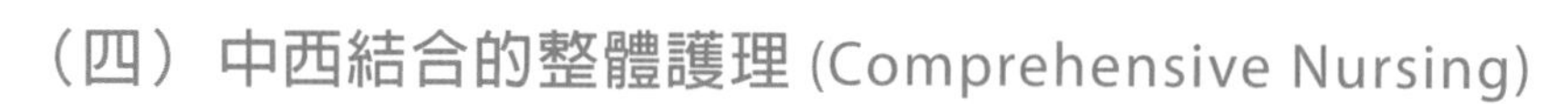

（四）中西結合的整體護理 (Comprehensive Nursing)

21世紀起始，醫療體系已進入中、西整合之新境界。護理團隊身為醫療體系的重要一環，應致力於配合WHO的策略，將中西護理模式加以整合，截長補短，開創出嶄新的整體護理模式，乃是為現代護理人員之崇高使命與任務。因此，中醫護理之普及應用與專業化之需求，在我國，同時亦為世界各國之共同迫切者。

1-2 中醫護理學的形成與內涵

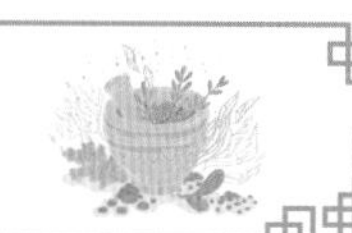

古代醫著中，大都會有一定的中醫護理內容，因為當時的醫家都是親自從事護理工作的，或在醫師的指導下，由病人家屬配合做好照護工作，由此可以看出古代醫護合一的現象。在古代醫著中，可散見豐富的中醫護理相關論述，如：病人的情志、個人及環境衛生、飲食起居、給藥方法及服藥後指導、重視健康人的身體保健護理和頤養知識宣導與諮詢等。而內經是中國最早對護理工作加以論述的醫著，成為中醫護理學形成的依據。歷代醫著的護理內涵請見下述。

一、夏、商、周朝代

約於西元前2600年～西元前771年之間，周禮中首見中國醫療專業分類，它將醫事人員分為食醫、疾醫、瘍醫、獸醫四類。

二、春秋 戰國時期

約於西元前770年～西元前220年之間，此時已見學說的雛型，如：「陰陽」、「五行」、「精氣神」等，進而成為中醫及其護理的重要理論基石。史記・扁鵲倉公列傳記載太子生病時，扁鵲運用針刺和湯藥療法，並用熱熨兩側脅下，維持其體溫，以救治之。這說明當時醫療與護理是同時並進，由醫師兼照料病人的工作。

內經是中國現存記載中醫理論和技術的古典醫學巨著，亦是最早的較為有系統的醫學理論著作，由素問和靈樞兩部分組成，其基本觀點主要有整體觀、陰陽平衡觀、邪正觀、重視預防觀。它的問世是中醫學基本理論的確立，亦是中醫護理形成的依據，奠定了中醫護理學的基礎。

三、秦漢三國時期

約於西元前221年～西元265年之間，西漢（西元前400年～西元前300年）時具有影響性的醫書包括：足臂十一脈灸經、脈法、陰陽脈死候、陰陽十一脈灸經、五十二病方、導引圖、卻穀食氣、胎產書、養生方等，內容涉及人體經脈、灸療、健身運動、養生、飲食、呼吸、吐納及房事等方面的醫學調護理論。

東漢時期，神農本草經為中國最早的藥物學專書，總結古代應用藥物和服藥護理知識，奠定中國中藥及服藥護理學理論基礎。東漢末年，醫聖張仲景的傷寒雜病論、金匱要略是最有影響的臨床醫學巨著。在內經理論的指導下，提出了系統的理、法、方、藥的辨證論治原則，奠定了中醫辨證論治及施護的理論基礎。

後漢三國時期的名醫華佗，精於婦科、兒科、針灸，尤其擅長外科及麻醉藥。此外，他吸取了前人「導引」的精華，創造了保健體操—「五禽戲」，是模仿虎、鹿、猿、熊、鷹的姿態進行運動，以疏通氣血、幫助消化、運動筋骨、防病祛病、改善體質、延年益壽，藉由氣功療法以達保健與疾病防治之效，創立三合一（醫療、護理及運動保健）之中醫療護體系，是中國外科和醫療體育的奠基人。

四、魏晉南北朝時期

約於西元220~581年之間，晉代醫家王叔和將傷寒雜病論和金匱要略編纂整理成傷寒論。把人體經絡臟腑的病變、發展及機轉，按六經加以歸納，開創中醫辨證論治的理論體系和理、法、方、藥的運用原則，為臨床醫護發展奠定基礎。范縝的神滅論中對形神的觀點，更支持了中醫療護的實務化，使脈診法成為臨床觀察病情時的重要措施。

東晉時期，葛洪的肘後救急卒方是集傳染病及各科之大成的中醫急救專書，其中已廣泛涉及了護理內涵。皇甫謐將素問、鍼經、明堂孔穴鍼灸治要等三書，合編成鍼灸甲乙經，不僅論述人體的經絡臟腑、病因病理、疾病取穴，並闡明預防醫學及調護的重要性，是現存最早的針灸學專著，當時曾傳入韓、日等國。

五、隋唐五代時期

約於西元581~960年之間，隋朝巢元方的諸病源候論，論述各種疾病的病因、病理、症狀、診斷、預後、護理等，並詳細記載保健及各種證候之養生調護措施，為病因病機證學專書。

唐代孫思邈的千金要方、千金翼方及千金方蒐集了防治疾病的方劑近萬首，尤以養生護理為最，是中國最早的臨床醫學百科全書。在千金要方中，表達出對醫護人員的諄諄告誡，為醫護倫理奠定基礎，千金要方和千金翼方記載了許多幼兒護理、按摩及飲食上的護理措施。在其著作中總結了內、外、婦、兒各科的醫療、護理、預防、保健等各方面的臨床經驗，豐富和發展了中醫護理學的內涵。

唐代醫家王燾的外台秘要是一部綜合性巨著，其中以傷寒、肺結核、瘧疾、天花、霍亂等傳染病的病情觀察、飲食護理、生活起居等護理措施最為詳盡，其中還列舉了初生兒護理（包括沐浴、包裹、哺乳）等內容，亦對骨傷科治療與護理頗有專述。

南唐陳士良的食性本草、唐孟銑的食療本草，將食物與藥物分門別類，並創立了食醫方劑及四時飲食與調養之法，闡述了食膳護理與醫療的重要關係，為藥膳及飲食療護之專書。

六、金宋元時期

約於西元960~1369年之間，飲膳正要是中醫營養學的代表著作，記載了各種醫療、飲食衛生、保健飲食和飲食調護的指引。對產科及各種證候服藥護理，有較多的論述。陳無擇的三因極一病證方論在病因學方面提出了「三因學說」，對後世產生深遠的影響。

宋朝陳自明的婦人大全良方問世，分別論敘在婦科疾病、坐月、難產、產後、瘡傷等調護措施。宋代以後，本草衍義談到食鹽與疾病的關係時指出：「水腫者宜全禁之。」這與現代護理學中飲食護理指導是一致的。閻孝忠在小兒方論中具體地敘述了小兒餵養及調護方法。錢仲陽在小兒藥證直訣中，認為治療熱病兒以「浴體法」為輔助治療，似現代的溫水擦浴。他還主張小兒有熱病時，應注意環境安靜等調護措施。陳文中的小兒痘疹方論、小兒病源方論說明小兒傳染性病證療護原則。

在金元時期有劉河間、張子和、李東垣、朱丹溪等四大醫學流派的代表人物，後世稱「金元四大家」。他們各有創見，都從不同角度豐富了中醫護理的理論和實務經驗。

1. **劉河間**：他認為以火熱立論，用藥以寒涼為主，後世稱為寒涼派。
2. **張子和**：他認為病由邪生，以汗、吐、下為攻邪方法，後世稱為攻下派。他的儒門事親中也記載了很多護理的內容。其中「脫肛、大腸熱甚也，用酸漿水煎三五沸，稍熱洗滌三五度，次以苦劑堅之，則癒。」說明中國早有坐浴療法。
3. **李東垣**：創立脾胃學說，強調脾胃是後天之本，注重脾胃在人體生命活動中的重要性，因此治療以補益脾胃為主。脾胃論中包含飲食、勞倦、情志上的調養之法，涵蓋很多護理的內涵。此外，亦重視服藥的注意事項，後世稱為補土派。

4. 朱丹溪：他認為「陽常有餘，陰常不足」，治療以滋陰降火為主，後世稱為養陰派。他除了告誡人們要遠離色戒外，也極為重視飲食，在格致餘論中，闡述老人、小兒及病人飲食、養生、保健、調護原則。更強調要「茹淡」，也就是少吃膏梁厚味，以免「有致疾伐命之毒」。

七、明清時期

約於西元1368~1840年之間，明清時期各醫家總結了前人關於各科護理的理論。普濟方中以「將護」一詞作為醫學名詞術語，「將護」就是調養護理的意義。明朝有兩件重要大事：(1)「人痘接種術」的發明，有效的預防了天花；(2)李時珍編成本草綱目，總結中國16世紀以前的藥物學，內容包括：藥物名稱、作用及其服用方式等，對中醫藥及服藥護理之貢獻甚巨。

明代龔信的古今醫鑑主要在論述醫護人員的職業道德及其原則。吳又可的瘟疫論提出「瘟疫」的病原「乃天地間別有一種異氣所成」，對溫病的病因學是個很大的發展，也說明溫病護理並提出戾氣具傳染性之論點，對於傳染性疾病之治療及預防方法亦多有論述。陳實功的外科正宗對癰疽的病源、診斷、調治以及其他外科疾病的辨證施護的記述，條理清楚，內容詳實。張景岳在景岳全書中寫到：「凡傷寒飲食有宜忌者，……不欲食，不可強食，強食則助邪。」說明飲食護理的重要性。

清代名醫葉天士對老年病的醫護研究較深，在臨證指南醫案中，對老年病的護理有具體的指導；在溫熱論中系統闡明了溫病發生、發展的規律，提出溫病四段（衛、氣、營、血）辨證論治及施護要點，為溫病學說理論體系的形成奠定了基礎。而吳鞠通的溫病條辨提出以三焦為核心，使溫病學在病因、辨證、論治方面形成完整的理論體系，是辨證施護收集資料的指引。尤乘的壽世青編則是養生保健專書，而壽世保元系統地論述許多養生及老年醫學護理的重要內容；程國彭的醫學心悟主要在闡述保健心理與飲食調護，治疫全書述及消毒及隔離等護理措施。曾慈山在養生隨筆中從老人的生理特點出發，發展出一套衣、食、住、行的養生方法，並首創臥、坐、立功的導引法，主張練氣功要動靜結合，且系統地記錄了100種粥療食譜，為老人護理專書。

清代錢襄的侍疾要語記載了飲食護理、生活起居護理、老年病人的護理，其中「十叟長壽歌」紀錄了介紹10位百歲老人延年益壽、防病抗老的經驗，認為要長壽就應注意起居、飲食、鍛鍊及情志修養，亦是近代之中醫老人調護專書。王孟英的隨時居飲食譜則是飲食調養與護理的專書。汪綺石的理虛元鑑對虛勞證的預防和護理有較為深刻的論述，詳細介紹了調養和飲食調護的重要性及四季防病的調護知識。顧世澄的瘍醫大全中提到，換藥過程中要加強自身防護。喻昌在醫門法律中強調調節飲食五味（均衡飲食）的食膳護理原則。

古代有所謂「胎教」之說，其中包含孕婦護理的內容。例如：清代亟齋居士的達生篇詳盡記載了產前、臨產、產後護理之法，以及汪樸齋的產科心法。

1-3 中醫護理的主要概念

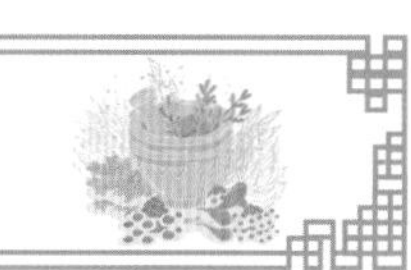

中國醫學思想為中醫護理思想的根源，強調整體觀、天人合一及辨證觀。整體觀是指統一性、完整性及聯繫性，中醫整體觀認為人體是一個完整的個體，其臟腑、經絡、腠理、皮毛、氣血、津液等是相互協調、相互為用、不可分割的。重視人體內在生理病理特點，又重視自然與人體、正氣與邪氣的關係（即人與自然界的統一性）。此外，中醫非常重視對疾病的預防，強調「與其救治於有病之後，不若攝養於無病之先。」也是要做到「未病先防」、「即病防變」、「瘥後防復」，其中包括生活起居調護、膳食調理、服藥護理、情志護理、氣功導引等。

一、中醫護理的思維體系

簡單的說中醫護理就是以中醫基礎理論為依據進行辨證、判別護理問題並提供中醫護理措施、健康指導與諮詢，同時依據處方執行中醫醫療輔助措施。而中醫護理的思維體系是以人、環境、健康、疾病及護理為基礎的。

1. **人**：人體是由臟腑、經絡、組織、器官組成的，各個臟腑、經絡、組織、器官在結構上是不可分割的，不但各有各的功能，而且它們之間是互相互用、相互制約的。這些功能維持了個體的正常生理活動，是人體的整體活動的組成部分，因而決定了個體的整體統一性。簡言之，認為人是有機的整體，與外在環境呈動態平衡，且形神合一。
2. **環境**：有內在（體內）環境與外在（體外）環境。個人體質、年齡、性別、生活習慣、遺傳會構成個體內在環境。自然界（外在環境）是人類生息的環境，它是不斷運動變化的。四時氣候變化節律為春溫、夏熱、長夏濕、秋燥、冬寒，人體為適應氣候變化，也會出現相似的變化。由於地理環境的不同，如：南方氣候溫暖，空氣潮濕，夏季暑熱多溫；北方氣候乾燥少雨的情況。外在環境、內在環境等都會影響著人體適應及維持個體的正常活動之能力。
3. **健康**：健康是指人體正常生理活動，一方面要靠各臟腑組織發揮各自的功能，另一方面又要靠臟腑間的協同作用（相輔相成）及制約作用（相反相成）以維持生理的平衡。
4. **疾病**：由於自然界是在不斷運動變化中，當大自然氣候突然超過人體的適應能力，或由於人體的調節機能失常，不能即時對自然界的氣候變化做調節時，就會發生疾病。另外，地理環境的不同，也能使人產生與地理環境有密切關係的疾病，由於個體體質不同或年齡、性別、生活習慣的差異等，也會出現不同的證候。
5. **護理**：在辨證施護原則下，是指提供個體維持及促進健康、減輕痛苦的個別化（因人、因時、因地）照護措施，以達個體動態平衡狀態。

二、中醫護理的原則

（一）辨證施護

辨證，就是根據望、聞、問、切四診所收集的資料（症狀和特徵），經由分析、歸納、綜合以辨清病證的原因、性質、部位以及邪正之間的關係。判斷為某種性質的證，辨證是決定護理診斷的依據；施護是根據辨證的結果，計畫護理措施及執行護理措施的步驟及方法。

◈ 以四診進行護理評估

四診是觀察和瞭解影響病人健康問題的護理評估方法。

1. **運用「望診」瞭解疾病的本質**：經由護理人員的視覺，觀察病人全身的和局部的神、色、型態、姿態等變化，以瞭解影響健康及疾病的本質，作為訂定適宜護理計畫及措施的參考。
2. **運用「聞診」辨別疾病的虛實**：在進行辨證時根據聽病人說話聲音的高低、呼吸聲以及咳嗽、嘔吐、聲音的變化，來判別病位的深淺、虛實、寒熱等，以訂出適宜的護理方法。
3. **運用「問診」全面瞭解病人病情**：經由詢問病人的主訴或家人的陳述，瞭解病人的一般情況、生活情況、家族病史、既往史、疾病的發生發展經過和治療情況，根據問診所獲得的資料，做為辨證施護的依據。
4. **運用「切診」辨明疾病的部位**：切診包括脈診和按診。脈診是經由診測脈象，判斷疾病的部位、性質和邪正盛衰，以及推斷疾病的預後。按診是為了進一步探究疾病的部位和性質等情形，對於胸腹部的疼痛、腫脹、硬物等經由觸按，收集辨證施護所需的資料。

◈ 以各種辨證確立護理診斷及施護證型

常用的辨證方法包括八綱辨證、臟腑辨證、衛氣營血辨證及病因辨證等。

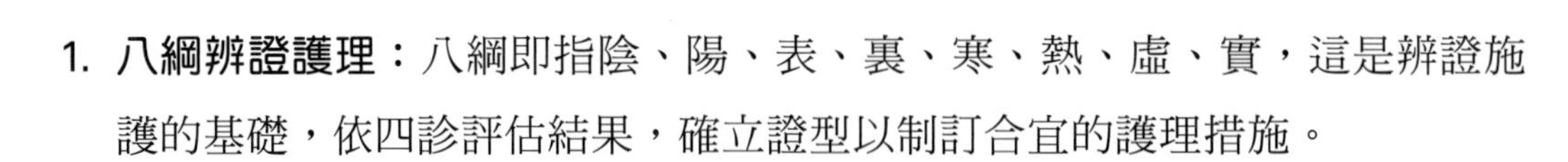

1. **八綱辨證護理：**八綱即指陰、陽、表、裏、寒、熱、虛、實，這是辨證施護的基礎，依四診評估結果，確立證型以制訂合宜的護理措施。

2. **臟腑辨證護理：**臟腑辨證護理是根據臟腑（肝、心、脾、肺、腎）的生理功能和疾病表現來辨別疾病的證候，確定病變部位所屬的臟腑及其疾病性質後，進而訂定出合宜的護理措施。以心系病證護理為例，主要應注重情志護理，觀察個體的七情變化，宜靜心安養，病室環境保持安靜，避免噪音，病人應當適度活動，注意休息、膳食調理等。

3. **衛、氣、營、血辨證護理：**分為衛分證、氣分證、營分證、血分證的護理。以衛分證護理為例，衛分證常見於外感溫熱病的初期，表現為發熱、微惡風寒、舌邊舌尖紅、脈浮數，伴有頭痛、口乾微渴、咳嗽、咽喉腫痛等證。衛分證屬表熱，護理原則同表證，為防止邪傳入裏，故雖高熱也不應使用冷敷或冰塊降溫。給服能解表藥並注意觀察出汗與發熱情況。膳食以輕淡素食、半流、軟質為宜。

4. **病因辨證護理：**病因辨證是透過六淫、七情、飲食勞傷及外傷等四個方面所導致病證的特點來訂出護理措施，如：六淫即風、寒、暑、濕、燥、火，是四時氣候變化的表現，亦是外感疾病的病因，因此護理原則是以生活起居及氣候所致病證的護理。如風邪所致病證常見發熱、惡風、頭痛，護理時應使病房或居室不要陣風吹入，但要保持空氣新鮮。

（二）治病求本、急則治標、緩則治本

運用「治病求本、急則治標、緩則治本」的原則進行辨證施護。「標」和「本」是說明病證的主次關係，是一個相對的概念。如：病因是本，症狀是標；舊病、原發病是本，新病、續發的病是標。辨證施護是依照治病求本的方式，採取護病求本的原則，對疾病從根本上進行護理。例如：腹痛可能會由許多疾病引起證候，因此必須找出腹痛的原因，然後根據病因進行療護。

急則治標，緩則治本。是在複雜多變的病證中，由於標本主次不同，先後緩急次序亦不同，在某些情況下，標證若不即時處理，可危及病人生命或影響疾病的治療。同樣在臨床護理時，則應遵照「急則護標、緩則護本」的原則採取證候護理。

在標證不急的情況下，或標證經處理後已緩解，採用祛除致病原因，調補人體正氣，以解除病證的病因護理措施，如：子宮大出血，在採取了止血措施後，病情已經穩定，護理重點應是調補病人氣血兩虛，給予富營養補氣血食品或藥膳飲食，以扶正固本，並配合治療找出大出血的原因，進行相應的護理措施。

（三）扶正祛邪、調整陰陽

扶正祛邪

在護理的過程中，要扶助正氣、祛除邪氣使之康復。所謂正氣，是人體對外界致病因素的防禦能力，正氣不足或下降則發生疾病。所謂邪氣，是人體導致疾病的外部條件，是指外界導致疾病的因素。

調整陰陽

疾病之發生及其發展，是由於陰陽的相對平衡遭到破壞，即陰陽出現偏盛偏衰，代替了正常的陰陽消長所致。因此，在治療和護理疾病時，應做到調整陰陽，以恢復陰陽的相對平衡，達到陰平陽秘才能使疾病痊癒。調整陰陽包括損其偏盛和補其偏衰。

1. **損其偏盛**：是指陰或陽的一方面過剩有餘的病證的護理原則，由於陽盛則陰病，陰盛則陽病。在調整陰陽偏盛時，若沒有陰或陽偏衰的現象時，如：陰或陽偏盛而相對的一方沒有構成虛損時，則可採用損其有餘的護理措施。如：陽熱亢盛的實熱證，應用「熱者寒之」的方法，以輕瀉其陽盛，施護措施可依據熱盛情況給予冷敷，室內通風、湯藥冷服、給清涼飲料和涼性食物等。

2. **補其偏衰**：是對於陰陽偏衰，即陰或陽的一方虛損不足的病證護理原則，如：陰虛、陽虛或陰陽兩虛等，採用「補其不足」的護理措施，如：陰虛不能制陽，常表現為陰虛陽亢的虛熱證，則應滋陰以制陽。護理措施為保持室內通風涼爽，注意預防貪涼感冒，給予滋陰降火的飲食等。若陰陽兩虛，則應以陰陽雙補法護理，以期使陰陽協調保持平衡。

（四）治未病

治未病的預防觀念早在內經中就已提出。素問‧四氣調補大論指出「不治已病，治未病；不治已亂，治未亂，…夫病已成而後治之，亂已成而後治之，猶如渴而穿井，斗而鑄錐，不亦晚乎！」治未病包括三個概念：未病先防、既病防變、療後防復。

◈ 未病先防

未病先防是在疾病發生之前所採取的預防措施，以達到防止疾病的目的。正氣是人體對外界致病因素的防禦能力，正氣盛則人體不易生病；邪氣是導致發生疾病的因素，做好預防工作，使邪氣不能侵入人體，則須從提高抗邪能力和防止病邪侵害和兩方面著手。

1. **提高抗邪能力，預防疾病**：人體正氣的強弱是由體質所決定的，體質強壯者，正氣旺盛；體質虛弱者，正氣不足而易致邪氣偏盛，病邪容易侵入，要更加強體質調護，護理指導包括：(1)調攝精神，情志舒暢；(2)鍛鍊身體，增強體質；(3)起居有常，勞逸適度；(4)飲食有節，調配合理；(5)慎用藥物，人工免疫。
2. **防止病邪的侵害**：(1)注意衛生習慣，預防傳染病；(2)避免六淫、七情致病；(3)飲食有節；(4)防止外傷和蟲獸傷害。

◈ 既病防變

雖然採取積極的預防措施做到了未病先防，但有些人仍會發生疾病，這時就應爭取時間，早期診斷、早期治療，並給予適當的護理，防止疾病發展與傳變。

療後防復

疾病恢復期，補虛調理或清除餘邪或邪正兼顧，防止疾病復發。如：冬病夏治、夏病冬治、支氣管哮喘緩解期之調理。

三、中醫護理指導與諮詢

維持人體生命的兩大要素是活動與飲食，為增強抗病能力及恢復個體的功能，在臨床護理及出院健康指導的護理措施須包括：

（一）飲食護理

飲食是維持人體生命活動的重要物質，是人體生長發育保持健康、五臟六腑、四肢百骸得以濡養的泉源，是精氣、津液、血液的來源。合理的飲食調配，不僅促進五臟六腑功能正常，維護人體健康，而且能調治疾病，達到補氣養血、強身健骨的作用。素問・平人氣象論指出「人以水穀為本，故人絕水穀則死。」靈樞・五味篇也指出：「故穀而不入半日則氣衰，一日則氣少。」說明人以食為本的重要性。

中醫認為「藥補不如食補」。在素問・五常政大論指出「大毒治病，十去其六；常毒治病，十去其七；小毒治病，十去其八；無毒治病，十去其九。穀肉果菜，食養盡之，無使過之，傷其正也。」素問・藏氣法時論中提出「五穀為養，五果為助，五畜為益，五菜為充」的論點，充分說明了中醫一貫重視飲食在治療和護理的重要性，而中醫在護理措施中，把飲食和藥物相互配合，並注意飲食宜忌，使病人得以早日康復。

（二）運用「恆動觀」做到「動靜結合」的施護目標

中醫認為整個人都是永恆的運動著。生活，即表示生命，活著就會動，生命是永無休止的活動著，直到生命的終止。病人在治療疾恢復期間也應進行主動及被動性活動，根據動靜合宜的原則，安排合理的作息時間，做到適合病人的活動，以利其康復，包括：

1. 春夏兩季，萬物生長茂盛，應早些起床，在室外散步活動多接觸陽光，使陽氣生發，精力充沛。
2. 秋冬季節，萬物收藏，天氣寒冷應注意保暖。可早臥而適當晚起，使精氣潛藏於內，陽氣不致妄行。
3. 對於急性期及重危病人，要靜臥休息，給予被動的運動，如：穴位按壓、按摩推拿等。
4. 對於慢性病及恢復期病人，可鼓勵做戶外活動，如：散步、太極拳、氣功等，以達到疏通經絡，調和氣血，增強對外邪抗病能力。

（三）運用各種中醫療法於護理措施中

中醫治療疾病，除了運用中藥內服和外用以外，還包括了操作之療法，如：針刺療法、灸法、推拿法、拔罐法、刮痧法、放血法、薰洗療法、氣功法等，依照病人及證候的不同，常於臨床上執行。

四、中醫護理人員應具備的能力

中醫護理是整體照護、高品質照護必要的內涵，護理人員是醫療團隊重要一環，其素質良窳與中醫醫療服務品質息息相關，因此護理人員應具備下列能力：

1. 健康問題的中醫護理評估：依據中醫護理辨證原則進行評估。
2. 預防保健的護理措施、中醫護理指導與諮詢：依據中醫護理辨證所得結果，擬訂預防保健護理措施，包括一般生活起居護理、服藥護理、食膳護理、情志護理等。
3. 執行中醫護理作業應注意病人安全：各項中醫護理處置，應依中醫護理標準技術執行正確的操作步驟。
4. 依醫囑執行中醫醫療輔助行為的中醫護理相關處置。
5. 執行中醫護理作業時，應注意中醫給藥技術之三讀五對原則。
6. 正確的處理消毒物品及藥物並且注意有效期限與保存及使用方式。

1-4 民眾就醫模式

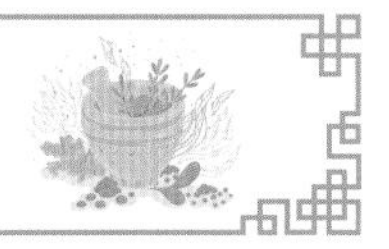

醫療體系是一套信仰，也是一種行為（圖1-1），在我國社會中經常出現多元化的醫療體系，民眾醫療觀念在個人、家庭、社群及社會價值觀的影響下所使用的醫療體系有三：現代生物醫療體系（西醫）、傳統中國醫療體系（中醫）及民俗醫療體系（圖1-2）。而個人的特質、人際關係網絡、醫療觀念、個人在家庭中的地位及角色、家中慣有的醫療行為因素等，也會影響個人就醫行為的選擇。吳就君(1981)對台灣地區居民社會醫療行為的研究，發現大部分的居民，不論是鄉鎮或都市家庭，大多採用自我醫療、民俗醫療再加上中醫與西醫結合醫療。

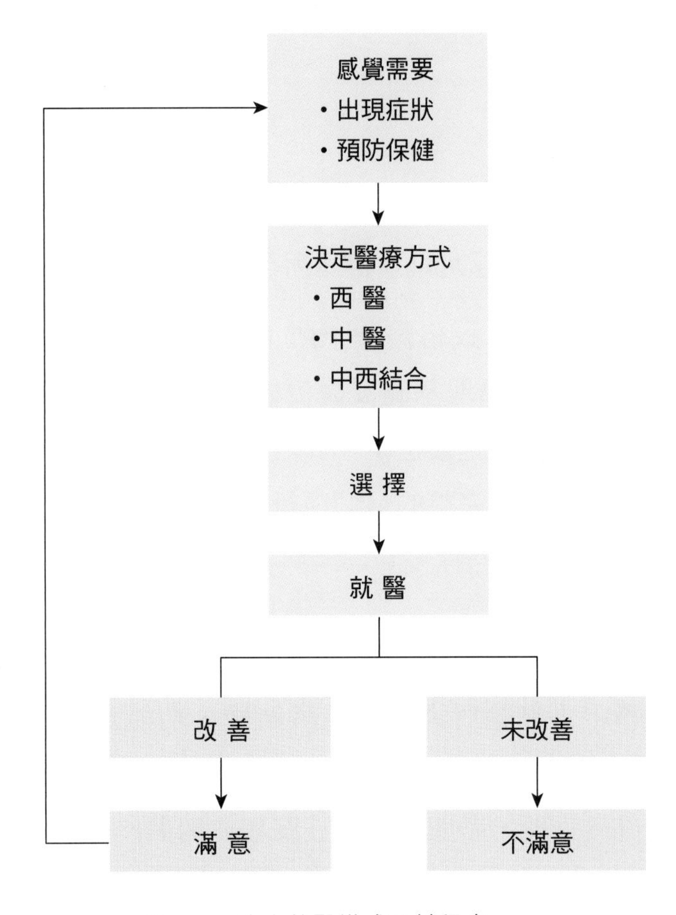

圖1-1 ◆ 病人就醫模式及其程序

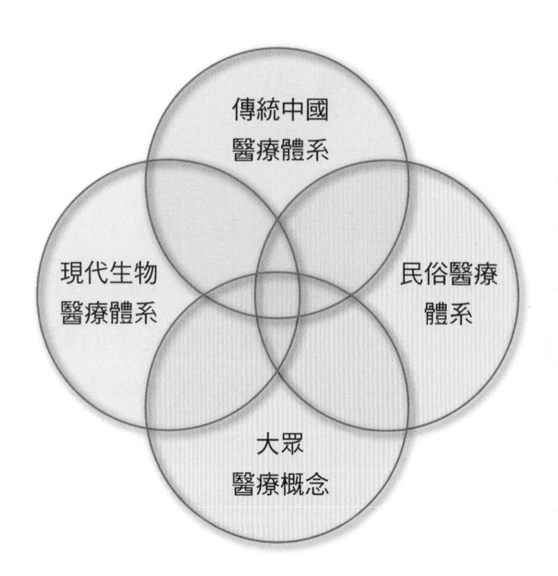

圖1-2◆台灣社會的多元療護模式

一、名詞解釋

（一）民俗醫療的意義

民俗療法是指人們對付疾病的方法，尤其是人民大眾所使用的超自然的、經驗的、不成文的、當地社會群眾所孕育出來的醫療觀念和行為。

社會心理學會家對「民俗醫療」所下的定義是：「基於某種民間一般的信仰，沒有很完整的學理基礎及醫療體系，卻是民間廣為流傳的醫療方式。」在醫療人類學上的定義是：「非現代西方的醫學，是土著、當地人自行發展出來的一套固定而完整的信仰與行為，包括對疾病的認知、命名、分類、病因、治療、預防等過程。」

（二）中醫醫療的意義

在中醫醫學中，無論對人體的組織結構、功能活動、疾病的發生、發展，以及藥物的治療與健康養生規則等等，都是以中醫理論基礎運用在陰陽和五行學說的自然哲理，考慮到人體五臟和六腑間的相互依存關係，使我們的身體達到相互平衡的健康狀態，是屬於宏觀的觀點。

（三）西醫醫療的意義

西醫力求在正確的診斷上，借助於現代化科學儀器，正確找出疾病的病理變化而對症下藥，注意疾病物的去除，善於處理急性病，缺點在於以疾病為中心，因而常忽視病人；因此，西醫在治療過程中，強調病人病症與疾病之去除，而缺乏對人及自然界的整體性的注意，相較於中醫的宏觀性，西醫則屬於微觀的觀點。

（四）互補另類醫療的意義

互補另類醫療（輔助性／替代性醫療，Complementary/Alternative Medicine, CAM）是指不同於在醫學院所學的醫學，也不是一般醫師所提供的治療方式，有別於西方正統醫學，又可稱為非傳統醫學。美國互補另類醫療國家研究中心(National Center for Complementary and Alternative Medicine, NCCAM, 1998)將另類醫療分為五大類：

1. **身心導入**：運用各種方式以提升心靈的潛力來影響身體的功能或減輕症狀，如：冥想、放鬆治療、音樂治療、生物回饋等。
2. **生物療法**：利用大自然的生物，如：草藥、食物及維生素，包括飲食支持療法（如：維生素、葉酸、蔬菜）、草藥製劑（如：大蒜、薑）或自然生物（如：鯊魚軟骨）等。
3. **另類醫療系統**：具有完整的醫學理論與治療方式的其他醫療系統，如：傳統中醫醫療、印度草藥醫療、順勢療法等。
4. **手療法**：是指各種方式的徒手按壓與推拿，即運用手在身體上某特定部位或多個部位的動作或移動，如：整骨療法、物理療法、按摩。
5. **能量療法**：能量療法強調強化體內的能量場，進而與外界的能量場互相感應，經由這些能量促進疾病的恢復，包括氣功、靈氣、宇宙能及治療性觸摸。生物電磁治療包括：非正規的方法如：脈衝場治療、磁場治療或電流治療等。

二、傳統與民俗醫療的發展

（一）一般大眾醫療概念

在不同地區及文化背景下，各民族為長期與疾病抗爭，於生活習慣中建構出各自的衛生保健觀念與民俗醫療方法，進而結合民間文化傳統，不斷地累積經驗與智慧，進而發展出自成其獨特的醫療體系，如圖1-3所示。

自古以來，世界上許多民族，都擁有自己的一套病理、醫治觀念、方法和原則，這不僅反映出各民族在歷史、文化、自然資源方面的特點，且大部分和其超自然信仰相關。即使在發達的西方生物醫學觀念衝擊下，各民族的醫療觀，仍隨著文化的不同，呈現出多樣性發展。許多疾病在治療和解釋上，仍保有著根深柢固的傳統觀念及保健信念。

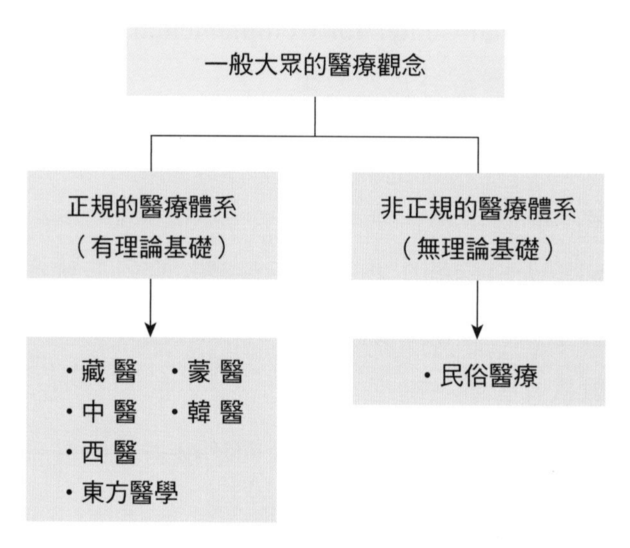

圖 1-3 ◆ 一般大眾的醫療觀念

（二）醫護人員的職責

為因應民眾多元複向就醫行為，身為一位受過正規教育的醫護人員，應瞭解其民族及文化之醫療，發揮其應有的角色功能。

1. **應該要有文化主位的觀念：**盡量瞭解民間信仰與民間醫療護觀念，相信就醫者及其家屬是需要協助的。雖然他們會有主觀的認定，就醫的方式或許錯誤，但卻是反應出社會事實，是有其動機存在的。

2. **協助病人選擇正確的醫療方式**：醫護人員應站在病人及其家屬的立場，瞭解他們的動機、認知，引導他們獲得科學的醫療。因此，在教育上應引導他們認識各種民俗醫療的效果，協助選擇正確的醫療方式，以破除迷信。

3. **加強醫病間的互動關係**：醫病間的互動關係是影響民眾選擇就醫方式的因素之一。由於民俗醫療者以本土理論來解釋病因，較易被民眾所接受；反觀，民眾對西醫的知識與認知較差，加上就診的時間短暫，會使民眾變換求診醫師，從醫性較差。因此，加強與病人之互動與溝通，以民眾認知的方式加以解釋、說明，使其瞭解病因與療效。

4. **教導正確使用中西醫藥物**：在醫院可見到中藥與西藥合併服用的情形，但有些中藥不知其成分與作用，醫護人員在缺乏舉證的情況下，可從病人及其家屬的立場來考量，瞭解其動機，正向引導病人瞭解西醫治療的重要性，及教導正確地服用中、西藥，而非一再的抵制。抵制或隔離只會使病人轉移到其他醫療體系，更加危害健康。

5. **瞭解民間信仰有其社會文化的意義與心理動機**：民間信仰融合了佛家、道家及儒家思想，護理人員應站在文化主位觀點的立場，瞭解儀式有其意義存在，某些宗教儀式應被允許在病房中舉行，可以開放祭拜的場所，供病人或家屬使用；如無法提供適當的場所，則探討舉行儀式的意義，幫助引導病人以類似的方法取代此儀式。從人類學的觀點，儀式若不影響到他人，不妨協助完成；若會影響到他人或醫院作業，可利用其原有之觀點加以解釋，讓家屬能夠瞭解。

6. **應用另類醫療於療護中**：將簡單、保守、非侵入性的另類醫療應用於護理實務中，如：穴位指壓法、按摩法、刮痧法、拔罐法，耳穴埋豆法、灸法、芳香療法、音樂療法、藝術療法、治療性觸摸、導引術、氣功等。

7. **明白在臨床實務中應用另類醫療時有關法律和倫理問題**：國內醫療相關法規有些列於醫療法內，有些列為醫療輔助行為，尚有許多為「不列入醫療管理之行為」。在倫理方面，在醫護實務中擔任個案的代言人，提供安全和有益的照護，主動尋求另類醫療的種類和方法並維護個案自主性及做決策的權益。

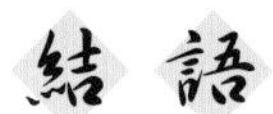

結語

現代社會分工精細，以醫療體系而言，早期是醫護合一的，護理學自南丁格爾時期，她指出護理是有關獨特的功能後，護理概念、護理模式、護理理論逐漸發展，護理有哲學基礎，如今護理已成為專業，而中醫護理學亦為護理專業領域之一學門，護理工作者應有感於民眾複向、多元化的、傳統性、本土性就醫模式與需求並因應世界潮流傳統醫療與輔助醫療全球化策略之狀況，期使中醫護理成為您另一個選擇，成為整體照護的一部分，高品質照護必要的內涵，使護理走向卓越。

學習評量

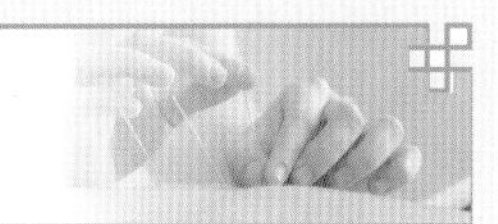

一、選擇題

1. 下列何者非世界三大傳統醫學體系？ (A)中國醫學 (B)印度草藥醫學 (C)整脊醫學 (D)芳香療法。
2. 下列何者為中國醫學的診療特點？ (A)以類似脊椎的按摩或推拿等各種方式來治療人體各種疾病的醫療方法 (B)以整體觀念為主導思想，以臟腑經絡的生理和病理為基礎，以辨證論治其診療特點 (C)醫療本質具有濃厚的宗教色彩 (D)以上皆非。
3. 下列何者傳統醫療體系較具有深入的科學研究和整合？ (A)整脊醫學 (B)按身術 (C)按摩療法 (D)順勢療法。
4. 下列哪本著作是中醫學基本理論形成的依據，奠定了中醫護理學的基礎？ (A)神農本草經 (B)傷寒雜病論 (C)內經 (D)周禮。
5. 何人創立三合一（醫療、護理及運動保健）之中醫療護體系，是中國外科和醫療體育的奠基人？ (A)華佗 (B)張仲景 (C)王叔和 (D)李時珍。

二、是非題

1. 內經是中國現存記載中醫理論和技術的古典醫學巨著，亦是最早的較為有系統的醫學理論著作。
2. 神農本草經為中國最早的藥物學專書。
3. 中國醫學是指人們對付疾病的方法，尤其是人民大眾所使用的超自然的、經驗的、不成文的、當地社會群眾所孕育出來的醫療觀念和行為。
4. 中醫在治療過程中，強調病人病症與疾病之去除，而缺乏對人及自然界的整體性的注意，相較於西醫的宏觀性，中醫則屬於微觀的觀點。

5. 民俗醫療者以本土理論來解釋病因，較易被民眾所接受；反觀，民眾對西醫的知識與認知較差，加上就診的時間短暫，會使民眾變換求診醫師，從醫性較差。

三、簡答題

1. 說明中醫護理的意義。
2. 說明中醫護理的主要概念。
3. 說明中醫護理學對人、環境、健康、疾病及護理的詮述。
4. 說明中醫護理的基本原則。
5. 簡述八綱辨證護理的意義。
6. 說明治病求本、急則治標、緩則治本、治未病的意義。
7. 說明民俗療法的意義。
8. 何謂alternativemedicine？種類包括哪些？
9. 當民眾使用民俗療法或另類醫療時，醫護人員的職責為何？
10. 說明中醫護理形成的依據。
11. 寫出兩本古代醫著及其護理內涵。

【習題解答】

選擇題：1.(D)　2.(B)　3.(A)　4.(C)　5.(A)

是非題：1.(○)　2.(○)　3.(×)　4.(×)　5.(○)

參考文獻

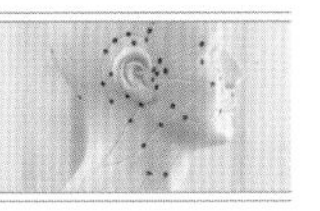

方鴻明(2000)・正視「另類療法」・*健康世界，172*(292)，101-104。

吳就君(1985)・台灣*地區居民社會醫療行為研究・公共衛生，8*(1)，1-25。

呂素英(2002)・*中醫護理學*・台北市：知音。

杜正勝(1997)・*醫療、社會與文化－另類醫療史的思考・新史學，8*(4)，143-171。

林宜信（2004，8月）・台灣中醫藥整合與前瞻－中醫藥委員會2004中醫藥行動施政目標・於台灣護理學會中醫護理委員會及行政院衛生署中醫藥委員會主辦，*兩岸三地中醫護理研討會講義*・台中市：中國醫藥大學。

林宜信（2005，11月）・*台灣中醫藥發展策略與成果*・行政院衛生署中醫藥委員會委成立10週年特刊。

林綽娟等(2004)・*中醫護理技術作業標準之制訂*・行政院衛生署中醫藥委員會、行政院衛生署中醫藥委員會委託研究。

林綽娟、陳麗麗(2001)・從傳統中醫觀點論「症狀護理」・*護理雜誌，49*(5)，15-21。

施欣欣、張曼玲(2000)・從大陸經驗看台灣地區中醫相關護理教育現況與未來發展・*護理雜誌，47*(6)，13-19。

施欣欣等(1999)・*台灣地區中醫醫療機構護理人力暨中醫護理教育需求及發展研究趨勢*・行政院衛生署委託中國醫藥學院研究計畫。

馬素華(2002)・*中醫護理學導論*・台北市：五南。

國家中醫藥管理局醫政司(1999)・*中醫護理常規技術操作規程*・中國北京市：中醫古籍。

張成國(2001a)・中醫護理訓練選修科目名稱及學分最低標準・*中醫醫療管理法規彙編*・台北市：衛生署中醫藥委員會編印。

張成國(2001b)・中醫醫療輔助行為・*中醫醫療管理法規彙編*・台北市：衛生署中醫藥委員會編印。

張玫、韓麗莎(2002)．*中醫護理學*．中國北京市：北京醫科大學。

張曼玲(1991)．整合中西醫藥於護理中．*護理新象*，*1*(4)，133-134。

張曼玲(2006)．台灣*護理學會中醫護理委員會及台灣中醫護理學會任務回顧與展望*．於台灣護理學會主辦。

張曼玲等(2005)．*提升中醫護理照護品質計畫－中醫基本護理訓練計畫*．行政院衛生署中醫藥委員會委託研究。

張曼玲等(2004)．*中醫護理訓練計畫*．行政院衛生署中醫藥委員會委託研究。

張曼玲、馬惠文(2005)．*中醫調護典籍研究*．行政院衛生署中醫藥委員會委託研究。

張曼玲、劉淑娟(2000)．傳統中醫與台灣中醫護理發展．*護理雜誌*，*47*(6)，8-12。

張曼玲等(2005)．*中醫護理學－原理與技術*．台中市：華格那。

許木柱(1993)．民俗醫療與醫護因應．*榮總護理*，*9*(2)，117-120。

陳松慧(1990)．*中醫護理古籍匯要*．中國四川省：四川科學技術。

陳麗麗等．*實用中醫護理學*．台北市：華杏。

陳麗麗等(2002)．台灣地區中醫療機構人員對中醫護理業務看法．*護理雜誌*，*49*(5)，28-36。

傅維康、陳道瑾(2001)．*中醫護理學歷史與中醫護理學臨床應用*．中國上海市：上海中醫藥大學。

賈春華(2000)．*中醫護理*．中國北京市：人民衛生。

賴明美(1997)．另類醫學．*基層醫學*，*12*(9)，169-171。

賴俊雄等(1995)．*推動兩岸三地中醫藥學術交流工作—中國大陸中醫護理臨床實務*。

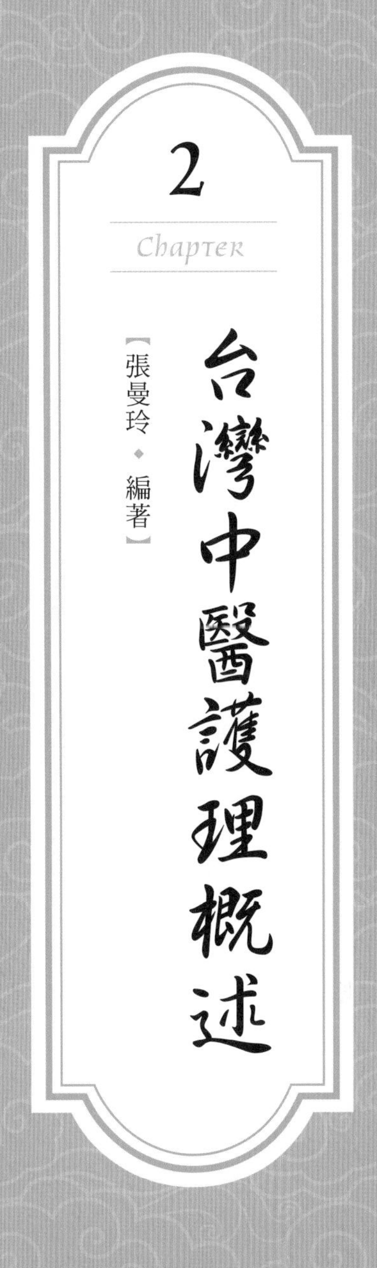

2

Chapter

台灣中醫護理概述

【張曼玲・編著】

本章大綱

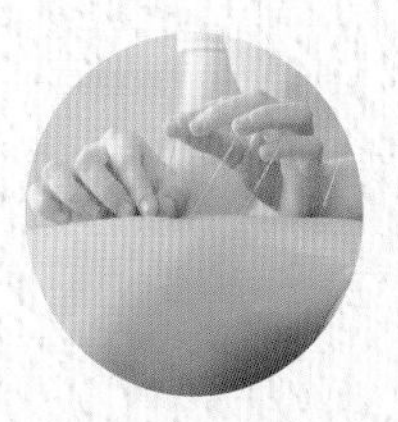

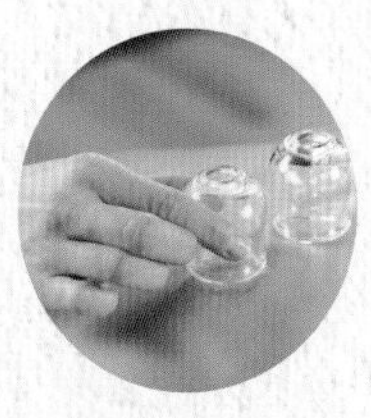

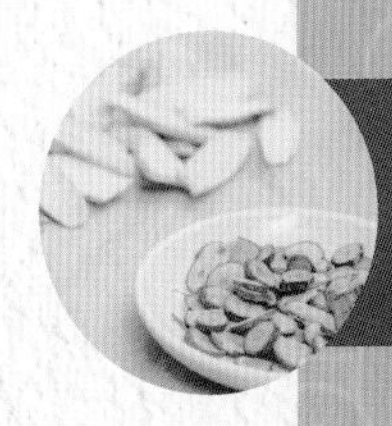

【學習目標】

研讀內容後，您能夠：

1. 瞭解台灣地區的中醫發展概況。
2. 瞭解台灣地區的中醫護理專業組織。
3. 瞭解台灣地區的中醫護理需求性。
4. 認識瞭解中醫護理學的課程名稱及訓練目的。
5. 認識中醫護理課程各科目的課程宗旨、目標及課程內容。
6. 瞭解公共政策及法規對中醫護理發展的影響。
7. 熟悉中醫護理相關法規。
8. 清楚不列入醫療管理的行為。
9. 瞭解現今中醫護理推展上困難。
10. 瞭解中醫護理的未來發展與努力方向。

【前言】

我國多元複向就醫習俗是社會民眾行為傾向；西方醫學、我國傳統中醫學及民俗療法三者相互為用。護理是社會的產物，會因應時代變遷而調整其實務內容，如今中醫隨著國際趨勢、醫療給付改變和消費者需求等因素，其使用率大為提升，一貫以西方護理養成教育為主的護理，相對的再補強傳統中醫護理知能之教育及訓練，將中西結合的整體護理提供給民眾以達高品質照護之目標。

2-1 中醫護理發展概況

中醫醫學發展有時代背景，中醫護理學的萌芽與發展亦受社會需求、世界潮流的影響，以下分三時期介紹。

一、萌芽期

中醫護理學萌芽的導因包括：

1. 民國67年WHO倡言以基層健康照護(primary health care)為方法，以達成全民健康(Health for All)目標，因此傳統醫學的促進與發展已被認為是基礎健康照護策略之一。
2. 我國憲法第157條：「國家為增進民族健康，應普遍推行保健事業及公醫制度」。
3. 民國81年修憲增列：「……國家應推行全民健康保險，並促進現代化和傳統醫學之研究發展」。
4. 兩岸學術交流：大陸地區重視中醫的發展，民國94年大陸縣級以上中醫醫院有2,682所，中醫院床位數為28萬多個，可做為台灣地區發展的參考。
5. 民眾的複向多元化的就醫行為及需求。
6. 護理人員對中醫護理和知識技能的需求。

二、探索期

民國80年起，中醫護理已在台灣由萌芽進而探索中醫護理內涵，其發展從三方面說明：

1. 辦理研習會，推廣教育及設立選修課程。

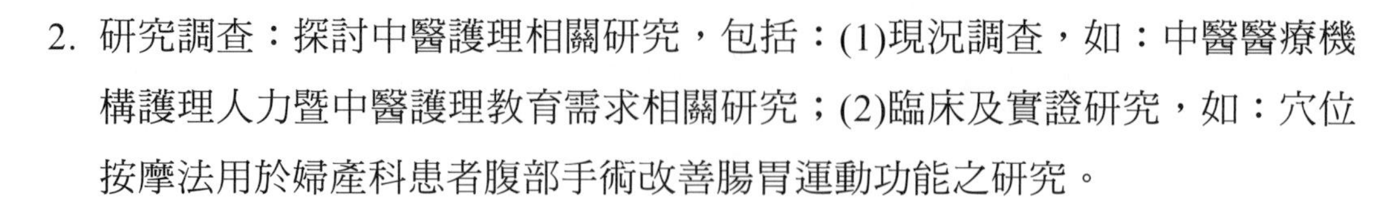

2. 研究調查：探討中醫護理相關研究，包括：(1)現況調查，如：中醫醫療機構護理人力暨中醫護理教育需求相關研究；(2)臨床及實證研究，如：穴位按摩法用於婦產科患者腹部手術改善腸胃運動功能之研究。

3. 成立中醫護理委員會：由於台灣地區民眾採取中醫、西醫、中西醫及民俗療法等複向就醫行為，而醫護人員的健康照護本是以西醫為主，因此對傳統中醫護理健康知識缺乏。有鑑於此，在民國86年中華民國護理學會（台灣護理學會的前身）會員大會由筆者等十餘名會員連署提案在該會各專業委員會中設置「中醫護理委員會」，獲大會通過，由筆者擔任首屆主任委員，積極推廣中醫護理相關教育與訓練，舉辦促進中醫護理學術及經驗交流之活動。民國89年由劉淑娟理事擔任主任委員，除延續上述任務外更積極宣導中醫護理概念於健康醫療照護體系中，並接受民國90及91年行政院衛生福利部委辦「中醫護理訓練」；民國92年由蔣立琦理事擔任主任委員，積極推動中醫護理在臨床之應用，以及邁向國際化之發展。民國95年由楊麗珠常務理事擔任主任委員，該委員會的任務包括：(1)宣導中醫護理概念於健康照護體系中；(2)推廣中醫護理相關教育與訓練；(3)發展與推動中醫護理專業能力進階制度；(4)策動中醫護理概念於臨床實務；(5)參與中醫護理相關政策之研擬；(6)提升中醫護理學術及經驗交流；(7)推動中醫護理相關問題之探討與研究。

三、推廣期

1. 公共政策及相關法規的訂定

(1) 護理人員法於民國80年公布，奠定中醫護理行政法規的基礎。

(2) 「中醫綜合醫院」得申請設置產後護理之家服務部門於民國88年公布。

(3) 「中醫護理訓練」選修課程之科目名稱及學分最低標準於民國89年公布。

(4) 「中醫醫療輔助行為」於民國90年公布。

(5) 「台灣中醫護理學會」於民國92年成立，推廣中醫護理基礎訓練，建立認證制度。

(6) 「中醫醫院暨醫院附設中醫部門訪查」於民國92年實施，內容含括中醫護理在內。

(7) 「中醫醫療院所安全作業參考指引」於民國93年公布。

(8) 「中醫醫院暨醫院附設中醫部門評鑑」於民國95年實施。

2. **中醫護理委員會成立：**台灣護理學會於民國86年增設之。

3. **中醫護理專業組織的成立：**「台灣中醫護理學會」於民國92年成立。

2-2 中醫護理專業組織簡介

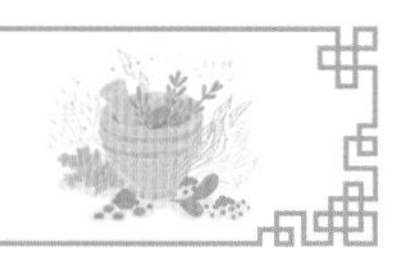

台灣民眾對傳統中醫藥的接受程度與利用率很普遍。然而，長久以來，台灣的醫療體系一向以西醫為主流，護理教育也以西醫為導向，鮮少學校在正規的護理教育學程中安排和中醫護理相關的課程。無庸置疑的，長期以來，台灣地區的護理教育體制中，忽略了傳統性、本土性的中醫護理教育、臨床實務及研究之培育與推展。有鑑於此，筆者深深體認發展中醫護理、提升護理人員的中醫護理素質與護理照護品質實為刻不容緩的課題。於民國90年起，和理念相同的護理夥伴共同發起並籌組「台灣中醫護理學會」，並擔任第一屆理事長，民國92年獲內政部通過成為全國性人民團體，依成立宗旨及任務積極推展中醫護理。

台灣中醫護理學會(Taiwan Traditional Chinese Medicine Nurses Association, TTCMNA)是我國中醫護理專業組織，成立於民國92年2月22日。該會的宗旨在因應國民傳統性、多元化的健康需求，發展中醫護理專業，提升中醫護理臨床服務、教學、研究之水準，增進全民健康。發展任務包括：(1)召集對該會宗旨有興趣的健康照護工作者參加；(2)宣導中醫護理健康照護；(3)協助政府主管機關推動中醫護理健康照護相關業務；(4)推動中醫護理健康照護之臨床服務、教育訓練及研究；(5)舉辦研討會及學術交流以增進健康照護知能；(6)推動中醫護理人員之進階及專科護理師制度；(7)加強與國內外護理及相關組織間之聯繫、交流與合作；(8)促進其他有關中醫護理健康照護之發展。其會徽如圖2-1所示。

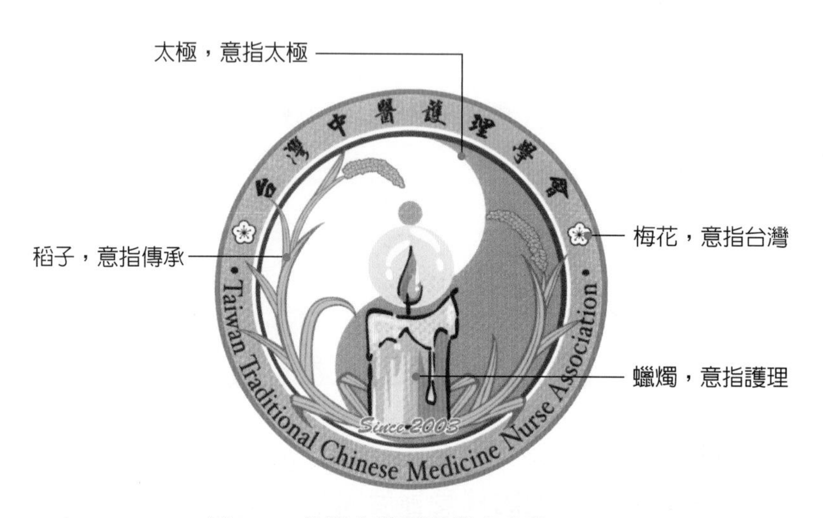

圖2-1 ◆ 台灣中醫護理學會會徽

註：徽誌顏色以中醫五色（青赤黃白黑）為主，代表五臟

參考資料：台灣中醫護理學會網站，http://www.ttcmna.org.tw

2-3 中醫護理的教育與訓練

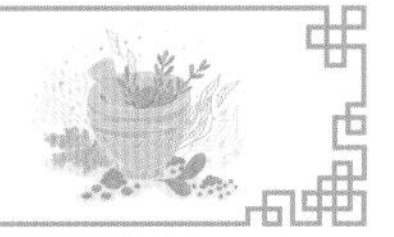

護理是健康照護體系重要的一環，由於社會文化、教育、政治、經濟的變遷影響民眾的醫療照護需求。醫療制度及世界潮流等因素改變了台灣地區社會醫療行為，多數民眾有複向求醫經驗，即採用中西醫療及民俗療法行為的取向，在中醫門診使用率及就診科別及疾病別相關研究發現：(1)民國85~90年中醫門診率由25.84%提升到28.37%；(2)就診科別及疾病：以呼吸系統、脫臼、扭傷、拉傷、慢性疾病、調整體質、產後調養、肌肉骨骼關節疾病為主，可見民眾對中醫之利用情形相當普遍。

近年來，中醫受到醫療科技進步、國際趨勢等影響，也朝向更科學化、實證與普及化、制度化發展。我國也因民國84年全民健保的實施，將中醫納入醫療給付範圍後日益成長。中醫的發展，除醫事專業人員的投入外，護理專業人員也應積極配合，並將中醫護理納入護理教育中。換言之，欲使全人化護理得以實現，實應盡速加強中醫護理課程推廣，將中醫相關知能整合到護理的教育中。

一、中醫護理教育概況

台灣地區近年來護理界注意到民眾多元化、本土性複向求醫行為，逐漸的意識到以西方醫學護理學為導向的護理教育內容需要加入中醫藥護相關課程，因此近年來台灣地區中醫護理教育開始萌芽及蓬勃發展。

從多項研究中可以窺見，過去台灣地區中醫護理教育不足，造成護理人員對於病患中醫照護需求視而不見，甚至在中醫護理業務的認定上裹足不前（陳等，2002）。為提升中醫照護品質，負責掌理我國中醫藥行政及研發工作的最高行政主管機關－行政院衛生福利部中醫藥委員會，積極配合國際組織研擬中醫藥相關政策，於民國89年頒布「中醫護理訓練課程」七科目九學分的選修課程，做為中醫醫療機構護理人員適任之認定基準，並鼓勵各級護理學校推動。目前護理科系開授中醫照護相關課程的概況如表2-1所示。台灣中醫護理學會自民國92年起受託辦理「中醫護理訓練」，至民國95年修業人次達2,656人次，完成全部七科目訓練者僅169人，故中醫護理教育普及率並不高，護理人員對中醫護理知識仍有待加強及推廣。

表2-1　台灣地區護理科系開授中醫相關課程的概況

校名	學制	課程名稱	必／選修	學分
大仁科技大學	二技／四技	中醫概論 中醫護理學 中醫護理實習 針傷療法配套－中醫護理學實習 針傷療法配套－傷科護理學 中醫概論 中醫護理學（遠距） 針傷療法配套－針灸護理學 藥膳學 另類療法	必修／選修 必修／選修 必修 選修 選修 必修 必修 選修 必修／選修 選修	2 2 1 1 2 2 2 2 2 2
中山醫學大學	大學	針灸護理	必修	2
中華醫事科技大學	四技／二技	中醫學概論 另類療法 中藥學概論	選修 選修 選修	2 2 2
中國醫藥大學	大學／碩士班	中醫學概論 中醫護理學實習 中醫護理學 中醫養生專題討論 中醫傷科護理學 針灸護理學	選修 選修 選修 選修 選修 選修	2 1 2 2 1 1
元培科技大學	四技／二技	中醫學概論 中醫護理學 中醫護理學實習 中醫傷科護理學 針灸護理學 藥膳學 另類療法 中藥學概論	選修 選修 選修 選修 選修 選修 選修 選修	2 2 1 1 1 1 2 1

表2-1　台灣地區護理科系開授中醫相關課程的概況（續）

校名	學制	課程名稱	必／選修	學分
弘光科技大學	五專／四技／二技	中醫學概論	選修	2
		中醫護理學	選修	2
		中醫護理學實習	選修	1
		中醫保健	選修	2
		中醫護理於長期照護之應用	選修	2
		針灸護理學	選修	1
		藥膳學	選修	1
		傷科護理學	選修	1
		中藥學概論	選修	1
長庚大學	大學	中醫護理學	選修	2
長庚科技大學	五專／二技／四技	中醫學概論	選修	2
		中醫護理學	選修	2
		針灸與傷科護理學	選修	2
		中藥與藥膳學	選修	2
		養生保健飲食概論	選修	2
		中藥學及藥膳學	選修	2
亞東技術學院	二技	輔助與另類療法	選修	2
美和科技大學	二技	中醫學概論	選修	2
		藥膳學	選修	1
		中藥學概論	選修	1
馬偕醫護管理專科學校	五專	中醫護理概論	選修	2
高雄醫學大學	大學	中醫護理學實習	必修	1
		中醫學概論	必修	2
		中醫護理學	必修	2
國立台中科技大學	五專	中醫護理概論	選修	2
		中醫養生學	選修	2
國立陽明大學	學分學程	中醫藥全人照顧專論	選修	2
		中醫針灸學實習	選修	2
		中醫針灸學專論	選修	2
		中醫藥全人照顧特論	選修	3
		針灸概論	選修	2

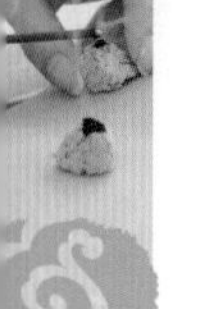

表2-1　台灣地區護理科系開授中醫相關課程的概況（續）

校名	學制	課程名稱	必／選修	學分
國立台北護理健康大學	碩士班	中西醫結合護理 中西醫結合護理實習 中醫藥學：實務與研究 法律於中西醫結合護理中之應用 中西醫結合護理 中西醫結合護理實習 藥膳學與實驗	必修 必修 選修 選修 必修 必修 選修	3 3 3 2 3 3 2
崇仁醫護管理專科學校	五專	中醫護理學概論	選修	2
敏惠醫護管理專科學校	五專	中醫護理 中醫學概論	選修 選修	2 2
慈濟大學	大學	中醫護理學概論	選修	2
慈濟技術學院	五專／二技	中醫學概論 中醫護理學 中醫實證護理 針灸護理學 藥膳學 傷科護理學 中藥學概論	必修／選修 選修 選修 選修 選修 選修 選修	2 2 1 1 1 1 1
新生醫護管理專科學校	五專／二專	中醫學概論 中醫護理學	選修 必修／選修	2 2
經國管理暨健康學院	二技	中醫護理概論	選修	2
義守大學	大學	中醫美容學 中醫概論	選修 選修	2 2
臺北醫學大學	大學／四技／二專	中醫護理概論	必修／選修	2

校名	學制	課程名稱	必／選修	學分
輔英科技大學	不分學制	中醫學概論	選修	2
		中醫護理推拿	選修	2
		中醫護理學	選修	2
		中醫護理學實習	選修	2
		針灸護理學	選修	2
		藥膳學	選修	2
		傷科護理學	選修	2
		另類療法	選修	2
		另類療法於護理之應用	選修	2
		中藥學概論	選修	2
聖母醫護管理專科學校	五專	另類療法	選修	2
		中醫護理	選修	2

參考資料： 技職校院課程資訊網（無日期），*大學課程綱合併查詢*，2019年4月30日取自http://course.tvc.ntnu.edu.tw/web_nt/search_course.aspx

二、中醫基本護理教育及訓練

(一) 緣起

因應醫療科技快速進步、健康照護體系改變及臨床護理品質之標準及期望提升，衛生福利部已研議修正護理人員法第8條，條文第2項規定：護理人員執業，應每6年接受一定時數繼續教育，始得辦理執業執照更新，衛生福利部乃研訂護理人員執業登記及繼續教育辦法草案，規定護理人員執業，應每6年接受繼續教育之課程積分達150點以上。

教育及訓練目標

1. 鼓勵各護理專業團體規劃繼續教育課程。
2. 收集各護理專業團體之繼續教育課程實施方式與內容。
3. 彙整並建立各護理專業領域師資群及課程內容，以建立一套可供認證執行之繼續教育課程。課程項目包括：護理專業、護理品質、護理倫理以及護理相關法規，護理倫理以及護理相關法規課程之積分數，合計至少15點；且其中應包括感染管制及性別議題之課程。

為配合中醫醫院、醫院附設中醫部門及診所護理業務之實際需要，並為提升中醫護理照護品質及因應未來中醫護理的發展，行政院衛生署中醫藥委員會（現為衛生福利部中醫藥司）於民國89年公告並建請護理科系開設「中醫護理訓練」選修課程，其科目名稱及學分數最低標準如表2-2所示。

自從中醫護理學訓練課程公布後，許多設有護理科系學校，推廣教育中心及醫療院所即開始辦理訓練及納入護理正規教育課程內。然而，僅有課程名稱沒有大綱，調查發現課程內容有重複或遺漏，因此彙整近年來之辦理結果，綜合中醫護理教育訓練的理念、特色、各科目的課程宗旨、目標及內容及護理人員於基礎訓練後應具備的能力列舉於下。

表2-2　中醫護理訓練選修課程(105.2.1)

科目名稱	學分數最低標準
中醫學概論	2學分（36小時）
中藥學概論	1學分（18小時）
藥膳學	1學分（18小時）
針灸護理學	1學分（18小時）
傷科護理學	1學分（18小時）
中醫護理學	2學分（36小時）
中醫護理學實習	1學分（36小時）

（二）中醫護理教育訓練的理念

中醫護理是我國傳統國粹，與國人之生活習慣相融合，國人在求醫及自身症狀徵候之描述時亦常慣用中醫相關名詞，如：上火、虛寒體質、陽萎、腎虧、溫補、祛邪等，然而在傳統正規養成教育中較少傳授中醫護理的觀念，在多元化及本土性、傳統性之需求下，護理人員應充實中醫護理相關知識，進而能提供民眾更多元化的護理服務。

（三）中醫基本護理教育訓練的特色

1. 認識中醫基礎理論。
2. 瞭解中醫護理的重要與內涵。
3. 具備中醫護理基本知能。
4. 發展中醫護理服務於健康照護、健康促進中。

（四）各科目的課程宗旨、目標及內容（105.2.1 修訂）

中醫學概論 (Introduction of Traditional Chinese Medicine)

1. **課程宗旨**：介紹中國醫學的基本概念。
2. **課程目的**：著重於中醫學理論及辨證論治；作為護理實務工作應用的基礎。
3. **課程內容**：以36小時，2學分設計，請見表2-3。

表2-3　中醫學概論的課程內容

課程內容	時 數	師 資
中醫學理論哲學基礎	2	醫師或護理師資
陰陽、五行學說	2	醫師或護理師資
藏象（臟腑介紹）	6	醫師或護理師資
氣、血、津液	4	醫師或護理師資
經絡系統	2	醫師或護理師資
病因與發病、病機	4	醫師或護理師資
體質概論	2	醫師或護理師資
四診（望、聞、問、切）	4	醫師或護理師資
常用辨證法：八綱辨證、臟腑辨證、六經辨證、衛氣營血辨證、三焦辨證	6	醫師或護理師資
預防及治療原則	3	醫師或護理師資
課程評值	1	

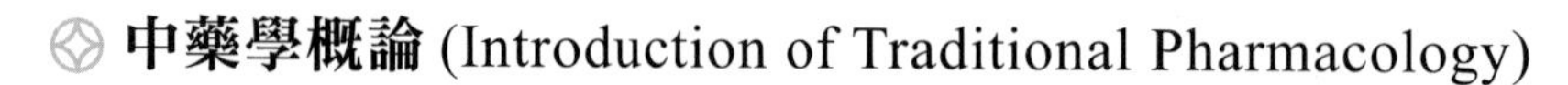

中藥學概論 (Introduction of Traditional Pharmacology)

1. **課程宗旨**：介紹常用中藥的來源、性能、功效及其應用。
2. **課程目的**：重視對中藥特性的瞭解，藉以充分發揮藥物療效和確保用藥安全。
3. **課程內容**：以18小時，1學分設計，請見表2-4。

表2-4　中藥學概論的課程內容

課程內容	時數	師資
中藥的起源和歷代中藥學發展	1	藥師或護理師資
中藥的產地、採收及命名	1	藥師或護理師資
中藥材的加工、炮製、保存及儲存	2	藥師或護理師資
四氣、五味、配伍、禁忌之基本概念	2	藥師或護理師資
各論：解表劑、清熱劑、化痰止咳劑、瀉下劑、利水滲濕劑、溫裏劑、補養劑、理氣劑、理血劑（含活血化瘀藥）、抗癌劑、安神劑、消導劑、外用藥	9	藥師或醫師、護理師資
中藥臨床應用（方劑簡介）	2	藥師或醫師師資
課程評值	1	護理師資

藥膳學 (Traditional Chinese Medicine Diet)

1. **課程宗旨**：介紹實用藥膳之功效與養生保健的關係。
2. **課程目的**：在於讓學員明瞭中藥的種類與療效後，進一步發揮藥膳的調理與保健功能，促進人體健康與生命科學發展。
3. **課程內容**：以18小時，1學分設計，請見表2-5。

表2-5　藥膳學的課程內容

課程內容	時數	師資
緒論（發展、特點）	2	醫師、藥師或護理師資
藥膳食材介紹（性味、功能、主治）	5	醫師、藥師或護理師資
藥膳與養生	1	醫師、藥師或護理師資

表2-5　藥膳學的課程內容（續）

課程內容	時數	師資
藥膳實作與練習	2	醫師、藥師或護理師資
美容、減肥藥膳	2	醫師、藥師或護理師資
婦女保健及坐月子藥膳	2	醫師、藥師或護理師資
老年保健藥膳	2	醫師、藥師或護理師資
兒童保健藥膳	1	醫師、藥師或護理師資
課程評值	1	護理師資

針灸護理學 (Acupuncture and Moxibustion in Nursing)

1. **課程宗旨及目的**：運用經絡學說於針刺療法與灸法之操作上，著重於護理上的應用與療效。
2. **課程內容**：以18小時，1學分設計，請見表2-6。

表2-6　針灸護理學的課程內容

課程內容	時數	師資
針灸學總論：針灸源流、定義、針灸作用、針灸臨床應用、國內外針灸發展現況	2	醫師或護理師資
經絡學：經絡概念之起源、經絡的定義、經絡系統的組成、經絡系統的分布作用	2	醫師或護理師資
腧穴學：腧穴定義、命名、分類、分布、腧穴的作用、同身寸、尋穴法	1	醫師或護理師資
經穴各論及取穴練習（含常用腧穴介紹）	3	醫師或護理師資
針法及針具：常用針法簡介、針具種類及用途簡介、針灸常用儀器簡介	2	醫師或護理師資
針法治療法則：以疾病為例	2	醫師或護理師資
針刺護理：針刺適應症與禁忌、行針與出針時注意事項、合併症處理	3	護理師資
灸法護理：灸法種類之介紹、適應症、施灸過程應注意事項及護理、灸法練習	2	護理師資
課程評值	1	護理師資

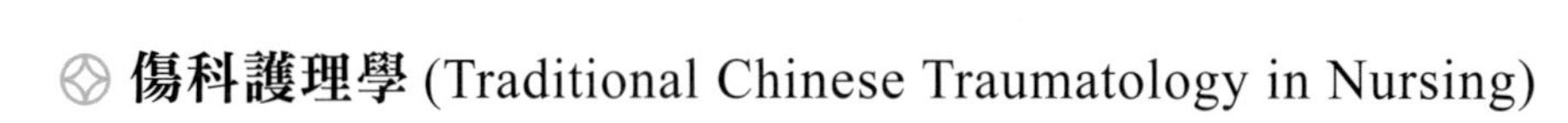

傷科護理學 (Traditional Chinese Traumatology in Nursing)

1. **課程宗旨**：介紹傷科復位、推拿理筋各方面的治則、觀念及在護理上之應用。
2. **課程目的**：使護理人員能教導及協助病人配合治療，進行有效的護理功能。
3. **課程內容**：以18小時，1學分設計，請見表2-7。

表2-7　傷科護理學的課程內容

課程內容	時數	師資
緒論	1	醫師或護理師資
傷科診斷與治療原則	2	醫師或護理師資
基本手法應用與練習	4	醫師或護理師資
傷科藥物治療及護理（內服、外用）	2	醫師或護理師資
外治法及其護理	2	醫師或護理師資
傷科手法應用－肩頸、腰背痠痛之處理	4	醫師或護理師資
練功療護	2	醫師或護理師資
課程評值	1	護理師資

中醫護理學 (Traditional Chinese Medicine in Nursing)

1. **課程宗旨**：運用中醫基礎理論及技術，進行辨證施護的過程。
2. **課程目的**：使護理人員結合傳統之中醫理論與療效，提供病人整體性護理。
3. **課程內容**：以36小時，2學分設計，請見表2-8。

表2-8　中醫護理學的課程內容

課程內容	時數	師資
緒論	1	護理師資
中醫護理發展與現況（含教育、實務、研究及政策）	4	護理師資
輔助療法及替代療法之趨勢與應用	2	護理師資
中醫護理主要概念簡介－人、環境、護理、健康	2	護理師資

表2-8　中醫護理學的課程內容（續）

課程內容	時數	師資
中醫體質學說在護理的應用	2	護理師資
中醫護理評估方法	3	護理師資
中醫護理辨證施護與記錄	2	護理師資
食膳在疾病護理的應用	2	護理師資
飲食宜忌護理	1	護理師資
拔罐護理法與練習	2	護理師資
情志護理	2	護理師資
按摩護理法與練習	3	護理師資
刮痧護理法與練習	2	護理師資
耳穴護理法與練習	3	護理師資
中醫服藥護理	2	護理師資
中醫護理學在臨床實務之應用舉例－老年照護等	2	護理師資
課程評值	1	護理師資

中醫護理實習 (Traditional Chinese Medicine in Nursing Practicum)

1. **課程宗旨：**運用已修畢的中醫相關課程後至臨床的應用。

2. **課程目的**

   (1) 認識實習單位之中醫院（部）之環境設備及治療特色。

   (2) 認識實習單位中醫門診（針灸、中傷、中藥局、養生諮詢室、衛教室等）之治療環境。

   (3) 學習中醫醫療常用儀器設備及護理技術之操作。

   (4) 瞭解中藥局藥物管理、給藥流程與給藥護理。

   (5) 體認中醫部護理師角色與功能。

   (6) 認識自己在提升中醫護理照護之專業成長應負的責任。

3. 實習期間時須依衛生福利部於民國93年公告的「中醫醫療院所安全作業指引」（八、中醫護理作業）執行業務。

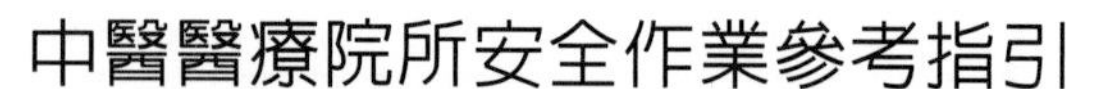

中醫醫療院所安全作業參考指引

行政院衛生署九十三年四月二十九日署授藥字第〇九三〇一七三〇號公告

一、通則

(一) 為提升中醫醫療院所醫療品質，確保病人就醫安全，以醫病雙向之原則，訂定本指引，作為中醫醫療院所安全作業之參考。

(二) 各類醫療作業應由合法醫事人員執行。

(三) 各類醫事暨工作人員應有職前及在職訓練。

(四) 各項醫療作業應確認病人身分，並核對下列事項：

1. 作業項目：掛號時，核對事項：姓名、性別、身分證統一編號、出生年月日。
2. 作業項目：診療病患時，核對事項：
   (1)個案對。
   (2)性別對。
   (3)年齡對。
   (4)病史對。
3. 作業項目：處置時，核對事項：
   (1)個案對。
   (2)處置項目對。
   (3)時間對（如是否需要空腹進行處置）。
   (4)途徑對（如內服、外洗或外敷）。

(五) 其他安全事項：

1. 相關醫療儀器及設備應有適當的儲存空間，並能定期查檢及記錄，以維護功能完整。
2. 凡與病人血液、體液及引流液有接觸之醫療器械，每次使用前應進行清潔及消毒，並留有記錄。
3. 若限於設備及專長，無法確定病人之病因或提供完整醫療時，應依醫療法第五十條規定，建議病人轉診。

二、病歷管理作業

(一) 病歷完整性

…………（以下略）

八、中醫護理作業

(一) 執行中醫護理作業，應注意病人安全。

(二) 依醫囑執行中醫護理相關處置。

(三) 執行中醫護理作業時，應注意中藥藥品、中醫衛材之有效期限與保存及使用方式作業規範。

(四) 應注意中醫給藥技術之三讀（取藥、發藥及歸藥）五對（病人對、藥物對、劑量對、途徑對、時間對）原則。

(五) 應有消毒物品及藥物之安全管理：包括針具、藥品、外敷藥膏、消毒液等。

(六) 協助收集檢體時，應依據標準流程。

(七) 各項中醫護理處置，應依中醫護理標準技術執行正確的操作步驟，如下列各項護理處置：

1. 針刺護理。
2. 起針護理。
3. 灸法護理。
4. 耳穴埋豆法護理。
5. 薰蒸療法護理。
6. 藥浴療法護理。
7. 拔罐法護理。
8. 刮痧法護理。
9. 放血療法護理。
10. 紅外線療法護理。
11. 頻譜儀療法護理。
12. 電針療法護理。
13. 推拿、指壓、按摩法護理。
14. 外敷藥貼法護理。

(八) 應有病人特殊狀況、意外事件（如暈針休克、滯針、彎針、斷針、血腫、出血、灼傷、跌倒、藥物疏失等）通報及處理流程。

(九) 正確的護理記錄及簽名，並加註日期。

4. 實習課程評值：實習結束時，護生或臨床護理人員可運用實習課程評值表進行自我評核。
5. 基礎訓練後應具備能力：為配合中醫醫院、中醫診所業務需要及提升中醫護理照護品質，護理人員須具備以下能力：
   (1) 熟悉中醫部門診治療性的環境。
   (2) 熟悉針灸科治療性的環境（設備、儀器）。
   (3) 說出針灸十大穴的名稱及正確指出穴位所在及所屬經絡。
   (4) 說出傷科常用敷貼藥（膏）之名稱作用及貼敷方法。
   (5) 說出傷科常用理筋、推拿方法。
   (6) 說出並協助執行傷科包紮固定。
   (7) 說出並執行電針療法護理之注意原則。
   (8) 說出並執行使用紅外線療護法之注意原則。

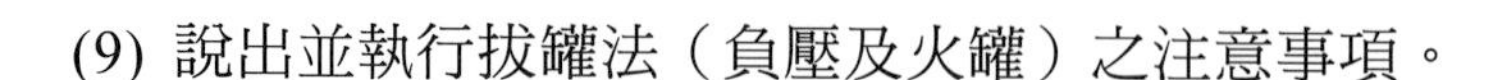

(9) 說出並執行拔罐法（負壓及火罐）之注意事項。

(10) 說出並執行灸法注意事項。

(11) 說出並執行耳穴埋豆法注意事項。

(12) 說出中醫護理於臨床（服藥護理、食膳護理、情志護理等）之應用。

(13) 說出中醫護理辨證施護之原則與特色。

(14) 說出中醫護理的角色與功能。

三、建立護理人員完成中醫基本護理訓練課程審查認定作業基準

民國95年起台灣中醫護理學會辦理護理人員完成中醫基本護理訓練課程審查認證，其基準作業規章詳見表2-9。

表2-9　護理人員完成中醫基本護理訓練課程審查認定基準作業規章

條文	說明
一、台灣中醫護理學會（以下簡稱本會）為辦理護理人員完成中醫基本護理訓練審查認定事宜，訂定本作業規章（以下簡稱本規章）。	‧明定本基準之訂定目的。
二、辦理中醫基本護理訓練之團體、機構資格如下： （一）護理學會。 （二）設有護理科系之專科學校以上。 （三）醫院附設中醫部門或中醫醫院暨醫院附設中醫部門評鑑合格者。	‧明定機構辦理中醫基本護理訓練之資格條件。
三、中醫基本護理訓練課程之科目、名稱及學分數如下： （一）中醫學概論二學分。 （二）中藥學概論一學分。 （三）藥膳學一學分。 （四）針灸護理學一學分。 （五）傷科護理學一學分。 （六）中醫護理學二學分。 （七）中醫護理實習一學分。 課室課程一學分十八小時，實習課程一學分三十六小時。	‧明定中醫基本護理訓練課程之科目名稱及學分數最低標準。

表2-9 護理人員完成中醫基本護理訓練課程審查認定基準作業規章（續）

條文	說明
四、講授中醫基本護理訓練課程者，應同時符合下列各款條件： （一）具有教育部部定講師以上資格且教授中醫護理學程者。 （二）執行中醫師臨床業務七年以上、執行中藥相關臨床業務五年以上、執行中醫護理臨床業務五年以上。	• 明定中醫護理課程授課者應具備之資格。
五、中醫護理臨床實習指導講師要求需具中醫基本護理訓練七科目九學分認證合格且具下列資格之一： （一）部定講師。 （二）具中醫護理臨床教學種子師資訓練合格者 （三）臨床工作經驗5年。	
六、為辦理中醫基本護理訓練相關事務之審查認定，由本會設中醫基本護理訓練審定小組（以下簡稱本小組）為之。	• 訓練機構資格、科目、課程內容及學分數之審定工作，由本會設立小組為之。
七、本小組任務如下： （一）關於辦理中醫基本護理訓練機構資格、課程及師資之審定事項。 （二）完成中醫基本護理訓練之科目名稱及學分數審定事項。	• 明定小組任務。
八、本小組置委員九至十五人，其中一人為召集人，由委員互選之。 委員由本會函請護理學會、設有護理科系之專科學校以上、醫院附設中醫部門之醫學中心、公立中醫醫院等機構推薦擔任，不足人數由本會遴聘，其任期隨職務異動調整之。 前項機構未於本會指定時間內推薦者，視為不推薦。	• 明定小組召集人、委員人數、產生方式及任期。
九、各機構所推薦委員，應符合下列各款資格之一： （一）現任或曾任本會理事長、理事、監事職務。 （二）具教育部部定講師以上資格。 （三）衛生署中醫藥委員會訪查合格之中醫醫院、醫院附設中醫部門之護理督導級以上職務。	• 明定小組委員資格。
十、本小組會議由召集人召集之。開會時，以召集人為主席，召集人未能出席時，由召集人指定一人為主席。本項會議須有全體委員過半數之出席，決議事項須有出席人員過半數之同意，可否同數時，由主席裁決之。	• 明定小組會議之召集及出席、決議之法定人數。
十一、 本小組召集人及委員均為無給職。	• 明定小組成員均為無給職。

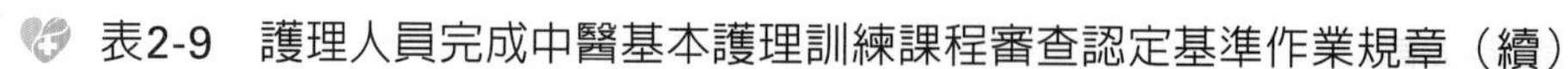
表2-9　護理人員完成中醫基本護理訓練課程審查認定基準作業規章（續）

條文	說明
十二、申請辦理中醫基本護理訓練機構資格、課程及師資審查認定程序如下： （一）機構申請辦理中醫基本護理訓練，應於舉辦日二個月（以郵戳為憑）前，提出課程審查認定申請，並應填妥「機構團體辦理中醫護理訓練課程審查認定申請書」連同「課程表」、「師資名冊」及足資證明講授者符合第四點資格之文件，以電子郵件或信件寄送本會申請。 （二）訓練機構申請課程訓練認證得免收費。 （三）收件後一個月內，本會應將審核結果通知各申請之訓練機構，審核結果五年內有效。 （四）訓練機構於辦理訓練活動完竣後七日內，應將出席人員簽名名冊（需由參加者親筆簽名，不得以盖章代替）及訓練成績紙本及電子檔各一份，送本會建檔及備查。 （五）團體申請認證之機構，應於訓練後將完成訓練之「學員名冊」，註明學員訓練後評值成績，檢附本會審核認證通過之通知函及認證申請費匯款證明，以信件寄送本會申請。	・明定機構申請辦理訓練課程、師資、團體認證及之審定之程序。
十三、認證時數及學分數最高不超過七科目九學分，七科目訓練課程以提出申請日起追溯前六年內完成之訓練為原則。課程名稱、訓練目標、課程內容、課程綱要、學分（時數）、評值方式應符合本學會要求方得予以認證。	・明定護理人員完成中醫基本護理訓練課程認證基準。
十四、個人申請護理人員完成中醫基本護理訓練課程審查認定程序如下： 個人申請時應檢具「個人辦理中醫護理訓練審查認定申請書」及下列各應足資證明相關事實之文件（含書面文件及電子檔），向本會申請。檢具文件應符合下列參加七科九學分課程訓練之證明文件規定。訓練科目的名稱與學分數需與本學會規定基準相符合。 （一）在國內外大學或研究所進修中醫護理相關課程者，應提供學校名稱、課程名稱、授課教師、修習期間及學分數、成績及訓練課程經本會審查通過之代碼等相關資料。 （二）在國內醫院或團體參加教育訓練課程者，應提供醫院或團體名稱、課程名稱、授課時間及授課對象及成績等相關資料。 （三）民國94年以前參加各醫院、學校、學會辦理之在職教育、推廣教育及正規教育選修課程者，需檢附訓練科目、學分數。 （四）民國95年以後申請者本會需先查驗是否為本會認證審核通過在有效期之訓練機構（含學校），符合者方得予以申請辦理認證。	・規定個人申請課程科目及學分數審定之程序。

表2-9　護理人員完成中醫基本護理訓練課程審查認定基準作業規章（續）

條文	說明
十五、本會受理申請審定案件後，秉迴避原則，並審酌委員專長，先送請委員三人審查，並作成「機構或個人申請中醫基本護理訓練審查認定案件審查意見書」；若委員二人以上審查意見相同，本會即據以逕行製作「訓練機構辦理中醫基本護理訓練審查認定案件審查結果通知書」或「個人申請中醫基本護理訓練審查認定案件審查結果通知書」將審定結果通知申請機構（或申請人），並建檔及登錄本會網站。若委員二人以上審查意見不同，提本組會議審定，審定結果之處理，依前段規定。	・明定送請委員審查原則、程序及審定結果之處理方式。
十六、申請機構（或申請人）如對審定結果有異議時，應於本會審定結果通知書送達之翌日起十日內，以書面敘明理由申請重行審定。申請重行審定者，以壹次為限。	・明定申請單位對審定結果表示異議之處理方式。
十七、本基準施行前，參加護理學會、設有護理科系之專科學校以上、醫院附設中醫部門之醫學中心、公立中醫醫院等機構辦理之中醫基本護理訓練課程科目符合者應予以採認。	・明定過渡時期課程科目符合者應採認之規定。
十八、本基準所定文書格式，由本會定之，並刊登本會網站。	・規定相關文書格式由本會訂定。
十九、本基準施行日期，由本會會員代表大會定之。	・明定本基準施行日期由會員代表大會定之。

四、中醫進階護理訓練「三科目六分」共108小時

（一）參加中醫進階護理訓練者應已具備的中醫基本護理知能

1. 能認識中醫的基本理論，如陰陽五行、整體觀、五臟六腑、經絡、病因學、治療觀、與養生保健概念。
2. 認識食物的冷熱屬性。
3. 舉例可以提升免疫力的常見食物，如配合四季天候變化選擇食物、產後與術後可以恢復體力的食物。
4. 舉例常使用的中藥材種類，包括：人參、枸杞、黃耆、當歸、菊花、甘草、紅棗的藥性、作用與注意事項。

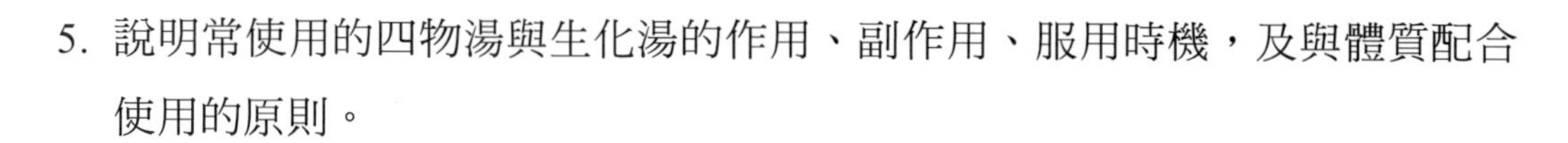

5. 說明常使用的四物湯與生化湯的作用、副作用、服用時機，及與體質配合使用的原則。
6. 說明中西藥合用的基本原則。
7. 能舉例其他中醫常見的技術，例如針灸、刮痧、拔罐的操作目的與注意事項。
8. 能執行穴位指壓緩解不適症狀，如疼痛、嘔吐、失眠、頭暈、疲勞。
9. 願意以開放的態度，接受消費者使用中醫。
10. 願意導正消費者使用中藥的錯誤觀念，例如「中藥藥性溫和，多服不會有副作用」。

（二）婦科專病辨證施護（2 學分，36 小時）

課程內容時數包括：

1. 婦科學緒論（1小時）。
2. 婦女的生理、病理特點（3小時）。
3. 婦科疾病的護理評估－四診（4小時）。
4. 婦科疾病的辨證論治及施護課程。
   (1) 婦科常見疾病辨證論治（14小時）
      A. 月經病辨證論治。
      B. 帶下病辨證論治。
      C. 不孕症辨證論治。
      D. 妊娠病辨證論治。
      E. 產後病辨證論治。
      F. 更年期綜合病辨證論治。
      G. 雜病辨證論治。
      H. 腫瘤辨證論治。

   以上包括婦科常見疾病方劑組方規律。

(2) 婦科常見疾病辨證施護（10小時）

A. 婦科預防與保健（經期、孕期、產後及更年期）。

B. 月經病辨證施護。

C. 帶下病辨證施護。

D. 不孕證辨證施護。

E. 妊娠病辨證施護。

F. 產後病辨證施護。

G. 更年期綜合病辨證施護。

H. 雜病辨證施護。

I. 腫瘤辨證施護。

J. 綜合討論與評值。

以上含婦科常見疾病生活護理、飲食宜忌、運動護理、按摩護理、用藥護理等。

(3) 婦科專病護理病例研討（4小時）。

（三）兒科專病辨證施護（2 學分，36 小時）

課程內容時數包括：

1. 兒科學緒論（1小時）。

2. 小兒的生理、病理特點（3小時）。

3. 兒科疾病的護理評估－四診（4小時）。

4. 兒科疾病的辨證論治及施護課程。

(1) 兒科常見疾病辨證論治（14小時）

A. 肺系病證辨證論治（咳嗽、哮喘等）。

B. 腸胃系病證辨證論治（嘔吐、腹痛、積滯、腹瀉等）。

C. 腎系病證辨證論治（小兒水腫、遺尿等）。

D. 驚風、癇證等病證辨證論治。

E. 腫瘤辨證論治。

F. 過敏證辨證論治。

G. 兒科雜病辨證論治。

以上包括兒科常見疾病方劑組方規律。

(2) 兒科常見疾病辨證施護（10小時）

A. 兒童調養與保健。

B. 青春期預防與保健。

C. 小兒按摩。

D. 肺系病證辨證施護（咳嗽、哮喘等）。

E. 腸胃系病證辨證施護（嘔吐、腹痛、積滯、腹瀉等）。

F. 腎系病證證辨證施護（小兒水腫、遺尿等）。

G. 驚風、癇證等病證辨證施護。

H. 腫瘤辨證施護。

I. 兒科雜病辨證施護。

以上含兒科常見疾病生活護理、飲食宜忌、運動護理、按摩護理、用藥護理等。

(3) 兒科專病護理病例研討（4小時）。

（四）內科專病辨證施護（2學分，36小時）

課程內容時數包括：

1. 內科學緒論（2小時）。

2. 老年期的生理、病理特點（2小時）。

3. 內科疾病的護理評估－四診（2小時）。

4. 內科疾病的辨證論治及施護課程。

(1) 內科常見疾病辨證論治（16小時）

A. 外感及肺系病辨證論治（感冒、咳嗽等）。

B. 心系病辨證論治（胸痹、不寐、中風等）。

C. 胃系病辨證論治（胃脘痛、便祕等）。

D. 肝系病辨證論治（黃疸、脇痛、膨脹等）。

E. 腎系病辨證論治（水腫、血尿等）。

F. 消渴證辨證論治。

G. 頭痛辨證論治。

H. 痹證及痿證辨證論治。

I. 腫瘤辨證論治。

J. 肥胖證辨證論治。

以上包括內科常見疾病方劑組方規律。

(2) 內科常見疾病辨證施護（10小時）

A. 老年期調養與保健。

B. 肺系病辨證施護（感冒，咳嗽等）。

C. 心系病辨證施護（胸痹、不寐、中風等）。

D. 胃系病辨證施護（胃脘痛、便祕等）。

E. 肝系病辨證施護（黃疸、脇痛、膨脹等）。

F. 腎系病辨證施護（水腫、血尿等）。

G. 消渴證辨證施護。

H. 頭痛辨證論治。

I. 痹證及痿證辨證施護。

J. 腫瘤辨證施護。

K. 肥胖證辨證施護。

以上含內科常見疾病生活護理、飲食宜忌、運動護理、按摩護理、用藥護理等。

(3) 內科專病護理病例研討（4小時）。

（五）中醫護理實證研究與寫作訓練共 12 小時

課程內容時數師資

1. 中醫實證醫學的現況及未來2小時。
2. 中醫護理研究的現況及未來2小時。
3. 實證醫學在中醫護理臨床之應用4小時。

4. 統計法於護理研究資料分析之應用6小時。
5. 如何發展中醫護理研究之客觀化指標2小時。
6. 中醫護理研究寫作技巧小時2小時。
7. 中醫護理專案寫作技巧2小時。
8. 中醫護理研究實作練習12小時。
9. 中醫護理研究分組報告。
10. 綜合研討2小時。

（六）護理倫理以及護理相關法規（包括感染管制及兩性議題）共 20 小時

◈ 護理應用相關議題

1. 中醫養生學概念
   (1) 中醫養生學基礎理論。
   (2) 體質學說與養生。
   (3) 常用養生方法介紹（養生藥浴、因時養生、氣功與養生）。
   (4) 社區中醫養生衛生教育活動練習。
2. 中、老年保健
   (1) 益壽延年方劑組方規律。
   (2) 益壽延年藥膳方介紹。
   (3) 近代延緩衰老研究概況。
3. 保健針、灸、按摩。
4. 婦女保健。

（七）病人權益與研究倫理 2 小時

2-4 中醫護理相關政策與法規

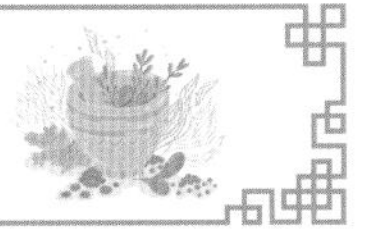

一、中醫護理相關政策

近年來傳統醫療普遍受到重視，世界各國有40~80%民眾使用傳統醫療協助治療各種疾病，有125個國家訂有傳統醫療執行策略(WHO, 2002)，因此，WHO於民國91年提出各國政府針對四項重點任務提出政策：

1. 開發對輔助性／替代性醫療(complementary and alternative medicine; CAM)的規範化管理，並將其納入國家衛生保健系統。
2. 促進輔助性／替代性醫療的安全性，有效性及質量標準研究。
3. 保證民眾對輔助性／替代性醫療的獲得及費用的可承受性。
4. 促進傳統／替代醫療的合理使用。

行政院衛生福利部中醫藥委員會配合WHO的重點任務，訂定民國94年為「落實中醫藥臨床教學訓練啟動年」，為民眾就醫安全把關。除此之外，繼續推動中醫藥護相關政策，朝「強化中醫藥發展環境，締造優質服務新紀元」的方向努力，施政目標包括：

1. 落實中醫臨床教學訓練計畫，強化中醫醫事人員照護能力：(1)推動「中醫臨床教學實驗計畫」；(2)增進護理人員中醫護理專業知識與照護能力，委託辦理「提升中醫護理照護護品質計畫」。其中包括：辦理中醫基本護理訓練計畫、建立護理人員完成中醫基本護理訓練課程審查認定基準、規劃中醫護理人員進階訓練計畫等項目及中醫護理技術作業標準之制定。期能訓練建立中醫護理人員基本訓練及認證制度，全民提升中醫護理人員執業素質與中醫護理照護品質。
2. 健全中醫醫療機構發展，規劃中醫醫院暨醫院附設中醫部門評鑑工作，行政院衛生福利部中醫藥委員會曾於民國92年訂定訪查作業程序、訪查標準及評量表，先行辦理中醫醫院暨醫院附設中醫部門訪查工作。訪查標準分六大項：(1)設施；(2)人員；(3)醫療業務及設備；(4)重視病人安全及品質保證；(5)特定項目品質評估；(6)教學訓練。

3. 民國95年開始實施「中醫醫院暨醫院附設中醫部門評鑑」；並於民國103年更新評鑑作業程序及基準。評鑑內容包括八大項：(1)醫院經營策略與管理；(2)人力資源管理與員工教育訓練；(3)安全的環境與設備；(4)品質促進；(5)中醫醫療；(6)中醫護理；(7)中醫藥事；(8)人力素質及品質促進。評鑑目的：(1)建立安全、有效，以病人為中心，適切、效率、公正優質的醫療服務體制；(2)評核醫療服務品質，提供民眾就醫參考；(3)提升教學醫院研究水準，提供醫學院校實（見）習學生及住院醫院臨床學習場所。

二、中醫護理相關法規

（一）護理人員法

護理人員法於民國80年5月17日公布，目前最新更新至民國107年12月19日修正公布，分為七章：總則、執業、護理機構之設置及管理、業務與責任、懲處、附則。該法指出，凡中華民國人民經護理人員考試及格，並依法領有護理人員證書者，並於執業所在地直轄市、縣（市）主管機關申請執請登記，領有執業執照後，始得依法執業。

（二）中醫護理相關規定

1. 中醫護理訓練課程的科目名稱及學分數最低標準：為配合中醫醫院、診所，護理業務之實際需要，於民國89年建請設有護理科系學校開設「中醫護理訓練」課程，以提升中醫護理照護品質，並因應未來中醫護理發展。

2. 「中醫綜合醫院」得申請設置產後護理、護理之家服務部門，民國89年公告凡符合「中醫醫院設置標準」之中醫綜合醫院，得依醫療機構設置標準第十條規定，申請設置產後護理、護理之家服務部門。

3. 中醫醫療輔助行為：民國90年公布有關針灸療法之取針與灸法、耳穴埋豆法、中藥超聲吸入法、中藥保留灌腸、坐藥法等行為之輔助施行，由於這些係屬醫療輔助行為，得依護理人員法第二十四條之規定，得由護理人員在醫師指示下行之。

4. 中醫醫療院所安全作業指引：衛生福利部於民國93年公告，其中第八大項即為中醫護理作業之指引，詳見第46~47頁。

5. 不列入醫療管理行為：衛生福利部於民國82年公告不列入醫療管理之行為如下：(1)未涉及接骨或交付內服藥品，而以傳統之推拿手法，或使用民間習用之外敷膏藥，外敷生草藥或藥洗，對運動跌打損傷所為之處置行為；(2)未使用儀器、未交付或使用藥品，或未有侵入性，而以傳統習用方式，對人體疾病所為之處置行為。如藉按摩、指壓、刮痧、腳底按摩、收驚、神符、香灰、拔罐、氣功與內功之功術等方法，對人體疾病所為之處置行為。前項不列入醫療管理之行為，除標示其項目外，依醫療法之規定，不得為醫療廣告。

2-5 中醫護理的困境與未來展望

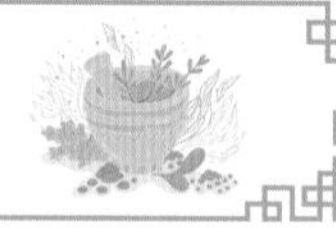

一、中醫護理推展上的困境

雖然中醫是我國傳統醫療，翻閱現代中醫的歷史，目前中醫界仍面臨許多問題，相較於中醫護理在台灣的發展，中醫護理的發展是近二十多年來的事，在發展過程中仍有許多困難有待努力。

1. **中醫護理未納入正規教育課程中**：多年來台灣地區以西醫為主流的護理教育模式，未將本土性、傳統性中醫學納入護理教育體系中，因此護理工作者在傳統中醫照護之能力尚嫌不足。
2. **護理人員中醫護理在職教育不足**：醫療機構分類設置標準於民國76年訂定以來歷經七次的修訂，但是中醫醫院設置標準內，未明列護理人員應具備中醫護理訓練之規定，深深影響中醫護理照護品質。
3. **師資不足**：雖然有些護理科系學校開設中醫選修之相關課程，多半由中醫師擔任，未能深入的將護理內涵及精神融於課程內。近年來中醫護理相關碩、博士班設立，仍不足以供給臨床中醫護理在職教育及護理科系中醫護理教學師資的需求。
4. **課程名稱與內容未統一**：雖然衛生福利部中醫護委員會已於民國89年訂定並公告「中醫護理訓練」課程名稱及最低學分數，但受限於各層級科、系、所學分之限制，無法依標準開設該課程。其次，並未統一課程內容，亦影響中醫護理教育的品質。
5. **中醫醫院未納入正式評鑑**：台灣地區為確保醫療服務品質，奠定分級醫療的基礎，平衡醫療資源發展以及指定醫學院學生臨床訓練場所，自民國67年開始辦理醫院評鑑，然而，中醫醫院的評鑑直到民國92年實施「中醫醫院暨醫院附設中醫部門訪查」，民國95年實施「中醫醫院暨醫院附設中醫部門評鑑」（含中醫護理）後才開始，仍採自由參加方式，確實影響中醫醫療團隊的穩健發展及去蕪存菁的機會。

6. **醫療團隊未能全面建立中醫醫療的共識**：以西醫為主流之醫療體系中，中醫住院仍未開辦，具雙重執照的醫師僅能擇一執業之規定，確實影響中醫的發展，中醫護理雖然沒有限制，但也間接影響護理人員執行中醫護理的角色及功能發揮，因此建立中西醫結合之醫護理念有待努力。
7. 至今中醫住院仍未開辦醫療給付，確實影響中醫醫療團隊的穩健發展。

二、中醫護理的未來展望

為因應國人健康需求，順應世界潮流，中西整合護理是未來趨勢，加強海峽兩岸及國際性的中西整合護理學術交流和經驗分享是可行的方法及策略，包括：

1. 將中醫護理課程納入正規教育與臨床進階制度中：我國醫學與護理教育均以西方醫學理念為主體，忽略傳統醫療理念的傳授，致使多數健康照護專業人員反而比民眾更不瞭解傳統醫學，也漠視了其對國人日常生活的影響與價值。依大陸培育人才的經驗，中醫藥護理訓練需從基礎做起，因此將中醫藥課程納入學校正規教育，方能有系統地培育兼具中西醫理念及符合社會需求的護理人才。在臨床方面，護理主管需重視中醫藥在職訓練，將之納入進階訓練制度中，才能有整體性的規劃以提供系統性與連貫性的教育訓練並儲備人才。
2. 課程設計上理論與實務相結合：課程設計需結合中西醫臨床實務於教學中。因此除上課外仍需有臨床實習，才能增進理解力和判斷力。
3. 建立支持性的學習環境：研究發現，缺少臨床實作的機會是影響中醫護理教育訓練成效的要因之一。為使教育訓練達到最佳效果，可利用床邊教學、案例討論等方式增進護理人員的觀察力和判斷力，同時需提供機會鼓勵將所學應用於臨床護理實務中並評估其效果，以增進學習動機與熟練度，培養出理論與實務並重的中醫護理專業人才。

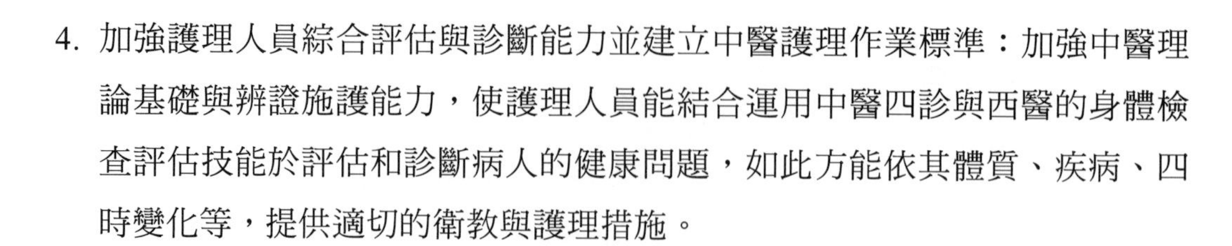

4. 加強護理人員綜合評估與診斷能力並建立中醫護理作業標準：加強中醫理論基礎與辨證施護能力，使護理人員能結合運用中醫四診與西醫的身體檢查評估技能於評估和診斷病人的健康問題，如此方能依其體質、疾病、四時變化等，提供適切的衛教與護理措施。

5. 落實中醫護理於臨床實務中：透過護理主管拓展中醫護理觀念，並推廣於實務中之運用，結合安寧緩和療護、長期照護體系及社區健康照護，發展中醫護理養生、預防保健之特色。

6. 培養中西醫結合護理師資：為能於護理過程中考量到我國傳統文化、風俗民情、地理環境和醫療特色等對國人的影響，護理人員學習與瞭解中醫學有其必要性，如此才能提供切合個案需求的護理。近年來我國護理界已培育出許多具西醫理念之高級護理人才，若能再接受中醫藥護的紮根訓練，則可成為發展東西方結合護理的生力軍，不僅建立出我國護理的特色，亦能於國際化的發展上具前導性。

7. 推動建立中醫護理公共政策與法規：福利部有鑒於護理人員的素質良窳與中醫醫療服務品質息息相關，因此如何提升中醫護理人員素質與照護品質，實為刻不容緩的課題，目前仍需加強及努力的方向，如：(1)推動中醫護理相關教育與訓練；(2)推展中醫護理於健康照護體系中；(3)實施中醫基礎護理訓練的認定基準；(4)訂定中醫護理的作業標準；(5)訂定中醫醫療院所護理人力的評量標準；(6)參與中醫護理相關政策之研擬；(7)發展與推動中醫護理專業能力進階制度；(8)發展與推動中醫護理專科護理師制度；(9)促進中醫護理學術及經驗交流；(10)推動中醫護理相關議題之探討與研究。

結語

近年來，傳統性、本土性中醫護理受到中醫醫療體系及護理界的重視，是開拓中醫護理學的主要力量，同時衛生主管機關陸續訂定了相關法規與政策，這是促使中醫護理走向制度化與標準化的助力，深深期望由於您對中醫護理學的探討與研習，使您的護理更能走向卓越。

學習評量

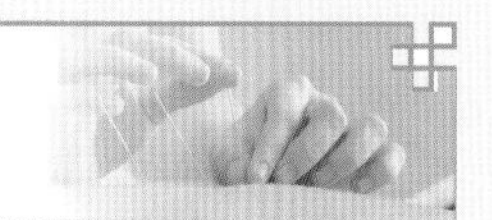

一、選擇題

1. 下列何者為中醫護理學萌芽的導因？ (A)WHO提出以基層健康照護為方法，以達成全民健康目標 (B)民眾的複向多元化的就醫行為及需求 (C)護理人員對中醫護理和知識技能的需求 (D)以上皆是。
2. 「台灣中醫護理學會」於何時成立？ (A)民國90年 (B)民國91年 (C)民國92年 (D)民國93年。
3. 下列何者為中醫基本護理教育訓練的特色？ (A)認識中醫基礎理論 (B)具備中醫護理基本知能 (C)發展中醫護理服務於健康照護、健康促進 (D)以上皆是。
4. 下列何者有列入醫療管理行為？ (A)外敷膏藥 (B)按摩 (C)針灸 (D)刮痧。
5. 下列何者非中醫護理推展上的困境？ (A)中醫護理未納入正規教育課程中 (B)師資充足 (C)中醫醫院未納入正式評鑑 (D)護理人員中醫護理在職教育不足。

二、是非題

1. 台灣中醫護理學會的宗旨在因應國民傳統性、多元化的健康需求，發展中醫護理專業，提升中醫護理臨床服務、教學、研究之水準，增進全民健康。
2. 台灣中醫護理學會徽誌顏色以中醫五色（青赤黃白黑）為主，代表五臟。
3. 行政院衛生福利部食品藥物管理署是負責掌理我國中醫藥行政及研發工作的最高行政主管機關。

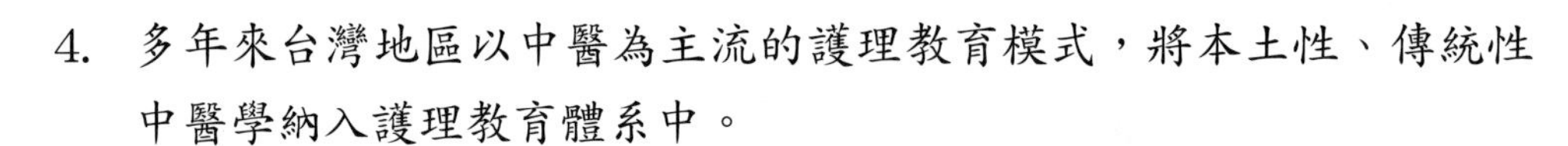

4. 多年來台灣地區以中醫為主流的護理教育模式，將本土性、傳統性中醫學納入護理教育體系中。
5. 具雙重執照的醫師能同時雙重執業，以達到中西醫合併治療之功效。

三、簡答題

1. 說明台灣中醫護理萌芽的導因。
2. 說明台灣中醫護理專業組織的宗旨及任務。
3. 中醫基礎護理課程包括哪些？學分數最低標準為何？
4. 中醫護理相關法規包括哪些？
5. 不列入醫療管理的行為於何時公告？包括哪些？
6. 目前推廣中醫護理上有哪些困境？
7. 中醫護理未來努力方向為何？

〖習題解答〗

選擇題：1.(D)　2.(C)　3.(D)　4.(C)　5.(B)

是非題：1.(○)　2.(○)　3.(×)　4.(×)　5.(×)

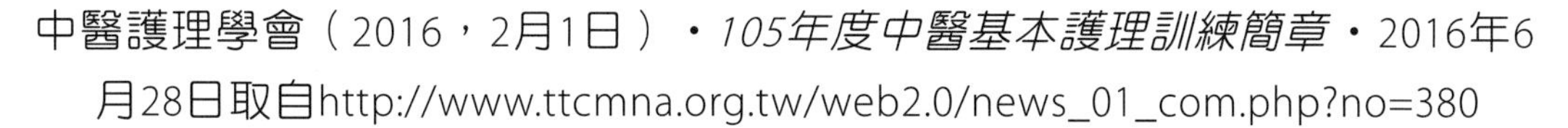

參考文獻

中醫護理學會（2016，2月1日）・*105年度中醫基本護理訓練簡章*・2016年6月28日取自http://www.ttcmna.org.tw/web2.0/news_01_com.php?no=380

朱宗藍、廖美南、施欣欣(2000)・*台灣中醫護理實務現況與未來發展・護理雜誌*，*47*(6)，20-24。

行政院衛生福利部中醫藥司（2016，1月30日）・*中醫藥年報光碟版第四期（104年）*・2016年6月22日取自http://www.mohw.gov.tw/CHT/DOCMAP/DM1.aspx?f_list_no=207&fod_list_no=5742

行政院衛生福利部（2014，4月7日）・*100年度中醫醫院暨醫院附設中醫部門評鑑專區*・2016年7月19日取自http://www.mohw.gov.tw/CHT/DOCMAP/DM1.aspx?f_list_no=708

行政院衛生福利部中醫藥司(2014)・*103年度中醫醫院評鑑專區*・2016年6月22日取自http://www.mohw.gov.tw/CHT/DOCMAP/DM1.aspx?f_list_no=708&fod_list_no=4881

呂鴻基、張永賢、林宜信(2005)・*傳統醫學與現代醫學的啟動與機制*・台北市：行政院衛生署中醫藥委員會、中華醫藥促進會。

林宜信（2004，8月）・台灣中醫藥整合與前瞻－中醫藥委員會2004中醫藥行動施政目標，於台灣護理學會中醫護理委員會及行政院衛生署中醫藥委員會主辦，*兩岸三地中醫護理研討會講義*・台中市：中國醫藥大學。

林宜信（2005，11月）・*台灣中醫藥發展策略與成果*・行政院衛生署中醫藥委員會委成立10週年特刊。

林宜信、劉淑娟、張曼玲、林綽娟(2004)・台灣中醫護理的政策與發展・護理雜誌，*51*(2)，19-22。

林昭庚(2003)・*九十二年度中醫醫院暨醫院附設中醫部門訪查*・行政院衛生署中醫藥委員會委託研究。

林綽娟、張曼玲、施欣欣(2002)・*中醫專科護理師訓練計畫*，於全國中醫高等教育學會護理教育成立大會暨首屆護理教育與臨床學術研討會論文集（99-103頁）・中國：北京。

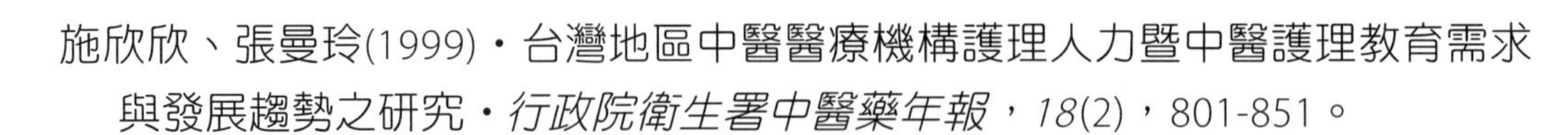

施欣欣、張曼玲(1999)．台灣地區中醫醫療機構護理人力暨中醫護理教育需求與發展趨勢之研究．*行政院衛生署中醫藥年報*，*18*(2)，801-851。

施欣欣、張曼玲(2000)．從大陸經驗來看台灣地區中醫相關護理教育現況與未來發展，*護理雜誌*，*47*(6)，13-19。

施欣欣、張曼玲、曾雅玲(2001)．台灣地區中醫護理教育現況與未來發展，*中國醫藥科學雜誌*，*2*(3)，193-206。

馬素華(2000)．*台灣中醫護理研究現況與未來發展．護理雜誌*，*47*(6)，25-31。

張成國(2001a)．*中醫護理訓練選修科目名稱及學分最低標準．中醫醫療管理法規彙編*（223頁）．台北：衛生署。

張成國(2001b)．中醫醫療輔助行為．*中醫醫療管理法規彙編*（225頁）．台北：衛生署。

張玫、韓麗沙(2002)．*中醫護理學*．北京：北京醫科大學。

張曼玲(2000)．中西結合護理之研究，*中西整合醫學雜誌*，*1*(1)，33-38。

張曼玲(2000)．*中醫護理整合於護理的方法與策略之研究*，中國南京中醫藥國際學術論壇。

張曼玲(2002)．台灣*中醫護理本科和研究層次教學模式*，於全國中醫高等教育學會護理教育成立大會暨首屆護理教育與臨床學術研討會論文集（1-8頁）．中國：北京。

張曼玲(2003)．*中醫護理訓練計畫成果報告*．行政院衛生署中醫藥委員會委託研究。

張曼玲（2004，8月）．台灣中醫護理發展現況．於台灣護理學會中醫護理委員會及行政院衛生署中醫藥委員會主辦，*兩岸三地中醫護理研討會講義*．台中市：中國醫藥大學。

張曼玲(2006)．*中醫基本護理訓練計畫成果報告*．行政院衛生署中醫藥委員會委託研究。

張曼玲(2006)．台灣*護理學會中醫護理委員會及台灣中醫護理學會任務回顧與展望*．於台灣護理學會主辦。

張曼玲等(2005)・*提升中醫護理照護品質計畫*・行政院衛生署委託研究計畫。

張曼玲、陳麗麗、施欣欣、林君黛(2001)・台灣中醫護理過去、現在與未來，*中華民國中西醫整合醫學會，3*(1)，57-62。

張曼玲、陳麗麗、鍾蕙如(2007)・台灣*中醫護理學會辦理繼續教育規劃*・衛生署補助研究。

張曼玲、劉淑娟(2000)・傳統醫學與台灣中醫護理發展，*護理雜誌，47*(6)，8-12。

張曼玲等(2012)・*中醫護理學（原理與技術）*（第二版）・台中市：華格那。

張露凡(1998a)・*中醫針灸護理*・中國北京市：中國醫藥科技。

張露凡(1998b)・*中醫外科護理*・中國北京市：中國醫藥科技。

張露凡(1998c)・*中醫骨科護理*・中國北京市：中國醫藥科技。

陳光慧、張曼玲、林綽娟、莊淑婷(2002)・*中醫護理專業人員臨床專業能力進階制度之規劃—以中國醫藥學院附設醫院為例*，於全國中醫高等教育學會護理教育成立大會暨首屆護理教育與臨床學術研討會論文集（50-55頁）・中國：北京。

陳松慧(1990)・*中醫護理古籍匯要*・中國成都市：四川科學技術。

陳淑長(2001)・*中醫外科護理學*・中國北京市：華苑。

陳麗麗、王純娟、林君黛、張曼玲(2005)・*實用中醫護理學*・台北市：華杏。

陳麗麗等(2002)・台灣地區中醫療機構人員對中醫護理業務看法・*護理雜誌，49*(5)，28-36。

焦素英、冷方南、蘇誠練(1989)・*中醫用藥護理指南*・中國北京市：人民衛生。

劉文俊(1995)・*中醫內科護理學*・中國北京市：學苑。

劉永蘭(2001)・*中醫護理學基礎*・中國北京市：學苑。

劉再彭(1988)・*外科學及護理*・中國江蘇省：江蘇科學技術。

劉淑娟(2000)・台灣中醫護理定位與發展之省思・*護理雜誌，47*(6)，5-7。

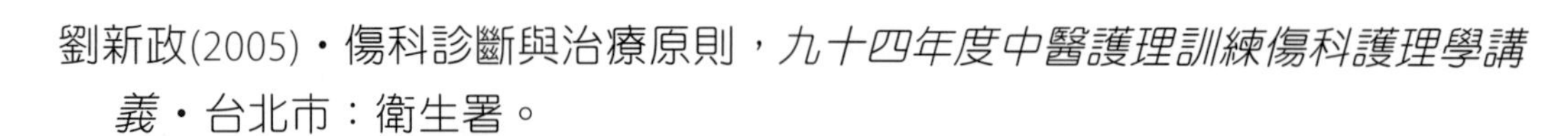

劉新政(2005)・傷科診斷與治療原則，*九十四年度中醫護理訓練傷科護理學講義*・台北市：衛生署。

謝慶良等(2003)・*中醫醫院評鑑制度建立之研究（含）教育訓練計畫*・行政院衛生署中醫藥委員會委託研究。

鍾蕙如、張曼玲、馬素華、孫淑惠(2005)・*建立護理人員完成中醫基本護理訓練課程審查認定基準計畫成果報告*・行政院衛生署中醫藥委員會委託研究。

顧佑瑞(2002)・*中醫護理學*（王鳳英譯）・台北市：華杏。

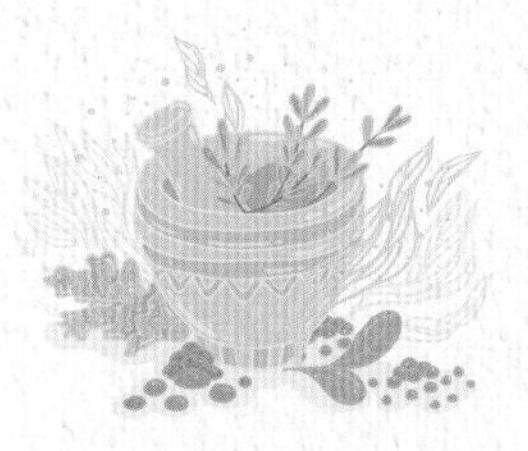

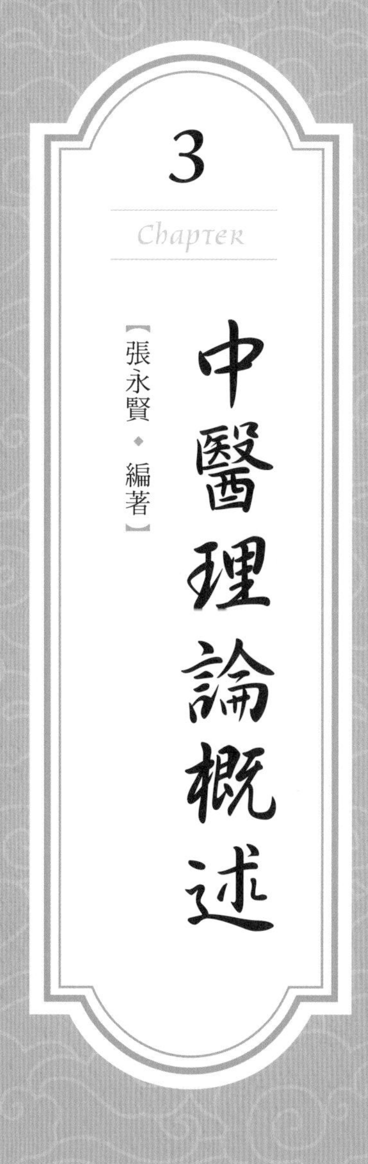
3
Chapter
中醫理論概述
【張永賢◆編著】

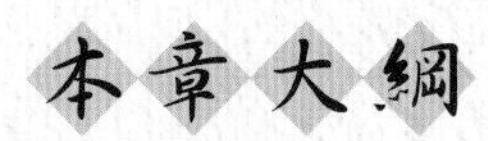
本章大綱

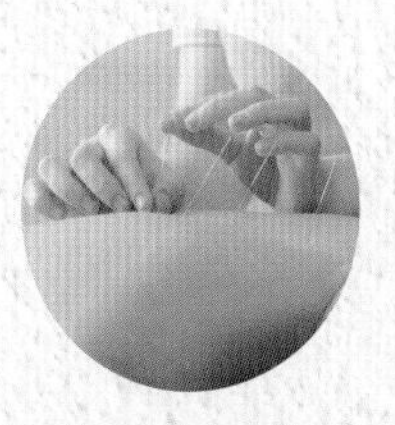
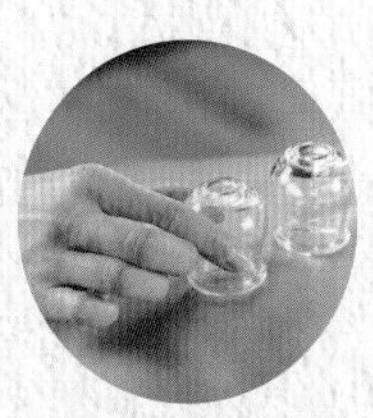
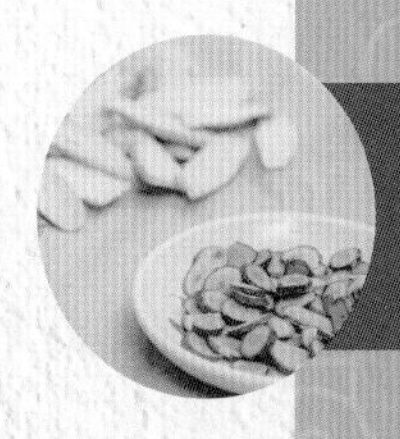

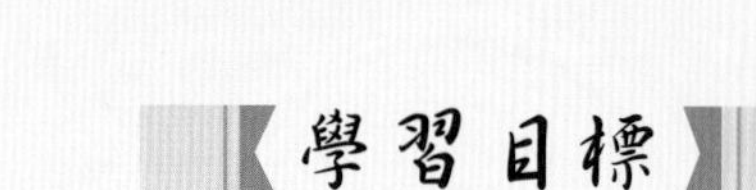

【學習目標】

研讀內容後，您能夠：

1. 瞭解陰陽學說的基本內容與實務應用。
2. 認識五行屬性及生剋乘侮的內穩定態平衡。
3. 瞭解五行學說的基本內容與實務應用。
4. 認識藏象學說的基本內容。
5. 認識經絡學說
6. 瞭解病因種類及其特點。
7. 認識中醫治則。

【前言】

中醫學有一套醫學的理論體系，有兩個基本特點：一是「整體觀念」，二是「辨證論治」。陰陽學說與五行學說是中國古代的哲學理論。它認為天地萬物都是以陰陽相互作用下產生並不斷發展變化。木、火、土、金、水是構成宇宙的基本元素，也是人們日常生活中不可缺少的物質，它們之間具有相互資生、相互制約的關係，並在不斷的變化與發展。用陰陽五行學說認識事物和分析事物，成為古代經驗自然科學的思想基礎。

由於歷史條件的限制，陰陽學說與五行學說還不可能是極嚴密、完備的理論，不能解釋宇宙的一切事物，也不能完全闡明醫藥學中的所有問題，但它是古人對自然界長期觀察、探索、分析所概括而得出的智慧結果，反映自然現象的一般規律，以合乎當代醫療實踐的規律，至今仍然起著指導作用。因此，陰陽五行學的實用價值和科學研究價值仍然可供參考及重新研究探討。

3-1 陰陽學說

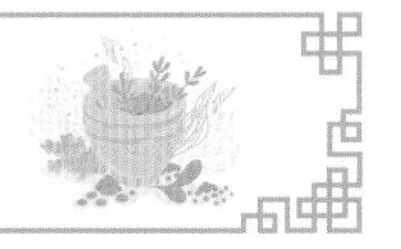

春秋 戰國時期（公元前7~3世紀），陰陽五行學說被運用到中醫學領域，廣泛用以論述有關人體的生理功能、病理變化、藥物性能和人與自然界的關係，指導中醫臨床的診斷和治療，成為中醫學的重要組成，對中醫學理論的形成和發展起了促進作用，並有著深遠的影響。

一、基本內容

陰陽二字在古代解釋宇宙萬物含有「質」與「能」之意，表示萬事萬物有正反兩面相對。陰陽學說，是以陰和陽的相對性及其消長變化來認識自然、解釋自然現象、探求自然規律的一種宇宙觀和方法論，其基本內容包括：陰陽的相對屬性概念、陰陽之間的運動變化規律，即陰陽的對立制約、共生依存、消長平衡及相互轉化。素問・陰陽應象大論說「陰陽者，天地之道也，萬物之綱紀，變化之父母，生殺之本始」。

現代生理學中在各個生理系統、器官，甚至細胞、分子都離不開對立統一的平衡規律作用，如：神經系統的興奮作用和抑制作用，交感神經作用和副交感神經作用，乙醯膽鹼和腎上腺素，男性與女性的內分泌系統，肌肉的收縮與舒張，心血管系統的心收縮與心舒張，免疫系統的抗原與抗體，物質有左旋、右旋分子，cAMP與cGMP、DNA及RNA等的對立調節平衡。儘管對立統一，動態平衡的規律在生命活動中無所不在，在生命現象普遍規律，但在現代生理學並沒有像中醫學把陰陽作為整個醫學的總綱，它較偏重研究某一生命活動的特殊規律。

1. **陰陽對立制約**：是指用陰陽來表明事物相對立的兩個方面的屬性。自然界的一切事物，存在著陰陽的相互對立。如：天為陽，地為陰；晝為陽，夜為陰；外為陽，內為陰；動為陽，靜為陰；熱為陽，寒為陰；男為陽，女為陰；氣為陽，味為陰。在歐洲語系中常見具有陰性及陽性，甚至中性的名詞。如：男性為陽性、女性為陰性、小孩為中性等。

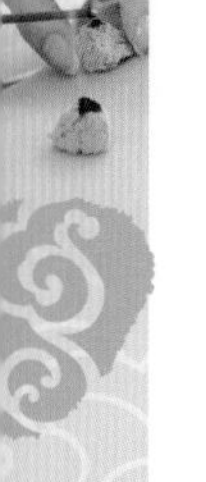

2. **陰陽共生依存**：是指事物或現象中對立的兩個方面，具有相互共生、相互依存、相互為用的關係，任何一方不能離開另一方而單獨存在。如：上為陽，下為陰。沒有上，無所謂下，沒有下，也無所謂上；外為陽，內為陰。沒有外，無所謂內，沒有內，也無所謂外。陽依存於陰，陰依存於陽，每一方都以另一方為自己存在的條件。若有陰無陽或有陽無陰，勢必成為「孤陰不生，獨陽不長」。

3. **陰陽消長平衡**：是指事物運動變化的形態。陰陽的對立、依存關係不是靜止不變的，而是互相拮抗、互相作用，不斷處於「陽消陰長」或「陰消陽長」互為消長的運動變化。如：四季氣候的春溫、夏熱、秋涼、冬寒的相遞變化，是陰陽消長的一種形式。

4. **陰陽相互轉化**：是指事物運動變化由舊的轉變為新的過程。陰可以轉化為陽，陽可以轉化為陰，從而事物或現象的性質發生根本的變化。陰陽消長是一個量變的過程；陰陽轉化是一個質量的階段。「重陰必陽，重陽必陰」、「寒極生熱，熱極生寒」說明陰陽發展到「重」或「極」的階段，會發生屬性的轉化。

二、實務應用

1. **闡述人體的組織結構**：人體各種組織的形態不同，位置各異，但中醫學認為各個部分都是相互聯繫的，從總的來看，它是一個不可分割的整體，許多相關聯的組織結構之間及每一組織結構的本身，又都存在著對立又統一的關係，因此，可以用陰陽學說加以概括說明。素問・金匱真言論云：「夫言人之陰陽，則外為陽，內為陰，言人身之陰陽，則背為陽，腹為陰。言人身之臟腑中陰陽，則臟為陰，腑為陽。肝、心、脾、肺、腎五臟皆為陰。膽、胃、大腸、小腸、膀胱、三焦、六腑皆為陽。」

2. **闡述人體的生理活動**：人體生理活動過程中，物質與功能的演變，物質屬陰，功能屬陽。物質是功能的基礎，功能是物質運動的表現，物質和功能既互相對立，互為消長，又互相依存，互為轉化。

3. **闡述人體的病理變化**：人體陰陽是不斷地消長變化，但這種消長變化有一定的限度。若超過限度，則陰陽某一方面過於強盛，或某一方面過於衰弱，便成為病理狀態。素問・陰陽應象大論云：「陰盛則陽病，陽盛則陰病，陽盛則熱，陰盛則寒。」又素問・調論論云：「陽虛則外寒，陰虛則內熱」等。

4. **應用於疾病診斷與治療上**：陰陽的偏盛偏衰是病理變化的關鍵，診斷疾病也應從陰陽的變化來探索、分析，才能認識疾病的本質。中醫診斷，對病證有陰陽、表裏、寒熱、虛實八綱辨證，其中八綱又以陰陽為總綱。凡是表證、熱證、實證屬於陽；裏證、寒證、虛證屬於陰。疾病千變萬化，總不出陰陽二綱的範圍。素問・陰陽應象大論云：「善診者，察色按脈，先別陰陽。」透過診斷，掌握疾病病理，便可採取相應的治療。針對陰陽偏衰或偏盛，採取扶陽抑陰或扶陰抑陽的原則，使陰陽復歸於相對的平衡。素問・至真要大論：「謹察陰陽所在而調之，以平為期。」指出調和陰陽是治療疾病的總則。

5. **歸納藥物的性味**：藥物是調節人體陰陽、戰勝疾病的有力武器。在確定治療原則後，就必須選擇相應的藥物，以調整陰陽的偏損，根據陰陽對立統一的原則，藥物性味分陰陽二類。如：藥性寒涼、滋潤者屬陰；溫熱、燥烈者屬陽。藥味酸、苦、鹹者屬陰；辛、甘、淡者屬陽。藥物具有收斂，沉降作用屬陰；升提、發散者屬陽。以陰陽作歸類的具體闡述可作為臨床處方用藥根據。

3-2 五行學說

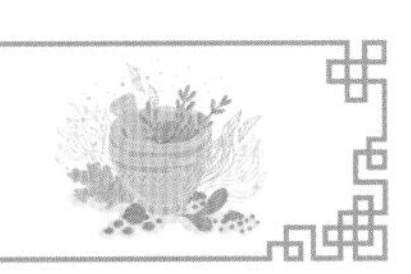

一、基本內容

古代哲學家認為自然界由木、火、土、金、水五種基本元素所構成。五者之間具有相互資生和相互制約的關係（圖3-1、3-2），且在不斷的運動變化，故稱「五行」，五行有其活化（生）、抑制（剋）、同化及異化等相互關係，才能保持「行」的動態平衡。在中醫學中，主要用以說明人體生理、病理及人與外在環境的相互關係，從而指導臨床的診斷和治療。自然界很複雜的變化過程，歸納為陰陽五行，它不僅解釋已知，也預言未知。希波克拉堤斯(Hippocrates)（公元前460～前377年）提出四元素（火、水、空氣、土）與四種體質學說，認為內在調和平衡則健康，若失衡則得病，其思維方式與此學說有相通之處。

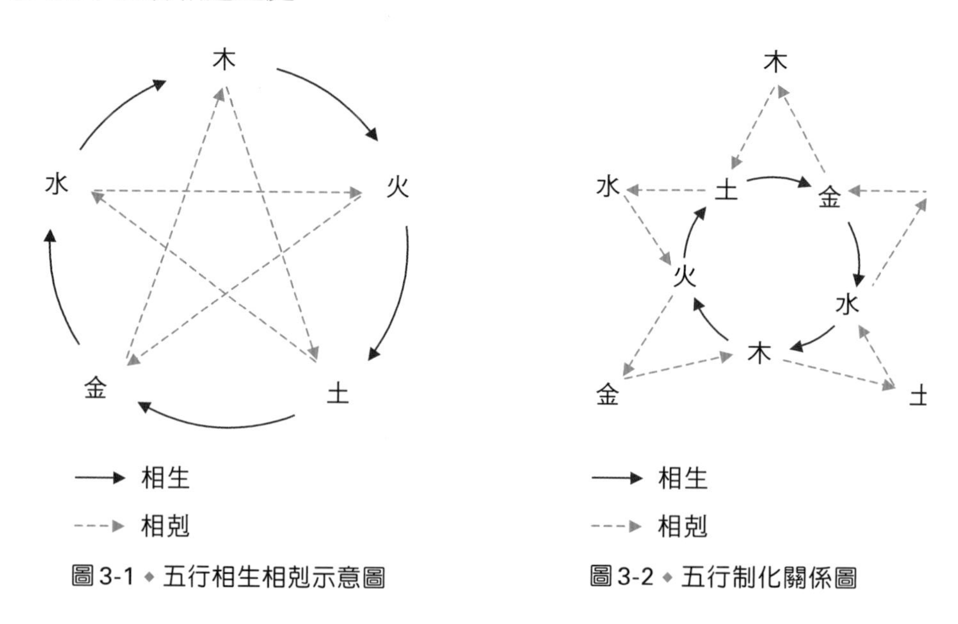

圖3-1 ◆ 五行相生相剋示意圖

圖3-2 ◆ 五行制化關係圖

（一）五行屬性

古人在長期的生活體驗中，認識到木、火、土、金、水五者各有不同的特性及現象。尚書・洪範云：「水曰潤下，火曰炎上，木曰曲直，金曰從革，土爰稼穡」即說明水有濕潤向下的特性；火有發熱向上的特性；木有能曲能直、升發舒展的特性；金有肅殺、變革的特性；土有根植莊稼、生化萬物的特性。接著再把具有相似性的事物或現象，以取象比類的方法，分別歸於五行之中，用以解釋和說明各類事物或現象的聯繫和變化。古代醫家運用此法，對人體的臟腑組織、生理、病理以及與人類生活有關的自然界事物，作了廣泛的聯繫和研究，藉以闡述人的臟腑組織之間的生理、病理的複雜聯繫，以及人體與外在環境之間的互相關係。這種五行屬性歸類方法，在內經中的素問・陰陽應象大論、金匱真言論和靈樞・五音五味等篇中都有記載，茲歸納如表3-1所示。

表3-1　五行屬性歸類表

自然界						五行	人體				
五味	五色	五化	氣候	季節	方位		五臟	六腑	五官	五體	五志
酸	青	生	風	春	東	木	肝	膽	眼	筋	怒
苦	赤	長	暑	夏	南	火	心	小腸	舌	脈	喜
甘	黃	化	濕	長夏	中	土	脾	胃	口	肉	思
辛	白	收	燥	秋	西	金	肺	大腸	鼻	皮毛	悲
鹹	黑	藏	寒	冬	北	水	腎	膀胱	耳	骨	恐

（二）五行的生、剋、乘、侮規律

五行之間相互間的關係有生、剋、乘、侮四種，「行」即運動，相互關係變化，有如控制論的內穩定態(homeostasis)系統。相生、相剋是平衡的關係，相乘和相侮是異常現象，即太過或不及的情況。

1. **相生**：指五行中存有相互資生、相互助長的關係，生為資助、養長、促進之意。即木生火、火生土、土生金、金生水、水生木。在每一行都具有「生我」、「我生」兩個方面，生我者為「母」，我生者為「子」。如：生我者為水，則水為木之母；我生者為火，故火為木之子，餘可類推，五行相生關係，又稱「母子」關係。
2. **相剋**：指五行中存有相互剋制、相互制約的關係，剋為克制、壓抑、約束之意。而木剋土，土剋水，水剋火，火剋金，金剋木。在五行相剋關係中，任何一行都具有剋我和我剋兩方面的聯繫，也就是「所勝」和「所不勝」的關係。剋我者為「所不勝」，我剋者為「所勝」。以木為例，剋我者為金，則金為木之「所不勝」，我剋者為土，則土為木之「所勝」。餘可類推，所以五行相剋關係，又稱「所勝」和「所不勝」關係。

3. **相乘**：即過度相剋，超越了正常限制的程度，這是事物之間失去正常協調的一種表現。如：木本剋土，當木氣過亢，而金又未能對木加以制約時，則過亢的木便會加倍的剋土而使土虛。

4. **相侮**：侮，欺侮，為恃勇侮怯之意。這是相剋的反向，又叫「反剋」或「反侮」。是指事物之間失去正常協調關係的另一種表現。如：金本剋木，但當金氣不足或木氣過亢時，則木就反過來侮金，使金更虛。

二、實務應用

中醫學的五行學說，主要用五行的屬性歸類法和生剋乘侮的規律，對人體臟腑的生理與病理現象，進行分析和解釋其相互關係，整體的動態平衡，以指導辨證施治的啟示，但是中醫五行學說是否停留在內經時代，或是發展成「五臟相關學說」，則要深入探討。林仁壽教授曾以現代內分泌學研究五行的生剋乘侮規律對荷爾蒙系統的調節，認為五行學說作為一種普通規律，使用它說明有關各類事務聯繫及協調平衡。其中某成分變強，全系統就失去平衡，要恢復平衡的話就要進行能量再分配。大腦、下視丘、腦下垂體、腎上腺皮質素軸的荷爾蒙調節可用五行生剋乘侮的調制系統加以說明，如圖3-3所示。

1. **闡述臟腑之間的生理和病理關係**：中醫認為，人體的生理活動是以五臟為中心，故以五行配五臟－肝屬木，心屬火，脾屬土，肺屬金，腎屬水。又以生、剋、乘、侮說明臟腑之間的生理與病理關係。在生理上，說明肝能資生心而制約脾；心能資生脾而制約肺，脾能資生肺而制約腎，肺能資生腎而制約肝，腎能資生肝而制約心。如此相生相剋，使五臟之間能經常處於動態的平衡以維持其正常的生理功能及內穩定態。至於在病理上的應用，一般是按相乘、相侮等加以探索及分析。

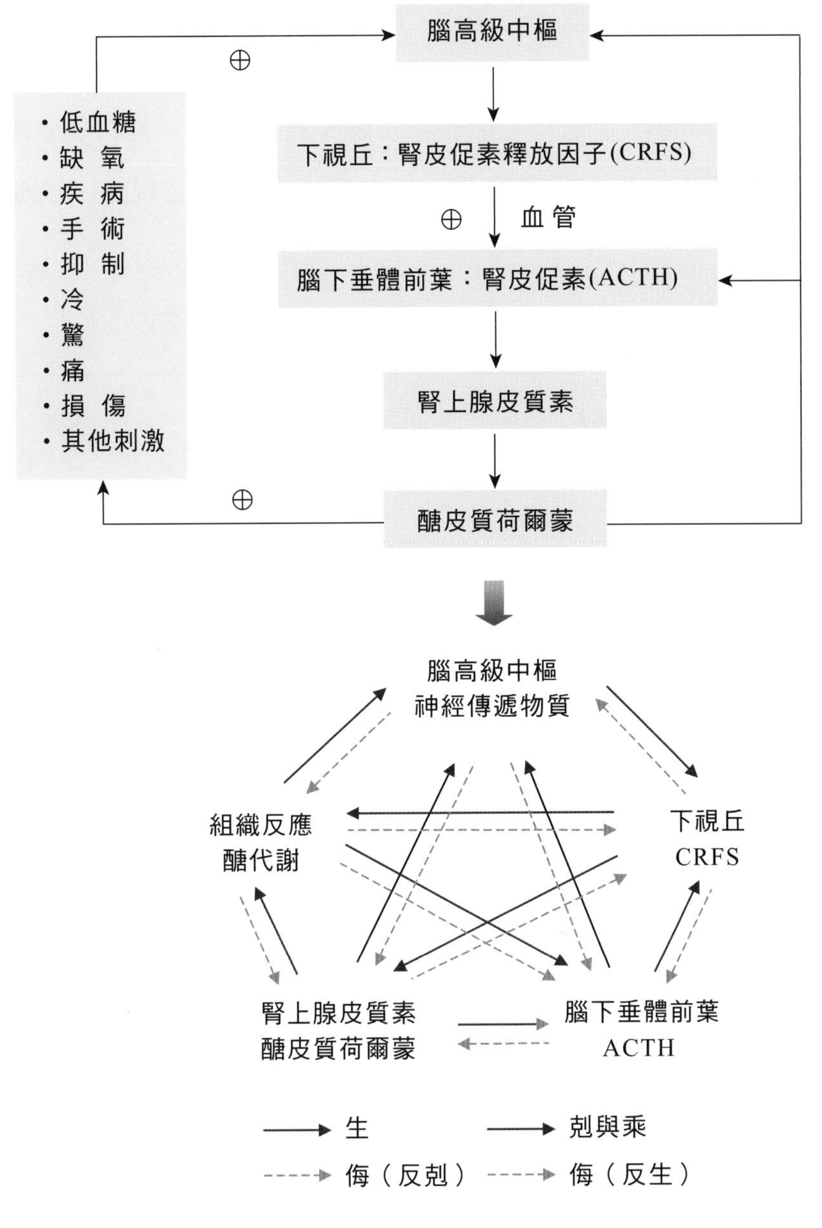

圖3-3 ◆ 五行的生、剋、乘、侮規律對荷爾蒙系統的調節

2. **應用於疾病診斷與治療上：**五行學說在診斷上的運用，是綜合望、聞、問、切四診的資料，根據五行屬性歸類和生剋乘侮規律，進行歸納、分析，其屬何臟病變，偏盛或偏衰，病在本臟或已累及他臟。如：頭痛、眩暈、面紅目赤、口苦、急躁易怒、脈弦而數，此為肝陽上升、木火偏亢之

象，病在肝經本臟，屬實證；若頭昏、眩暈、耳鳴、腰痠、手足心熱、舌紅少苔、脈細弦數，此為肝陰不足、水不涵木之象，病在肝、腎二臟，屬虛證。在治療上，病在本臟者，則針對其虛、實的情況，進行適當處理；如病證累及兩臟以上者，則根據五行生、剋、乘、侮之規律，調整其關係。

3-3 藏象學說

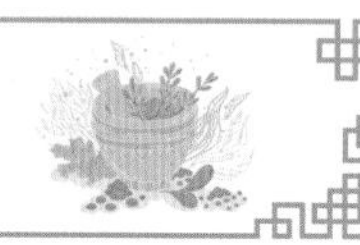

一、基本內容

內經靈樞・經水篇：「若夫八尺之士，皮肉在此，外可度量，切循而得之，其死可解剖而視之。」，而中醫藏象學說，乃中醫學理論、臨床辨證論治的基礎。藏，指藏於內，就是內臟；象，是徵象或形象，為內臟生理及病理所表現於外的徵象。臟腑，包括五臟、六腑以及奇恆之腑。心、肝、脾、肺、腎合稱五臟。膽、胃、小腸、大腸、膀胱、三焦合稱六腑。素問・五臟別論指出：「五臟者，藏精氣而不瀉也，故滿而不能實。六腑者，傳化物而不藏，故實而不能滿也。」五臟為實質器官(solid organs)，六腑為通道，屬於空心器官(hollow organs)。腦、髓、骨、脈、膽、女子胞稱為奇恆之腑。

臟腑學說的特點是以五臟為中心的整體觀，配合六腑，聯繫五體、五官、九竅、五志等，連結成為一個「五臟系統」的「臟腑部位與功能概念相結合」整體。其所敘述臟器的名稱雖與解剖學的臟器相同，但在生理與病理的含義上，則不完全相同，甚至完全不同。中醫學中一個臟腑的功能，包括西醫學裡好幾個臟器的功能；西醫學裡一個臟器的功能，分散在中醫學裡好幾個臟腑的功能之中。因為中醫學所說的臟腑，不僅是解剖學上的概念，更重要的是論述「藏象」，也就是生理與病理的功能性概念。藏象學說所闡明五臟，乃是五組由特定內涵所組成的生理功能的集合，是以由表知裏的整體推導方法和取象比類的方法所概括而形成的。

（一）五臟 (Five Visera)

五臟，即心、肝、脾、肺、腎的合稱。五臟生理功能是生化和貯藏精氣。在素問・五臟別論說明「所謂五臟者，藏精氣而不淳也，故滿而不能美。」五臟的功能，各有專司，但五臟之間各種生理功能活動永相互依存、制約及協調平衡。

◈ 心

1. **主神明，為君主之官：**心是臟腑中重要器官，統率各臟器，使之相互協調，共同完成各種複雜的生理活動。神明，即是指心（思維活動器官）在正常情況下，具有思考、分析問題和辨明是非的功能。心主神明的功能正常，表現為精神振作，神志清晰，思維敏捷。如果一旦發生病變，則可出現心悸、失眠、多夢、健忘等心神不寧的症狀，甚則煩亂、譫語、神志昏迷，或善悲、喜笑不休等症。
2. **主血脈，其華在脈：**心、血、脈密切關聯，面部脈管豐富，所以心氣的盛衰，可以從脈搏的變化和面部色澤的表現反應出來。若心氣旺盛，則脈搏和緩有序，面色紅潤光澤；若心氣不足，則脈虛或細弱，面色蒼白無華；若心氣虛弱，則可導致血行無力，心血瘀阻，出現胸悶、心痛、心悸、面色青紫、脈澀等症。
3. **開竅於舌：**心的功能正常，心血充盈，則舌體柔軟紅潤，活動自如，味覺靈敏。若心血不足，則舌質淡白無華；心血瘀阻，則舌體紫暗或有瘀點。故舌有「心之外候」之說。

◈ 肝

1. **藏血：**靈樞・本神篇云：「肝藏血」。這是指肝臟具有貯藏血液和調節血量的功能。人體內各部分的血液，常隨著不同的生理情況而改變其血流量。當休息和睡眠時，人體各組織器官的血液需要量減少，大量的血液歸藏於肝。當運動或工作時，人體各組織器官的血液需要量會增加，肝臟便輸出其貯藏的血液，以供應其需要。如果肝臟有病，藏血功能失常，就會

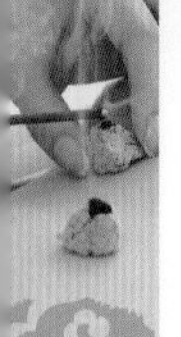

影響人體正常活動，同時也易致血液方面的病變。如：肝血不足，可常見兩目昏花、視物模糊，筋脈痙攣、屈伸不利，婦女月經量少，甚至經閉等症。

2. **主疏泄：**肝主疏泄，指肝具有調節情志和協助消化的功能。肝氣疏泄正常、氣機調暢的情況下，則人體氣血和順，心情舒暢。若肝失疏泄，氣機不調，就可引起情志活動的異常變化，表現為抑鬱或亢奮。肝氣抑鬱，則見胸脇脹滿、鬱鬱不樂、多疑善慮，甚則自悲欲哭；肝氣亢奮，則見急躁易怒、頭脹頭痛、失眠、多夢等。反過來說，如果外界的精神刺激過甚，引起精神抑鬱，導致肝的疏泄失常，而出現肝氣鬱結、氣機不調的病變。肝的疏泄功能可以促進消化和吸收，並且與膽汁的分泌有關。肝失疏泄，則可影響到脾胃的消化和膽汁的分泌、排泄，出現胸脇脹滿、曖氣、食慾不振、腹脹、腹瀉等肝胃不和或肝脾不和等證。

3. **主筋，其華在爪：**筋，附著於骨、關節、肌肉，並主管四肢關節運動的組織；爪，指甲，筋的外露部分。肝主筋，是指筋有賴於肝的精氣滋養。肝的精氣盛衰，關係到筋的運動，同時也影響到指甲的榮枯。如果肝的精氣不足則指甲色枯不澤，甚至變形或脆裂。

4. **開竅於目：**目與五臟六腑都有內在聯繫，但主要是肝。如果肝的陰血不足，則兩目乾澀或視物不清，甚則夜盲；若肝經風熱，則目赤腫痛；肝陽上亢，則頭目眩暈；肝風內動，則目斜上吊等。

脾

1. **主運化：**是指脾主管飲食物的消化、吸收與運輸水穀精氣、水濕等功能。脾有通化水穀精氣，並有把精氣輸布到全身各處的功能。脾的這種功能強盛，稱為「健運」。脾得健運，則消化、吸收、運輸功能正常；脾失健運，便會出現腹滿、腸鳴、飲食不化、便溏或不思飲食，食則脹滿，及由此而產生的肌肉消瘦、精神疲乏等症。

2. **主統血：**脾有統攝血液運行於經脈之中，不致溢出脈外的作用。若脾氣虛弱，統血功能失常，則血液離開脈道而成出血病證，如：長期便血、婦女崩漏、皮下紫斑等。

3. **主肌肉、四肢**：脾的運化水穀精氣關係到肌肉的豐腴或削瘦。肌肉瘦弱或四肢乏力的病證，歸入於脾病。

4. **開竅於口，其華在唇**：脾的運化功能與飲食口味是密切聯繫的。脾氣健運，則飲食旺盛，口味正常；若脾失健運，則表現為不欲進食，口淡乏味，並易致濕邪困脾而出現口膩、口甜等證。唇色的變化，也能反映出脾氣健運的狀況。如脾運正常，則肌肉豐滿堅實，唇色紅潤光澤；脾氣不健，氣血不足，則唇色淡白或晦滯不澤。

肺

1. **主氣，司呼吸**：肺主呼吸之氣，吸入自然界的清氣，呼出體內的濁氣，吐故納新，使體內外的氣體不斷得到交換，從而保證人體的生機，維持看各方面的生理活動。肺主氣的功能正常，則氣道通暢，呼吸均勻。如果肺氣不足，則呼吸功能減弱，出現呼吸無力，或少氣不足以息，語言低微，身倦無力等症。

2. **主宣發，外合皮毛**：肺主宣發，是指肺有輸布衛氣和津液至體表，起溫潤肌腠皮膚的作用。皮毛汗孔也有散氣以調節呼吸的作用。由於皮毛與肺有聯繫，所以肺氣充足，則皮毛潤澤，開闔正常，外邪就不易侵入；若肺氣虛弱，則皮毛禦邪能力減弱而易致感冒。

3. **主肅降，通調水道**：肺乃外通天氣的清淨之所，不容汙濁之物，有則必清肅以去之。若肺失清肅，氣不得降，則可引起胸悶、咳嗽、喘息等肺氣上逆的病變；水道，指水液運行和排泄的道路。水道的通暢與調節，需要依靠肺氣肅降的功能，才能使上焦的水液不斷下輸於膀胱，從而保持小便的通利。

4. **開竅於鼻**：鼻是呼吸出入的通道。鼻的通氣和嗅覺的功能與肺氣的和暢有關，如：風寒束肺，肺氣不宣，每見鼻塞流涕，嗅覺失靈。

5. **與喉嚨、音聲的關係**：喉嚨居於肺管之上，是呼吸的門戶，亦是發音器官，肺的經脈循行於喉，故喉的通氣與發音，直接受到肺氣的影響。

◈ 腎

1. **藏精氣，主生殖、發育：**腎在藏象學說占有極為重要的地位，為五臟之本、生命之源。腎精是由先天的腎氣和後天五臟之精氣所轉化而成，藏於腎，腎不藏精，可見遺精、滑精或精少不育等症。腎主管人體生長、生殖、發育的功能。所以，如果腎的精氣不足，可以引起男子不育、女子不孕、小兒發育遲緩、筋骨痿軟等症。

2. **主滋養和溫煦各臟腑組織：**腎的精氣包含腎陰與腎陽。腎陰是人體陰液的根本，對各臟腑組織起著濡潤、滋養的作用；腎陽是人體陽氣的根本，對各臟腑組織起著溫煦、鼓動的作用。腎陰和腎陽在人體內也是相互制約、相互依存的，藉以維持人體生理上的動態平衡。

3. **主水：**人體內水液的輸布和調節，與脾的運化、肺的通調有關。腎是這生理活動的主要臟器，故稱「腎主水」。水液由肺的通調下降於腎，再經腎陽氣化而泌別清濁，清者上升復歸於肺而為津，散布全身繼續為各臟腑組織所用；濁者下輸膀胱為尿而排出體外。若腎陽不足，可使水液停留而出現尿少、尿閉，以至水腫的病變；若腎氣虛虧，不能固攝水液，可出現尿頻或遺尿之症。

4. **主骨、生髓、充腦，其華在髮：**腎主藏精，精能生髓，髓居骨中，骨又賴髓以充養。腎精充足，則骨髓的生化有源，骨骼得到髓的充分滋養而堅固有力；若腎精虛少，骨髓化源不足，不能養骨，便會出現腰痠膝軟，甚至腳痿不能行動，以及小兒發育不良、囟門遲閉等症。腎主骨，而齒為骨之餘，故牙齒也有賴於腎精的充養，因此腎精充足，則牙齒堅固；腎精不足，則牙齒鬆動，甚至脫落。腎臟功能也參與鈣質的吸收和代謝，而鈣質吸收與維生素D_3對骨骼代謝甚為重要。

   髓分為脊髓與腦髓，脊髓上通於腦，腦由髓聚而成。腎精則髓海盛，表現為耳聰目明，輕勁多力；腎精虛則髓海虧，則出現頭暈、目眩、耳鳴、健忘、倦怠無力等。毛髮的生長與掉落，潤澤與枯槁，與腎精的盛衰有密切關係。腎藏精，精能化血，精足則血旺，血旺則髮盛，故髮有「血餘」之稱。青壯年腎精充沛，毛髮光澤而秀密；老年人腎氣虛衰，毛髮枯白而脫落。

5. **開竅於耳，司二陰**：腎精充足，則聽覺靈敏。若腎的精氣不足，耳失所養，便可出現耳鳴、聽力減退，甚至耳聾等症。老年人腎精虛衰，故多聽覺失聰。二陰，指前陰與後陰，前陰有排尿和生殖的功能；後陰有排便的作用。腎司二陰，是指大小便的排泄、外生殖器的勃起、排精等，都是腎的職能。若腎陽不足，可以引起小便不利或尿頻、尿多，大便溏泄，陽萎，早泄等；若腎陰虧損，則能導致小便如脂膏、下消病、大便祕結、遺精等。

（二）六腑 (Six Bowels)

腑，是與臟相對而言，腑的共同生理功能是受納和腐熟水穀、傳化精微、排泄糟粕，「有傳化物而不藏」則說明六腑（即膽、胃、大腸、小腸、膀胱、三焦的總稱）以傳化飲食物為其主要生理功能，「實而不能滿」為其特點。「臟宜藏，腑宜通。」故六腑以降為順，以通為用，「通」和「降」是六腑生理正常現象，若出現太過或不及，則屬於病態。

1. **膽**：膽為六腑之一，又屬奇恆之腑。膽和肝有經脈相互絡屬，構成表裏關係。膽的主要生理功能是貯存和排泄膽汁，以助飲食物的消化。藏象學說認膽具決斷的生理功能。

    (1) 貯存和排泄膽汁：膽汁生成於肝，味苦，呈黃綠色；貯存於膽，在消化食物過程中向小腸排泄，以助脾胃運化。

    (2) 主決斷，主勇怯：膽主決斷，是指膽有判斷事物並作出決定的功能，屬思維活動範疇。肝膽相表裏，肝為將軍之官而主謀慮，但要成出決議，需取決於膽。膽附於肝，相為表裏，肝氣雖強，非膽不斷，肝膽相濟，勇敢乃成。

2. **胃**：胃位為膈下，上接食道，下接小腸。胃的上口為賁門，下口為幽門。胃的生理功能是受納與腐熟水穀，胃主通降，以降為和。

    (1) 主受納：胃在消化道中具有接受和容納食物的作用。食物的攝入，先經口腔，由牙齒和舌的咀嚼攪拌，含厭的吞嚥，從食道進入胃中，食物入胃，須經初步消化，有一定的停留時間。

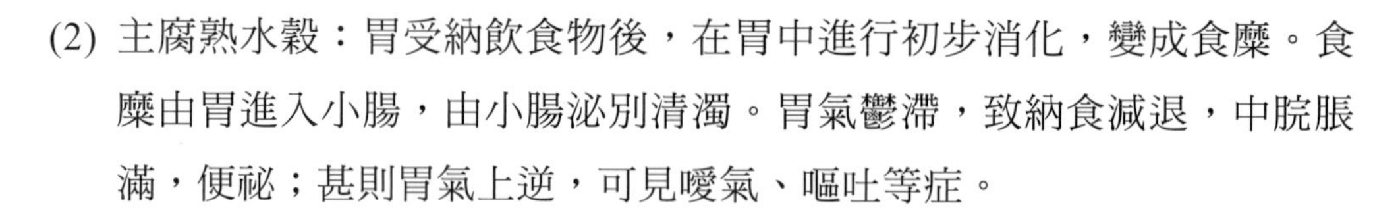

(2) 主腐熟水穀：胃受納飲食物後，在胃中進行初步消化，變成食糜。食糜由胃進入小腸，由小腸泌別清濁。胃氣鬱滯，致納食減退，中脘脹滿，便祕；甚則胃氣上逆，可見噯氣、嘔吐等症。

3. **小腸**：小腸上接胃，下接大腸。小腸與胃相連接處稱為幽門，與大腸相連接處稱闌門，其生理功能是受盛化物和泌別清濁。

(1) 受盛化物：小腸接受胃所傳遞的經胃初步消化的食物，並需在小腸內停留較長的時間以利進一步消化。

(2) 泌別清濁：小腸消化後的食物，分為水穀精微和食物殘渣兩個部分。小腸將水穀精微吸收，將食物殘渣輸送於大腸。

4. **大腸**：大腸上端接小腸，大小腸相接處為闌門，大腸末端外口即膽門。小腸下移的食物殘渣由大腸接受，並吸收其中多餘的水分。形成糞便，經結腸由肛門排出。大腸的傳導失司，可致便祕或腹瀉。

5. **膀胱**：膀胱位於小腹中央，主要功能是貯尿和排尿。膀胱和腎由經脈相互絡屬，構成表裏。若腎的氣化功能失常，則膀胱氣化不利，開合失權，可出現小便不利或癃閉及尿頻、尿急、小便失禁等症。

6. **三焦**：三焦有上、中、下三焦。上焦是指膈之上，包括心與肺；中焦是指膈與臍之間，包括脾、胃、肝及膽；下焦是指臍以下，包括腎、膀胱、小腸及大腸。內經首先提出三焦的名稱，成為六腑之一，與心包絡相表裏，同時還論述三焦的部位和功能，其生理功能為主持諸氣，是水穀運行的道路。

(1) 主持諸氣，總司全身的氣機與氣化：三焦是氣升降出入的通道，亦是氣化的場所。氣是經由三焦的通道運行於周身臟腑的，故三焦有主持人身諸氣，總司全身氣機和氣化的功能。

(2) 為水穀運行之道路：水穀由上焦而入，在中焦化生精微，其精微由上焦宣布全身，其糟粕由下焦排出體外，上焦主納，中焦主化，下焦主出。水穀的受納、腐熟、精微的化生、糟粕的排泄，全賴於氣機和氣化功能；而氣的生成，則又賴於水穀精微之源。

3-4 經絡學說

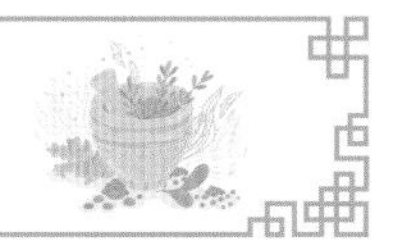

經絡學說，是研究人體經絡系統的生理功能、病理變化及其與臟腑的相互關係的學說，為中醫學的理論基礎之一，其產生與發展和針灸療法有著密切的關係。在靈樞・經別篇記載：「夫十二經脈者，人之所以成，病之所以生，人之所以治，病之所以起，學之所始，工之所止也。」靈樞・本臟篇云：「經脈者，所以行血氣，而營陰陽，濡筋骨，利關節者也。」靈樞・海論篇云：「夫十二經脈者，內屬於府臟，外絡於肢節。」古人以經絡學說當為依據，作為針灸、推拿、氣功中醫學等診治基礎，主要是在治療過程中，病人可主觀感覺到感傳現象。經絡為人身血氣運行，所經過與聯絡之通路，內連臟腑，外達四肢百骸和肌肉皮膚。

經絡系統，可分為經脈、絡脈與經筋皮部三大部分。

1. **經脈**：經脈為氣血運行之主要部分，直行者為經，伏行於分肉之間，深而不見者為經。又分為十二經、奇經八脈及十二經別，詳見第4章。
2. **絡脈**：絡脈為經脈之分支，以橫行者為絡，浮而常見者為絡。十五別絡為人體較大的絡脈，它由十二經脈分出別行，負責互相表裏兩經之聯絡工作，故名別絡。十二經絡有一別絡，另加任督二脈之絡及脾之大絡，合稱十五別絡。除十五別絡外，有細小分支的絡脈，由絡脈再行之細支為孫絡。
3. **經筋皮部**：經絡內連臟腑，外達筋肉皮膚，故周身之筋肉與皮部為經絡氣血所濡養部分，有十二經筋與十二經皮部。十二經筋為十二經脈所循行部位之筋肉；十二經皮部為十二經脈之絡脈，浮行於體表之皮膚部位，各有一定之分布區域。

3-5 病　因

病因，是指引起疾病發生的原因。在正常情況下，人體的臟腑、氣血津液、經絡等都處於恆動的、相對平衡的狀態，維持著正常的生理活動，並能隨時適應外界環境的變化。人體內部關係到臟腑組織的生理功能和機體抵抗疾病的能力，即「正氣」；外界環境指各種致病因素，即「邪氣」。疾病的發生，是正氣與邪氣在相互競爭時，邪氣處於暫時的優勢，導致人體某些方面功能障礙或失調。在一般情況下，若人體正氣旺盛，邪氣就不易侵入，或雖有邪氣侵犯，人體內部有足夠的抵禦力量，便不致產生疾病。只有在正氣虛弱的情況下，邪氣才能入侵，使臟腑氣血功能失調而發生疾病。素問・刺法論云：「正氣存內，邪不可干。」素問・評熱病論又云：「邪之所湊，其氣必虛。」

致病因素包括：(1)外因，如：感受風、雨、寒、暑、濕、燥、火六種氣候，若氣候反常而使人致病，便稱之為「六淫」；(2)內因，如：喜、怒、憂、思、悲、恐、驚等七種不同的精神活動在情志方面的表現，當劇烈情志變化而引起疾病時，此為「七情」所傷；(3)不內外因，與外邪、情志無關，如：飲食、房室、跌仆、金刃所傷。本節只敘六淫及七情之介紹。

一、六　淫(Six Excesses)

自然界風、寒、暑、濕、燥、火，在正常情況下稱為「六氣」，但因氣候反常而使人致病，便稱「六淫」。由於這類病因常由人體皮毛或口鼻等途徑侵入，具有從外感受的特點，故統稱為外感致病因素（外因）。六淫致病往往與季節有關，如：春季多風病、夏季多暑病、長夏多濕病、秋季多燥病、冬季多寒病等，故外感病又稱為「時病」。由於氣候變化的複雜性及病人體質的感受性不同，在同一季節和同一環境中，有可能出現不同性質的病變，而且所感受的邪氣，也不完全是一致。以風邪為例，往往有風寒、風熱、風溫等不同病變。外感病的發生及其症狀的表現，必然是會有常有變的。

1. **風**：風為春季主氣，其致病者為風邪。素問・風論云：「風者，百病之長」。感受風邪而發病的，多表現為病位游走不定，症狀時隱時現，有的則變化較多。如風邪偏盛的「行痺」症，往往出現周身關節、肌肉痠痛，部位游走不定；風邪引起的風疹塊，可見皮膚瘙癢，此起彼伏；破傷風則見角弓反張，肢體痙攣、抽搐等症。由於風性上浮外越，故發病多在表、在上，如：外感風邪的感冒，常見惡風、發熱、出汗、頭痛、咽癢等症。

2. **寒**：寒氣為冬令主氣，也可見於其他季節。其致病者為寒邪，屬陰，最易損傷人體陽氣。如：寒邪犯表，使衛氣不得發泄，可見惡寒、發熱、無汗、頭痛、身痛等症；若寒邪侵襲脾胃，中陽損傷，可以出現惡寒、肢冷、嘔吐、腹痛、腹瀉等寒盛陽傷的痛證。

3. **暑**：暑為夏天主氣，其致病者為暑邪，屬陽。暑性炎熱、升散。當炎暑高溫之時，感受暑邪，則腠理開泄，見身熱、多汗等症；暑邪上犯頭目，內擾心神，多見頭昏、頭脹、目眩、昏迷、人事不省等。暑邪易夾濕，外感暑濕之邪，多見身熱、心煩、胸脘痞悶、噁心嘔吐等。

4. **濕**：濕為長夏主氣，其致病者為濕邪，是一種重濁、黏滯的陰邪，常易阻遏氣機。一般多因外感霧露，或常在水中作業，或淋雨涉水，或居處陰濕等。濕邪致病，有在上、在下、在表、在裡的不同。如濕在上，則頭痛鼻塞，胸悶納差；濕在下，則淋濁帶下，或兩足浮腫；濕在表，則寒熱自汗，身體困倦，或關節腫痛，或肢體浮腫；濕在裏，則見脘腹脹滿或黃疸、溏泄等證。再則濕屬水類，其性趨下，故濕病每先起於下部。臨床所見的下肢浮腫、淋濁帶下、下肢瘡毒、下肢關節肌肉疼痛等症。

5. **燥**：燥為秋季主氣，其致病者為燥邪。凡久晴不雨，氣候乾燥，則每致燥邪為患，燥邪易傷津液，易犯肺臟。燥邪致病都有乾燥的特點，如：口乾、咽乾、唇乾、鼻乾、舌乾少津等。常出現乾咳無痰，或痰少、質黏帶血等症。

6. **火**：熱極就能化火，因而火是熱的進一步亢盛。火證常具有壯熱、心煩、口渴、咽痛，面紅目赤，脈數、舌質紅等症狀和體徵。風熱病出現兩目直視、四肢抽搐、角弓反張的症狀。中暑煩心，面赤身熱、大汗、口渴不止；濕熱出現唇焦舌燥、神昏譫語等症；燥火則出現咳嗽吐血的症狀；傷寒後期出現舌絳心煩、咽痛不眠諸症。

二、七 情(Seven Emotions)

七情是指喜、怒、憂、思、悲、恐、驚等七種不同精神活動在情志方面的表現。正常情況下，它們屬於生理狀態，不會致病。但精神刺激過於強烈或持久，或者是人們對某些刺激因素不能正確對待，便可由劇烈的情志變化，使內臟氣機發生紊亂而形成疾病。素問・陰陽應象大論又云：「喜傷心、怒傷肝、思傷脾、憂傷肺、恐傷腎。」這些都說明了七情過激可以傷害內臟而致病，為「內傷七情」。一個人只要保持心情舒暢，樂觀態度，心胸豁達，七情就很難成為致病因素，為心靈健康。

1. **喜**：喜是心情愉快的表現，喜則意和氣暢，營衛舒調，是為健康無病之象，但喜而過度，則心氣將會受到耗損。過喜會使神氣渙散，而心神不寧。
2. **怒**：凡人一旦遇到不合理的事件，或因事未遂，往往會氣憤不平，因之氣逆上衝，怒火勃發。氣血旺盛的人，更易於生怒。過怒會傷肝。
3. **憂**：憂愁是情志沉鬱的狀態，如果憂愁太過，悶悶不樂，氣機就不能舒暢。過憂能傷肺。
4. **思**：思是集中精神，考慮問題的表現。思慮完全要依靠精神來支持，如果過分思慮，精神就會受到一定影響，意志也就愈益紊亂。思慮太過能傷脾。
5. **悲**：悲是由於哀傷、煩惱、苦痛而產生的。悲哀太過傷及內臟。
6. **恐**：恐就是懼怕的意思，是一種精神極度緊張所引起的膽怯表現。腎氣虧虛或氣血不足的人，易引起志歉情怯，外界刺激太過，產生恐怖，損傷內臟。
7. **驚**：驚是猝然遇到非常事變而致精神上突然緊張的表現，如：驟遇險惡、突臨危難、目見異物、耳聞巨響等，都可發生驚駭。驚與恐不同，儒門事親云：「驚者，為自不知，恐者，自知也。」

七情致病雖可傷及五臟，但從臨床情況來看，其所引起的內臟病變則多見於心、肝、脾三臟。如過度驚喜或恐懼，能導致心神不安，出現心悸、失眠、煩躁、驚慌不安、神志恍惚，甚至精神失常，出現哭笑無常、言語不休、狂躁妄動等證；鬱怒不解，能影響肝的疏泄功能，出現脇肋脹痛、性情急躁、噯氣太息，或咽中似有物阻，或婦女月經不調，甚或暴怒引起肝氣上逆，損及血脈，發生出血。

3-6 治　則

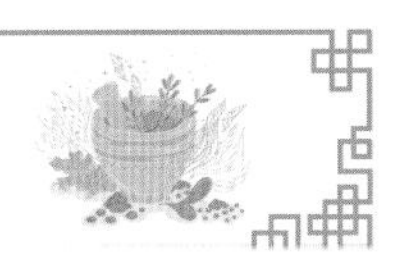

治則是指在治療疾病時必須遵循的基本原則。醫師使用方藥治療疾病，其作用是扶助病人的正氣，祛除病邪，調節陰陽偏盛偏衰，使其從病理過程，轉變為正常的生理狀態，從而達到恢復健康的目的。由於疾病種類的繁多和病情的變化，必須遵循「辨證論治」的原則，進行分析、歸納，探求病因所在，明確證候性質，然後作出適當的處理原則。

1. **治病求本**：針對病證本質，不是「頭痛醫頭，腳病醫腳」，強調「治病求本」，「扶正祛邪」，「調和陰陽」，「調理氣血」。如：風寒外襲，可出現惡寒、發熱、頭痛、鼻塞、咳嗽等症狀，可用發散風寒、宣肺解表法。
2. **扶正祛邪**：「扶正」是指用扶助正氣的藥物和方劑，以增強體質，提高機體的抵抗力，達到戰勝疾病，恢復健康，臨床上根據病人的具體情況，運用益氣、養血、滋陰、助陽等補法；「祛邪」是使用攻逐邪氣的藥物和方劑，以祛除病邪，達到邪去正復之目的，臨床上根據病人的具體情況，適當運用發表、攻裏、清熱、祛濕、祛風、消導等驅邪外出之法。
3. **同病異治、異病同治**：「同病異治」是指疾病相同，而病機不同，其治療也有異，如：同是痢疾，有因濕熱，治當清熱化濕；因積滯內蘊者，治當通導積滯；「異病同治」是指不同的疾病，在病變過程中具有相同的病機

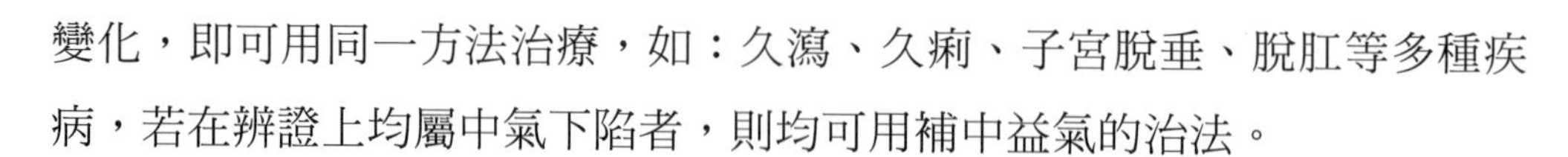

變化，即可用同一方法治療，如：久瀉、久痢、子宮脫垂、脫肛等多種疾病，若在辨證上均屬中氣下陷者，則均可用補中益氣的治法。

4. **治標與治本**：治標本，就是分清病證的主次本末，輕重緩急而進行治療（急則治標，緩則治本），在臨證時如遇到複雜的病證，即要審察標本的緩急而決定治療。標本的含義頗廣，以疾病而言，則病因為本，見證為標；以發病先後而言，則先病為本，後病為標；以病位而言，則在內為本，在外為標。要明確標本，抓住要領，不得本末倒置。而中醫治療方法至少有汗法、吐法、下法、和法、溫法、清法、補法與消法八種，皆是在表裏、寒熱、虛實、陰陽八綱辨證的基礎上制定的，詳見第6章。

結語

醫學起源於人類維持生存的醫療實踐。醫學理論體系的形成，需要醫療踐經驗的累積和總結，而且也與當代社會歷史和科學文化有關。中醫學的理論體系，受到中國古代哲學－陰陽五行學說深刻的影響。中醫理論是以整體觀念為主導，以臟腑經絡的生理、病理為理論體系的基礎，以辨證論治為其診療特點的醫學理論體系，主要闡述人體的生理、病理、病因及對疾病防治原則等，內容主要為陰陽五行、藏象、經絡、病因及治則。

學習評量

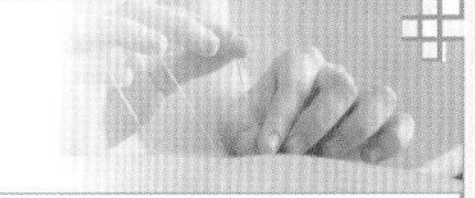

一、選擇題

1. 有關五臟六腑與陰陽的關係，下列敘述何者正確？ (A)背為陽，陽中之陽，肝也 (B)腹為陽，陽中之陰，腎也 (C)背為陰，陰中之陽，心也 (D)腹為陰，陰中之至陰，脾也。
2. 下列何種邪氣能全兼其他五氣？ (A)寒 (B)風 (C)濕 (D)熱。
3. 依據中醫基本理論對於六淫的描述，下列何者不是濕邪可能引起的症狀？ (A)目乾澀 (B)四肢痿 (C)大便溏 (D)頭身重。
4. 無陽則陰無以生，無陰則陽無以化，符合陰陽理論中的哪一個作用？ (A)互根互用 (B)對立制約 (C)消長平衡 (D)相互轉化。
5. 五臟氣與七竅的配合，下列何者正確？ (A)心氣與口 (B)腎氣與目 (C)肺氣與鼻 (D)肝氣與耳。

二、是非題

1. 陰陽二字在古代解釋宇宙萬物含有「冷」與「熱」之意，表示萬事萬物有正反兩面相對。
2. 中醫學認為人體各個部分都是相互聯繫的，是一個不可分割的整體，許多相關聯的組織結構之間及每一組織結構的本身，又都存在著對立又統一的關係。
3. 五行之間相互間的關係有生、剋、乘、侮四種。相生、相剋是平衡的關係，相乘和相侮是異常現象，即太過或不及的情況。
4. 五行學說在診斷上的運用，是綜合望、聞、問、切四診的資料。
5. 七情是指喜、怒、憂、思、悲、恐、驚等七種不同精神活動在情志方面的表現。正常情況下，它們屬於生理狀態，不會致病。

三、問答題

1. 簡述陰陽對立制約及相互依存作用。
2. 簡述陰陽消長平衡及相互轉化作用。
3. 簡述五行在人體的屬性歸類。
4. 簡述五行學說的實務應用。
5. 簡述藏象學說的基本內容。
6. 簡述六淫與七情的基本內容。
7. 說明中醫的治則。

【習題解答】

選擇題：1.(D)　2.(B)　3.(A)　4.(A)　5.(C)

是非題：1.(×)　2.(○)　3.(○)　4.(○)　5.(○)

參考文獻

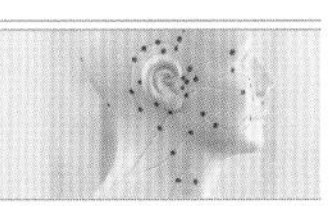

印會河、張伯訥(1991)・*中醫基礎理論*・台北市：知音。

孟景春、周仲瑛(2002)・*中醫學概論*・台北市：知音。

季鍾樸等(2007)・*現代中醫生理學基礎*・台北市：知音。

施奠邦等(1994)・*中國醫學百科全書－中醫學*・中國上海市：上海科學技術。

區結成(2004)・*當中醫遇上西醫－歷史與省思*・香港：三聯。

張永賢(2013)・*中醫現代化現代中醫診療輔助儀器研*・台北市：惠文印刷。

鄭曼青、林品石(1982)・*中華醫藥學史*・台北市：台灣商務。

WHO (2007). WHO International Standard Terminologies on Traditional Medicine in the Western Pacific Region。

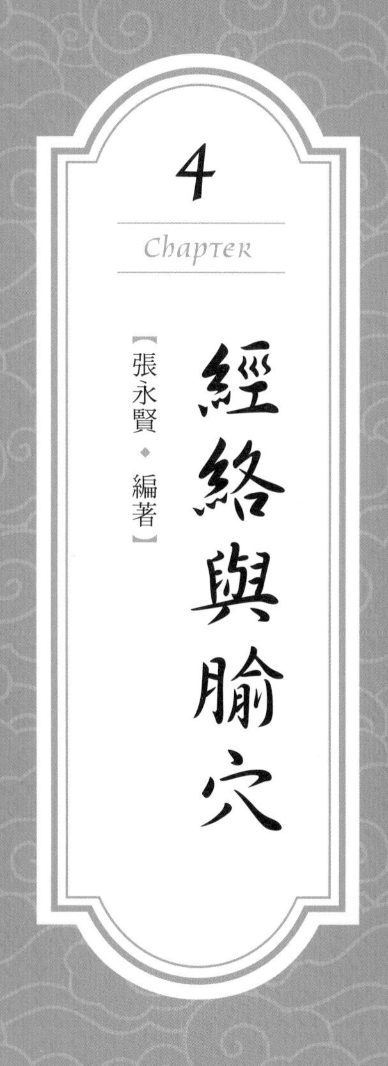
4
Chapter
經絡與腧穴
【張永賢◆編著】

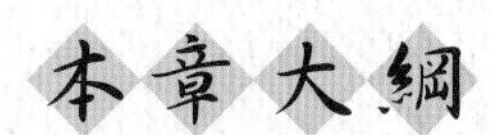
本章大綱

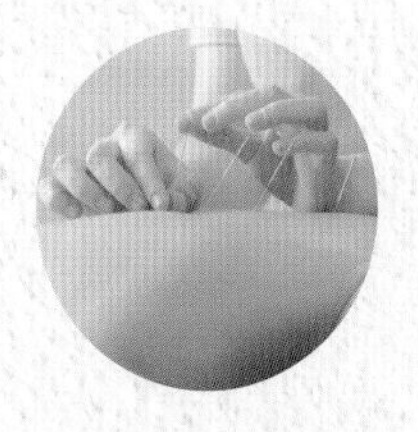
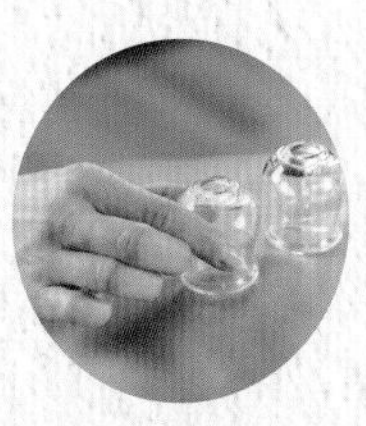
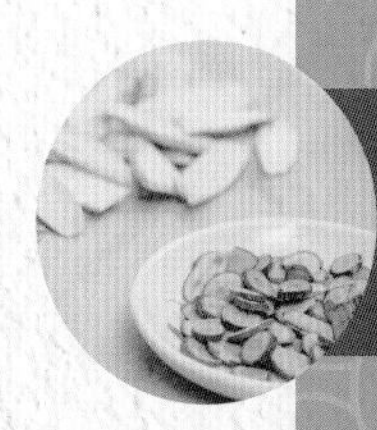

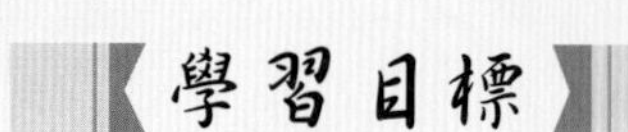

【學習目標】

研讀本章後，您能夠：

1. 認識十二經脈的循行、穴位及主治症候。
2. 認識奇經八脈的循行、穴位及主治症候。
3. 認識十四經脈常用腧穴取法及主治症候。
4. 認識常用十總穴取法及主治症候。

【前言】

經絡為人體血氣運行，所經過與聯絡之通路。經脈者，行血氣，營陰陽，濡筋骨，利關節。經者，徑者，像徑路之無所不通；絡者羅也，像網羅之包羅連接。經脈與絡脈互相聯絡與溝通，構成全身各部之整體聯絡網。腧穴為人體臟腑經絡之氣，流行輸出而聚集於人體表之部位，也是施行針灸治療之部位。

4-1 經脈循行及其常用腧穴

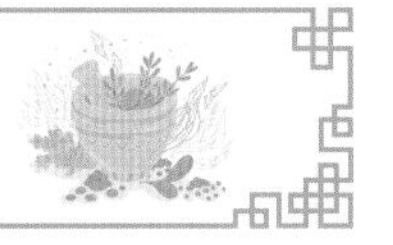

一、十二經脈

十二經脈是整個經絡系統的主體，十二經脈各與臟腑直接連屬，分別運行於頭面、軀幹與四肢，為氣血運行的主要幹道。凡屬腑而行及四肢外側面的為陽經；屬臟而行及四肢內側面為陰經。行及上肢為手經；行及下肢為足經。

十二正經有手經、足經、陽經、陰經之分。這是根據各經所屬（聯繫）內臟的陰陽屬性及在肢體循行部位而定。陽經屬腑，行於四肢的外側；陰經屬臟，行於四肢的內側。手經行於上肢；足經行於下肢（表4-1）。

表4-1　十二正經連繫臟腑及分布部位表

陰陽／十二正經／手足	陰經（屬臟絡腑，行於內側）		陽經（屬腑絡臟，行於外側）		循行部位
手	太陰 厥陰 少陰	肺經 心包經 心經	陽明 少陽 太陽	大腸經 三焦經 小腸經	上肢：前線 中線 後線
足	太陰 厥陰 少陰	脾經 肝經 腎經	陽明 少陽 太陽	胃經 膽經 膀胱經	下肢：前線 中線 後線

經絡走向規律依靈樞・經脈篇所敘：「手三陰從胸走手，手三陽從手走頭；足三陽從頭走足，足三陰從足走胸腹。」如圖4-1所示。

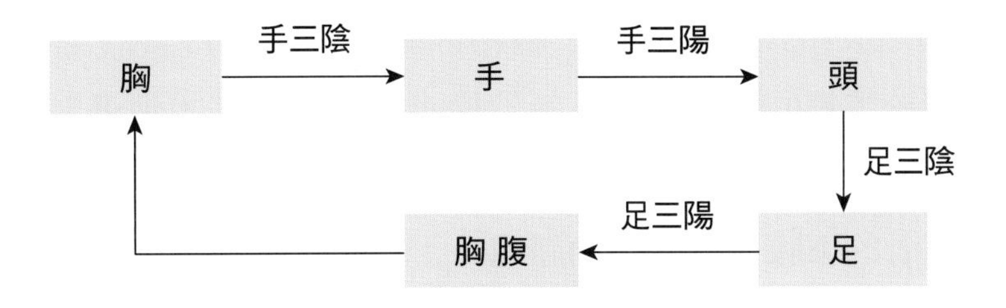

圖4-1 ◆ 經絡走向規律

經絡的分布規律為：(1)陰代表身體內側，陽代表身體外側；(2)太陰和陽明代表身體前路或上部；(3)厥陰和少陽代表身體側面或中部；(4)少陰和太陽代表身體後路或下部；(5)陰經下肢部稍有不同，膝以下8寸，厥陰在前，太陰在中。8寸處相交後，太陰出走前，厥陰走中。

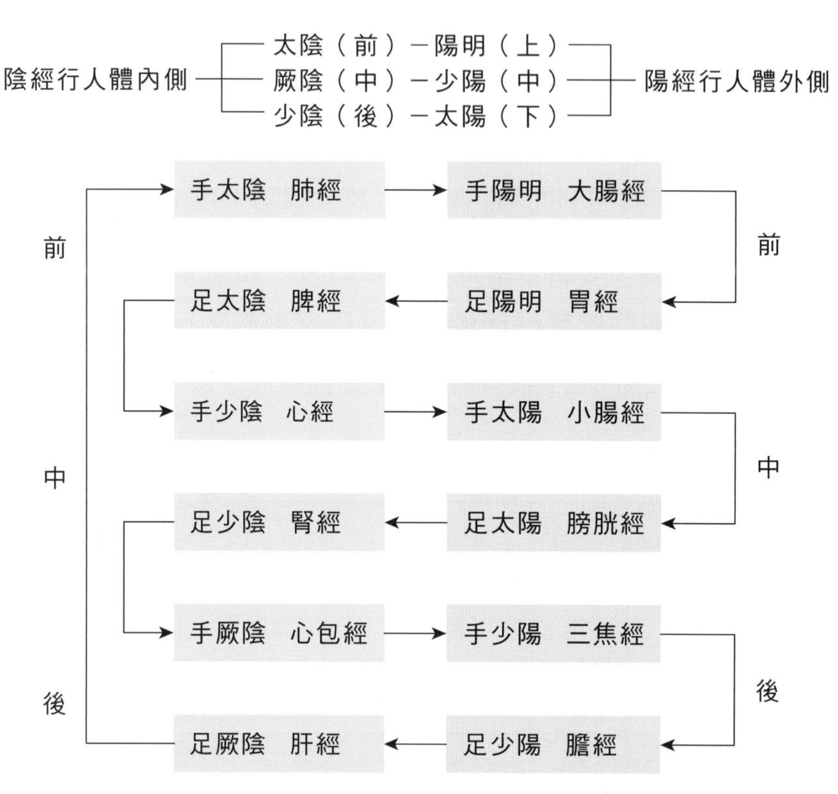

註：表裏經在四肢末端交接；陽經同名經在頭面交接；陰經同名經在胸腹交接。

圖4-2 ◆ 十二正經大循環（三組小循環組成一個大循環）

註：表裏經在四肢末端交接；陽經同名經在頭面交接；陰經同名經在胸腹交接。

（一）手太陰肺經 (Lung Channel, LU)

1. **循行**：起始於中焦腹部，向下繞絡大腸，返回循行胃的上口，向上過橫膈，會屬於本經的肺臟，再從氣管橫走而出腋窩部，沿著上臂內側下行，走在手少陰心經與手厥陰心包經的前面，直下至肘內，順著前臂的內側，經掌後高骨的下緣，入寸口動脈處，上手魚，沿手魚的邊緣，出拇指尖端（圖4-3）。

2. **分支**：從手腕後分出，沿著食指、拇指側的尖端，與手陽明大腸經相銜接。

3. **聯繫臟腑及經過器官**：屬肺，絡大腸，聯繫胃及肺系；經過器官為肺系（氣管）。

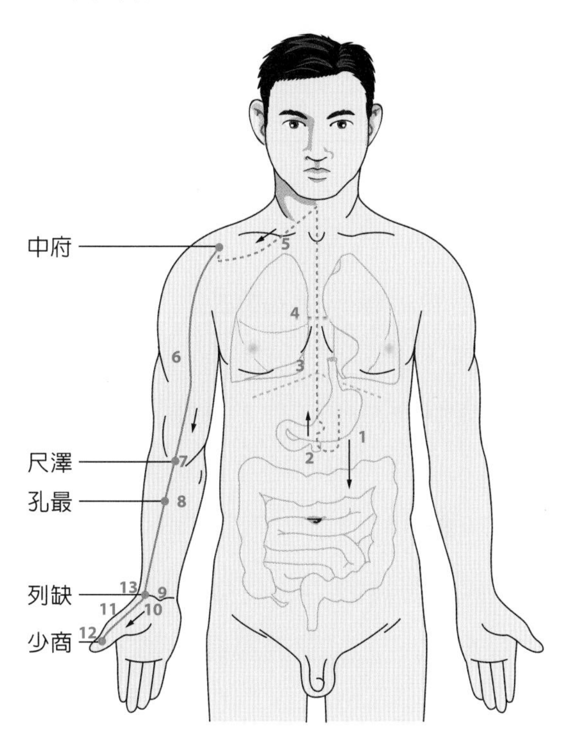

圖4-3 ◆ 手太陰肺經的循行及常用腧穴

註：

1. 起於中焦，下絡大腸
2. 還循胃口
3. 上膈
4. 屬肺
5. 從肺系；橫出腋下
6. 下循臑內，行少陰心主之前
7. 下肘中
8. 循臂內，上骨下廉
9. 入寸口
10. 上魚
11. 循魚際
12. 出拇指之端
13. 其支者，從腕後直出食指內廉，出其端

4. **本經穴位(11)**：中府、雲門、天府、俠白、尺澤、孔最、列缺、經渠、太淵、魚際、少商（表4-2）。

5. **主治症候**：以呼吸系統疾患為主，如：咳嗽、氣喘、咳血、喉痛、胸痛、手臂內側痛。

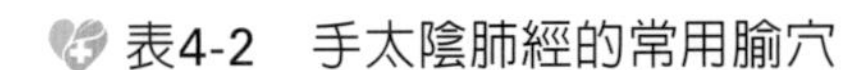
表4-2　手太陰肺經的常用腧穴

穴名		穴位取法	主治
中府	LU01	在鎖骨下，當第二肋骨的外側陷中	咳嗽、氣喘、胸痛、肩背痛
尺澤	LU05	肘窩橫紋中央，大筋外側	咳嗽、咳血、喉腫痛、肘攣痛
孔最	LU06	腕橫紋上7寸	咳嗽、咳血、胸滿
列缺	LU07	拇指側，兩虎口交叉食指近處骨陷中	咳嗽、咽痛、偏頭痛、手肘痛
少商	LU11	拇指內側去爪甲角一分	咳嗽、喉痛、咽腫、昏迷

（二）手陽明大腸經 (Large Intestine Channel, LI)

1. **循行**：起始於食指的尖端，沿食指、拇指的上緣，通過拇指、食指歧骨間的合谷，向上經拇指後兩筋之中的凹陷處，沿前臂上方，進入肘外側，再沿上臂外側前緣。上肩，出肩峰前緣，走到脊柱骨之上，通過巨骨穴橫行而與諸陽經會合於大椎。復折行再向下入缺盆，與本經互為表裏的肺臟相聯絡，向下貫穿橫膈，會屬於大腸本腑（圖4-4）。

2. **分支**：從缺盆上走頸部，通過頰部，而深入齒齦中，又從內回出絡繞上唇，在人中處相交叉，左脈向右，右脈向左，上行挾於鼻孔兩側，與足陽明胃經相銜接。

3. **聯繫臟腑及經過器官**：屬大腸，絡肺；經過器官為口、下齒、鼻。

4. **本經穴位(22)**：商陽、二間、三間、合谷、陽谿、偏歷、溫溜、下廉、上廉、手三里、曲池、肘髎、手五里、臂臑、肩髃、巨骨、天鼎、扶突、禾髎、迎香（表4-3）。

5. **主治症候**：齒痛、咽喉痛、鼻出血、口渴、頭痛；三叉神經痛、面癱、眼病等頭面、五官病症為主，頸、肩部及上肢外側前緣的疼痛次之。

表4-3　手陽明大腸經的常用腧穴

穴名		穴位取法	主治
商陽	LI01	食指內側去爪甲角一分	齒痛、咽喉腫痛、昏迷
三間	LI03	食指掌趾關節後陷中	齒痛、咽喉腫痛、指與手背紅腫
合谷	LI04	拇食兩指張開，歧骨前肌肉凹陷中	感冒、頭痛、鼻塞、齒痛、咽喉腫痛
偏歷	LI06	腕後3寸，臂上緣，屈肘與曲池成直線取之	流鼻血、耳鳴、肘腕痠痛
手三里	LI10	曲池下2寸，屈肘取之	肩臂痛、上身不遂
曲池	LI11	肘關節外部中央，屈肱橫紋頭近處	肘臂腫臃、上身不遂、發熱、風疹
肩髃	LI15	肩端兩骨間陷中，舉臂有凹陷處	肩臂痛、上身不遂
迎香	LI20	鼻翼外緣與鼻唇溝間	鼻塞、鼻炎、口喎

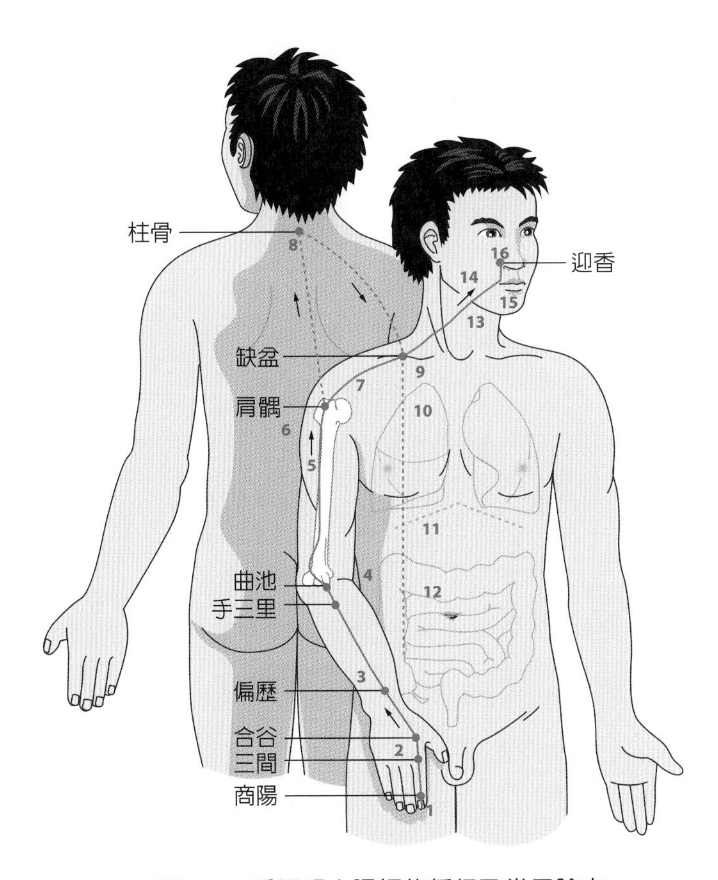

註：
1. 起於拇指、食指之端
2. 循指上廉出合谷兩骨之間，上入兩筋之中
3. 循臂上廉
4. 入肘外廉
5. 上臑外前廉
6. 上肩
7. 出髃骨之前廉
8. 上出於柱骨之會上
9. 下入缺盆
10. 絡肺
11. 下膈
12. 屬大腸
13. 其支者，從缺盆，上頸
14. 貫頰
15. 入下齒中
16. 還出挾口，交人中，左之右，右之左，上挾鼻孔

圖4-4 ◆ 手陽明大腸經的循行及常用腧穴

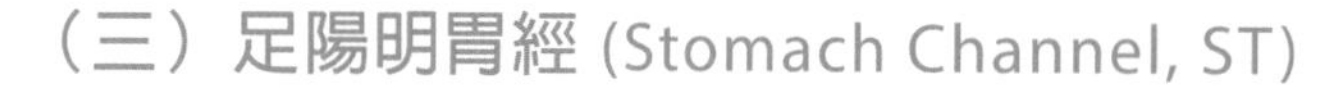

（三）足陽明胃經 (Stomach Channel, ST)

1. **循行**：起於迎香穴，由此上行，左右相交於鼻根，旁納足太陽的經脈，經過睛明穴，下沿鼻外側，入上齒齦內，回出來環繞口唇，相交於唇下溝的承漿穴處，再沿腮下後方，出大迎穴沿頰車穴，上行至耳前，通過足少陽經的客主人穴，沿頭際，至額顱部（圖4-5）。
    - 支脈1：從大迎穴的前面，向下至人迎穴，治喉嚨入缺盆，向下橫貫橫膈，會屬於本經的胃腑，聯絡與本經相表裏的脾臟。
2. **直行**：從缺盆下行至乳房的內側，再向下夾著臍的兩側而行，直行至陰毛兩側的氣衝部。
    - 支脈2：從胃下口，約當下脘發出，循腹下行，至氣衝部，與前直行的經脈相會合，再由此下行，經大腿前方的髀關穴，直達伏兔部，下至膝蓋，沿脛骨前外側，下至足背部，入中趾內側。
    - 支脈3：從膝下3寸處分出，下行到中趾的外側。
    - 支脈4：從足背面的衝陽穴開始斜出足厥陰的外側，進入拇趾直出其尖端，與足太陰脾經相銜接。
3. **聯繫臟腑及經過器官**：屬胃、絡脾，合於大腸、小腸；經過器官為鼻、眼、口、上齒、乳房。
4. **本經穴位(45)**：承泣、四白、巨髎、地倉、大迎、頰車、下關、頭維、人迎、水突、氣舍、缺盆、氣戶、庫房、屋翳、膺窗、乳中、乳根、不容、承滿、梁門、關門、太乙、滑肉門、天樞、外陵、大巨、水道、歸來、氣衝、髀關、伏兔、陰市、梁丘、犢鼻、足三里、上巨虛、條口、下巨虛、豐隆、解谿、衝陽、陷谷、內庭、厲兌（表4-4）。
5. **主治症候**：以胃腸道及頭面五官疾患為主。如：胃病、腸炎、痢疾、消化不良、闌尾炎；頭痛、面癱、眼病、牙痛、腮腺炎、咽喉炎、乳腺炎；胸腹及下肢外側的疼痛。

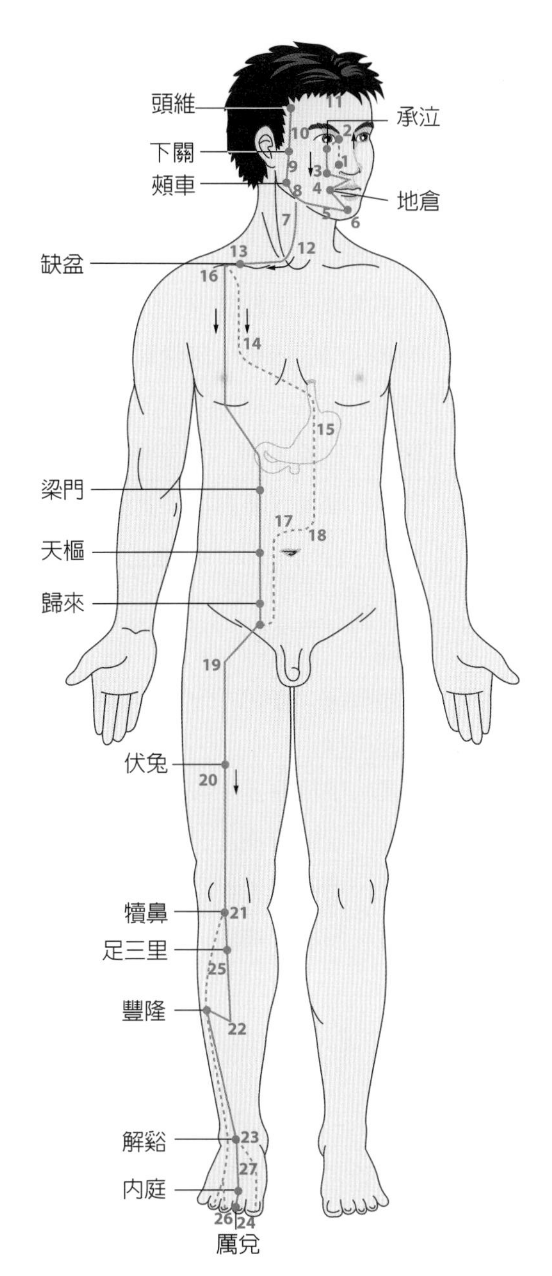

圖4-5 ◆ 足陽明胃經的循行及其常用腧穴

註：

1. 起於鼻之交頞中
2. 旁納太陽之脈
3. 下循鼻外
4. 入上齒中
5. 還出挾口，環唇
6. 下交承漿
7. 卻循頤後下廉出大迎
8. 循頰車
9. 上耳前，過客主人
10. 循髮際
11. 至額顱
12. 其支者，從大迎前，下人迎，循喉嚨
13. 入缺盆
14. 下膈
15. 屬胃，絡脾
16. 其直者從缺盆下乳內廉
17. 下挾臍，入氣衝
18. 其支者，起於胃口，下循腹裏，下至氣衝而合
19. 以下髀關
20. 抵伏兔
21. 下膝臏中
22. 下循脛外廉
23. 下足跗
24. 入中趾內間
25. 其支者，下廉3寸而別
26. 下入中趾外間
27. 其支者，別跗上，入拇趾間，出其端

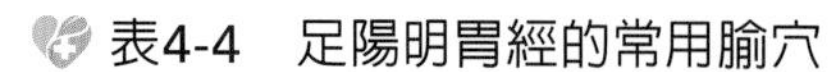

穴名		穴位取法	主治
承泣	ST01	目下七分，直對瞳子，正當下眼眶骨邊	目赤腫痛、目視不明
地倉	ST04	口角傍四分，直對瞳子	口眼喎斜
頰車	ST06	耳下曲頰端陷中，咬肌處	口眼喎斜、牙關緊閉、牙痛
下關	ST07	耳屏前、顴骨下、張口有孔處	牙痛、口眼喎斜、牙關緊閉
頭維	ST08	從額角斜入髮際0.5寸處	頭痛、目痛、視物不明
梁門	ST21	臍上4寸再旁開2寸	胃痛、飲食不振、大便滑泄
天樞	ST25	臍旁2寸	泄瀉、便祕、臍腹痛、腹脹
歸來	ST29	臍下4寸再旁開2寸	疝痛、經閉、月經不調
伏兔	ST32	髕骨上緣6寸	下肢痿痺
犢鼻	ST35	髕韌帶外側	膝痛
足三里	ST36	膝眼下3寸，脛骨外1寸	脘腹脹痛、便祕、泄瀉、虛勞、膝脛痠痛
豐隆	ST40	足外踝上8寸，脛骨外側兩橫趾	眩暈、風痰壅盛、咳嗽、癲疾
解谿	ST41	足踝正中橫紋，兩筋間陷中	頭痛、足踝疼痛
內庭	ST44	食趾、中趾間，跖趾關節前陷中	牙痛、腹脹、瀉痢
厲兌	ST45	食趾外側去爪甲角一分	失眠、多夢、癲狂

（四）足太陰脾經 (Spleen Channel, SP)

1. **循行**：起於拇趾的尖端，沿著其內側白肉處，經過拇趾本節後的核骨，上行至內踝前面，再上小腿肚，沿脛骨後，與足厥陰肝經相交會，上行膝內側和股內側的前緣，直抵腹內，會屬於本經脾臟，聯絡與本經相表裏的胃腑，向上橫過橫膈，挾行咽喉部，連於舌根，並散布於舌下（圖4-6）。其支脈從胃腑分出，上行通過橫膈，注入心中，銜接手少陰心經。
2. **聯繫臟腑及經過器官**：屬脾，絡胃，聯繫心臟；經過器官為舌、咽、食道。

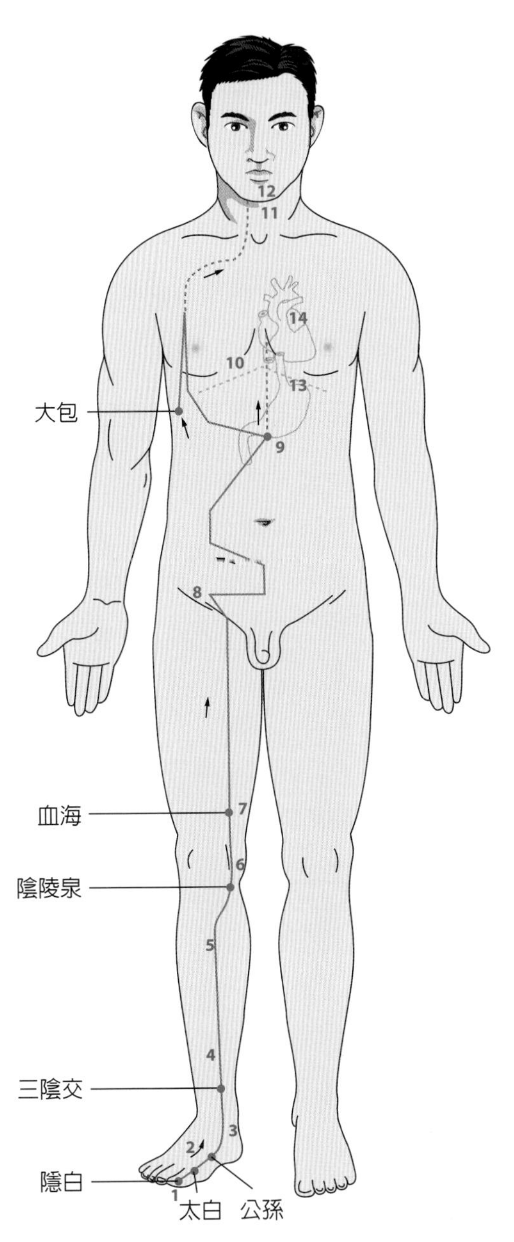

圖 4-6 ◆ 足太陰脾經的循行及常用的腧穴

註：

1. 起於拇趾之端，循趾內側白肉際
2. 過核骨後
3. 上內踝前廉
4. 上臑內
5. 循脛骨後
6. 交出厥陰之前
7. 上膝，股內前廉
8. 入腹
9. 屬脾，絡胃
10. 上膈
11. 挾咽
12. 連舌本，散舌下
13. 其支者，復從胃別上膈
14. 注心中

3. **本經穴位(21)**：隱白、大都、太白、公孫、商丘、三陰交、漏谷、地機、陰陵泉、血海、箕門、衝門、府舍、腹結、大橫、腹哀、食竇、天谿、胸鄉、周榮、大包（表4-5）。

4. **主治症候**：以消化系統疾病為主，亦可治療生殖、泌尿系統疾病，如：胃痛、消化不良、痢疾、泄瀉、月經不調、痛經、尿瀦留、遺尿等。

表4-5　足太陰脾經的常用腧穴

穴名		穴位取法	主治
隱白	SP01	拇趾內側去爪甲角一分	腹脹、月事過時過多、驚風
太白	SP03	拇趾跖趾關節後方	腹脹、嘔吐、泄瀉、胃痛
公孫	SP04	拇趾內側後方，跖骨前下方	胃痛、易嘔、泄瀉、腹痛
三陰交	SP06	足踝上3寸，脛骨內緣陷中	月經不調、遺經、小便不利、失眠、腹脹
陰陵泉	SP09	膝內脛骨內側髁	腹脹、水腫、小便不利、膝痛
血海	SP10	大腿內側髕骨內側上2寸	月經不調、濕疹
大包	SP21	腋下6寸，腋窩至季肋距離的1/2處	胸脇痛、氣喘

（五）手少陰心經 (Heart Channel, HT)

1. **循行**：起始於心臟內，出屬心系，下貫橫膈，聯絡與本臟相表裏的小腸（圖4-7）。其支脈從心系的脈絡向上循行，挾於咽喉，維繫到眼球內連於腦的脈絡。

2. **直行**：從心系的脈絡上行於肺部，向下橫出於腋窩下，再向下沿上臂內側的後緣，行於手太陰肺經和手厥陰心包經的後面，下行肘內，沿循前臂內側的後緣，直達掌後小指側高骨的尖端，入掌內後側，沿小指內側至指端，與手太陽小腸經相銜接。

3. **聯繫臟腑及經過器官**：屬心、絡小腸、經過肺臟；經過器官為心系、咽、食道、目系。

4. **本經穴位(9)**：極泉、青靈、少海、靈道、道里、陰郄、神門、少府、少衝（表4-6）。

5. **主治症候**：以心臟、神經、精神疾患為主，如：心動過速或過緩、心律不整、心絞痛、失眠、精神病、癲癇、癔病、昏迷。

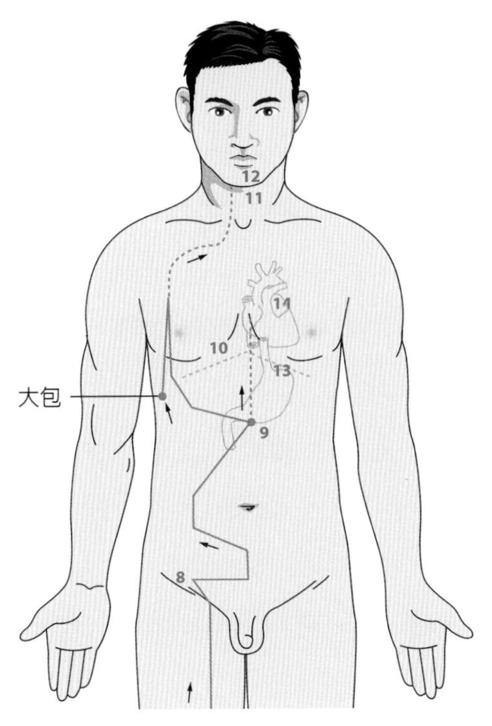

註：
1. 起於心中，出屬心系
2. 下膈，絡小腸
3. 其支者，從心系
4. 上挾咽
5. 繫目系
6. 其直者，復從心系，卻上肺，下出腋下
7. 下循臑內後廉，行太陰、心主之後
8. 下肘內，循臂內後廉
9. 抵掌後銳骨之端
10. 入掌內後廉
11. 循小指之內，出其端

圖4-7 ◆ 手少陰心經的循行及其常用腧穴

表4-6　手少陰心經的常用腧穴

穴名		穴位取法	主治
極泉	HT1	腋窩正中凹陷處	脇肋疼痛、臂肘冷痛
少海	HT3	屈肘內側，橫紋頭陷中	心痛、嘔吐、臂肘頑麻
通里	HT5	小指側，掌後1寸處	心悸怔忡、舌強不能言
陰郄	HT6	小指側，掌後0.5寸處	驚悸、盜汗
神門	HT7	小指側，掌後橫紋頭陷中	驚悸、心煩、健忘、失眠、癲癇
少衝	HT9	小指內側，去爪甲根部一分	心悸、心痛、昏迷

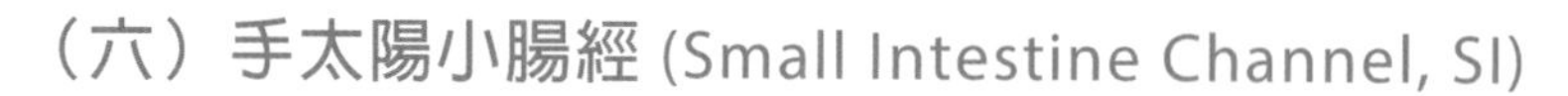

（六）手太陽小腸經 (Small Intestine Channel, SI)

1. **循行**：起於小指外側的尖端，循行手外側，向上進入腕部，出於腕上小指側的高骨，直上沿前臂骨下緣，出肘後兩側兩筋的中間，再上沿上臂外側後緣，出肩後骨縫，繞行肩胛部，相交於肩上，入缺盆，而復深入內臟，和本經相表裏的心臟相聯絡，再沿食道下穿橫膈，至胃，再向下會屬於本經小腸。
    - 支脈1：從缺盆循頭頸向上抵頰部，至眼外眥，回入耳內。
    - 支脈2：從頰部別出走入眼眶下而至鼻部，再至眼內眥，而又斜行絡於顴骨部。
2. **聯繫臟腑及經過器官**：屬小腸，絡心，聯絡胃；經過器官為咽、食道、眼、耳、鼻。
3. **本經穴位(19)**：少澤、前谷、後谿、腕骨、陽谷、養老、支正、少海、肩貞、臑俞、天宗、秉風、曲垣、肩外俞、肩中俞、天窗、天容、顴髎、聽宮（表4-7）。
4. **主治症候**：頭、枕、項、背，肩胛部疼痛，眼、耳以及本經循行部位之症。

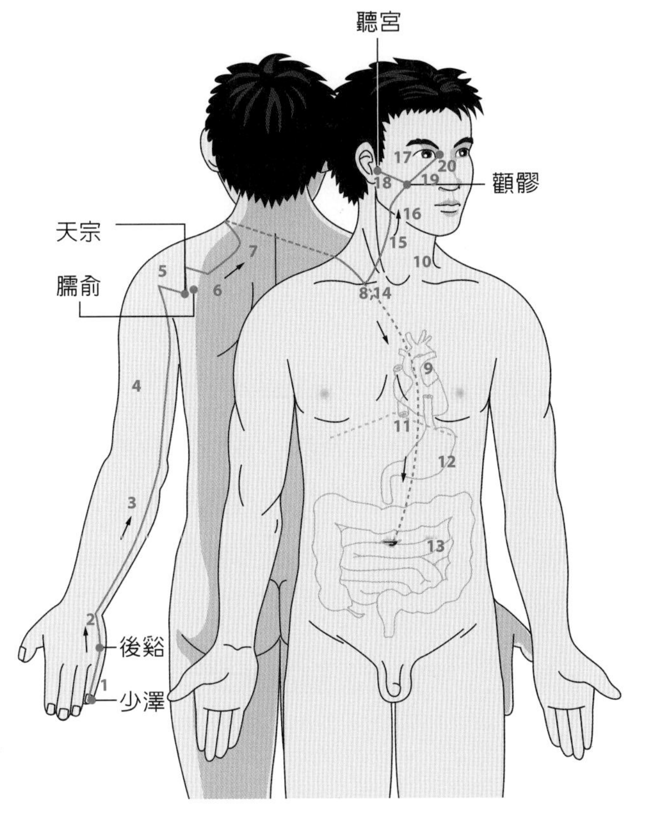

圖4-8 ◆ 手太陽小腸經的循行及常用腧穴

註：
1. 起於小指之端
2. 循手外側上腕，出踝中
3. 直上循臂骨下廉，出肘內側兩筋之間
4. 上循臑外後廉
5. 出肩胛
6. 繞肩胛
7. 交肩上
8. 入缺盆
9. 絡心
10. 循咽
11. 下膈
12. 抵胃
13. 屬小腸
14. 其支者，從缺盆
15. 循頸
16. 上頰
17. 至眼外眥
18. 卻入耳中
19. 其支者，別頰上頔，抵鼻
20. 至眼內眥
21. 斜絡於顴

表4-7　手太陽小腸經的常用腧穴

穴名		穴位及取法	主治
少澤	SI01	小指外側去爪甲角根部一分	頭痛、咽喉腫痛、乳少、昏迷
後谿	SI03	小指外側掌指關節後陷中	頭項強痛、癲狂、手指攣痛
臑俞	SI10	肩端後側，肩胛骨下緣陷中	肩胛痠痛
天宗	SI11	肩胛崗下方當中，肩胛骨的中央	肩背痠痛、肘臂不舉
顴髎	SI18	顴骨下緣凹窩，鼻翼下緣平齊	口眼喎斜、齒痛
聽宮	SI19	耳屏前凹陷中	耳鳴、耳聾

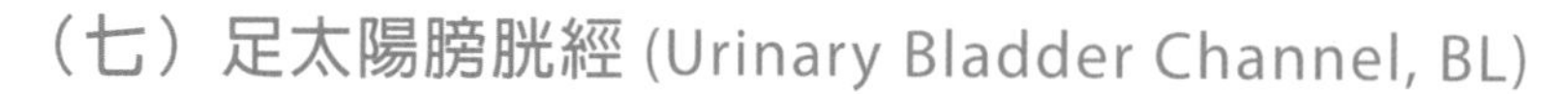

（七）足太陽膀胱經 (Urinary Bladder Channel, BL)

1. **循行**：起始於眼內眥，向上過額部，交會於頭頂（圖4-9）。
   - 支脈1：從頭頂至耳上角。
2. **直行**：從頂顛向內深入絡於腦髓，還出向下行而通過頸項後，沿肩膊內側，夾行於脊柱的兩旁，直達腰部，沿脇部深入內行，和本經相表裏的腎臟相聯絡，會屬於膀胱本腑。
   - 支脈2：從腰部挾脊柱外側下行貫穿臀部，直入膝膕窩中。
   - 支脈3：從左右的肩膊骨分出，通過肩胛，挾脊柱，由內部下行，過髀樞部，沿大腿外側後緣，向下行，與前一支直行的經脈會合於膝彎，內由此向下通過小腿肚，出外踝骨之後，方沿小趾本節後的圓骨，至小趾外側尖端，與足少陰腎經相銜接。
3. **聯繫臟腑及經過器官**：屬膀胱，絡腎，聯繫腦及體腔臟腑；經過器官為眼、鼻。
4. **本經穴位(67)**：睛明、攢竹、眉衝、曲差、五處、承光、通天、絡卻、玉枕、天柱、大杼、風門、肺俞、厥陰俞、心俞、督俞、膈俞、肝俞、膽俞、脾俞、胃俞、三焦俞、腎俞、氣海俞、大腸俞、關元俞、小腸俞、膀胱俞、中膂俞、白環俞、上髎、次髎、中髎、下髎、會陽、附分、魄戶、膏肓、神堂、譩譆、膈關、魂門、陽綱、意舍、胃倉、肓門、志室、胞肓、秩邊、承扶、殷門、浮郄、委陽、委中、合陽、承筋、承山、飛揚、跗陽、崑崙、僕參、申脈、金門、京骨、束骨、通谷、至陰（表4-8）。
5. **主治症候**：以眼病，頭、項、背、腰、骶部，下肢後面的病症及精神病、癲癇為主。主治相關內臟及與臟腑功能有關的組織器官之症。

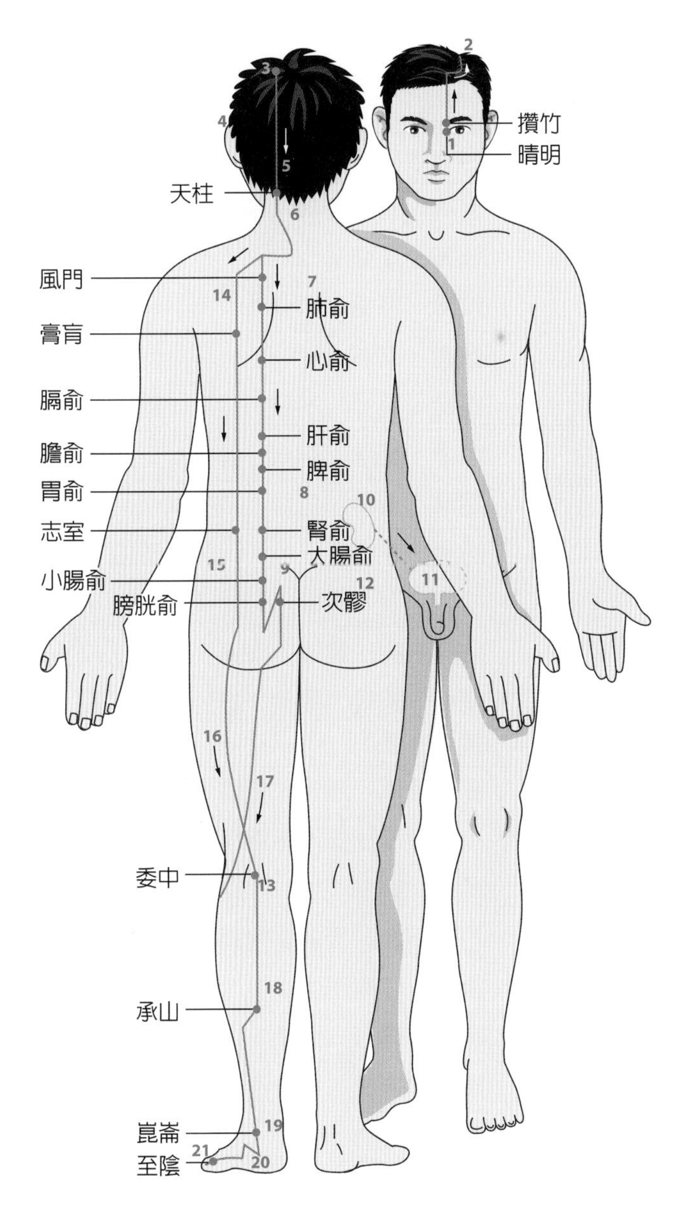

圖 4-9 ◆ 足太陽膀胱經的循行及其常用腧穴

註：

1. 起於眼內眥
2. 上額
3. 交巔
4. 其支者，從巔至耳上角
5. 其直者，從巔入絡腦
6. 還出別下項
7. 循肩膊內，挾脊
8. 抵腰中
9. 入循膂
10. 絡腎
11. 屬膀胱
12. 其支者，從腰中，下挾脊貫臀
13. 入膕中
14. 其支者，從膊內左右，別下貫胛，挾脊內
15. 過髀樞
16. 循髀外從後廉
17. 下合膕中
18. 以下貫腨內
19. 出外踝之後
20. 循京骨
21. 至小趾外側

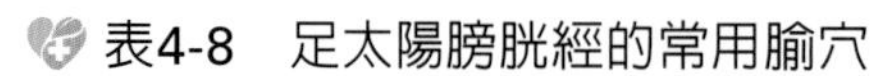

表4-8　足太陽膀胱經的常用腧穴

穴名		穴位取法	主治
睛明	BL01	眼內眥向上一分	目赤腫痛、迎風流淚
攢竹	BL02	眉內側端陷中	目痛、眉稜骨痛、前額痛
天柱	BL10	後頸項，斜方肌外緣陷中	頭痛、項強
風門	BL12	第二胸椎下，旁開1.5寸	咳嗽、鼻塞、項強
肺俞	BL13	第三胸椎下，旁開1.5寸	咳嗽、氣喘
心俞	BL15	第五胸椎下，旁開1.5寸	咳嗽、驚悸、不寐、健忘、癲癇
膈俞	BL17	第七胸椎下，旁關1.5寸	咳嗽、噎膈、翻胃、血症
肝俞	BL18	第九胸椎下，旁開1.5寸	脇痛、黃疸、痞悶、驚狂
膽俞	BL19	第十胸椎下，旁開1.5寸	腹脹、脇痛、口苦、喜嘔、黃疸
脾俞	BL20	第十一胸椎下，旁開1.5寸	腹脹痞悶、腸鳴泄瀉、黃疸
胃俞	BL21	第十二胸椎下，旁開1.5寸	脘腹脹痛、嘔吐、泄瀉
腎俞	BL23	第二腰椎下，若開1.5寸	腰痛、遺精、陽萎、虛勞、月經不調、水腫
大腸俞	BL25	第四腰椎下，旁開1.5寸	腸鳴腹痛、泄瀉、便祕、腰痛
小腸俞	BL27	第一骶椎下，旁開1.5寸	小腹脹滿疼痛、下痢
膀胱俞	BL28	第二骶椎下，旁開1.5寸	遺溺、癃閉
次髎	BL32	第二骶後孔，旁開約一橫趾	小便不利，腰痛，月經不調，遺精
委中	BL40	膝膕窩橫紋中央陷中	腰痛，膝難屈伸
膏肓	BL43	第四椎下，旁開3寸	咳喘，健忘，遺精
志室	BL52	第二腰椎下，旁開3寸	陽萎，遺精，小便不利
承山	BL57	腿肚下分肉間	轉筋，痔痛，便祕
崑崙	BL60	足外踝後側凹陷中	頭痛，項強，腰背疼痛
至陰	BL67	小趾外側去爪甲角一分	頭痛，目痛

（八）足少陰腎經 (Kidney Channel, KI)

1. **循行**：起於小趾之下，斜向足掌心部，出於內踝前大骨的然谷穴，沿內踝骨的後方，別而下行，入於足跟，由足跟上經小腿肚內側，出膕窩內側，再沿股部內側後緣，貫穿脊柱，會屬於本經的腎臟，而進入肺部，沿著喉嚨而挾於舌根（圖4-10）。
   - 支脈：從脈輸出，繞絡心臟，注胸內的膈中，與手厥陰心包絡經相銜接。
2. **直行**：從腎臟向上行，經過肝和橫膈，而進入肺部，沿著喉嚨而挾於舌根。
3. **聯繫臟腑及經過器官**：屬腎，絡膀胱，聯繫肝、心、脊髓；經過器官為舌、喉嚨。
4. **本經穴位(27)**：湧泉、然谷、太谿、大鍾、水泉、照海、復溜、交信、築賓、陰谷、橫谷、大赫、氣穴、四滿、中注、肓俞、商曲、石關、陰都、通谷、幽門、步廊、神封、靈墟、神藏、彧中、俞府（表4-9）。
5. **主治症候**：以泌尿、生殖系統為主，也可治呼吸系統疾病。如：遺精、陽萎、早洩、浮腫、尿瀦留、遺尿及慢性腰痛，咳血、氣喘以及喉痛、牙痛、失眠、眩暈、耳鳴、視力減退等。

表4-9　足少陰腎經的常用腧穴

穴名		穴位及取法	主治
湧泉	KI1	足心陷中	頭頂痛、小兒驚風、癲癇、昏厥
然谷	KI2	足內踝前，舟骨粗隆下方	月經不調、遺精
太谿	KI3	足內踝後緣與跟腱內側中間	月經不調、陽萎、虛勞
照海	KI6	足內踝尖直下1寸筋骨陷中	癲癇、失眠、月經不調
復溜	KI7	足內踝上2寸，脛骨後側陷中	腹脹、泄瀉、水腫

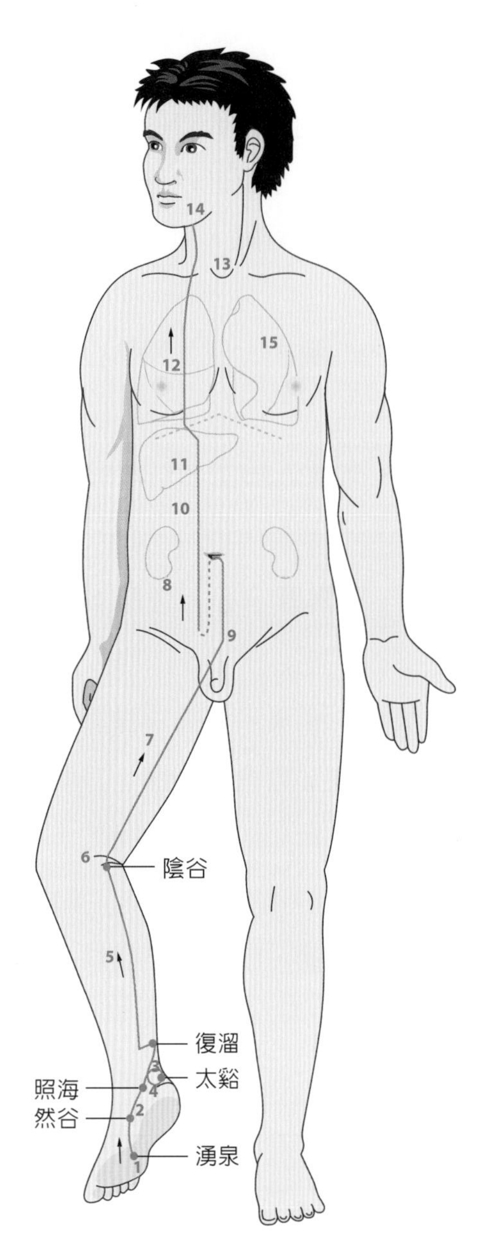

註：

1. 起於小趾之端，斜走足心
2. 出然谷之下
3. 循內踝之後
4. 別入跟中
5. 以上腨內
6. 出膕內廉
7. 上股內後廉
8. 貫脊屬腎
9. 絡膀胱
10. 其直者，從腎
11. 上貫肝膈
12. 入肺中
13. 循喉嚨
14. 挾舌本
15. 其支者，從肺出，絡心，注胸中

圖 4-10 ◆ 足少陰腎經的循行及其常用腧穴

（九）手厥陰心包經 (Pericardium Channel, PC)

1. **循行**：起於兩乳之間的膻中，會屬於本經心包經，下行貫穿橫膈，經歷胸部與本經互為表裏的三焦相聯絡（圖4-11）。
    - 支脈1：循行膻中，橫出脇下，當腋縫下3寸處，復向上行抵腋窩部，再沿著上臂內側，行於手太陰經與手少陰心經兩經的中間，入肘中，下行前臂掌側兩經的中間，入掌內，循中指，直達指尖。
    - 支脈2：從掌內分出，沿無名指達指尖，與手少陰三焦經相銜接。
2. **聯繫臟腑**：屬心包，絡三焦。
3. **本經穴位(9)**：天池、天泉、曲澤、郄門、間使、內關、大陵、勞宮、中衝（表4-10）。
4. **主治症候**：以心血管系統為主，如：心絞痛、心律不整、心律異常、休克、無脈症、閉塞性脈管炎、急或慢性胃炎、潰瘍、胃病、嘔吐、精神病、昏迷等症。

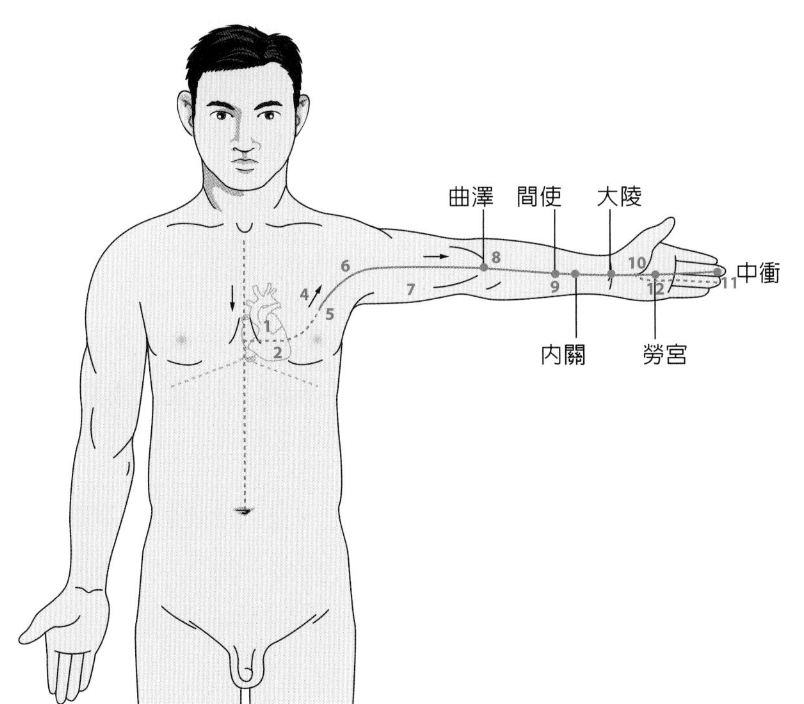

註：
1. 起於胸中，出屬心包絡
2. 下膈
3. 歷絡三焦
4. 其支者，循胸
5. 出脇，下腋三寸
6. 上抵腋下
7. 循臑內，行太陰、少陰之間
8. 入肘中
9. 下臂，行兩筋之間
10. 入掌中
11. 循中指，出其端
12. 其支者，從掌中，循小指、無名指出其端

圖4-11 ◆ 手厥陰心包經的循行及其常用腧穴

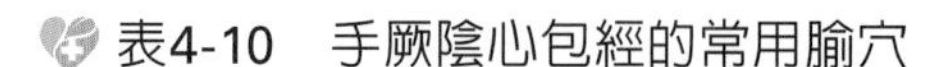
表4-10　手厥陰心包經的常用腧穴

穴名		穴位取法	主治
曲澤	PC3	肘窩橫紋中央，肱二頭肌腱內側陷中	驚悸、身熱心煩、臂肘痛
間使	PC5	掌後3寸，兩筋之間	心煩、驚恐、癲癇、嘔吐
內關	PC6	掌後2寸，兩筋之問	胃痛、心煩、胸滿、呃逆、嘔吐
大陵	PC7	掌後橫紋正中兩筋間	驚悸、心煩不已、胃病
勞宮	PC8	手掌中，兩掌骨間	心痛、癲狂
中衝	PC9	在中趾尖端去爪甲一分	身熱、煩滿、急驚、昏迷

（十）手少陽三焦經 (Triple Energizer Channel, TE)

1. **循行**：起於無名指的尖端，上出小指與無名指的中間，沿手背至手腕，出前臂外側兩骨的中間，向上穿過肘，沿上臂外側，上至肩部，而交出於足少陽膽經之後。入缺盆，分於兩乳之間的膻中部，散布絡繞於心包，下過橫膈，依次會屬於本經的上、中、下三焦（圖4-12）。
    - 支脈1：從胸部的膻中上行，出缺盆，沿頸項，連耳後，直上出耳上角，由此屬折下行，繞頰部，至眼眶下。
    - 支脈2：從耳後進入耳內再出耳前，通過足少陽膽經客主人穴的前方，與前一條支脈交會於頰部，而至眼外眥，與足少陽膽經相銜接。
2. **聯繫臟腑及經過器官**：屬三焦，絡心包；經過器官為耳、眼。
3. **本經穴位(23)**：關衝、液門、中渚、陽池、外關、支溝、會宗、三陽絡、四瀆、天井、清冷淵、消濼、臑會、肩髎、天髎、天牖、翳風、瘈脈、顱息、角孫、耳門、和髎、絲竹空（表4-11）。
4. **主治症候**：以耳，側頭部以及眼、咽喉部疾病為主。如：耳鳴、耳聾、中耳炎、頭顳疼痛、結膜炎、近視、急或慢性咽炎、瘧疾、發熱、脇肋痛。

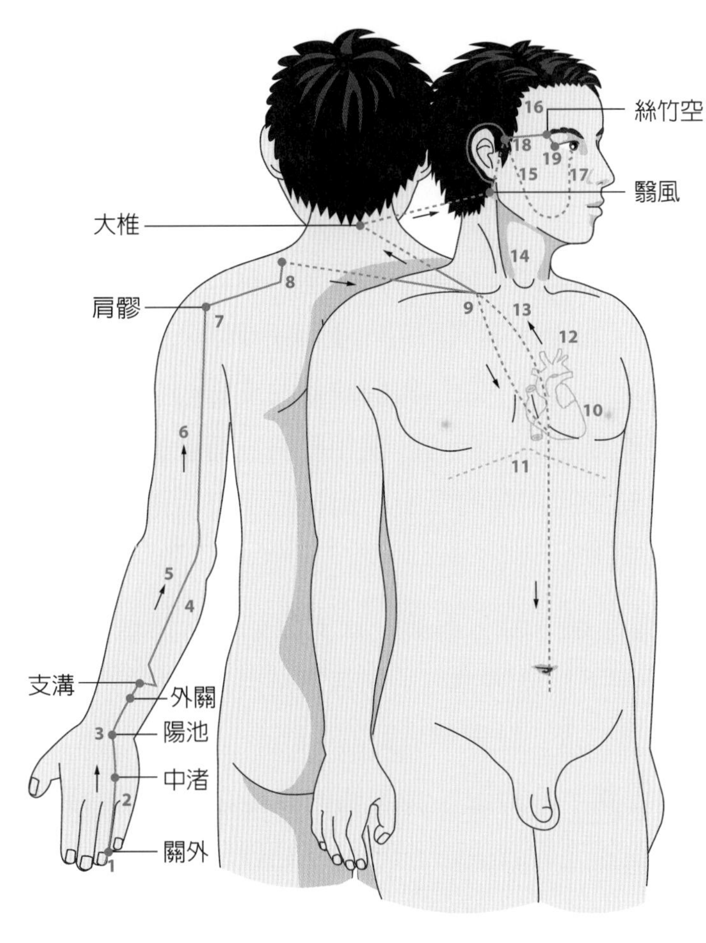

註：
1. 起於小指、無名指之端
2. 上出兩指之間
3. 循手表腕
4. 出臂外兩骨之間
5. 上貫肘
6. 循臑外
7. 上肩
8. 而交出足少陽之後
9. 入缺盆
10. 布膻中，散絡心包
11. 下膈，循屬三焦
12. 其支者，從膻中
13. 上出缺盆
14. 上項
15. 繫耳後直上
16. 出耳上角
17. 以屈下頰至䪼
18. 其支者，從其後入耳中，出走耳前，過客主人前，交頰
19. 至眼外眥

圖4-12 ◆ 手少陽三焦經的循行及其常用腧穴

表4-11　手少陽三焦經的常用腧穴

穴名		穴位取法	主治
關衝	TE01	無名指外側去爪甲角一分	頭痛、中風
中渚	TE03	小指第二掌趾關節後方	頭痛、咽腫、耳鳴、耳聾
陽池	TE04	腕關節背面，無名指直上到手腕凹窩	消渴、煩悶、手腕痠痛
外關	TE05	腕後2寸，橈尺兩骨間陷中	頭痛、耳鳴、耳聾、熱病
支溝	TE06	腕後3寸，兩骨間陷中	暴喑、胸脇痛、便祕
肩髎	TE14	肩關節後面凹窩	肩痛、肩臂痛不舉
翳風	TE17	耳垂後，耳後乳突前下方凹窩	耳鳴、耳聾、口眼歪斜、頰腫
絲竹空	TE23	眉梢外端陷中	偏正頭痛、目赤痛、視物不明

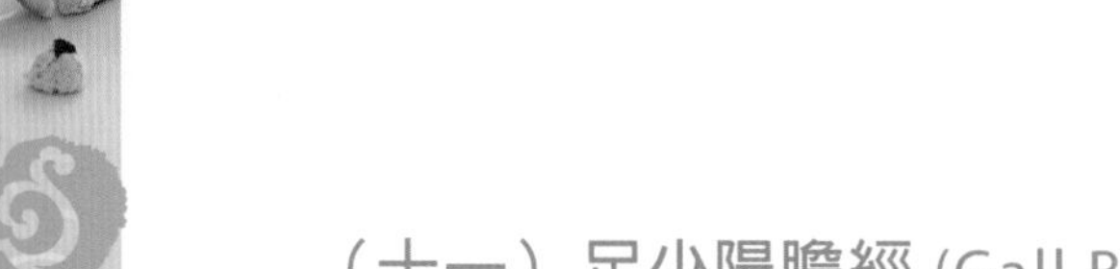

（十一）足少陽膽經 (Gall Bladder Channel, GB)

1. **循行**：起於眼外眥，向上行抵額，角折而向下繞至耳後，再向下沿著頸部，行於手少陽三焦經的前面，至肩上，又交叉到手少陽三焦經的後面，而進入缺盆（圖4-13）。
   - 支脈1：從耳後進入耳中，又回出走向耳，前至眼外眥之後。
   - 支脈2：從眼外眥分出，下行至大迎穴附近，上與手少陽三焦經相合，而至眼眶下部，由頰車之上，再下頸，與前缺盆的支脈相合，然後下行至膻中，通過橫膈與本經互為表裏的肝臟相聯絡，而會屬於本經的膽腑，沿脇裏，向下出於少腹兩側的氣衝，而繞過毛際的邊緣，橫入環跳部。
2. **直行**：從缺盆下走腋，沿胸部過季脇，與前一條支脈相會合於環跳部，再下沿髀關節的外側出膝外側下行於腓骨之，前直下至外踝上部的骨凹陷處，下出外踝之前，沿著足背，入小趾與無名趾的中間。
   - 支脈3：由足背走向拇趾間，沿拇趾、食趾側的骨縫之中，至拇趾尖端，再回轉來，穿過爪甲部分的三手外，與足厥陰肝經相銜接。
3. **聯繫臟腑及經過器官**：屬膽，絡肝；經過器官為眼、耳。
4. **本經穴位(44)**：瞳子髎、聽會、上關、頷厭、懸顱、懸釐、曲鬢、率谷、天衝、浮白、頭竅陰、完骨、本神、陽白、頭臨泣、目窗、正營、承靈、腦空、風池、肩井、淵液、輒筋、日月、京門、帶脈、五樞、維道、居髎、環跳、風市、中瀆、膝陽關、陽陵泉、陽交、外丘、光明、陽輔、懸鐘、丘墟、足臨泣、地五會、俠谿、足竅陰（表4-12）。
5. **主治症候**：以頭、身側面疾患為主。如：偏頭痛、耳聾、耳鳴、眼病、肝炎、膽囊炎及脇肋、下肢外側疾患。

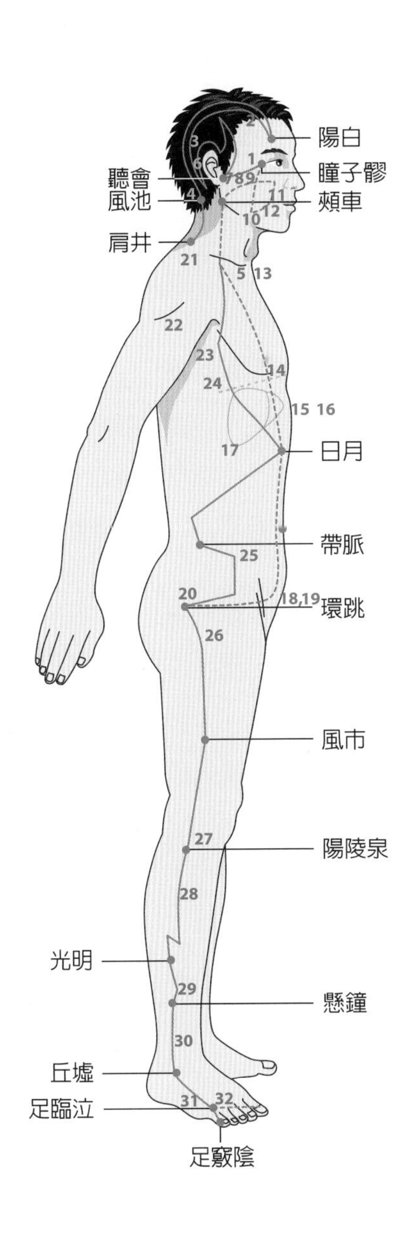

圖4-13 ◆ 足少陽膽經的循行及其常用腧穴

註：

1. 起於眼外眥
2. 上抵頭角
3. 下耳後
4. 循頸行手少陽之前，至肩上卻交出手少陽之後
5. 入缺盆
6. 其支者，從耳後入耳中
7. 出走耳前
8. 至眼外眥後
9. 其支者，別眼外眥
10. 下大迎
11. 合於手少陽，抵於䪼
12. 下加頰車
13. 下頸，合缺盆
14. 下胸中，貫膈
15. 絡肝
16. 屬膽
17. 循脇裏
18. 出氣街
19. 繞毛際
20. 橫入髀厭中
21. 其直者，從缺盆
22. 下腋
23. 循胸
24. 過季脇
25. 下合髀厭中
26. 以下循髀陽
27. 出膝外廉
28. 下外輔骨之前
29. 直下抵絕骨之端
30. 下出外踝之前，循足跗上
31. 入小趾無名趾之間
32. 其支者，別跗上，入拇趾之間，循拇趾歧骨內出其端，還貫爪甲，出三毛

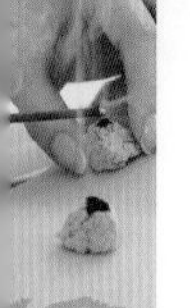

表4-12 足少陽膽經的常用腧穴

穴名		穴位及取法	主治
瞳子髎	GB01	眼外眥0.5寸	頭痛、目痛、視力不明
聽會	GB02	耳屏前下方陷中，張口取之	耳鳴、耳聾、牙痛
陽白	GB14	眉上1寸，下與瞳子直對	前頭痛、目昏、顏面神經麻痺
風池	GB20	耳後枕骨下，斜方肌兩旁凹窩中	偏正頭痛、頸項強直、中風不語、感冒
肩井	GB21	以手平肩，當中指屈起點著處	頭項痛、肩背疼痛
日月	GB24	乳下三肋端，當期門下隔一肋	嘔吐、黃疸、呃逆、脇痛
帶脈	GB26	腋橫紋正中直下線，直下與臍相平處	月經不調、小腹痛、裏急後重
環跳	GB30	側臥，屈上足而伸下足，股關節外側之後下方陷中	腰痛、半身不遂、下肢痿痺
風市	GB31	直立，兩手下垂，穴在中指端點處	下肢痠痛、腿膝無力
陽陵泉	GB34	膝外側關節之下，腓骨小頭微前陷中	半身不遂、腿膝痠痛、脇痛
光明	GB37	足外踝尖直上5寸處	目疾、脇痛、下肢痿痺
懸鐘	GB39	足外踝骨中線直上3寸處	頸項強、全身骨節痛、中風，下肢痿痺
丘墟	GB40	足外踝骨微前陷中	足踝扭傷疼痛、下肢痿痺
足臨泣	GB41	第四、五跖趾關節後0.5寸處	脇痛、下肢痿痺
足竅陰	GB44	小趾外側去爪甲角一分	頭痛、脇痛、多夢

（十二）足厥陰肝經 (Liver Channel, LV)

1. **循行**：起於拇趾爪甲後叢毛的邊緣，向上沿足背上側，至內踝前1寸處，再至踝骨上8寸處，交叉於足太陰脾經後方，上膝彎內緣，沿大腿內側進入陰毛中，繞過陰器，再至少腹部和胃經並行，挾行於胃的兩旁，會屬於本經肝經，與本經互為表裏的膽腑聯絡，上行貫穿橫膈，散布於脇肋部，沿喉嚨的後側，經過上額的上竅，聯繫於眼球與腦相連的脈絡，復向上行出額部，與督脈會合於頭頂的百會穴（圖4-14）。
   - 支脈1：從眼球入腦處的脈絡分出，下行頰部內側，環繞口唇之內。
   - 支脈2：從肝臟貫穿橫膈，上注於肺臟與手太陰肺經相銜接。
2. **聯繫臟腑及經過器官**：屬肝，絡膽，聯繫胃、肺；經過器官為生殖器、喉嚨、咽峽部、目系、頰裏、唇內。
3. **本經穴位(14)**：大敦、行間、太衝、中封、蠡溝、中都、膝關、曲泉、陰包、足五里、陰廉、急脈、章門、期門（表4-13）。
4. **主治症候**：以前陰、少腹、肝膽及頭面部疾患為主。如：頭痛、眩暈、面癱、眼病、癲癇、膽道感染、肝炎、脇肋痛、痛經、尿路感染、睪丸炎。

表4-13　足厥陰肝經的常用腧穴

穴名		穴位取法	主治
大敦	LR01	拇趾內側，爪甲角斜向後三分	陰痛、崩漏、癲癇
太衝	LR03	拇趾跖趾關節後一寸半	頭痛、眩暈、癲癇
曲泉	LR08	屈膝，當膝內側下方，橫紋頭上端，兩筋間陷中	少腹痛、小便不利
章門	LR13	側臥，當十一肋前端下方，垂臂屈肘，肘尖指處	腹脹、腸鳴、脇痛
期門	LR14	仰臥，乳下二肋與三肋之間陷中	胸脘痛、嘔吐

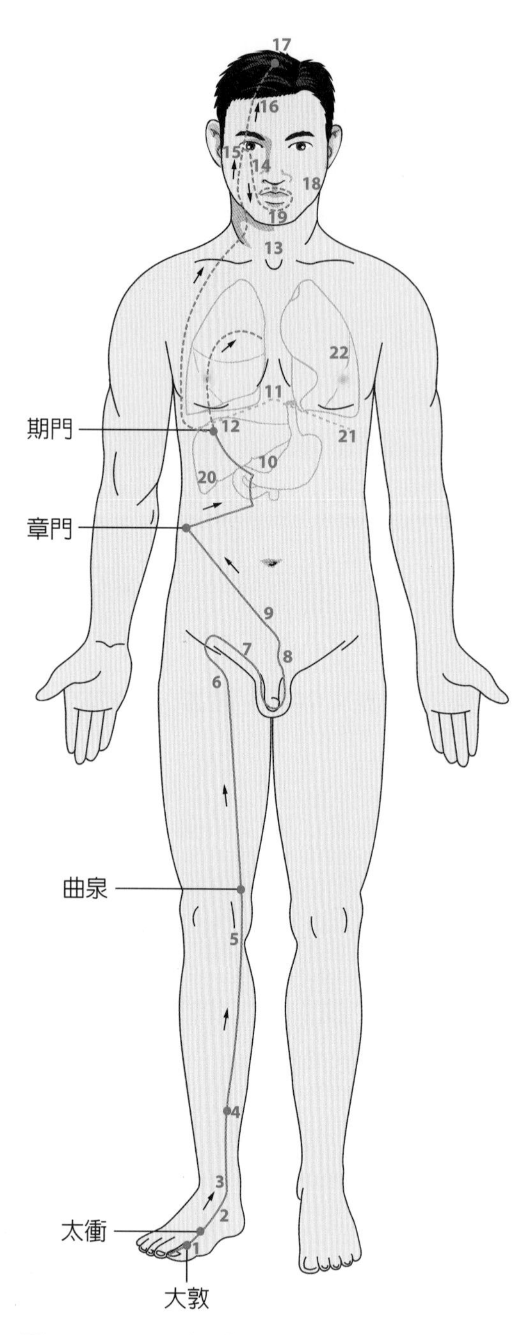

圖 4-14 ◆ 足厥陰肝經的循行及其常用腧穴

註：

1. 起於拇趾叢毛之際
2. 上循足跗上廉
3. 去內踝1寸
4. 上踝8寸，交出太陰之後
5. 上膕內廉
6. 循股陰
7. 入毛中
8. 過陰器
9. 抵小腹
10. 挾胃，屬肝，絡膽
11. 上貫膈
12. 布脇肋
13. 循喉嚨之後
14. 上入頏顙
15. 連目系
16. 上出額
17. 與督脈會於巔
18. 其支者，從目系，下頰裏
19. 環唇內
20. 其支者，復從肝
21. 別貫膈
22. 上注肺

二、奇經八脈(Eight Extra Meridians)

奇經八脈是督脈、任脈、衝脈、帶脈、陰維脈、陽維脈、陰蹻脈、陽蹻脈的總稱。它們與十二經脈不同，既不直屬臟腑，又無表裏配合關係，別道奇行，故稱「奇脈」。

(一) 任脈 (Conception Vessel, CV)

1. **循行**：起於小腹中極之下，以上毛際，循腹部，上關元，至咽喉，上頤，循面，入目，絡舌（圖4-15）。
2. **聯繫臟器**：生殖器、口唇、眼。
3. **本經穴位(24)**：會陰、曲骨、中極、關元、石門、氣海、陰交、神闕、水分、下脘、建里、中脘、上脘、巨闕、鳩尾、中庭、膻中、玉堂、紫宮、華蓋、璇璣、天突、廉泉、承漿（表4-14）。

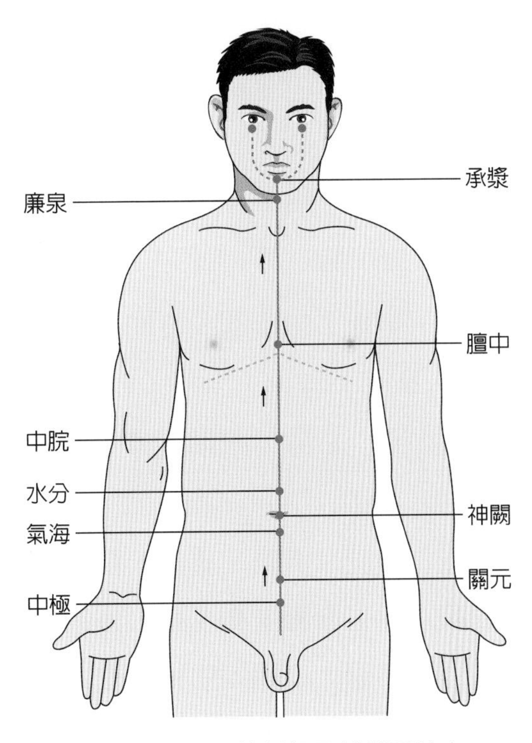

圖4-15 ◆ 任脈的循行及其常用腧穴

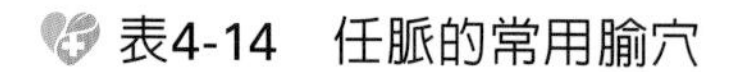

表4-14 任脈的常用腧穴

穴名		穴位取法	主治
中極	CV03	臍下4寸	月經不調、遺尿、小便不利
關元	CV04	臍下3寸	遺精、月經不調、虛勞、陽萎
氣海	CV06	臍下1.5寸	崩漏、繞臍痛、虛勞、泄瀉
神闕	CV08	臍中央	腸鳴腹痛、泄瀉
水分	CV09	臍上1寸	水腫、腸鳴、小便不利
中脘	CV12	臍上4寸	脘腹脹痛、嘔吐、瀉利
膻中	CV17	兩乳之中間	咳嗽、哮喘、噎膈、胸痛、乳少
廉泉	CV23	喉頭結節之上方陷中	舌下腫、難言、咳逆
承漿	CV24	在下唇溝的中央	面腫、口眼喎斜、齒痛

4. **主治症候**：本經位於下腹部的腧穴，以生殖泌尿系統疾患及腸道疾患為主。其中會陰、關元、氣海是呼吸衰竭、休克等疾病的急救常用穴位，上腹部腧穴主治腸胃疾患，胸部腧穴主治心肺、食道、氣管疾患。

（二）督 脈 (Governor Vessel, GV)

1. **循行**：起於下極之俞，並於脊裏、上至風府而入於腦（圖4-16）。
2. **聯繫臟器**：腦、脊髓、腎、胞、鼻、眼、口唇。
3. **本經穴位(28)**：長強、腰俞、腰陽關、命門、懸樞、脊中、中樞、筋縮、至陽、靈台、神道、身柱、陶道、大椎、啞門、風府、腦戶、強間、後頂、百會、前頂、顖會、上星、神庭、素髎、水溝、兌端、齦交（表4-15）。
4. **主治症候**：治療休克、昏厥、發熱、瘧疾、精神病以及泌尿、生殖系統病症。位於腰骶椎的腧穴，主治腸道和生殖泌尿系統疾患；胸椎部腧穴，自下而上分別主治脾、肝、膽、心肺等內臟疾患；項椎部腧穴治療發熱、瘧疾、精神病；頭面部百會穴有急救作用。

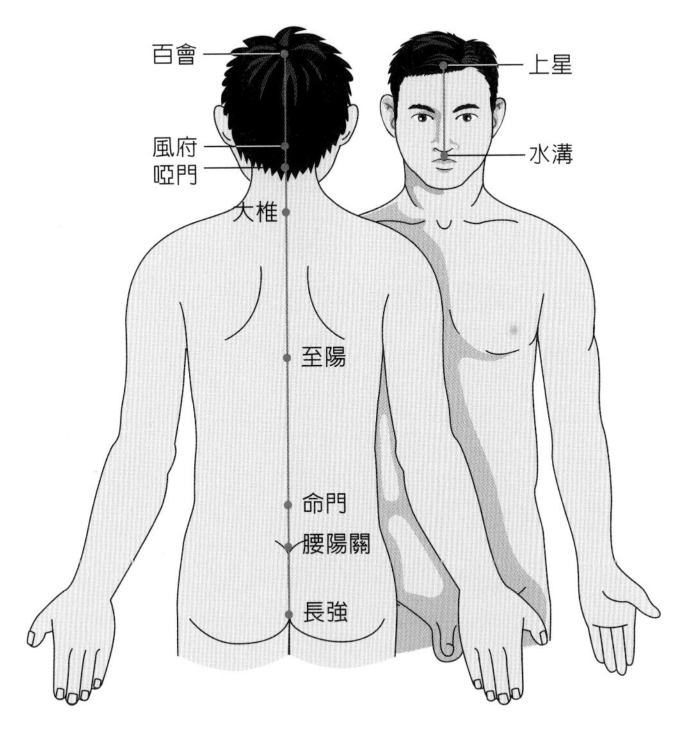

圖4-16 ◆ 督脈的循行及其常用腧穴

表4-15　督脈的常用腧穴

穴名		穴位及取法	主治
長強	GV01	尾骨下端與肛門之間陷中	痔瘡、癲狂、尾骨痛
腰陽關	GV03	第四腰椎下陷中	腰骶痛、下肢不仁、月經不調、遺精
命門	GV04	第二腰椎下陷中	虛勞、腰脊強痛
至陽	GV09	第七胸椎下陷中	黃疸、脇背痛、咳喘
大椎	GV14	第一頸椎下陷中	頭痛、脊強、咳嗽、氣喘
啞門	GV15	頭項後入髮際0.5寸，大筋陷中	脊強反折、喑啞、舌強不能言、癲狂
風府	GV16	項後入髮際1寸，後頭骨下緣大筋陷中	頭痛、項強、中風、舌緩不語
百會	GV20	當頭之正中線，從前髮際直上5寸處	中風、頭痛、驚悸、健忘、眩暈、脫肛
上星	GV23	當頭之正中線，從前髮際直上1寸處	頭痛、鼻塞、流鼻血
水溝	GV26	鼻唇溝上1/3處	癲癇、昏迷

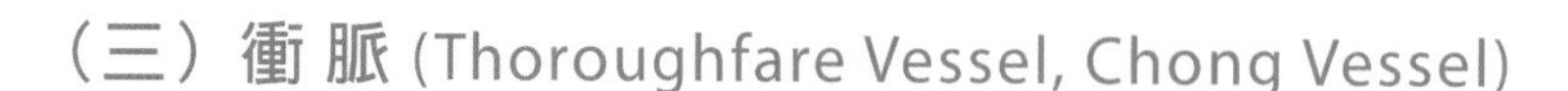

（三）衝脈 (Thoroughfare Vessel, Chong Vessel)

1. **循行：**起於氣衝，並足陽明之經，夾臍上行，至胸中而散。
2. **聯繫臟器：**胞、腎、口唇、眼。
3. **穴位：**氣衝（足陽明）、橫骨、大赫、氣穴、四滿、中注、肓俞、商曲、石關、陰都、通谷、幽門（俱足少陰）。
4. **主治症候：**逆氣而裏急。

（四）帶脈 (Belt Vessel)

1. **循行：**起於季脇，迴身一周。
2. **聯繫臟器：**腎、生殖器官。
3. **穴位：**章門（足厥陰）、帶脈、五樞、維道（俱足少陽）。
4. **主治症候：**腹滿、腰溶溶，如坐水中。

（五）陽蹻脈 (Yang Heel Vessel)

1. **循行：**起於跟中，循外踝上行，入風池。
2. **聯繫臟器：**腦、眼、口。
3. **穴位：**申脈、僕參、附陽（俱足太陽）、臑俞（手太陽）、巨骨、肩髃（俱手陽明）、地倉、巨髎、承泣（俱足陽明）、睛明（足太陽）、風池（足少陽）。
4. **主治症候：**陰緩而陽急。

（六）陰蹻脈 (Ying Heel Vessel)

1. **循行：**起於跟中，循內踝上行至咽喉，交貫衝脈。
2. **聯繫臟器：**腦、眼、口。
3. **穴位：**然谷、照海、交信（俱足少陰）、睛明（足少陽）。
4. **主治症候：**陽緩而陰急。

（七）陽維脈 (Yang Link Vessel)

1. **循行：**起於諸陽會。
2. **穴位：**金門（足太陽）、陽交、居髎（俱足少陽）、臂臑（手陽明）、臑會、天髎（俱手少陽）、肩井（足少陽）、臑俞（手太陽）、風池、腦空、承靈、正營、目窗、臨泣、陽白、本神（俱足少陽）。
3. **主治症候：**苦寒熱。

（八）陰維脈 (Ying Link Vessel)

1. **循行：**起於諸陰交。
2. **穴位：**築賓（足少陰）、府舍、大橫、腹哀（俱足太陰）、期門（足厥陰）、天突、廉泉（俱任脈）。
3. **主治症候：**苦心痛。陰陽不能自相維，則悵然失志，溶溶不能自收持。

4-2 四總穴與十總穴

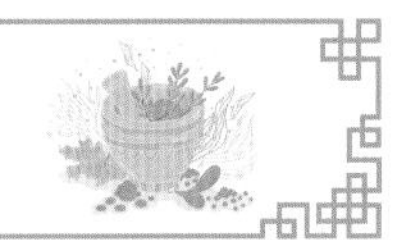

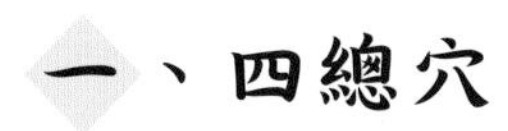

一、四總穴

四總穴是指四個特效穴，為歷代醫家在長期臨床的實務經驗，說明這四個特效穴的治療範圍很廣泛，不但具有全身性主治功能，同時對頭項、面口、肚腹、腰背等部分出現的多種症狀有其高度療效，以致編成簡短歌訣，利於記憶。

肚腹三里留，→ Stomach, Sanli (ST36) Keep.

腰背委中求，→ The Back, Weizhong (BL40) Seek.

頭頸尋列缺，→ The Neck, Lieque (LU7) Search.

面口合谷收。→ Face, Mouth Hegu (LI4) Make.

足三里、委中在下肢部；列缺、合谷在上肢部，是人體的四大要穴。適用於治療全身諸病，與經絡系統循行有著關連，且對人體主要部位－頭項、面口、肚腹、腰背疾病有其療效。

二、十總穴

除上述四總穴外，又增加五個穴道及阿是穴，合稱「十總穴」，為臨床常用基本的特效穴。其簡短歌訣如下：

胸部內關取，→ The Chest, Neiguan (PC6) Take.

脇肋用支溝，→ The Costa, Zhigou (TE6) Seek.

外傷陽陵泉，→ Trauma, Yanglingguan (GB34) Search.

婦科三陰交，→ Gynecology Sanyinjiao (SP6) Meet.

安胎公孫求，→ Fetus-soothing, Gongsun (SP4) Keep.

阿是不可缺。→ Yes Point, Import.

（一）足三里－足陽明胃經 (ST36)

1. **位置**：在膝下三寸，胻外廉（甲乙經）。
2. **取法**（圖4-17）
   (1) 正坐屈膝垂足，由外膝眼（犢鼻穴）直下3寸，距離脛骨一橫指（1寸）處。
   (2) 正坐屈膝垂足，用手從膝蓋正中往上摸到一突起高骨（即脛骨粗隆），下緣直下1寸，再向外一橫指（1寸）處。
3. **功能**：調理脾胃，扶正培元，通經活絡。

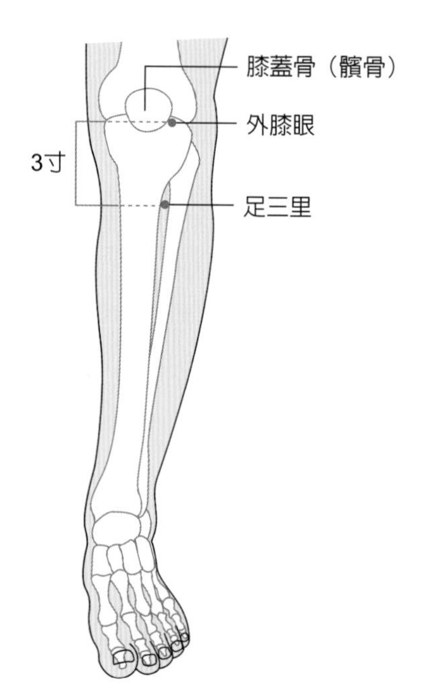

圖4-17 ◆ 足三里的位置

4. **主治**：(1)消化系統病症：胃痛、噁心、嘔吐、腹脹、腹痛、泄瀉、便祕；(2)半身不遂，膝脛痠痛。

5. **針法**：(1)針：直刺1~2寸；(2)灸：艾炷灸5~10壯，或艾條灸10分鐘。

6. **特性**：(1)足陽明胃經合穴（五輸穴之一）；(2)保健要穴、強壯要穴（若要四季安，三里常不乾）。

註：五輸穴是指十二經脈分布於肘、膝關節以下的井、滎、俞、經、合穴。古人將運行於經脈中之血氣比作自然界的水流。如經氣的來源，為井穴；經氣開始形成小流，為滎；經氣由淺入深，稱俞；最後經氣充盛，進而匯合於臟腑，稱合。

7. **口訣**：肚腹三里留。Stomach, Sanli (ST36) Keep.

（二）委中－足太陽膀胱經 (BL40)

1. **位置**：在膕中央約文中動脈（甲乙經）。

2. **取法**：在膝膕橫紋中央，在兩條大筋（股二頭肌腱與半腱肌肌腱）的中央（圖4-18）。

3. **功能**：舒筋利節，清熱解毒。

4. **主治**：腰背痛、膝腫痛、下肢痿痹、膕筋彎急、腹痛、吐瀉、中暑。

5. **針法**：將針直刺0.8~1.5寸，三稜針點刺放血。

6. **特性**：足太陽膀胱經合穴。

7. **口訣**：腰背委中求。The Back, Weizhong (BL40) Seek.

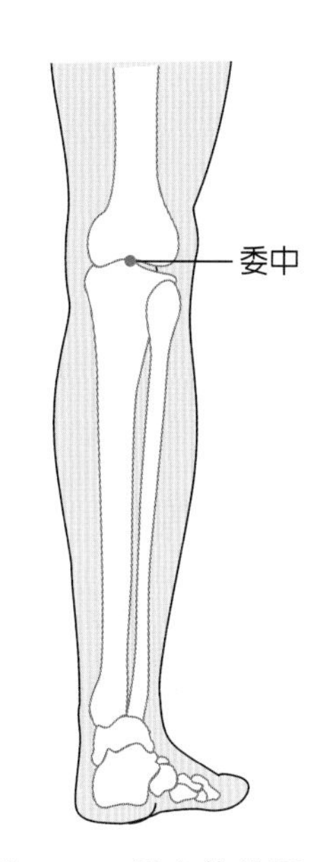

圖4-18 ◆ 委中的位置

（三）列缺－手太陰肺經 (LU07)

1. **位置**：去腕上一寸五分（甲乙經）。

2. **取法**：左右兩手虎口相交叉，一手食指壓在另一手腕後高骨（橈骨莖突）的正中上，當食指尖到達小凹窩處（圖4-19）。

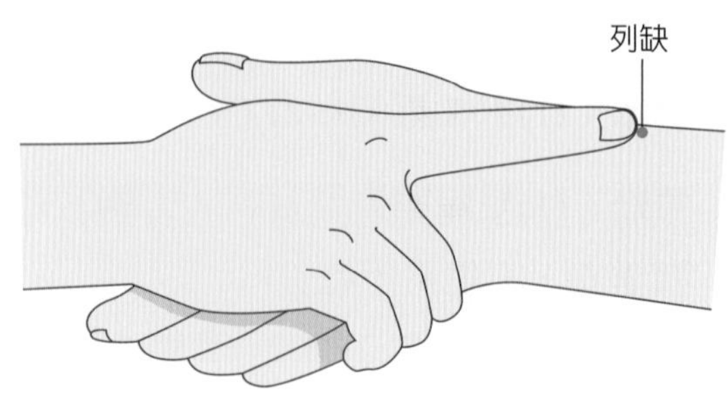

圖4-19 ◆ 列缺的位置

3. **功能**：宣肺疏風，利咽快膈。

4. **主治**：咳嗽、氣喘、咽喉痛、偏正頭痛、頸項強痛、腕痛乏力。

5. **針法**：(1)針：向上針刺0.3~0.5寸；(2)灸：艾炷灸3~5壯，或艾條灸5~10分鐘。

6. **特性**：(1)手太陰肺經絡穴；(2)八脈交會穴之一，通於任脈。

7. **口訣**：頭項尋列缺。The Neck, Lieque (LU7) Search.

（四）合谷－手陽明大腸經 (LI4)

1. **位置**：在手大趾、次趾間（甲乙經）；在手大趾、次趾岐骨間（千金方）。

2. **取法**（圖4-20）

   (1) 拇、食兩指張開，以另一手的拇指指關節橫紋放在虎口上，當拇指尖到達處。

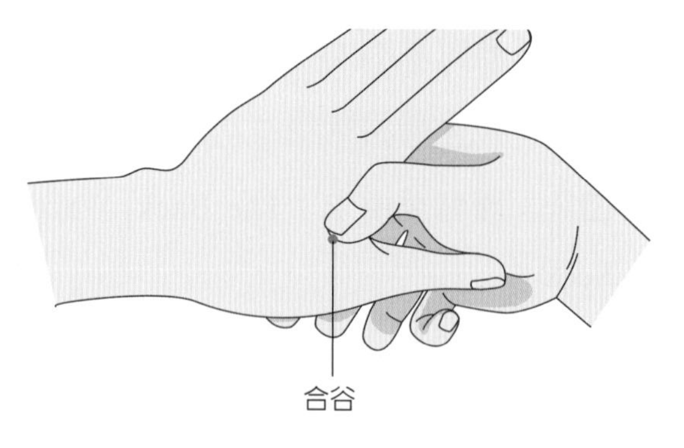

圖4-20 ◆ 合谷的位置

   (2) 拇、食兩指拼攏起來，就出現一條豎著的紋，同時靠著豎紋，有一條突起來的肌肉，當與這條豎紋頭平齊，在肌肉最突起高處。

(3) 拇、食兩指張開，虎口與第一、二掌骨結合處（兩叉骨）連線的中點。

3. **功能**：祛風解表，疏經鎮痛。

4. **主治**：(1)止痛要穴，有退熱、消炎的作用；(2)主治面口疾、牙痛、顏面神經麻痺、眼病、頭痛、耳痛、鼻病。

5. **針法**：(1)針：直刺0.5~1.5寸；(2)灸：艾炷灸3~5壯，或艾條灸5~10分鐘。

6. **禁忌**：孕婦禁針。

7. **特性**：手陽明大腸經原穴，原穴是臟腑原氣經過和停留的部位。

8. **口訣**：面口合谷收。Face, Mouth Hegu (LI4) Make.

（五）內關－手厥陰心包經 (PC6)

1. **位置**：在掌後去腕二寸，猶如關隘（甲乙經）。

2. **取法**：掌後第一橫紋正中直上2寸，當兩筋（掌長肌腱與橈側腕屈肌腱）之間凹陷中（圖4-21）。

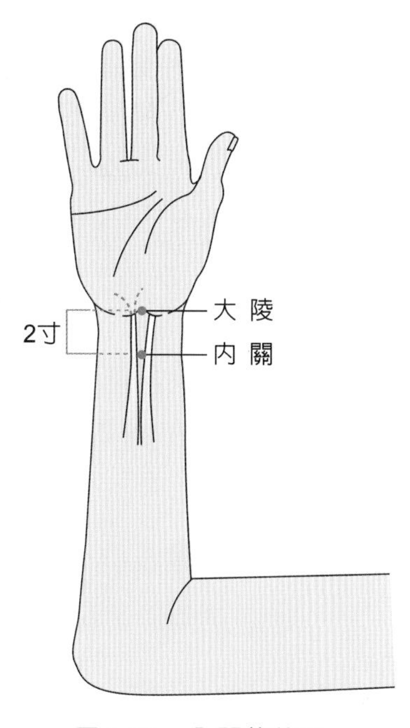

圖4-21 ◆ 內關的位置

3. **功能**：寧心安神，疏經活絡。

4. **主治**：心痛、心悸、胸悶、失眠、嘔吐、胃痛、高血壓、癔病。

5. **針法**：(1)針：直刺0.5~1寸；(2)灸：艾炷灸3~5壯，或艾條灸5~10分鐘。

6. **特性**：(1)手厥陰心包經絡穴（絡穴，具有聯絡表裏兩經的作用）；(2)八脈交會穴之一，通陰維脈（八脈交會穴是指奇經八脈與十二經脈之氣相交會的八個腧穴）。

7. **口訣**：胸部內關取。The Chest, Neiguan (PC6) Take.

（六）支溝－手少陽三焦經 (TE6)

1. **位置**：在腕後三寸，兩骨之間陷者中（甲乙經）。
2. **取法**：伸臂俯掌，在腕背橫紋上3寸，在橈骨與尺骨之間（圖4-22）。
3. **功能**：利胸，疏經活絡。
4. **主治**：胸肋痛。
5. **針法**：(1)針：直刺0.8~1.2寸；(2)灸：艾炷灸3~5壯，或艾條灸5~10分鐘。
6. **特性**：手少陽三焦經經穴。
7. **口訣**：脇肋用支溝。The Costa, zhigou (TE6) seek.

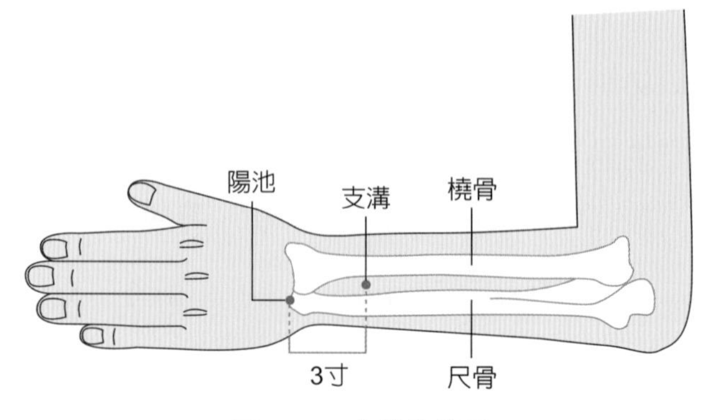

圖4-22 ◆ 支溝的位置

（七）陽陵泉－足少陽膽經 (GB34)

1. **位置**：在膝下一寸，胻外廉陷者中（甲乙經）。
2. **取法**（圖4-23）
   (1) 正坐屈膝垂足。從膝關節外邊向下摸到腓骨小頭，在腓骨小頭的前面稍下一點的凹窩處。
   (2) 腓骨小頭及脛骨小頭作為三角形一面，畫成等邊三角形，另一角處為本穴。
3. **功能**：疏肝利膽，舒筋利節。

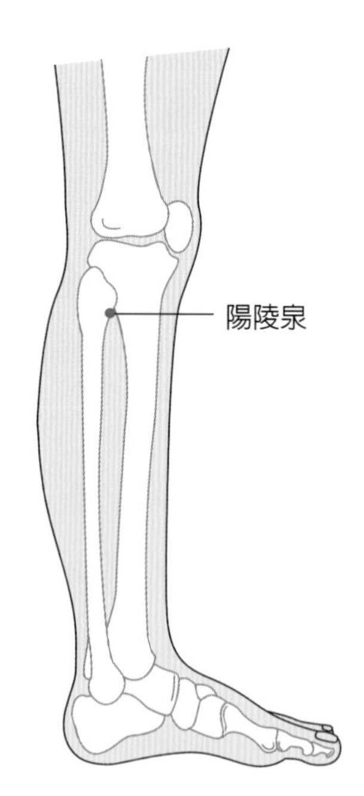

圖4-23 ◆ 陽陵泉的位置

4. **主治**：外傷肌肉痛、關節不利、神經痛、下身痿痺、膝臏腫痛、半身不遂、腰腿痛。

5. **針法**：(1)針：直刺1~1.5寸；(2)灸：艾炷灸5~7壯，或艾條灸10~15分鐘。

6. **特性**：(1)足少陽膽經合穴；(2)八會穴之一（筋會陽陵泉），八會穴即指臟、腑、氣、血、筋、骨髓的精氣聚會的八個腧穴。

7. **口訣**：外傷陽陵泉。Trauma, Yanglingquan (GB34) Search.

（八）三陰交－足太陰脾經 (SP6)

1. **位置**：在內踝上三寸，骨下陷者中。脾、肝、腎三陰經之交會穴（甲乙經）。

2. **取法**：從內踝尖直上3寸，靠脛骨後緣處（圖4-24）。

3. **功能**：健脾和胃，行氣活血，疏經通絡。

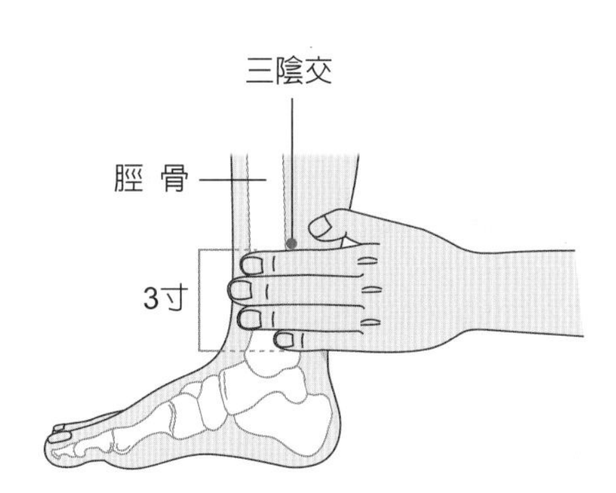

圖4-24 ◆ 三陰交的位置

4. **主治**：痛經、月經不調、難產、子宮下垂、腹脹、小腹痛、失眠、遺精、陽萎、偏癱。

5. **針法**：(1)針：直刺1~1.5寸；(2)灸：艾炷灸3~7壯，或艾條灸5~15分鐘。

6. **禁忌**：孕婦禁針。

7. **特性**：足太陰脾經、足厥陰肝經、足少陰腎經、三經交會穴。

8. **口訣**：婦科三陰交。Gynecology Sanyinjiao (SP6) Meet.

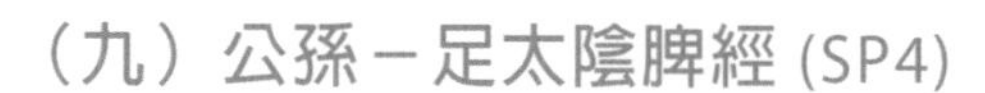

（九）公孫－足太陰脾經 (SP4)

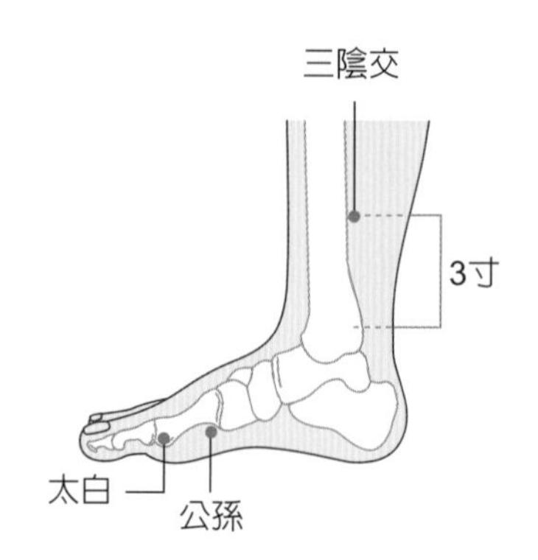

圖4-25 ◆ 公孫的位置

1. **位置**：在足大節本節後一寸（甲乙經）。
2. **取穴**：在拇趾內後後方，在第一跖趾關節後1寸處，赤白內際處（圖4-25）。
3. **功能**：健脾和胃，理氣化濕。
4. **主治**：腹痛、腹瀉、痢疾、嘔吐；習慣性流產。
5. **針法**：(1)針：直刺0.5~1寸；(2)灸：艾炷灸3~5壯，或艾條灸5~10分鐘。
6. **特性**：(1)足太陰脾經絡穴；(2)八脈交會之一，通於衝脈。
7. **口訣**：安胎公孫求。Fetus-Soothing, Gongsun (SP4) Keep.

（十）阿是穴 (Yes Point, Trigger Point)

「阿是穴，非穴也，乃局部治療部位，治療時，醫者以指按壓病者患部最痛苦處，隨詢問病者，答曰：『阿』、『是』，便於該處下針，或施灸艾，故稱阿是穴。」

阿是之名，始見於唐代的備急千金要方：「有阿是之法，言人有病痛，即令捏其上，若裹當其處，不問孔穴，即得便快或痛處，即云阿是，灸刺皆驗，故曰阿是穴也。」因此處無固定穴位，故明・吳崑（1618年）的針方穴集中稱為「不定穴」，而樓英的醫學綱目中稱為「天應穴」，有靈樞經・經筋篇中的「以痛為輸」之意。

（十一）穴位按摩保健

1. **迎香穴（暢通鼻塞）**：迎香穴是手陽明大腸經及足陽明胃經交會穴。位在鼻翼外緣中點，旁開0.5寸，當鼻唇溝法令紋中。對於常見過敏性鼻炎有所幫助，晨起鼻塞、鼻流清涕，打噴嚏有其效果。

   每次以雙食指指腹按壓這個穴位，上下按摩來回按36下，每日至少3次，如此可促增強免疫力，暢通鼻塞，甚至可聞到香氣，為之迎香穴。

2. **太陽穴（舒緩偏頭痛）**：太陽穴是經外奇穴，位在眉梢與目外眦連線中點外開1寸凹陷處。常用於偏頭痛、明花頭痛。

   每次以大拇指按壓這個穴位，按摩各按36下，每日至少3次，輕度偏頭痛即先按摩，可減緩偏頭痛。

3. **大橫穴（排宿便整腸道）**：大橫穴是「脾經」與「奇經八脈」中的「陰維脈」的交會穴，位於肚臍旁開4寸，左右各一穴，在解剖上分別對應上下結腸，對於腸胃臟腑有很好的調整作用，按摩本穴最好可以採用臥姿，這樣可使腹部肌肉放鬆，讓按摩效果達到最佳效果。

   每次以大拇指按壓這個穴位，順逆時鐘方向各按36下，每日至少3次，如此可促進腸胃蠕動，排除宿便，增加腸胃機能。

4. **承山穴（小腿肚抽筋）**：承山穴為足太陽膀胱經穴。位在下肢小腿肚腓腸肌二肌腹交界下端。有舒筋活絡作用，對於久站久坐小腿肚抽筋，下肢循環不佳有幫助。

   每次以大拇指按壓這個穴位，按摩各按36下，每日至少3次，尤其睡覺前，緩解下肢循環欠佳。對於初期痔疾也有幫助。

5. **三陰交（生理痛）**：三陰交為足太陰脾經穴，足太陰脾經、足厥陰肝經、足少陰腎經，三條陰經交會穴。常用於婦女生理痛及更年期症候群。

   三陰交位在足內踝高點上3寸，脛骨內側後緣處。每次以大拇指按壓這個穴位，按摩各按36下，特別在經前2周前即開始每天按摩，每日至少3次，尤其睡覺前，每日按摩可減輕生理痛。

結 語

針灸學是以中醫理論為指導，運用針刺和艾灸防治疾病的一門臨床學科。針灸是中醫學的重要組成，包括十二經脈、奇經八脈及腧穴。經由本章節概述十二經脈、奇經八脈循行及主治症候，並對十總穴加以介紹，以作為學習者認識針灸學的入門。護理人員得使用經穴按摩保健康。

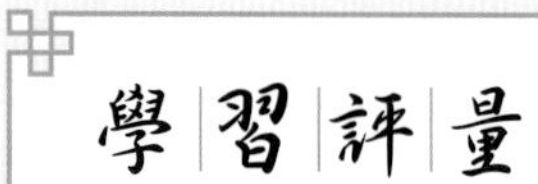

學習評量

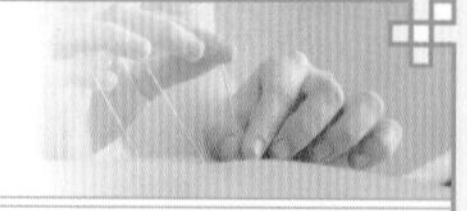

一、選擇題

1. 有關十二經脈的描述何者為非？ (A)為氣血運行的主要幹道 (B)屬腑而行及四肢外側面的為陰經 (C)行及上肢為手經；行及下肢為足經 (D)手經行於上肢；足經行於下肢。
2. 下列何者非經絡的分布規律？ (A)陰代表身體外側，陽代表身體內側 (B)太陰和陽明代表身體前路或上部 (C)厥陰和少陽代表身體側面或中部 (D)少陰和太陽代表身體後路或下部。
3. 有關奇經八脈的描述何者為非？ (A)不直屬臟腑，又無表裏配合關係 (B)又稱「異脈」 (C)任脈是位於下腹部的腧穴 (D)督脈位於腰骶椎的腧穴。
4. 有關四總穴的描述何者為非？ (A)指四個特效穴 (B)具有全身性主治功能 (C)對頭項、面口、肚腹、腰背等部分出現的多種症狀有其高度療效 (D)足三里、委中在上肢部；列缺、合谷在下肢部，是人體的四大要穴。
5. 下列哪一條經脈所生病者，為目黃脇痛，臑臂內後廉痛厥，掌中熱痛？ (A)手太陰肺經 (B)手厥陰心包經 (C)手少陰心經 (D)手少陽小腸經。

二、是非題

1. 腧穴為人體臟腑經絡之氣，流行輸出而聚集於人體表之部位，也是施行針灸治療之部位。
2. 奇經八脈是督脈、任脈、衝脈、帶脈、陰維脈、陽維脈、陰蹻脈、陽蹻脈的總稱。
3. 四總穴不能用於治療全身諸病。
4. 四總穴加上五個穴道及阿是穴，合稱「十總穴」。
5. 足三里－足陽明胃經可調理心肺，扶正培元，通經活絡。

三、簡答題

1. 簡述十二經脈與臟腑聯繫的關係。
2. 簡述十四經脈的循行及其主治症候。
3. 簡述十四經脈各二個常用腧穴、取法及主治症候。
4. 簡述十總穴的取法及主治症候。

【習題解答】

選擇題：1.(B)　2.(A)　3.(B)　4.(D)　5.(C)

是非題：1.(○)　2.(○)　3.(×)　4.(○)　5.(×)

參考文獻

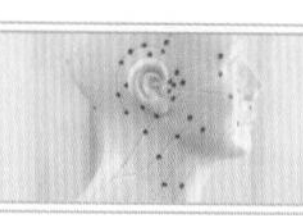

王德深(1995)・*國際標準針灸穴位圖鑑*・台南市：龍門。

孟景春、周仲瑛(2002)・*中醫學概論*・台北市：知音。

季鍾樸等(2007)・*現代中醫生理學基礎*・台北市：知音。

邱茂良、張善忱(1985)・*針灸學*・台北市：知音。

黃維三(1997)・*針灸科學*・台北市：正中。

劉澄中、張永賢(2005)・*經脈醫學與針灸科學*・台北市：知音。

WHO (2007). WHO International Standard Terminologies on Traditional Medicine in the Western Pacific Region.

WHO (2008). WHO.Standard Acupuncture Point Locations in the Western Pacific Region.

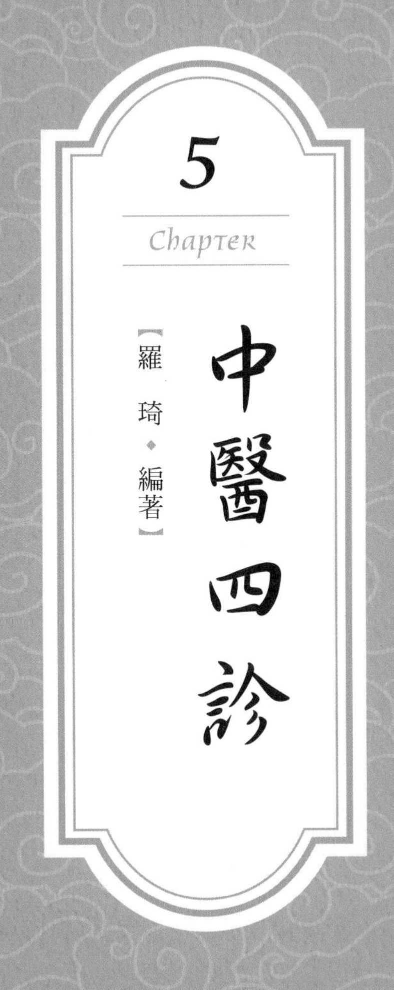
5
Chapter
中醫四診
【羅 琦◆編著】

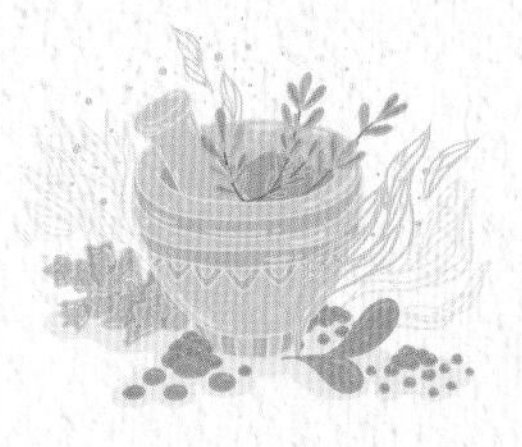

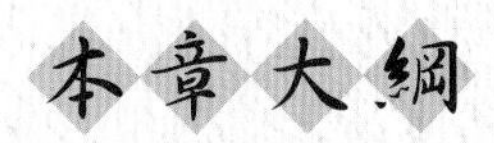
本章大綱

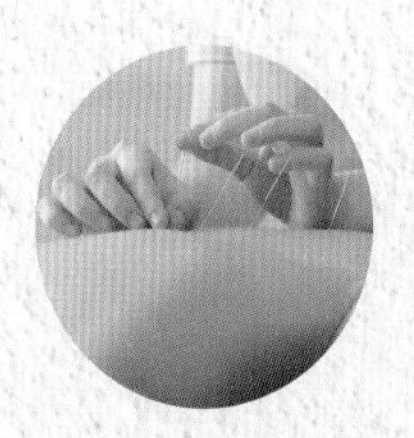
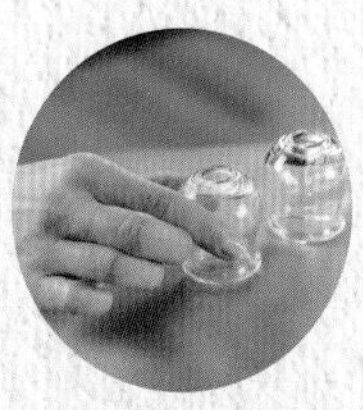
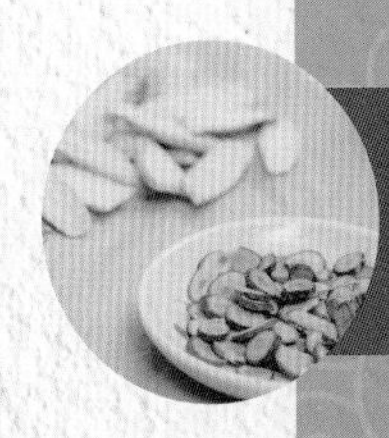

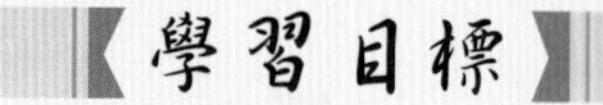

【學習目標】

研讀本章後，您能夠：

1. 說出望、聞、問、切四診的內容重點。
2. 指出望診面色時青、赤、黃、白、黑各色所代表的意義及其主病。
3. 指出觀察舌診時的觀察重點，其舌質及舌苔代表的意義及其主病。
4. 說出中醫問診的「十問」內容及要點。
5. 瞭解脈診時觀察各脈象的重點、代表的意義及其主病。
6. 瞭解中醫護理記錄的要點。

【前言】

中醫認為人體是個統一的有機體，當陰陽氣血失衡時，則反映出疾病的各種症狀，但受到病邪性質、個人體質及環境氣候等因素的影響，使疾病發展過程中表現出各種不同的臨床症狀及徵象，將這些徵象按照性質加以分類成不同的「證型」，即使是同一種疾病，也會表現出不同的證候，因此疾病治療及護理原則乃根據不同的「證型」施予，此乃中醫治療特有的「辨證論治」、「辨證施護」。因此護理人員根據病人全身症狀和受病經過所反映出的「證型」，確立病人不同證型的護理需求，透過辨證施護的過程提供個別化護理措施。然確立護理需求的過程牽涉到兩個環節，其一為評估病情，必先通過四診（望、聞、問、切）來掌握和認識病人症狀和疾病變化過程的資料；其二為辨證過程，將所收集到資料加以分析歸納綜合做出「證型」判斷。

5-1 四　診

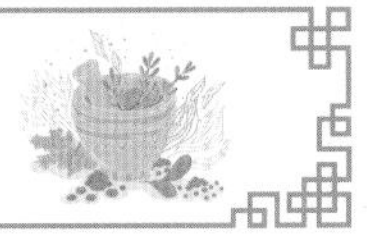

一、望 診

望診是透過視覺觀察病人全身或局部病情變化，包括精神、面色、形態、舌象、局部表現、分泌物或排泄物等，其中又以面色及舌診為中醫觀察的特點。

(一) 望全身表現

觀 神

「神」是個體生命活動的外在表現，觀神係指觀察病人眼神、精神狀態、意識程度、言語及形態等方面有無異常。觀察神的變化可判斷個體氣血盛衰、疾病輕重及預後吉凶。

1. **得神**：或稱「有神」，病人神志清楚、目光炯炯有神、反應敏捷、精神健旺、言語清晰，表示精氣充足，即使得病，病情也不嚴重，預後良好。
2. **失神**：或稱「無神」，通常為神志恍惚或神昏譫語、目光呆滯晦暗、反應遲鈍、精神萎靡、言語失度或卒倒而目閉口開、遺尿，多表示正氣已傷，臟腑功能虛衰，病情嚴重，預後不良。
3. **假神**：往往見於重危久病、精氣極度耗損者突然精神好轉、神志清楚、言語不休的假象，此為「迴光返照」、「殘燈復明」之象，表示病人體內臟腑精氣即將耗竭的危候，應給予特別注意，並且要四診合參，以免受假象所惑，導致判斷錯誤。

察 色

主要指觀察病人面部的氣色與光澤，並依氣色的清濁、深淺、澤枯、聚散來觀察其色澤的變化，由於面部內應臟腑，其為經絡所匯，氣化所通，神明所發，因此觀察其變化可以瞭解氣血的盛衰及邪氣的進退。正常人的色澤為光亮而紅潤的常色，代表氣血和平，精氣內蘊。

1. **善色**：病色淺散而不聚、鮮明榮潤，病情多為新病、表病或輕病，氣血未衰，其病易治，則謂之。
2. **惡色**：病色深聚而不散、晦暗枯槁（枯夭），表病情較重或為久病、裏病，精氣已傷，其病難治，其預後多凶，則謂之。
3. **善色轉惡色**：表病情轉向危重。
4. **惡色轉善色**：表病情有轉機或好轉。

此外不同的病色反映出不同臟腑的病證，又代表不同性質的病邪。

1. **青色**：多為氣血凝滯、經脈瘀阻所致，主寒證、痛證、瘀血或驚風、肝病。若面唇青黑多為陰寒內盛或血脈瘀阻，此也常會伴有痛證；若有急性劇烈疼痛時，則面色蒼白而帶青紫；若小兒高燒伴有面部青紫，尤以口唇四周、鼻樑、眉間最為顯著，往往是小兒抽瘂（驚風）前兆。
2. **赤色**：多為熱（或火）證，是血脈擴張充盈導致。但熱有虛實之分：滿面通紅，面色如醉是為「實熱」；僅兩顴有嬌嫩的微紅，為陰虛火旺的「虛熱」。久病重病的患者，其面色蒼白但時泛紅妝，此為浮陽上越的「戴陽證」，屬病危重症的證候。
3. **黃色**：主脾的虛證、濕證。面色萎黃憔悴為脾胃虛弱、氣血不足而成；面色胖大萎黃為脾虛失運、水濕不化而成。若濕濁盛者，則面黃而垢，若面黃如橘子明亮則為濕少熱多，而黃如煙燻黯淡則為濕多熱少或為寒濕。若面黃而略帶瘀色，則為內有蓄血。
4. **白色**：多見於陽虛、陰盛或氣血不榮之個體，主虛證、寒證、血虛、氣虛或奪氣證。面色淡白無華，唇舌淡白，多為氣血不足或貧血；面色（㿠）白而虛浮水腫，多為陽虛水泛；急性病人如突然面色蒼白，伴冷汗淋漓，多為陽氣暴脫（奪氣證）。

5. **黑色**：為陰寒水盛或氣血凝滯的病色，乃因腎氣的虛衰所致，主腎虛、寒證、痛證、水飲或瘀血。一般黑氣出於面，病情必嚴重，若暗而有光澤，還有生機；反之，若是枯夭，便為死候。面色黧黑晦暗，多為腎陽虛衰；面黑而乾焦，多為陰火內傷致腎陰耗損；面唇紫黑而帶有肌膚甲錯，為有瘀血；若因腎虛而水泛的水飲證，將可於眼眶周圍見黑色。若環口黧黑，是真臟氣泛，是腎絕證。

視形態

視形態主要在於觀察病人體型與姿態，藉此搜集病情變化資料以進行辨證施護。

《靈樞・終始篇》曰：形肉血氣必相稱也，是謂平人。因此視「形」主要在觀察病人體型的強、弱、胖、瘦及體型是否正常。

1. **體型強弱**：形體結實為氣血充盛；反之，形體羸弱為氣血虛虧。
2. **體型胖瘦**：體型肥胖、肌肉鬆軟、少氣乏力，為形盛氣虛之徵，多易濕滯生痰，故有「肥人多濕」之稱。形瘦肌削、面色萎黃、皮膚乾焦者，多屬陰虛有火、或脾胃虛弱後天失養，故有「瘦人多火」之稱。

視「態」主要觀察病人的動靜姿態與疾病相關的體位變化，在視形體同時也要觀察其異常姿態及動作。

1. 凡喜動、臥面常向外，仰面伸足、腹痛拒按，多屬陽證、實證、熱證；凡喜靜、臥面常向裏，踡縮加被、腹痛喜按，多屬陰證、虛證、寒證。
2. 坐而仰首、咳喘痰多，多屬痰涎壅盛的肺實證；坐而俯首、氣短懶言，則屬肺氣虛或腎不納氣之虛證；坐而難臥，臥則心慌氣促者，則屬心陽虛衰。但臥而不得坐，坐則昏眩，則氣血俱虛。坐臥不定，則煩躁之證。
3. 四肢抽搐、頸項強直，角弓反張、口眼歪斜、半身不遂，多是風證。

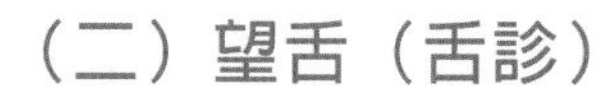

（二）望舌（舌診）

舌診是望診中具有特色的診斷方法，也是中醫診斷疾病中重要的依據之一。由於舌乃心之苗，又為脾之外候，且舌與臟腑的經絡有著密切聯繫，而舌苔又出於胃氣的薰蒸而成，因此觀察舌象的變化，可以反映出內在臟腑病理變化的依據。觀察舌象的變化能客觀地判斷正氣盛衰、病位深淺、病邪性質、病勢進退，還可以判斷疾病轉歸和預後，為制訂護理措施之重要依據。

望舌主要是觀察舌質和舌苔部分的變化。舌質指舌的本體；舌苔指舌面上附著的苔垢。觀舌質可驗其臟腑的虛實；審舌苔可知其病邪的深淺與胃氣的存亡。正常的舌應為柔軟靈活，舌體大小適中，舌質淡紅潤澤，舌面鋪有薄薄的、乾濕適中的白苔，常被描寫為「淡紅舌、薄白苔」。

觀察舌象時要注意光線充足且採自然白熾光，病人應面向光線使其直射口內，同時也應避開有色門窗或反光物體，以免影響對顏色的判斷。檢查時請病人採正坐姿，自然地將舌呈扁平狀伸出口外，舌尖略向下，應避免舌體過分用力或伸出時間過久，避免影響舌體循環而出現假象。

舌診觀察時間以晨起、飯前或飯後1~2小時較適宜，以免飲食影響到判斷，如：飲後使舌苔變為濕潤或使厚苔轉薄苔；刺激品可使舌由淡紅轉為較深色。同時望苔色時，應注意是否有食物或藥物染苔的情形，如：烏梅、橄欖等能使苔染黑褐色；黃連、維生素B群、有色糖果等能使舌苔染黃；乳汁、豆漿、硫酸鋇等能使苔染白。因此臨床上如見到舌苔突然變化或與病情不符時，應注意詢問其食物及服藥狀況，以防染苔造成假象。

觀察舌象要養成一定的順序，首先觀察舌苔的有無、色澤、厚薄、潤燥、腐膩，再來觀察舌體老嫩、色澤、胖瘦、舌面變化及動態，通常由舌尖觀至舌根。舌質與舌苔從不同的方向反映出病情，因此臨床辨證時應從此根據疾病演變過程加以綜合判斷。

舌質（體）

舌質的診察包括舌體的神、色、形、態及舌面的變化。

1. **舌神**：指舌的生氣，靈動精爽，紅活鮮明，從「榮枯老嫩」查知。榮係指舌體光澤明潤，津液充足，是為有神；枯係指舌體無彩、乾枯乏津，表津液已傷，是為無神。老係指紋理粗糙，形色堅斂蒼老，多屬實證、熱證；嫩係指紋理細膩，形色浮胖嬌嫩，多屬虛證、寒證。

2. **舌色**：指舌頭顏色的變化，正常色為淡紅色，潤澤而鮮。

   (1) 淡白舌：舌色較正常淺，主寒證、虛證。常見於陽虛或氣血不足。若淡白舌又併有瘦小舌體，則多見於氣血兩虛患者；若併有浮胖嬌嫩舌體，則多見於陽虛寒濕患者。

   (2) 紅舌：舌色較正常鮮紅，主熱證。舌鮮紅或起芒刺（圖5-1），或兼黃苔，脈洪數有力為實熱證；舌紅（色暗不鮮明）而少或無苔、剝苔或有裂紋（圖5-2）為陰虛內熱證。

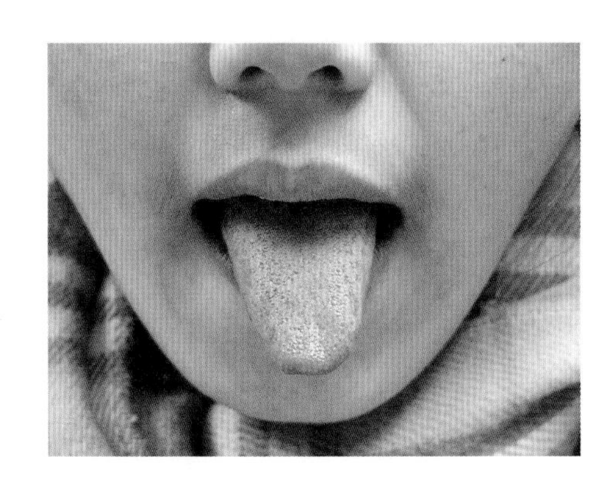

圖5-1 ◆ 紅舌

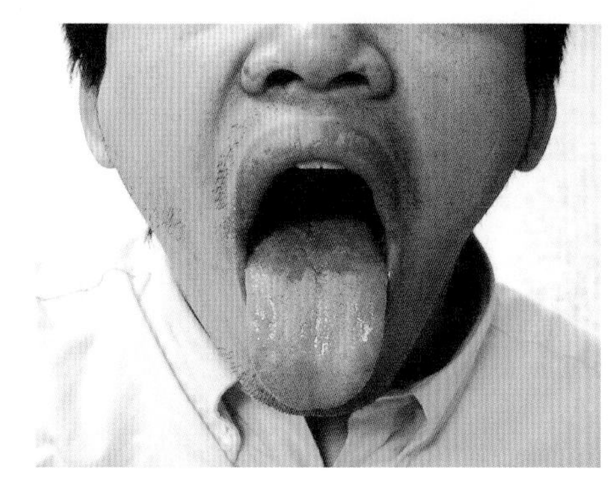

圖5-2 ◆ 舌根剝苔舌

   (3) 絳舌：舌色深紅，為紅舌進一步地發展，通常熱蓄於內而煎熬濃縮為絳色，主內熱深重（圖5-3）；在外感熱病時表邪熱甚而深入營血（實熱），多見於熱性病急期；在內傷雜病時，舌色雖紅絳但舌體瘦薄、無苔或有裂紋者，多為陰虛火旺（虛熱），常見於久病、重病者。

   (4) 紫舌：舌質呈紫色，有寒熱之分。深紫（絳紫色）而乾枯少津，多屬熱盛傷津；淡紫或青紫且胖嫩濕潤，多為陰寒內盛（圖5-4）；舌上見有暗紫色的瘀點或瘀斑（圖5-5），主血瘀證。

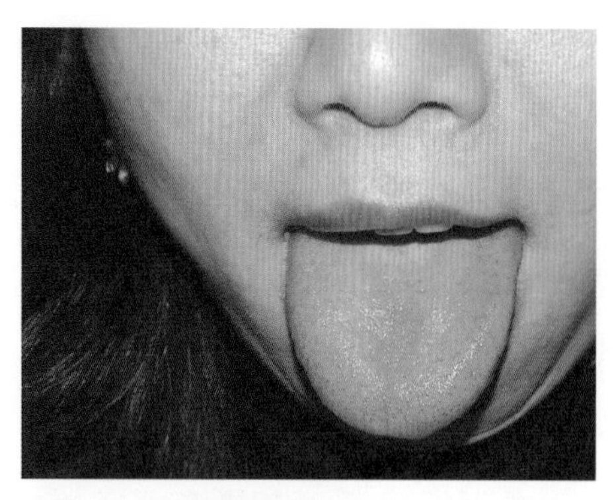

圖5-3 ◆ 絳舌且舌根苔黃

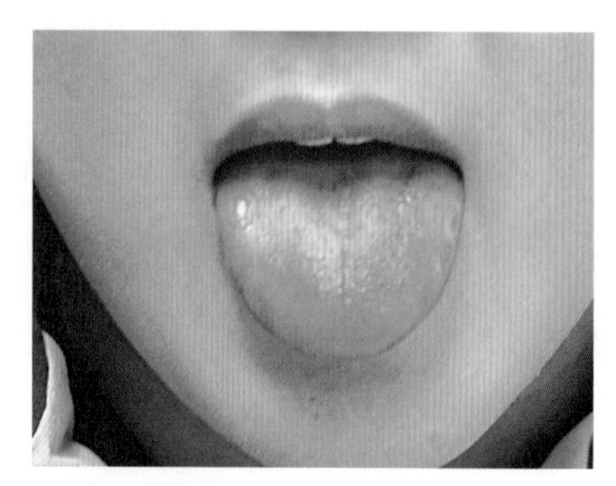

圖5-4 ◆ 淡紫紅舌

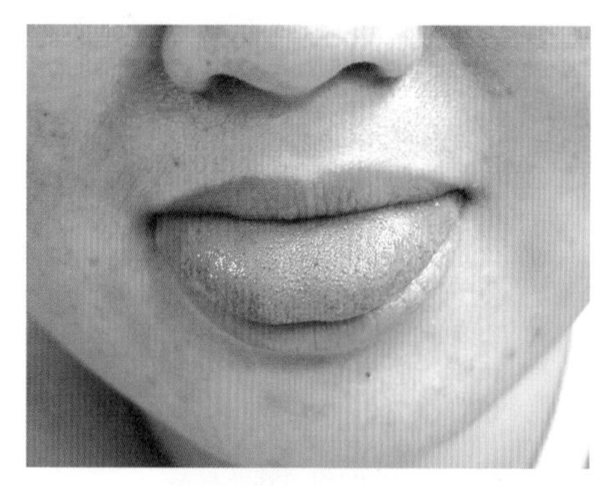

圖5-5 ◆ 舌旁有瘀點

3. **舌形**：是指舌體胖瘦及舌面上變化（如芒刺、裂紋等）。若於舌面的某一部位發現病變可能反映出某臟腑的病理變化，如：舌根反映腎的病變，舌中則是脾胃，舌尖屬心肺，舌兩旁則為肝膽的病變（圖5-6）。但此不能機械性地看待劃分，須與其他的症狀和表徵綜合起來判斷。

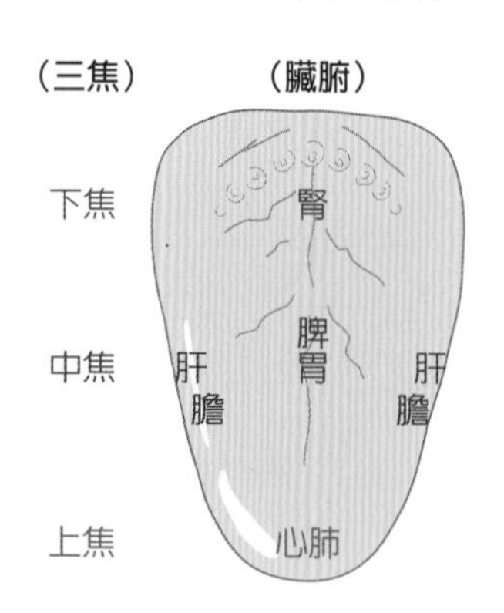

註：上焦－橫膈以上的部位
中焦－橫膈以下、肚臍以上的部位
下焦－肚臍以下的部位

圖5-6 ◆ 舌的部位反映出病變的相關部位

(1) 胖大與瘦薄：「胖大舌」是指舌體增大，若舌呈淡白胖嫩型，多屬氣虛、脾腎陽虛或水濕內停；若色深而舌體腫脹，多為心脾熱盛或濕熱內蘊致氣滯血壅而腫大。「瘦小舌」是指舌體瘦小而薄，若舌呈薄瘦而色淡，為氣血兩虛；若瘦薄紅絳而乾者，多為陰虛火旺，津液耗損（圖5-1）。

(2) 齒痕：舌體邊緣見齒印，常與胖大舌同見，多見於脾虛濕盛（圖5-7）。

(3) 芒刺：舌的蕈狀乳頭增生充血，高起如刺，稱為「芒刺舌」（圖5-8），多屬熱邪亢盛。若芒刺點較大且分布於舌前中部，狀似草莓，稱為「草莓舌」。根據芒刺所出現部位可辨出熱邪所在臟腑，如：芒刺在舌尖為心火亢盛；舌邊有芒刺為肝膽火旺；舌中有芒刺為腸胃熱盛。

(4) 裂紋：舌黏膜萎縮致舌面上有明顯的裂溝，稱為「裂紋舌」（圖5-9），以虛證為主，多為血虛或陰虧液損。舌質紅絳而有裂紋，多屬陰虛內熱或熱盛傷津；舌質淡白而有裂紋，為血虛不榮。

(5) 光滑：舌面無苔，舌的蕈狀乳頭因萎縮消失而使舌面光滑如鏡，也稱「光滑舌」、「鏡面舌」（圖5-10），多為氣血兩虛、陰液涸竭，常見於胃陰或腎陰虛虧。見此種舌象不論病因是由內傷或外感所致，均表示陰液消亡之徵。

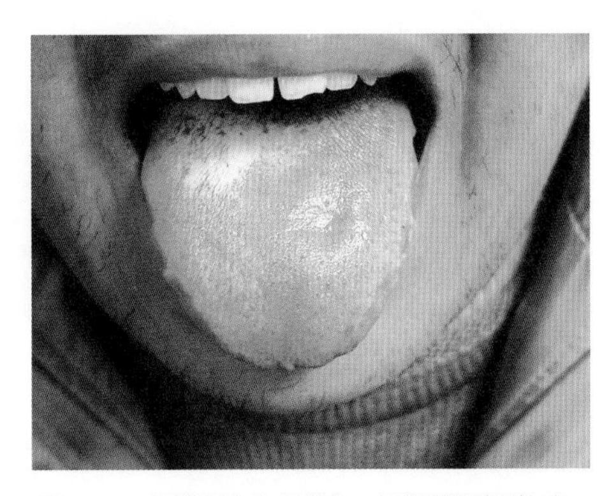

圖5-7 ◆ 舌根苔白厚膩，舌兩側有齒痕

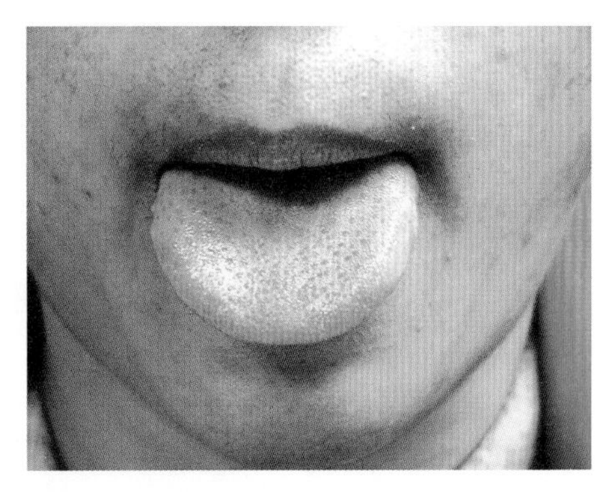

圖5-8 ◆ 芒刺舌

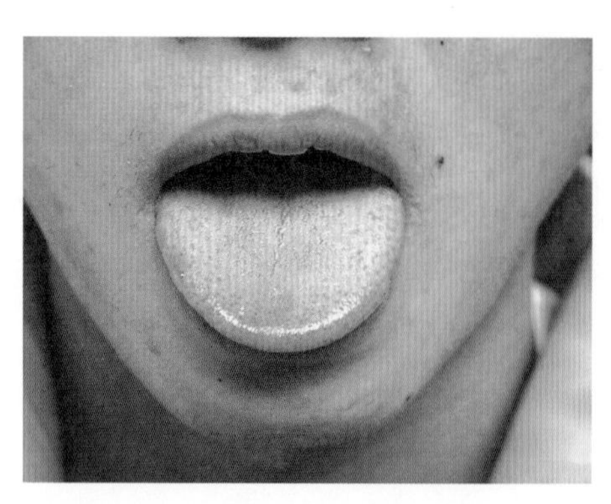

圖5-9 ◆ 胖大舌且舌根中間處有舌裂

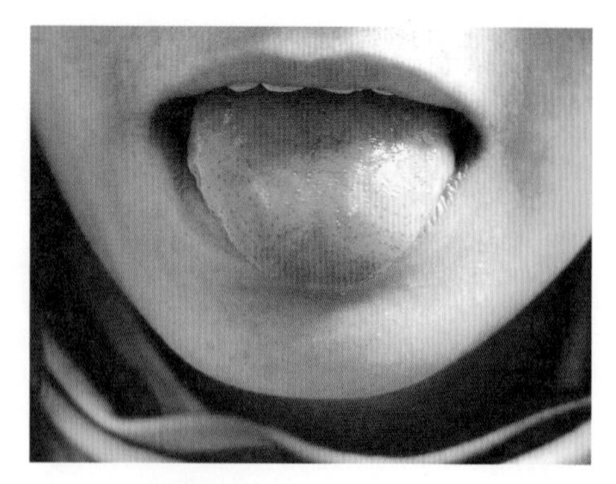

圖5-10 ◆ 鏡面舌

4. **舌態**：觀察舌體的運動，包括強硬、痿軟、顫動、吐弄、歪斜、短縮等。

(1) 強硬：舌有強直與屈伸不利的現象，又稱「舌強」。若見於外感熱病，多為熱入心包；若見於雜病，多屬中風徵兆。

(2) 痿軟：舌軟而伸捲無力，多為氣血陰液不足所致。

(3) 顫動：舌體伸縮時震顫抖動，多屬久病、氣血兩虛或肝風內動。

(4) 吐弄：如蛇般吐舌並於唇上下舔弄移動，多見於心脾熱盛或疫毒攻心。

(5) 歪斜：舌體偏於一側，多為風痰阻絡所致或中風徵兆。

(6) 短縮：舌體緊縮不能伸長，因病短縮，多屬危急證候。

舌苔

1. **苔色**：正常為薄白苔。

(1) 白苔：一般常見於表證、寒證與濕證。苔薄白而潤，為表寒證；苔白厚而潤，舌淡胖嫩，多為裏寒證或痰濕證；若苔白如積粉，為外感穢濁之邪內盛所致，常見於瘟疫或內癰。

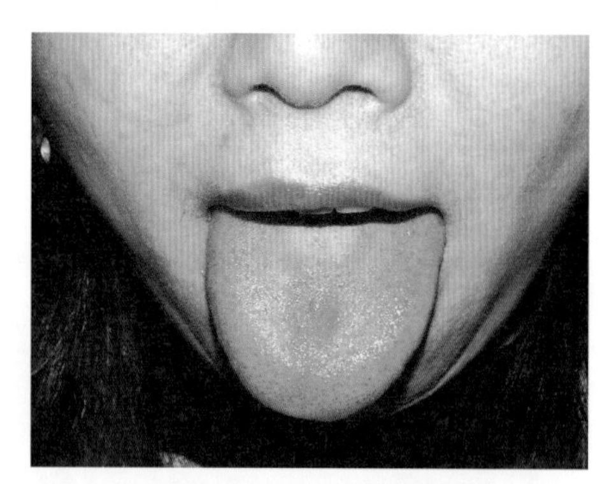

圖5-11 ◆ 舌根處有黃苔

(2) 黃苔：主裏證、熱證。一般苔越黃表熱邪越重（圖5-11）。若外感舌苔由白轉黃，則表邪入裏化熱。

(3) 灰苔：常由白苔或黃苔轉變而來，其可發展成黑苔，故灰黑苔可並見。苔灰而滑潤，則多為寒濕內阻或痰飲內停；苔灰而乾燥，舌絳有芒刺，則多屬熱熾傷津或陰虛火旺。

(4) 黑苔：常見於疾病的嚴重階段，是為裏熱或寒濕極證。苔黑而燥，多為熱極津枯；苔黑而有剝苔，多為陰虛火旺；苔黑而潤，多為陽虛寒盛。

2. 苔質

(1) 厚薄：可推測病邪的深淺，一般舌苔由薄增厚，表示病情加重；反之，由厚變薄為正氣漸復。薄苔者，表病邪在表，為疾病初起或病輕邪淺；厚苔者，為病邪入裏，病情較重或裏有痰濕、飲食積滯。

(2) 潤燥：觀察舌苔的濕潤程度，反映出津液盈虧程度。若苔面有太多的水分，過度潤滑者為「滑苔」或「水滑苔」，多為陽虛、寒盛、痰濕水飲內停；苔面乾燥者為「燥苔」，表示津液已傷，多見於熱盛傷津或陰液虧損之證。

(3) 膩腐：可推測出體內濁氣消長程度，常見於食積、濕濁、痰飲、濕邪化熱。「膩苔」為舌面上覆蓋一層厚膩而濁的苔垢，顆粒較腐苔細膩，多舌中稍厚，周邊較薄，刮之難去，是因濕濁內蘊而使得陽氣受阻所致；「腐苔」是苔質顆粒較疏鬆，形如豆腐渣堆積舌面，刮之易脫，多因實熱蒸化脾胃濕濁上升而成。疾病演變過程中，多由膩苔化熱轉變成腐苔；若見腐膩苔逐漸減少，表正氣逐漸恢復。

(4) 剝落：觀舌苔之剝落，可知胃氣、胃陰之存亡判斷疾病的預後。舌苔部分剝落露舌質者，又稱「花剝苔」，多屬氣陰兩傷；舌苔全部剝落且舌面光滑如鏡者，稱「光剝苔」或「鏡面舌」，多屬胃陰枯竭，胃氣大傷。

將舌色、舌苔與主病的關係整理摘述於表5-1。

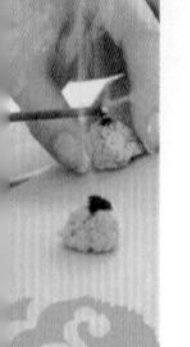

表5-1　舌色、舌苔與主病的關係

主病	舌色	兼見舌象
氣血兩虛	淡白舌	舌體瘦薄，苔薄或有裂紋
氣虛、陽虛、寒濕壅盛	淡白舌	舌體胖嫩或有齒痕，苔薄白濕潤或鏡面舌
熱邪熾盛	紅舌或絳色	伴有紅點或芒刺，苔黃或焦黃，津少而乾
陰虛內熱	紅舌或絳色	舌體瘦薄，津少而少苔、無苔或有裂紋
濕熱內蘊	紅舌	舌體胖大，苔黃而厚膩
氣滯血瘀	絳紫	伴有瘀點，津少而乾
寒凝血瘀	淡紫或青紫	伴有瘀點，津多濕潤
食積痰濁		苔厚膩

（三）望局部表現

觀察頭頸、五官、皮膚的色澤形態，可以反映出臟腑及氣血的變化。

望頭頸

1. **頭及髮**：中醫認為頭為諸陽之會，為腎所主，因此能夠觀察到腦、腎及氣血的盛衰。若見病人頭形過大或過小皆為腎精虧虛伴有智能發育不全；囟門遲閉屬腎氣不足。如髮黑濃密而潤澤屬腎氣盛；若壯年見髮發黃乾枯、稀疏易落，多屬腎虛或精血不足；久病落髮為精氣虛。
2. **頸項**：如果發現病人頸項強直為痙證；若見頭項軟弱、頭重傾垂，為正氣虛弱。

望五官

1. **望目**：若見病人目赤紅腫為肝經風熱；目眥赤為心火旺；瞼膜蒼白為氣血虧虛；睛白發黃為黃疸；眼窩浮腫常見氣虛或水腫；眼窩凹陷為傷津耗液或氣血不足；上眼瞼下垂，無力上舉，為脾虛；瞳孔散大多為精氣衰竭；若見兩目上視、斜視為肝風內動。

2. **望耳**：主要反映腎與肝膽的情況。耳色澤若紅暈多為熱證，蒼白多為虛證、寒證，暗灰多為氣滯血瘀。若耳廓及耳輪乾枯、焦黑則為腎精虧虛；耳內流膿為肝膽濕熱。

3. **望鼻**：鼻為肺之竅，主要反映肺的情況。鼻頭紅腫生瘡表脾肺二經有熱；鼻頭色青而腹中痛。鼻流膿涕腥臭，為鼻淵（鼻竇炎），多為外感風熱所致。若見鼻翼搧動、呼吸喘促，初病為肺熱，久病為肺腎精氣衰竭。

4. **望口唇**：若見口唇淡白為血虛或脾胃虛弱；口唇紅赤而乾焦為熱盛傷津；口唇青紫為寒凝血瘀；若唇色黯黑而濁者，為脾氣衰敗，胃陰已竭之候；環口（環繞口唇周圍）出現黧黑為脾衰或腎絕。口唇糜爛多為脾胃蘊熱上蒸；口歪斜為中風。

5. **望齒、齦**：齒與腎、齦與胃有密切關係。若見牙齒乾燥多為熱盛傷津；若乾燥如枯骨則為腎陰枯竭。牙齦腫痛為胃火上炎；齦不紅、微腫不痛，為虛火上炎；牙齦易出血多屬胃火傷絡；齦肉萎縮、色淡，多為脾虛或腎氣虧虛。牙關緊閉多為肝風內動。

6. **望咽喉**：咽喉是肺胃之門，腎經循喉嚨挾舌本，故望咽喉主要診察出肺、胃、腎情況。若見咽喉紅腫疼痛或潰爛，多屬肺胃熱盛；咽喉嫩紅、腫痛不甚或久痛不癒，多屬腎陰不足、陰虛火旺。

望皮膚

除觀察皮膚形態，還應觀察有無斑、疹、癰、疽、疔、癤等。

1. **形色變化**：若皮膚大片腫脹疼痛，色赤如丹，為實熱火毒所致的丹毒證。若皮膚面目皆發黃是為黃疸，其色黃而鮮明如橘，為濕熱薰蒸的陽黃；若黃而晦暗如煙燻，為寒濕鬱阻的陰黃。皮膚浮腫按之凹陷，多見於水腫證；皮膚枯槁粗糙如魚鱗，為肌膚甲錯，常見於血瘀證兼有身體羸瘦。

2. **斑疹**：為疾病反應於皮膚上的證候表現，若點成大片，平攤於皮下，摸不礙手者謂為「斑」；若高出皮膚起粒狀，撫之礙手者謂為「疹」。斑疹多見於外感熱邪不能外泄，致內迫營血而發於肌膚，其中從肌肉而出者為「斑」，由血絡外溢者為「疹」。斑疹若因內傷雜病引起，多屬血熱之證。

一般而言，疹輕斑重，斑疹同見病情更重。此外由斑疹色澤、型態及分布可知病邪深淺輕重，若色深紅多為熱毒熾盛；若色淡而不紅者為正虛邪氣內陷；若色黑晦暗而焦枯是熱毒痼結、正氣衰亡之危候。若斑疹量少色澤鮮活明潤，且發疹順序先由胸腹往四肢散發，表輕證、順證；反之，色深稠密，且由四肢向內延伸至胸腹蔓延，兼有大熱不退，是為熱毒內陷的重證及逆證。

3. **癰疽疔癤**：多因內蘊熱毒而氣血壅滯產生皮膚的瘡瘍病症，視瘡瘍範圍區分之。
   (1) 癰：瘡瘍範圍較大。紅腫、焮熱、疼痛，根盤緊束，未成膿易消散，已成膿則易潰破，潰後瘡口易收斂，多屬火熱熾盛的陽證。
   (2) 疽：瘡瘍範圍較大。若漫腫平塌無頭，膚色不變，不熱少痛，未成膿難消散，已成膿難潰破，潰後瘡口難收斂，多屬氣血虛虧的陰證。
   (3) 疔：瘡瘍範圍較小。初起如粟，膿頭色白，根深堅硬如釘狀，疼痛劇烈，多為火邪熱毒所致。
   (4) 癤：瘡瘍範圍較小。起於表淺，形圓紅熱而不甚疼痛的小結節，根淺、腫勢局限，易化膿消散，多為濕熱所致。

（四）望排泄物

觀察包括痰液、嘔吐物、大小二便的形、色、質、量的變化，藉此可瞭解臟腑的病變和邪氣的性質。

痰液

1. 稠而濁為痰，稀而清為飲。
2. 若見痰白而清稀，多為寒證；色黃或白而黏稠成塊，多屬熱證。
3. 痰少難以咳出者為燥痰；痰白量多、滑而易咳出是為濕痰；清痰而量多有泡狀者為風痰。

4. 痰中帶血，多屬肺熱傷絡；痰如膿血狀而腥臭者，是肺癰證候。

嘔吐物

1. 嘔吐物為清稀、無酸腐味，多因胃氣虛寒引起。
2. 嘔吐物腐穢酸臭且夾雜未消化的食物，多為胃熱或食積（宿食）。
3. 嘔吐物色黃綠味苦，多屬肝膽有熱。
4. 吐膿血而味腥臭者，多為內癰。

大便

1. 大便稀溏如糜，色深黃黏稠且惡臭的，為大腸有濕熱。
2. 便稀如水樣，或夾有未消化的食物（此為完穀不化），為虛寒濕瀉。
3. 大便若乾硬，便如羊屎，為熱盛或津枯。
4. 大便色黑多為蓄血證。先血後便，其色鮮紅是近血，病在肛門，多為實熱；色黑褐且先便後血是遠血，病在小腸，多為虛熱。
5. 下痢大便黏稠帶有膿血，且伴腹痛、裏急後重者，多為痢疾。

小便

1. 小便清澈、量多，多屬虛寒證或消渴病；小便黃赤且量少者，多屬熱證或傷津。
2. 小便混濁不清，多屬濕濁下注；小便紅赤者為血尿，是熱在下焦傷血絡。
3. 小便中有砂石者為石淋；小便如脂膏（乳糜狀）為膏淋。

（五）望小兒指紋

是指觀察小兒食指內側脈絡的「風」、「氣」、「命」三關，即對應食指的第一節、第二節、第三節（圖5-12），此適用於3歲以內的小兒。觀察時一手握著小兒食指末端，用另一手的拇指輕推小兒食指內側脈絡，從指端向根部方向（即由命關向風關）連推數次，使其指紋更為凸顯，便於觀察。

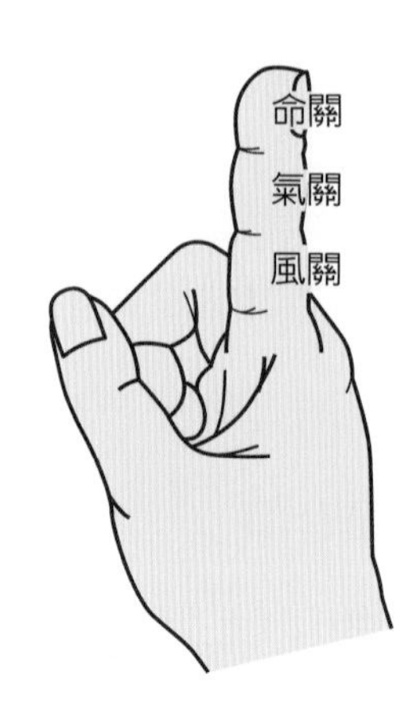

圖 5-12 ◆ 小兒食指的三關部位苔

透過望小兒食指內側脈絡的色澤與紋路走向來判斷疾病性質、輕重及預後。

1. 浮沉：食指脈絡浮現明顯者，主病在表；若沉隱不顯，主病在裏。
2. 色澤：正常食指脈絡色為淺紅色，若色淡多為氣血不足的虛證，色深晦暗者多屬病邪滯留的實證。鮮紅浮露者為外感表證；色深紅為熱邪鬱滯；紫黑暗為熱邪深重或氣滯血瘀；色青者多見於驚風或疼痛。
3. 部位：若脈絡浮現於風關內，表示病邪初入且輕淺；若延伸到氣關者，表示病邪深入；若達於命關者，表病情嚴重，可能危及生命；若一直延伸至指甲端，稱「透關射甲」，則邪盛正衰，主病情凶重，預後不佳。

二、聞 診

聞診是透過聽聲音和嗅氣味來獲得疾病的相關資料，聽聲音是聽取病人的言語、呼吸、咳嗽、嘔吐等各種聲音；嗅氣味主要是嗅其呼吸、口氣和排出物的氣味。

(一) 聽聲音

從這些聲音的「高低清濁」來判斷寒熱虛實和外感內傷。

◎ 語言

1. **語聲強弱及錯亂：**語聲高亢洪亮、發聲重濁、前輕後重、多言躁動，為實證、熱證；若伴有神志不清、語無倫次，是為熱擾心神的「譫語」；語聲低微無力、發聲輕清、前重後輕、懶言沉靜，屬虛證、寒證；若伴有神志不清，言語重複，時斷時續，是為心氣大傷、神無所依的「鄭聲」。神志失常、狂妄叫罵、喧擾不寧，屬陽證，多為痰火擾心之「狂證」；精神抑鬱恍惚、喃喃自語（獨語）、喜怒無常，屬陰證，多為痰氣鬱滯之「癲證」；語言謇澀、吐詞不清者，多為中風。
2. **辨外感內傷：**病初起突然聲音嘶啞或失音，多為外感風寒致肺氣不宣，屬實證；但久病失音或反覆發作者，則多為精氣內傷、肺燥津枯所致，屬虛證。

◎ 呼吸

主要與腎及肺病變有關，主要觀察呼吸的頻率、節律及呼、吸氣情形。

1. **氣粗及氣微：**呼吸快而有力、聲高氣粗，多為外感實邪，屬實證；呼吸微弱而慢、氣息低微是為氣微（或叫少氣），多為肺腎氣虛、內傷虛損，屬虛證。
2. **喘：**呼吸困難、短促急迫，甚則張口抬肩，不能平臥為「喘」。發作急驟、喘息氣粗、聲高息湧，以呼出為快，多屬肺有實邪的「實喘」；喘聲低微而氣怯、呼吸不接續，但得一長息為快，屬肺腎虛虧的「虛喘」。
3. **哮：**其特徵似喘般呼吸急促，但喉中有痰鳴如哨聲響發出。多為痰飲內伏所致，常與喘促相兼，但喘未必有兼哮症。
4. 太息指胸中鬱悶不舒，須吐出氣後為舒適，或謂嘆息，多是氣鬱不暢。

◎ 咳嗽

指肺失宣發肅降，肺氣上逆所致。聞診時除了要注意聲響變化外，還應注意有無痰聲。有聲無痰為咳，有痰無聲為嗽，有聲有痰為咳嗽。

1. 咳聲重濁響亮或先輕後重，為實證；若低微氣弱或先重後輕，為虛證。
2. 咳聲不揚多為肺氣不宣，伴有痰稠色黃、咽乾紅痛，為外感風熱所致；若伴有痰清白，鼻塞不通，為外感風寒所致。
3. 咳有痰而聲低，痰易咳出，是寒咳、濕咳或痰飲。
4. 乾咳無痰或少許黏液，是燥邪傷肺或陰虛肺燥的燥咳。
5. 若咳多發生在白天，則多為肺熱；若咳多發生在夜間，則多為陰虛肺燥。
6. 咳聲陣發，發則連聲不絕，甚則咳血，此屬肺實證。

嘔吐及呃逆

嘔吐及呃逆皆為胃氣上逆所致。有聲有物為嘔；有物無聲為吐；有聲無物為乾嘔。呃逆古稱「噦」，俗稱「打嗝」，呃逆於飯後偶有發作，此為正常現象。聲高而短、響亮有力，暴發頓作，或吐勢較猛、量多，屬實熱證；聲低而長、氣弱無力，斷續不接，或吐勢徐緩、量少，屬虛寒證；若久重危病階段出現呃逆且聲音低怯無力，屬胃氣將絕之危候。

（二）嗅氣味

主要是嗅病人身體氣味、排泄物、分泌物等方面異常的氣味。

身體氣味

包括口、鼻、身及汗等氣味。

1. **口氣**：口氣臭穢（口臭）多屬脾胃有熱或消化不良，也見於齲齒或口腔不潔；口冒出酸臭之氣（有噯氣）則多為胃有宿食、胃熱；口出腐臭之氣多為內癰有潰腐瘡瘍。
2. **鼻臭及呼吸之氣**：鼻出臭氣，且經常流帶惡臭味的濃濁鼻涕，是為鼻淵證（鼻竇炎）；呼吸氣熱則為肺熱；呼吸氣冷則為肺寒。
3. **身臭**：嚴重肝腎功能衰竭，身體有一股難聞的臊氣；如久危重病而臟腑敗壞者或身有潰腐瘡瘍的，可散發出一股腐臭氣。

4. **汗氣**：汗有腥羶臭味，為風濕熱久蘊於皮膚；汗有臭穢之氣為瘟疫病。

排泄物及分泌物的氣味

1. 便、尿、痰、經帶黏稠而惡臭者，屬實熱證或濕熱證。
2. 便、尿、痰、經帶稀薄而氣味不太大而帶腥臊者，屬虛寒證。
3. 矢氣（屎氣）：指的是放屁，常作為衡量胃腸功能好壞的“測試氣球”。無屁即停止排氣，且兼有自覺癥狀（如：腹痛、腹脹、嘔吐、便秘、腸鳴音亢進或消失…等情況），則可能為腸梗塞或腸蠕動尚未恢復。多屁攝入過多的產氣食物（如豆類、地瓜…等），或進食時狼吞虎咽常吞咽口水，而攝入較多的空氣所造成，這些均不屬病態，無需治療。但多屁也可見於各種原因所致的消化不良疾病，若矢氣奇臭，大便夾有不消化食物，且酸腐臭穢，多為宿食停滯。若矢氣味道重濁，伴大便質軟濕爛又或便秘，肛門灼熱，多為腸胃濕熱。若矢氣連連，聲響不臭或少臭，伴有腹部脹滿，多屬肝鬱氣滯或氣滯中阻。

三、問 診

問診是在望診、聞診所獲得初步印象的基礎上，再進行有目的地詢問病情，以察悉疾病發生、進展及演變過程的一種方法，從而可獲得辨證資料。問診範圍包括其疾病演變及自覺症狀、平素體質、生活習慣、精神狀況等，此包括一般情況詢問（病人年齡、職業、籍貫、婚姻等）、過去病史、家庭史、個人生活史及現在病史，這其中以現在病史（探查疾病發生的原因、症狀、經過）為問診要點及辨證主要依據之一，因而產生十問歌的問診綱領：「一問寒熱二問汗，三問頭身四問便，五問飲食六問胸，七聾八渴俱當辨，九問舊病十問因，再兼服藥參機變，婦人尤必問經期，遲速閉崩皆可見；再添片語告兒科，天花麻疹全占驗。」在臨床上正確的問診還需要結合望、聞、切三診，才能正確地決定疾病的性質，制訂辨證施護的措施。

（一）問寒熱

寒與熱是疾病中常見的臨床症狀，問寒熱即問惡寒與發熱的表現，同時要詢問寒熱發生的時間、型態、輕重等，可分辨出外感內傷、邪正盛衰、邪在陰陽等情況。

（二）寒熱發作時間

寒熱發作時間若發無定時，多屬外感病症。晝煩熱而夜安靜，是邪旺於陽分；而夜煩熱而晝安靜，是邪陷於陰分。早晨發熱，多屬氣虛；下午發熱，多為陰虛發熱或虛勞骨蒸；夜間熱重，多為血虛或陰虛發熱。

（三）寒熱發作型態

◈ 惡寒發熱併見

疾病初起時若見惡寒發熱同時出現，多見於外感表邪證。若惡寒重發熱輕多屬外感風寒；惡寒輕發熱重則屬外感風熱；發熱輕而惡風，多為外感傷風。

而寒熱的輕重常與個體本身正氣盛衰有密切關係，邪輕正盛則惡寒發熱較輕；邪正俱盛則會惡寒發熱必較重；邪盛正衰則會惡寒重而發熱輕。

◈ 但熱不寒

發熱為病人自覺發熱或醫生以手按病人肌膚，覺其熱較常人高。病人只發熱而不惡寒，多屬陽盛的特點。發熱有以下情況：

1. **壯熱**：按之熱甚或久按熱更甚，即高燒不退，病人不惡寒反惡熱，多見於外邪入裏化熱或裏熱熾盛的裏實熱證。
2. **低熱（微熱）**：通常溫度僅較正常體溫稍高或僅自覺發熱但體溫未升高，屬陰虛發熱或溫熱病後期。
3. **潮熱**：發熱如潮水般定時發作。

(1) 陰虛潮熱：常於午後或入夜發熱，兼見手足心與心中的「五心煩熱」，此熱度不甚高。

(2) 日晡潮熱：常在日晡（下午3~5時）陽明旺盛時發熱、滿腹硬痛、大便燥結，多為陽明腑實證。

(3) 濕溫潮熱：午後熱甚兼見身熱不揚（身熱稽留而熱象不顯）者，頭身困重、苔膩，多見於陽氣受濕邪遏阻而致發熱在裏。

但寒不熱

但寒不熱可分為惡寒及畏寒。惡寒者雖加衣被或向火取暖，但仍覺得寒冷，多屬外感所致。畏寒者雖怕冷，但得衣被可以緩解，多屬陽虛或內傷。在疾病過程中，只有惡寒而不發熱，若為新病惡寒，多為外感寒邪侵襲，此不久之後即將發熱；若寒邪直中入裏而畏寒，病處會冷痛，此為實寒證；若久病或平素體質較弱者，有畏寒多是陽氣虛衰。

寒熱往來

此為惡寒與發熱交替發作，時寒時熱，通常見於半表半裏證的少陽證特點。若如果見寒顫與壯熱有規律的交替發作，是為瘧疾。

（四）問汗

汗是體內陽氣蒸化津液而成，從汗孔透達於體外。陽氣亢盛而汗出，是為邪氣有餘；而衛陽不固而汗出，是為正氣不足。正常的汗出往往受天氣與環境等因素影響。在問汗時主要觀察病理性的汗出，包括汗出時間、汗量、性質及汗出部位。

辨汗有無

當有外感病證時，必須加以詢問有汗或無汗，衛氣實通常為無汗；衛氣虛則有汗。表證無汗多為外感風寒的表實證；表證且汗多為外感風熱的表虛證。

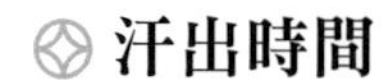

汗出時間

1. **自汗**：不是因為環境高溫或活動而流汗，而是自動汗出不止，尤其活動時更加劇，若兼見氣短乏力屬氣虛自汗；若兼見畏寒肢冷為陽虛自汗。
2. **盜汗**：入睡時汗出，醒則汗止，此乃陰虛內熱所致。
3. **戰汗**：多見於熱性病，先見顫慄而後汗出者，這是邪正相爭所致。若汗出熱退、身涼脈靜，則為邪去正安；若汗出肢冷、且煩躁不安，是邪勝正衰的虛脫之象。
4. **絕汗**：若於病情危重時，冷汗出如珠如油、淋漓不止、脈微欲絕，此乃陰陽絕離而使陽氣奔散於外，是元氣欲脫之危候（休克之徵），需密切觀察病情變化。

汗出部位

1. 汗出僅限於頭面部稱為頭汗，多為上焦邪熱、或中焦濕熱薰蒸所致。
2. 若於重病末期，突見額頭大汗出、喘息氣促，乃為陽氣欲脫之危兆。
3. 如果手足汗出過多，多為濕熱鬱蒸之候。
4. 若身體半側汗出稱為半身汗，多為營衛不和或風邪阻滯經絡。

（五）問飲食及口味

問飲食情況可知脾胃的盛衰；問口味好惡可察臟腑的虛實。

口渴及飲水

反映人體津液盈虧和輸布狀況，口渴多為津液已傷或氣化不利所致。

1. 口渴多飲，常見於熱證；多飲多尿，為消渴症（糖尿病）。
2. 大渴喜冷飲是熱盛傷津；渴喜熱飲，為虛寒或濕盛而致不能氣化成津液。
3. 常欲飲水但飲量不多，為濕遏熱鬱或痰濕水飲內停，導致津液不升所致。
4. 渴而不欲飲，多屬裏寒證或濕邪內鬱。

食慾及食量

1. 不思食或食量漸減常伴胃飽滯感（此稱納呆），多為脾胃虛弱、內傷食積或濕邪困脾。
2. 若病中食量漸增，恢復如故是胃氣漸復，病勢順利有轉機。
3. 久病本不能食，反而突然暴食，稱為「除中」，此乃中焦脾胃之氣將絕。
4. 有飢餓感但吃不下，或進食量不多，稱為「飢不欲食」，此為脾胃陰傷。
5. 食後腹脹，噯腐吞酸，為胃腸食滯。
6. 食慾旺盛而善飢，但見形體消瘦，為胃火過旺。

口味

是指病人自覺口中的味道。口苦多屬實熱證，常見於肝膽有熱或胃火旺盛；口淡而無味，多屬脾胃虛寒或水濕停滯；口甜而黏膩是屬脾胃濕熱；口中泛酸多見於肝胃不和，若泛酸餿多見於食積內停；口鹹是屬腎經有熱；口辛辣者則肺熱。

（六）問二便

二便主要詢問大小便的形色、氣味、次數、時間及排解時所伴隨的症狀進行詢問，至於形色及氣味已在望診及聞診中討論，此處不再贅述。

問大便

常見便祕或泄瀉（腹瀉）情形。

1. **便祕**：為大便乾燥難解出，次數減少，有虛實證之分，但都是由於腸內津液不足或陽氣虛衰所致。大便燥結而數日未解，兼有腹滿硬痛的，舌燥苔黃，多為熱結腸道的實熱證；若為久病、老年人或婦人產後氣血未復的便祕，多為津虧液少或氣陰兩虧的虛證。若便祕，兼見面色蒼白，喜熱飲，脈沉遲，是為冷秘。

2. **泄瀉**：大便次數多而稀薄或呈水樣，亦稱「溏泄」，也有虛實證之分。若瀉下如噴射狀，伴肛門灼熱，糞便腐臭難聞的，為實熱證泄瀉；若瀉下清谷或如稀水，腹痛喜按、肢冷，為脾虛，屬虛寒證泄瀉。若此泄瀉長期於天亮前發生，謂「五更泄」，是脾腎陽虛所致。腹痛即瀉，瀉而痛減者，多為食積；大便滑脫失禁，肛門有下墜感，甚或脫肛，為中氣下陷。

問小便

1. 小便次數增多或頻數：若為短赤而急迫，伴有尿道灼熱痛感，多為濕熱下注的淋證；但若為量多、澄清則為下焦虛寒或腎虛不固。
2. 小便次數減少：多見於熱盛津傷或津虧液損，或脾、心、腎功能失常氣化不利，或水濕內停等症。
3. 尿失禁、夜尿或遺尿（指在睡眠中不自覺的排尿）增多，或尿後餘瀝不盡，為腎氣不足或腎虛不固。
4. 若小便不暢，點滴而出為癃，小便不通，點滴不出為閉，統稱癃閉，多為三焦氣化失常或尿道瘀阻，此為危急證候。

（七）問頭身

問頭身則指詢問頭部身軀的不適感覺，特別是疼痛感覺。根據病證出現的部位、性質及程度、時間、對按壓反應、加重或緩解因素等方向詢問，以協助正確辨證及制訂合宜的護理措施。

疼痛部位

1. **頭痛**：外感邪氣的頭痛，多為實證；若因氣血津液虧損的頭痛，多為虛證。頭痛還須結合經絡循行部位來辨別，以確定病位所在。
   (1) 太陽經頭痛：痛時連項背部（枕部頭痛）。
   (2) 陽明經頭痛：痛在前額或眉稜骨等處。
   (3) 少陽經頭痛：痛在兩顳側或太陽穴附近。

(4) 太陰經頭痛：頭痛而身重，兼有腹滿自汗。

(5) 少陰經頭痛：頭痛連腦齒，指甲青。

(6) 厥陰經頭痛：痛在巔頂（頭頂），牽引頭角，嚴重者作嘔。

2. **胸痛及脇痛**：橫膈以上部位為胸，胸部兩側為脇。胸痛多為心肺疾病；脇痛多與肝膽疾病有關。

3. **脘痛及腹痛**：橫膈以下部位為腹，又區分為上腹部（橫膈以下之臍上）、小腹部（又稱少腹，臍下之下腹部），另外尚有一種說法：臍的兩旁為少腹。上腹部的胃痛是脘痛、胃脘痛；臍周痛，多屬脾胃疾病；小腹痛，多與生殖泌尿系統、膀胱、腎、大小腸的病變有關。少腹作痛，控引睪丸，是為疝氣痛。

4. **腰背痛**：可因外邪或瘀血阻滯經絡所致，或可見於腎虛病人。

5. **四肢痛**：若病人訴說關節疼痛，稱為痺證，多因風、寒、濕邪氣的侵襲所致。

疼痛性質

1. **刺痛**：痛如針刺刀割且痛處固定不移，多為血瘀。

2. **絞痛**：劇痛如絞割，多為實邪閉阻。

3. **脹痛**：是痛中伴有脹滿感者，多為氣滯，若胸脇脹痛，多為肝鬱氣滯。

4. **重痛**：疼痛常伴有沉重感（如：頭沉痛、四肢困重、腰重墜感），多為濕邪遏阻所致。

5. **隱痛**：疼痛不劇但綿綿不休，多為氣血不足或陰寒內生。

6. **冷痛**：痛會因冷更加劇而較喜暖，多為陽虛或寒邪阻絡。

7. **灼痛**：痛有灼熱感較喜涼，多為陰虛或陽熱亢盛。

8. **掣痛**：牽引作痛，如：胸痛掣臂，多屬筋脈阻滯，氣機不暢。

（八）問睡眠

包括失眠和嗜睡兩種不同病證。失眠是指難以入睡或睡而不熟，又稱「不寐」，可分為實證及虛證。失眠而多夢，兼有急躁易怒的，多是肝火偏亢，為實證；入睡困難，兼有心悸健忘，食少倦怠的，多屬心脾兩虛，為虛證；痰熱食積或陰虛火旺、大病後氣血虧虛、年老體弱等心腎不交因素，都可造成失眠。

嗜睡包括：(1)平日或病中多疲憊、嗜睡、畏寒，多為陽氣虛衰；病後嗜睡為正氣未復；(2)嗜睡兼見身重倦怠、脈濡緩，為濕困脾陽；(3)高熱病者，出現嗜睡、不易喚醒之神昏證，此乃熱入心包的危象。

（九）問經帶

婦女除了上述情況問診外，還需額外詢問月經和帶下的情況。

月 經

問診重點包括：經期、經色、經量、經質與伴隨症狀等的變化，再將這些症狀與四診結合做綜合分析，才能正確地辨認出疾病的性質。

1. **月經經期**：不論是邪迫血妄行，或寒凝血瘀阻滯經脈之實證，或氣虛血少、血海（沖任脈）虛空之虛證，皆會影響到經期的正常運行。
    (1) 月經遲早：若經期提早8、9天以上者為「月經先期」；若延後8、9天以上者為「月經後期」；經行無定期，或前或後者，為「經期錯亂」。
    (2) 月經不行：月經該來而未來，又稱「經閉」，但需分清是否懷孕。
    (3) 月經不止：指不在或在行經期間，陰道內大量出血。若出血量多而不止為「血崩」；出血量少而淋漓不斷為「經漏」。
2. **月經經量及經質**：經血量量少、色淡紅、質清稀，多屬血虛；經血量量多、色深紅、質黏稠，多屬血熱；若經血色深或紫暗，伴有血塊，多為寒凝血瘀。

3. **經痛（小腹痛）及相關伴隨症狀**：經前小腹脹痛，痛連脇肋，或見乳脹，多因肝鬱氣滯；經前小腹刺痛或冷痛拒按，經色紫暗或有血塊，多因寒凝血瘀；經後小腹痛、少腹不滿喜按，月經量少，色淡質稀，則多屬虛寒。

◈ 帶下

指陰道分泌過多黏液，連綿不斷如帶。問診包括帶下的色、量、質的情況。帶下色白量多質稀，無臭氣或微腥臭，屬虛寒證；帶下色黃黏稠、且臭穢陰癢，屬濕熱下注；帶下色赤而黏，淋漓不斷而有腥臭者，多屬肝經濕熱。

（十）問小兒

由於小兒不善表達，問小兒主要依靠詢問家屬並結合望、聞和切診。問小兒病情除一般發病前後情況外，還要詢問出生前後情況（包括孕期和產育期）、餵養情況及生長發育、出過痲疹水痘與否及其預防接種史、父母兄妹的健康情況、有無先天遺傳疾病史；至於發病原因則還要考慮到有無受驚、著涼、傷食等因素。

四、切 診

切診應包括脈診和按診兩部分，也就是透過觸摸按壓來觀察脈象和局部以瞭解病情變化的一種方法。

（一）脈 診

是中醫獨特且重要的診斷方法，通常當臟腑氣血發生病變，血脈運行受到影響，此時脈象產生變化，故透過觀察脈象，可以瞭解病邪的變化與推斷疾病的預後。但必須注意不能單獨只根據脈診判斷疾病，必須四診合參加以綜合分析，才能做出正確的判斷。

◈ 脈診的部位

目前普遍採用的脈診部位為腕後橈動脈搏動處，稱為「寸口脈」，此分為「寸、關、尺」三部。橈動脈在腕後高骨（橈骨莖突）的部位定為「關」

部，關之前部（遠心端）稱為寸部，關之後稱為尺部（圖5-13）。而此三部各有其候診時相對應的臟腑（圖5-14），難經裡的說法是目前臨床最普遍採用的。

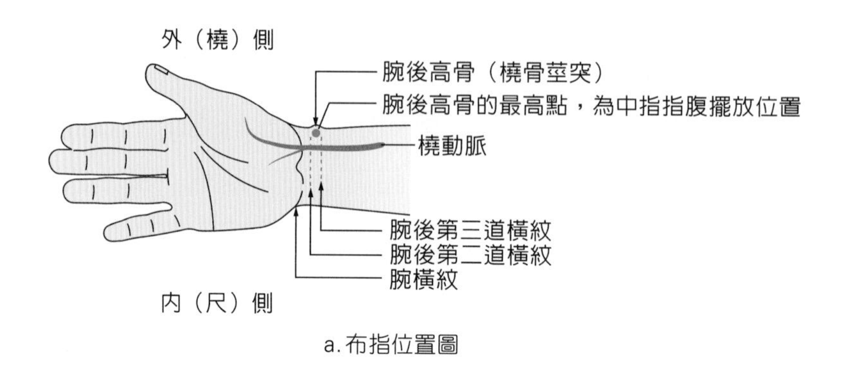

a. 布指位置圖

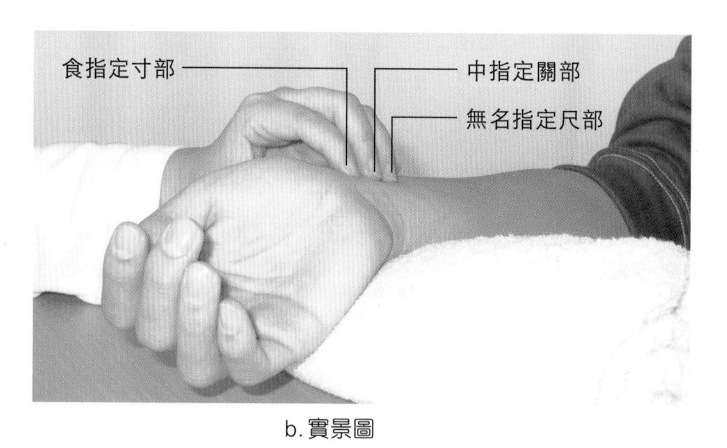

b. 實景圖

圖5-13 ◆ 脈診部位

診脈方法

診脈環境宜寧靜，診者要平心靜氣、聚精會神，病人若剛有活動或情緒激動時，則需要休息一下，使氣血平和。診脈時病人不論採坐或臥姿，需掌心向上平放，腕下墊脈枕，首先診者以中指定關部，再將食指及無名指切寸部和尺部（見前圖5-13），三指呈弓形且指頭平齊，以指腹按於脈管上。三指布指疏密程度需根據病人的手臂長短調整，若臂長則布指宜疏，反之臂短宜密。

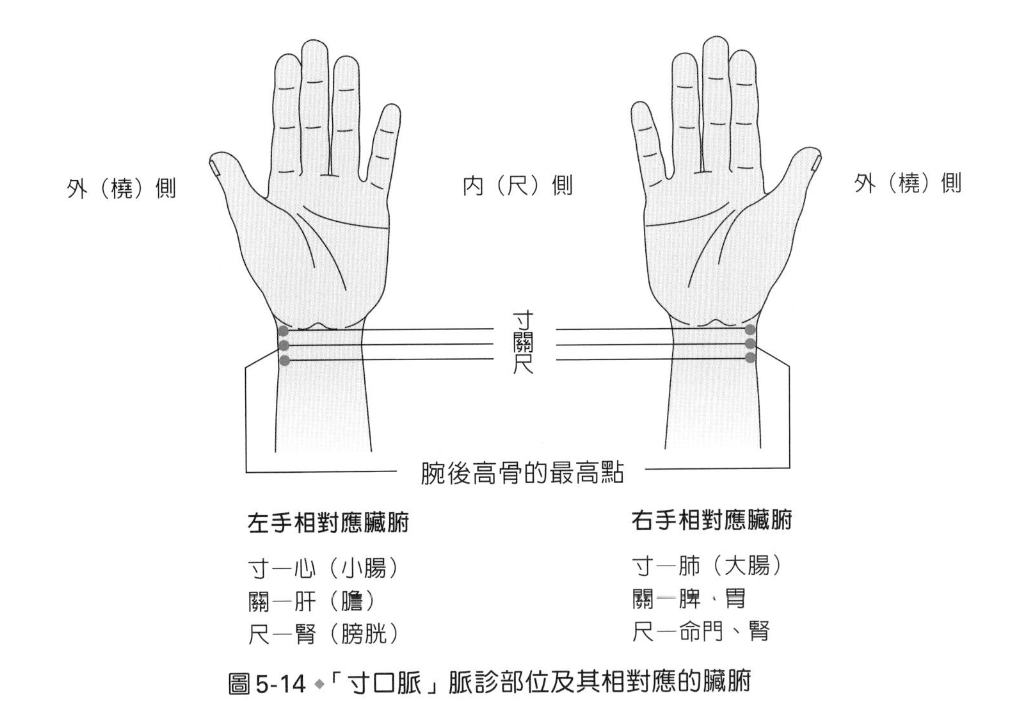

圖5-14 ◆「寸口脈」脈診部位及其相對應的臟腑

診脈時以三種不同的指力來觀察脈象變化，輕指力按在皮膚上為「浮取（輕取）」，再用不輕不重的指力按為「中取」，而後重按至筋骨為「沉取」。寸、關、尺三部皆有浮、中、沉三候，合稱「三部九候」。

正常脈象

正常脈象又稱為「平脈」或「常脈」，成人一呼一吸（稱一息）之間約4~5次脈跳（約60~80次／分），脈象應為和緩從容有力、不浮不沉、不快不慢、節律一致。診脈時宜注意年齡、性別、體格、氣候等因素皆會影響脈象變化，如：小兒脈較數，老人脈較弦或弱，女性脈較細滑；胖人脈多沉；夏天脈較洪大，冬天脈較沉下等。另外在切脈時不易觸及脈搏要考慮到病人可能有橈動脈位置改變，如：脈搏在關部的背側為「反關脈」，或脈由尺部斜向腕背側為「斜飛脈」。

病脈與主病

病脈為疾病所反映出的脈象變化。在臨床上脈象可以單獨出現，也可以複合出現，複合脈象稱為「相兼脈」，如：浮數為表（風）熱；浮緊為表（風）寒；沉遲為裏寒；沉細為裏虛；弦滑為肝火挾痰或食積（表5-2）。

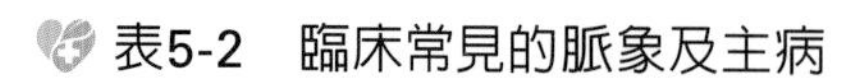
表5-2　臨床常見的脈象及主病

病脈	脈象	主病
虛脈	浮、中、沉三部脈舉按皆軟空無力，為無力脈總稱	主虛證，多為氣血兩虛
實脈	浮、中、沉三部脈皆搏動大而有力，為有力脈總稱	主實證
細脈	脈形細小而軟弱無力，按之脈細如線	多主陰血虛、虛勞內損
洪脈	脈形寬大充盛有力，脈來如波濤洶湧，但來盛去衰	多主熱邪亢盛
浮脈	輕按感到搏動，但重按不明顯，脈搏顯現部位表淺，猶如木浮水上，通常在寸關部位表現較明顯	多主表證，脈浮而有力為表實；脈浮而無力為表虛
沉脈	輕按無感覺，重按才覺應指，脈搏顯現部位深，通常多在尺部診到	多主裏證，脈沉而有力為裏實；脈沉而無力為裏虛
遲脈	脈來緩慢，一呼一吸搏動不足4次（60次以下／分）	多主寒證，脈遲而有力為實寒；脈遲而無力為虛寒
數脈	脈來急促，一呼一吸搏動超過5次（90~100次以上／分）	多主熱證，脈數而有力為實熱；脈數而無力為虛熱
促脈	為節律不整脈，脈來急促而有不規則的歇止	• 促而有力：主陽盛實熱、氣血瘀滯、或痰飲宿食停滯； • 促而無力：多為虛脫之象
結脈	為節律不整脈，脈來遲緩而有不規則的歇止	多主陰盛氣結、痰滯血瘀
代脈	為節律不整脈，脈來緩慢而有規則的歇止，間歇時間長	多主臟氣衰微、元氣不續，為危險徵象
濇脈（澀脈）	脈來澀滯不暢，有如輕刀刮竹的感覺	多主氣滯血瘀或津液虧損、血少、精傷
滑脈	脈來流利，指下有一種圓滑感、如珠走盤的感覺	多主痰濕熱證或食積，亦見於懷孕婦女
濡脈（軟脈）	脈來浮而細軟無力，輕取較顯，重按則無，有如棉花浸在水中的感覺	多主濕證、虛證
緊脈	脈來緊張有力，應指繃急，狀如轉索	多主寒證、痛證、宿食
弦脈	應指時端直而硬，如按琴弦，有弦勁的感覺	多主肝鬱氣滯或痛證、痰飲

（二）按診

按診是醫生對局部區域用手直接觸摸或按壓，以測知局部之冷熱、軟硬、壓痛、痞塊或其他異常變化，藉此能夠推斷疾病的部位和性質等情況，為病情觀察提供可靠的資料。其按診部位包括肌膚、手足、胸腹及腧穴。

按肌膚

按肌膚可以察知皮膚的寒熱、潤燥及腫脹程度。

1. **寒熱**：一般而言，陽氣虛衰者肌表多寒證；熱邪熾盛者肌表多熱證。此外，從肌膚寒熱的輕重及深淺，還可分辨表裏虛實，若初按熱甚而久按反輕，為熱邪在表；反之，初按熱輕，久按反熱甚，此為熱由內往外蒸散出來，屬虛勞發熱。
2. **潤燥**：肌膚之潤燥可以審察汗之有無與津液的盛衰。皮膚濕潤為有汗或津液未傷；乾燥為無汗或津液已傷，或陰血不足。肌膚甲錯為內有瘀血而致肌膚失濡養。
3. **腫脹**：藉由重按以判別不同病狀的腫脹，如：重手按壓凹陷成坑，為水腫；若按之凹陷，但舉手即起的為氣腫。在瘡瘍方面則用以辨別是否成膿，如：按之硬腫不熱，或按而不陷，為膿未成；按之頂軟且有波動感者，為膿已成。輕按即痛，膿淺在表面；重按才痛，膿在深部。

按手足

按手足在察四肢寒熱，可以判斷陽氣盛衰。手足俱熱，多為陽盛熱熾或陰虛；手足俱冷是陽虛寒盛；身熱而手足寒涼，為邪氣鬱阻而陽氣無法達於四肢。此外，按手足心與手足背可用來辨別內傷或外感之病，如：手足背比手足心熱甚多為外感病證；手足心熱比手足背熱者多屬內傷病證。

按胸腹

依據病情需要對胸腹部有關部位（包括：虛里、胸肋、胃脘部及腹部）進行按摸觸壓，以察覺胸腹的冷熱、壓痛及腫塊等情況。

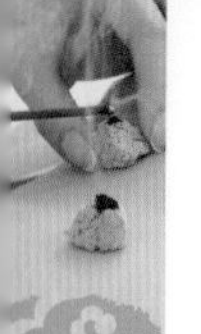

1. **虛里**：虛里位於左乳下心動處（西醫所謂的最大心搏點，PMI），為諸脈之所宗，可以瞭解宗氣的盛衰。其正常搏動為動而應手，從容和緩。若搏動不明顯不應手，為宗氣不足；搏動明顯動而應衣，為宗氣外泄之候。
2. **胸肋**：可瞭解心、肺、肝的病變。
3. **胃脘部**：是指胸骨以下部位，又稱「心下」。心下按之硬痛，是結胸或食積，為實證；心下脹滿，但按之柔軟而不痛又喜壓者為痞證，屬虛證。
4. **腹部**：腹痛而喜按喜熱，屬虛寒證；腹痛而拒按喜冷，屬實熱證。若腹部脹滿，叩之如鼓，為氣脹；按之如囊裹水，小便不利，為水臌。若腹內有腫塊，按之堅硬且固定不移，痛有定處，為積為癥，屬血瘀；腫塊柔軟，時聚時散，痛無定處，為聚為瘕，屬氣滯。

按腧穴

腧穴為五臟六腑經氣輸注的地方，透過經絡的聯繫可以察知內部臟腑的病變，因而會在腧穴上反映出某些徵象，所以按腧穴的變化情況，可以作為診察內臟疾病的依據之一。其變化的主要表現有：

1. 出現結節或條索狀：如：肺病，在肺俞上可摸得結節。
2. 壓痛點：如：胃病，在胃俞、脾俞處有壓痛。

5-2 中醫護理記錄

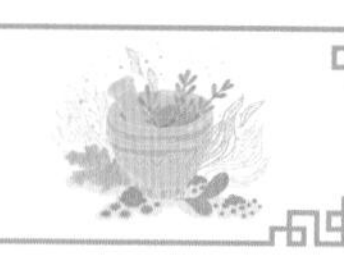

記錄主要是記載著病人於住院期間經由觀察而得的病情資料、醫療治療及護理照護等各項反應之事實。完整詳實的記錄能夠提供病情評估資料，此將有助於臨床治療及追蹤療效，也能促成有效且正確的護理交班，同時反映出醫療照護的整體性及持續性；另外，此也提供醫療小組成員間的一種溝通管道，使病人照護計畫更趨完整及有效率；並在法律上具有證明文件的效

力，因此正確的書寫及記錄報告，可提供病人安全而有效的護理照護。而中醫護理記錄方式也和西醫的一樣，所不同的只是在中醫基礎理論指導下，對病人實施辨證施護的過程之完整記錄。

一、中醫護理記錄的原則

中醫護理記錄以四診觀察為主，並記載運用八綱辨證進行證型分析、確定護理需求及擬訂護理措施的過程。中醫護理記錄或許與西醫護理格式不盡相同，但所遵守的原則是一樣的，內容描述要能正確、客觀、具體，儘量避免護理人員個人的主觀偏見或模糊不清的敘述，以及具備有完整性和連續性的護理記錄。記錄時儘量運用四診、八綱和中醫術語以凸顯中醫護理的特色，敘述時要能條理分明、重點突出、主次分明，應以事件發生的先後次序來組織內容。

書寫時言辭需通順，內容簡明扼要，避免籠統、含糊不清或過多文辭修飾，也避免書寫非公認專有名詞的縮寫。字跡要清晰工整，連續記錄，不可空白，頁面需保持整潔，避免錯別字，也不可以任意塗改或剪貼，若書寫錯誤時則需畫橫線並簽名，記錄完成時需簽上全名以示負責。此外，中醫護理記錄也應具有時效性，應於執行完後立刻記錄，不可提早或拖延記錄以確保掌握到病人的最新情況。

二、中醫護理記錄表單

由於在台灣中醫尚未開辦住院業務，目前國內尚無中醫護理記錄格式，因此以下的格式乃依參考文獻而擬訂的，中醫護理相關的病歷表單有血壓脈搏呼吸記錄單、體溫記錄單、醫囑單、藥物治療記錄單、檢驗報告黏貼單、入院護理評估單、護理計畫單、護理記錄單、護理衛生教育記錄單、出院護理計畫單等，此多與西醫病歷記錄方式頗多雷同，下面僅介紹護理方面的記錄表單以供參考。

1. **血壓脈搏呼吸記錄單**：使用格式與西醫病歷記錄相同（表5-3）。

表5-3　血壓脈搏呼吸記錄單

姓名：　　　　病房：　　床號：　　病歷號碼：

日期	時間	血壓 收縮壓／舒張壓	脈搏	呼吸	記錄者	日期	時間	血壓 收縮壓／舒張壓	脈搏	呼吸	記錄者
		/						/			
		/						/			
		/						/			
		/						/			
		/						/			

2. **體溫記錄單**：與西醫記錄方式一樣，但多了節氣名稱及脈象與舌診之記錄（表5-4）。

3. **護理評估單**：包括基本資料、中西醫診斷、過敏物質、此次發病經過和過去病史、家庭狀況及四診評估（表5-5）。注意要填寫發病時的節氣，在節氣前後三天發病者皆可填寫此節氣名稱，如：春分、夏至後一天等。發病經過儘量運用中醫術語及簡單扼要的方式描述病人的主要症狀（主訴）、發病原因及病情持續的過程。

4. **護理計畫單**：記載辨證施護的過程（表5-6），此乃根據西醫辨病、中醫辨證提出護理診斷或問題，對此護理問題再進行辨證分型，掌握住辨證施護原則來擬訂護理計畫及措施，並評值護理成果。

表5-4 體溫記錄單

體溫記錄單

第 1 張

姓名	劉小中	病歷號碼	0011759666	床號	□A √B □C □E I — 10	√男 □女	出生日期	60年2月1日 歲

日期年/月/日	105/3/31	4/1	4/2	4/3	4/4	4/5	4/6	附註
節氣名稱						清明		
住院日數	1	2	3	4	5	6	7	
手術日數		OP	1	2	3	4	5	

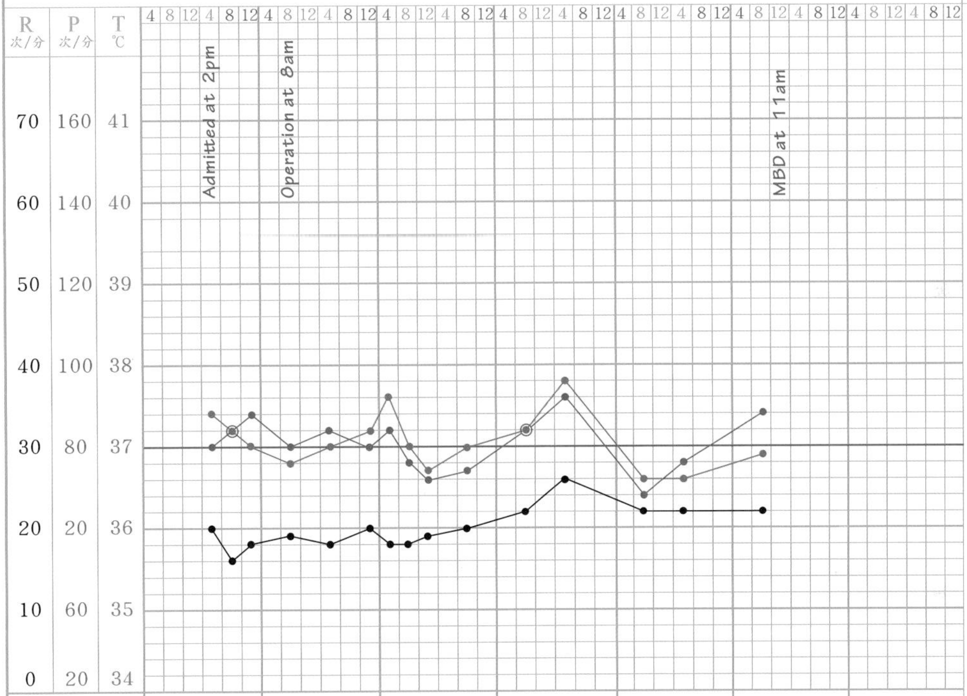

R 次/分 | P 次/分 | T ℃

Times: 4 8 12 4 8 12 (each day)

R	P	T
70	160	41
60	140	40
50	120	39
40	100	38
30	80	37
20	20	36
10	60	35
0	20	34

Admitted at 2pm

Operation at 8am

MBD at 11am

附註：
1. 藍O—O表示肛內體溫
2. 藍●—●表示口內體溫
3. 藍×—×表示腋下體溫
4. 紅●—●表示脈搏
5. 黑●—●表示呼吸

		105/3/31	4/1	4/2	4/3	4/4	4/5	4/6
體重kg		51kg						
身高cm		160cm						
血壓mmHg		110/70	120/80	130/68	110/60	120/70	124/72	
腹圍cm								
脈象		沉细	沉细澀	沉细澀	沉细澀	沉澀	沉澀	
舌象	舌質	淡红	淡白	淡白	淡红	淡红	淡红	
舌象	舌苔	薄白苔	白苔	白苔	白苔	白苔	薄白苔	
攝入	飲食類別	soft	NPO	water test	liquid	soft	soft	
攝入	飲食gm	1500	0	150	650			
攝入	注射量ml	500	1500	1500	1000			
攝入	血量cc		300					
攝入								
排出	小便量ml	1800	1420	1400	1700			
排出	大便 次數(量)/D(E)	1	1/E	0	0	1		
排出	大便 性狀	淡黃條狀				黃乾硬		
排出	引流量ml							
排出								
總計I/O		2000/1800	1800/1420	1650/1400	1650/1700			
(淨值)		+200	+380	+250	-50			

表5-5 中醫護理評估單

姓名： 病房： 床號： 病歷號碼：

年齡： 歲 性別：□男 □女		入院日期： 年 月 日 發病節氣：	
入院科別： 中醫診斷： 西醫診斷：		入院方式：□步行□輪椅□推床□其他 □ER □OPD	
		身高： 公分 體重： 公斤	
基本資料		教育程度：□不識字□小學□中學□高中職□專科□大學□研究所以上 宗教信仰：□無□基督教□天主教□佛教□道教□其他：______ 職　　業：□無□軍警□公□教□工□商□農□其他：______ 溝通語言：□國語□台語□客語□其他：______	
過敏史		藥物過敏：□無□有，種類______ 食物過敏：□無□有，種類______ 其他物質：□無□有，種類______	
主訴發病經過			
過去病史		□無□高血壓□心臟病□中風□氣喘□肺氣腫□糖尿病□消化性潰瘍□癌症（惡性腫瘤）□癲癇□腎臟病□慢性肝炎（□B肝帶原）□肝硬化□精神疾病□憂鬱症□其他：______ 住院次數：____次，原因／年月：______ 手術次數：____次，手術名稱／年月：______ 長期用藥：□無 □有：（藥名、劑量、時間）______	
家庭狀況		家族病史：□無□高血壓□心臟病□中風□氣喘□肺氣腫□糖尿病□消化性潰瘍□癌症（惡性腫瘤）□癲癇□腎臟病□慢性肝炎（□B肝帶原）□肝硬化□精神疾病□憂鬱症□其他： 婚姻狀況：□未婚□已婚□同居□離婚□分居□喪偶□其他： 居住狀況：□獨居□與家人同住□與朋友同住□住安養院□其他： 家庭成員：父□存□歿　母□存□歿 兄：____人 弟：____人 姐：____人 妹：____人 子女數目：□無□子：____人 女：____人 目前同住者：______	家族圖譜： 主要照顧者： 聯絡電話：
嗜好		吸菸：□無□有，____包／天，已抽____年 喝酒：□無□偶爾（應酬）□有，量____mL／天 檳榔：□無□有，量____包／天	
望診	神志	□清醒□恍惚□嗜睡□呆滯□譫妄□昏迷□其他：____	
	精神	□正常□倦怠□萎靡□渙散□煩躁□神志錯亂□其他：____	
	情志	□開朗□焦慮□易怒□狂躁□憂鬱□悲觀□驚恐□喜怒無常□其他：____	
	形體	□勻稱□肥胖□羸瘦□其他：____	
	形態	□活動自如□步態不穩□行動不便□半身不遂□全身癱瘓□不得平臥□臥時仰面伸足□臥時踡縮加被□其他：____	
	面色	顏色：□光澤紅潤□青紫□滿面通紅□嬌嫩顴紅□萎黃□蒼白□黧黑 □其他：____（黃疸□陽黃□陰黃） 光澤：□潤澤□無澤□晦暗□其他：____	
	舌質	顏色：□淡紅舌□淡白舌□紅舌□絳舌□紫黑舌□淡紫舌 型態：□瘦小□胖大□齒痕□芒刺□舌尖紅□瘀點□舌裂□其他：____	

表5-5 中醫護理評估單（續）

望診	舌苔	苔色：□薄白□薄黃□白膩□黃膩□灰黑苔□其他：_____ 苔質：□燥苔□水滑苔□少苔□剝苔□光剝苔□無苔（鏡面舌）□厚膩□腐苔□其他：_____
	痰	痰量：□無　有：□量少□量中□量多 痰色：□白□黃□帶膿□帶血□其他： 痰質：□清稀□黏稠或成塊□白滑易咳□多泡沫□其他：_____
聞診	聲音	語音：□正常□低怯微弱□聲高有力□聲啞□失音 語言：□應答如常□語無倫次□譫語□鄭聲□獨語（喃喃自語）□言謇□失語□其他：_____
	呼吸	□正常□氣粗□少氣□短氣□哮症□喘症（□喘息氣粗□喘息氣微）□善太息□其他：_____
	咳嗽	□無□乾咳□重濁□聲低□咳聲不揚□其他：_____（□有痰□無痰）
	嘔吐呃逆	嘔吐呃逆：□無□噁心□乾嘔□嘔吐□呃逆 發作狀況：□吐勢徐緩□吐勢噴射□呃聲高亢□呃聲低長□呃聲不止□其他：_____ 嘔吐物：□無 □有，□清徹無臭□食酸臭味□多未消化食物□吐膿血□其他：_____
	氣味	體味：□無特殊異味□臭氣□其他： 口氣：□無特殊異味□口臭□酸臭□腐臭□其他：_____
問診	寒熱	□無□惡風□惡寒□寒顫□畏寒□畏熱□壯熱□低熱□潮熱□寒熱往來□其他：_____
	出汗	□正常□無汗□有汗□自汗□盜汗□大汗□絕汗□顫汗□頭汗□手足汗
	口渴	□不渴□渴欲飲（□喜冷飲□喜熱飲）□渴不欲飲□多飲
	飲食	□正常□多食善飢□食慾不振□飢不欲食□食少納呆□食後腹脹□厭食 嗜食：五味（□酸□苦□甜□辛□鹹）寒熱（□寒涼食物□溫熱食物）
	口味	□中和□淡□苦□噯腐（泛酸）□甜黏膩□辛□鹹□臭□其他：_____
	睡眠	□正常□嗜睡□入睡困難□睡而易醒□早醒□輾轉不安□多夢□其他：_____ 服用鎮靜劑：□無□有（藥名／劑量）：
	大便	頻率：　日　行 □正常□便祕□泄瀉□五更瀉□裏急後重□失禁□其他：_____ 顏色：□正常□血便□膿便□黑便如漆（柏油樣）□其他：_____ 性質：□正常□乾結□鴨溏□完穀不化□其他：_____
	小便	頻率：□正常□頻尿□尿多□尿少□頻尿□閉尿（不通）□夜尿□尿失禁□遺尿 性狀：□正常□量多□量少□無尿□淡黃□黃赤□茶色□渾濁□血尿（血淋）□砂淋 □膏淋□其他： 排尿狀況：□正常□灼熱□澀痛□排尿困難□不通暢□餘瀝不盡□其他：_____
	月經	經期：週期：　天，一次　天，停經：　歲 □規則□先期（提前）□後期（延後）□無定期□經閉□崩漏 經血量：□正常□量過多□量澀少□色淡□色深紅□色紫暗□質清稀□質黏稠□血塊 經痛：□無□經前疼痛□經期疼痛□經後疼痛（□喜按□拒按） 性質：_____部位：_____頻率／持續時間：_____
	帶下	□無□量少□量多□淋漓不斷□其他：_____（色：□白□黃□其他：_____）
切診	脈診	脈位：□平□浮□沉　速度與速率：□正常□遲□數□促□結□代 強度：□虛□實　脈型：□滑□澀□濡□弦□緊□洪□細□其他：_____
	按診	肌膚：□正常□偏寒□偏熱□濡潤□乾燥□肌膚甲錯□水腫□其他： 四肢：□正常□偏寒□偏熱□手足心熱勝手足背□手足背熱勝手足心 壓痛區：□無□胸□脇□脘□上腹□小腹□腰 壓痛狀況：性質：　（□喜按□拒按）□其他：_____ 脘腹：□正常□水臌□氣臌□腫塊（□積癥□瘕聚）□其他：_____ 腧穴（有無壓痛或結節）：□無□有：位置
		評估護士簽名：

表5-6　護理計畫單

姓名：　　　病房：　　床號：　　　病歷號碼：

日期	主客觀資料	護理診斷（問題）／導因	辨證分型	護理目標	護理計畫及措施（含一般護理及辨證護理）	護理評值

評估護士簽名：

5. **護理記錄單**：記錄每日病情的變化，因此病情敘述要能突出中醫護理特色，內容包含日期時間、病情變化、執行的護理措施、病人對治療反應、護理效果評值及修訂護理計畫或措施（表5-7）。

表5-7　護理記錄單

姓名：　　　病房：　　床號：　　　病歷號碼：

日期	時間	內容

6. **護理衛生教育記錄單**：主要記錄護理人員所給予衛教項目，以及給予衛教方式及效果評值（表5-8）。

表5-8　護理衛生教育記錄單

姓名：　　　病房：　　床號：　　病歷號碼：

執行日期	衛教內容／項目	執行方式			病人／家屬簽名	執行護士	評值
		口頭說明	衛教單張	回覆示教			

7. **出院護理計畫單**：根據病情好轉或痊癒，但仍須有一段時間恢復調養期，故出院時應就生活起居、藥物、飲食、情志、活動休息等各項給予衛教指引（表5-9）。出院指導內容包括：(1)出院時生活起居指導，包括預防疾病復發及發病誘因；(2)藥物的煎服法與注意事項（藥名、劑量、服藥方式、注意事項）；(3)飲食宜忌；(4)情志調節；(5)活動與休息（包括身體鍛鍊及保健）；(6)門診追蹤。

結語

護理人員透過望、聞、問、切的四診法來診察及收集疾病相關資料，即運用到目察、耳聞、鼻嗅、口問和觸摸按壓等「以外測內」診察方法來瞭解疾病變化過程中各種徵象，以作為辨證施護的重要依據。望、聞、問、切四診各有其獨特作用，既不能互相取代，也不能互相獨立，在臨床運用上必須相互配合「四診合參」才能做出正確的判斷。

表5-9　出院護理計畫單

姓名：　　　　　　　　出院診斷：

出院後居住狀況：□獨居□與家人同住□與朋友同住□住安養院□其他：＿＿＿＿
出院後主要照顧者：□父母□配偶□子女□朋友□其他：＿＿＿＿
　　　　主要照顧者姓名：＿＿＿＿ 住址：＿＿＿＿
　　　　　　　　聯絡電話：＿＿＿＿
出院後返家方式：□自行出院□家人接返□朋友接返□安養院接返□其他：＿＿＿＿

轉介居家護理：□否 □是　　　日期：＿＿年＿＿月＿＿日
出院自我照顧能力評估(0～4)：
0完全獨立　1需藉助輔助工具　2需他人協助　3需藉助輔具與他人協助
4完全依賴
進食＿＿穿衣＿＿修飾＿＿沐浴＿＿如廁＿＿一般活動＿＿行走＿＿上下樓梯＿＿
出院時護理總結：

出院衛教指導：
1. 生活起居護理（包括預防疾病復發）：
2. 服藥護理：
3. 飲食宜忌：
4. 情志護理：
5. 活動與休息：
6. 其他注意事項：
7. 門診追蹤：時間：＿＿年＿＿月＿＿日（□上午 □下午 □夜間）
　　　　　　診間：＿＿＿＿醫師：＿＿＿＿

出院日期：＿＿年＿＿月＿＿日　　　執行護士：＿＿＿＿

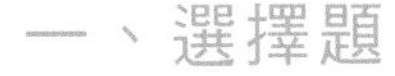

學習評量

一、選擇題

1. 有關面目黧黑，肌膚甲錯最常見的病機敘述，下列何者最適宜？ (A)血虛 (B)血瘀 (C)血熱 (D)血逆。
2. 下列何者非觀察舌象的注意事項？ (A)先觀察舌苔 (B)先觀察舌體 (C)由舌尖觀至舌根 (D)舌質與舌苔從不同的方向反映出病情。
3. 有關問診的描述何者為非？ (A)病人只發熱而不惡寒，多屬內熱證 (B)入睡時汗出，醒則汗止，此乃陰虛內熱所致 (C)汗出僅限於頭面部稱為半身汗 (D)問口味的好惡可察臟腑的虛實。
4. 有關中醫護理記錄的描述何者為非？ (A)有助於臨床治療及追蹤療效 (B)提供醫療小組成員間的一種溝通管道 (C)提供病情評估 (D)不具有證明文件的效力。
5. 下列疼痛性質的描述何者為非？ (A)絞痛：劇痛如絞割，多為實邪閉阻 (B)脹痛：疼痛常伴有沉重感，多為濕邪遏阻所致 (C)冷痛：痛會因冷更加劇而較喜暖，多為陽虛或寒邪阻絡 (D)灼痛：痛有灼熱感較喜涼，多為陰虛或陽熱亢盛。

二、是非題

1. 四診包括望、聞、問、切。
2. 舌診觀察時間以睡前較適宜，以免飲食影響到判斷。
3. 聞診是透過聽聲音和嗅氣味來獲得疾病的相關資料。
4. 腰痛可因外邪或瘀血阻滯經絡所致，或可見於腎虛病人。
5. 中醫護理記錄與西醫護理格式與原則皆不一樣。

三、簡答題

1. 在觀察個體「神」的表現時，可由哪些方面觀察到及觀察重點為何呢？
2. 在觀察面色時，當面色表現出「青色」、「赤色」、「黃色」、「白色」、「黑色」時，可能反映出哪些病邪的性質？或哪個臟腑出現病證呢？
3. 望診時在視「形」與「態」時，觀察的重點為何？
4. 舌診觀察時的注意事項為何？觀察「舌體」與「舌苔」各反映出身體的何種狀況呢？
5. 觀察舌時，當舌體表現出「淡白色」、「紅色」、「絳色」、「紫色」時，可能反映出哪些病邪的性質？或哪個臟腑出現病證呢？
6. 觀察舌時，當舌苔表現出「白色」、「黃色」、「黑色」、「腐膩」、「剝苔」時，可能反映出哪些病邪的性質或代表何種意義？
7. 若個體為「陽虛」、「陰虛內熱」或「氣血雙虛」者，其在舌診上有何特性呢？
8. 望五官時各反映出哪些臟腑出現病證呢？
9. 請描述癰、疽、疔、癤等瘡瘍病症的特質。
10. 請描述小兒指紋望診的重點。
11. 如何由聽聲音來判斷個體的寒熱虛實或外感內傷狀況呢？
12. 如何由咳嗽聲及嘔吐聲來判斷個體的寒熱虛實狀況呢？
13. 嗅氣味可由哪幾個方向察覺出病人狀況？請各舉一例說明。
14. 請解釋說明「壯熱」、「低熱」、「潮熱」、「寒熱往來」及各所代表病症。
15. 針對「出汗」情況問診時，應涵蓋哪些重點？其各代表何種意義呢？

16. 針對「飲食」情況問診時，應涵蓋哪些重點？其各代表何種意義呢？
17. 請解釋說明「納呆」、「飢不欲食」、「除中」所代表的意義。
18. 針對「口味」情況問診時，其所代表意義為何呢？
19. 針對「二便」情況問診時，應涵蓋哪些重點？其各代表何種意義呢？
20. 針對「疼痛部位」、「疼痛性質」情況問診時，其各代表何種意義呢？
21. 針對「睡眠」情況問診時，應涵蓋哪些重點？其各代表何種意義呢？
22. 針對「月經」情況問診時，應涵蓋哪些重點？其各代表何種意義呢？
23. 如何由「帶下」來判斷個體的寒熱虛實狀況？
24. 請描述診脈的方式及其注意事項，並描述正常脈象的特色。
25. 請描述出16個病脈特徵及各代表的主病為何？
26. 按診肌膚、手足及腧穴時應涵蓋哪些重點？其各代表何種意義呢？
27. 請說明中醫護理記錄的原則為何？
28. 請試以「中醫護理入院評估單」評估一位病人，並試著辨證分析。

習題解答

選擇題：1.(A)　2.(B)　3.(C)　4.(D)　5.(B)

是非題：1.(○)　2.(×)　3.(○)　4.(○)　5.(×)

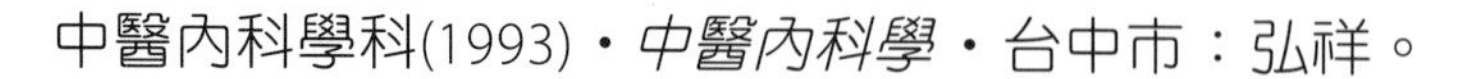

參考文獻

中醫內科學科(1993)・*中醫內科學*・台中市：弘祥。

吳霞、王靈台(1993)・*實用中醫護理指南*・中國上海市：上海中醫藥大學。

馬建中(1980)・*中醫診斷學*・台北市：正中。

張玫、韓麗沙(2002)・*中醫護理學*・中國北京市：北京醫科大學。

張莉榮、何世銀(1995)・*中西醫結合護理學*・中國天津市：天津科技。

張蔚炎(2000)・*實用脈診發微*・台北市：志遠。

劉革新(2002)・*中醫護理學*・中國北京市：人民衛生。

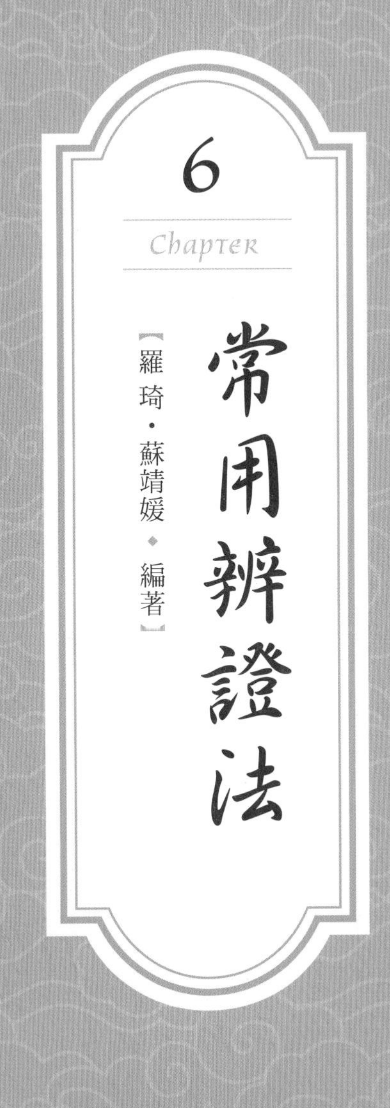

6 Chapter 常用辨證法

【羅琦・蘇靖媛◆編著】

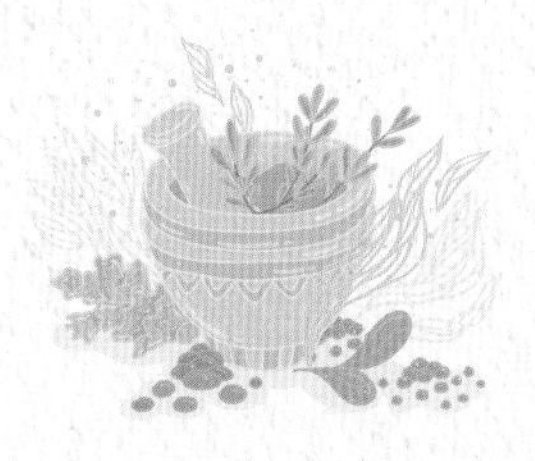

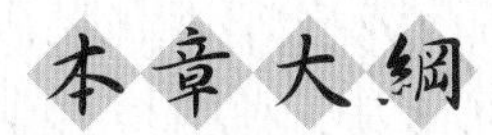

本章大綱

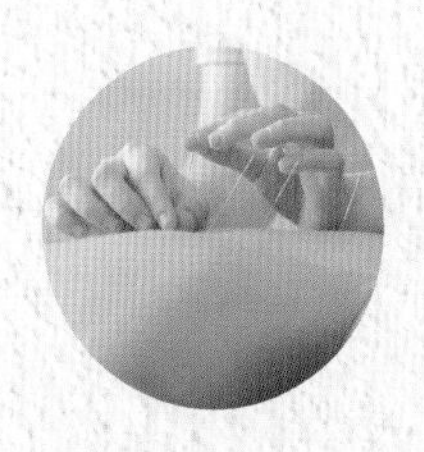

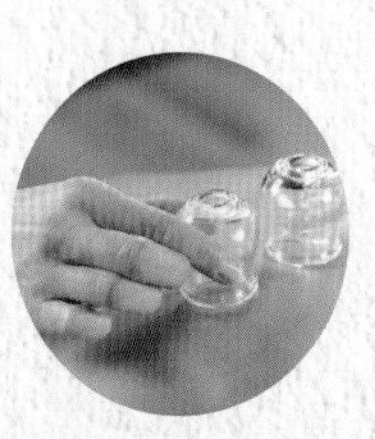

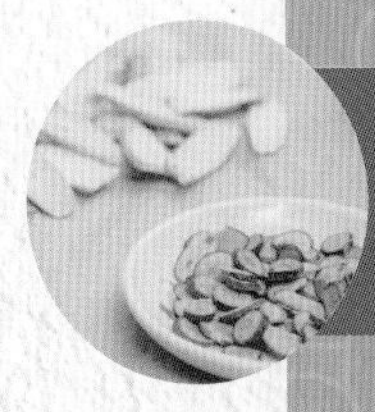

【學習目標】

研讀本章後，您能夠：

1. 明瞭八綱辨證的辨證要領。
2. 明瞭六經辨證的辨證要領。
3. 明瞭臟腑辨證的辨證要領。
4. 明瞭氣血津液辨證的辨證要領。
5. 明瞭病因辨證的辨證要領。

【前言】

辨證是將四診所收集到疾病的症狀及演變過程的資料，運用理論加以分析、歸納、綜合而得出反映疾病本質的概括或證候。辨證是中醫認識和診斷疾病的方法，不僅瞭解到正邪消長、病位深淺、病邪性質、病勢進退及疾病預後，更是成為制訂護理措施的重要依據，也就是中醫所提「隨證求因、循因定治」、「辨證施護」的概念。辨證是以陰陽五行、臟腑經絡、氣血津液為理論基礎，且從不同「症狀分類」角度來分析病情，因此有多種不同的辨證方法。臨床上外感病證常以六經與病因辨證來進行辨別外感疾病發展階段、病位和病邪性質；瘟疫病或傳染性疾病則從三焦辨證和衛氣營血辨證；內傷病證則主要以臟腑辨證為依據；氣血津液辨證則分析氣血津液的病理變化；病因辨證則用來辨別疾病的原因、病理變化與病邪的性質。本章將逐一簡述常見辨證法的辨證要領。

6-1 八綱辨證

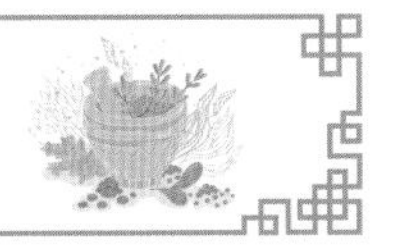

八綱辨證是各種辨證方法的基礎，以陰陽、表裏、寒熱、虛實八種綱領來概括分析疾病部位、性質、正邪盛衰等情況。進行八綱辨證除了掌握八類證候各自特點外，還需注意它們之間又因疾病的演化，而相兼為用或互相轉變，如：表裏往往與寒熱虛實並見，或寒熱也與表裏虛實相兼，也就是八綱間相互密切聯繫，彼此會轉化或結合，不得孤立於某綱領之外，必須要有整體的觀念，才能正確的辨證。現將各種綱領的辨證要點簡述如下。

一、表裏

凡六淫邪氣自外入侵，先傷皮膚經絡，是為表；若病邪內傳，則入臟腑而為裏，故表裏是指病位的深淺，表裏辨證主要在辨別病變部位和病勢的趨向。

1. **表證與裏證**：凡六淫外邪侵犯皮毛、腠理、肌肉、經絡等部位，尚未波及到五臟六腑，此為表證，具有病位淺、起病急、病程短的特點。多為外感初起，臨床所表現的症狀為發熱、惡寒（或惡風）、有汗或無汗、頭身疼痛、四肢關節痠痛、脈浮、舌苔薄白。

   裏證是與表證相對而言，泛指病變部位在內，凡非表證的一切證候皆為裏證，當外邪由表入裏，或因七情內傷，或因飲食勞倦而致五臟六腑功能失調，而引發的各種裏證，如：腹瀉、心悸、嘔吐、水腫等。裏證症狀的表現範圍極廣，但概括起來以臟腑的證候為主，因此需結合臟腑辨證（請參見6-3節內容）。裏證通常具有病程長、不惡風寒、脈象不浮等特點。

2. **表裏證與寒熱虛實相兼證**：表證與裏證除了可各自表現自身的症狀外，也會與寒熱虛實的症候挾雜而出現相兼證，以表6-1說明各相兼症狀。

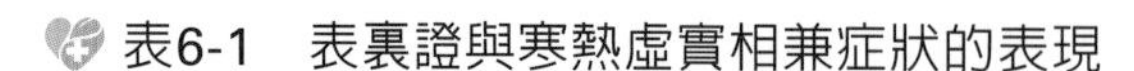
表6-1　表裏證與寒熱虛實相兼症狀的表現

兼證	主要症狀表現	舌象	脈象
表寒	惡寒重、發熱輕、無汗、頭痛項強、骨節煩痛，可兼鼻塞、流清涕等證	舌苔薄白而潤	脈浮緊
表熱	發熱重、惡寒輕、有汗或汗不暢、頭痛身熱，可兼有咽紅腫痛、咳吐黃痰等證	舌尖紅，舌苔薄白或黃而乾	脈浮數
表虛	具有表證（指發熱、惡寒、身疼楚、脈浮等證）而有汗或漏汗不止	舌質淡，舌苔薄白	脈浮緩無力
表實	具有表證而無汗	舌苔薄白	脈浮有力
裏寒（實）	畏寒喜暖、口不渴、噁心嘔吐、腹痛、便溏、小便清長、肢冷	舌青，苔白而潤	脈沉遲
裏熱（實）	壯熱不退、汗出、煩躁、目赤唇紅、唇焦、口渴少津、喜冷飲、腹痛、大便祕結、小便短赤，甚則神昏譫語	舌質紅或絳，苔黃膩而乾或有芒刺	脈洪數或沉數
裏虛	懶言乏力、聲低氣弱、心悸頭昏、肢冷、食慾不振、腹隱痛喜按、便溏	舌淡而胖嫩，苔白	脈沉細無力
裏實	氣粗煩躁、譫語發狂、手足汗出、腹痛脹滿痛拒按、大便祕結、小便黃赤	舌苔黃而厚燥	脈沉實

3. **表裏同病：**既有表證，又有裏證，稱為表裏同病。如：既有惡寒發熱、頭痛身楚、脈浮的表證，又有腹痛腹瀉的裏證。通常多為表證未解，而邪入裏；或原有裏證而又新感外邪，治療方向以先解表後治裏，或表裏同治。

4. **半表半裏證：**為病邪已不在表，但也不在裏，而介於表裏之間，出現寒熱往來、胸脇苦滿、心煩喜嘔、或口苦咽乾、目眩、脈弦等症狀者，稱為半表半裏證，宜用和解法。

二、寒熱

寒熱辨證是辨別疾病的性質，是選擇溫、熱、寒、涼性藥物治療的重要依據。

1. **寒證與熱證：**凡由寒邪或身體的代謝活動過度衰退所引起的證候，均屬寒證；凡由熱邪或身體的代謝活動過度亢盛所引起的證候，均屬熱證。可由面色、身體症狀表現、口渴、飲食、二便、舌象、脈象等方面來辨別之（表6-2）。

單純寒證及熱證易於由上表辨認，但臨床上需注意寒熱證可以互相轉變，甚至錯綜複雜到真假混淆的情況，需加以觀察仔細分辨。

2. **寒熱轉化**：寒證可以轉化為熱證，通常為邪盛而正氣尚充，邪氣從陽化熱；如：感冒初起表現為惡寒發熱流清涕等表寒證，後漸化熱而出現發熱、咽腫、咳黃痰等現象。熱證也可以轉化為寒證，此為邪傷正氣，耗損陽氣的結果，如：嚴重感染時表現高燒不退、煩躁、脈數等熱證，後發展為四肢逆冷、面色蒼白、脈微沉遲等陽脫的寒證。

3. **寒熱夾雜**：寒證與熱證的證候同時出現，如有目赤、口苦、咽乾等上熱症狀，又有腹脘冷痛、便溏的下寒證，故稱為「上熱下寒」證。此外，類推尚可見到「上寒下熱」、「裏熱表寒」、「裏寒表熱」等證。

表6-2　寒證與熱證的症狀表現

項目	寒證	熱證
面色	・面色蒼白 ・唇淡白	・面色紅赤 ・唇紅而乾燥
身體症狀表現	・不煩躁 ・畏寒喜暖 ・四肢厥冷 ・腹痛喜熱敷	・多煩躁不安 ・發熱（或怕熱）喜冷 ・四肢燥熱 ・腹痛喜冷敷
口渴	・口淡不渴或飲不多	・口苦、口渴
飲食	・喜熱飲，服溫熱藥或熱性食物後感覺舒服，反之則不適	・喜冷飲，服寒涼藥或寒性食物後感覺舒服，反之則不適
二便	・大便溏薄 ・小便清長	・大便祕結；若下痢則伴有肛門熱 ・小便短赤
舌象	・舌質淡 ・苔白或灰黑而潤	・舌質紅或絳 ・苔黃或灰黑而燥
脈象	・脈遲或緊	・脈洪大而數

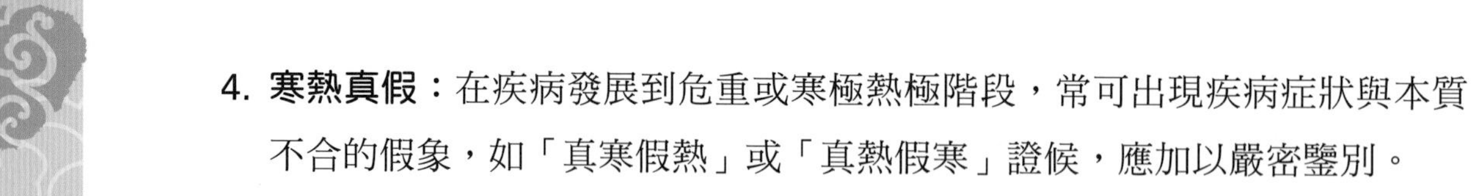

4. **寒熱真假**：在疾病發展到危重或寒極熱極階段，常可出現疾病症狀與本質不合的假象，如「真寒假熱」或「真熱假寒」證候，應加以嚴密鑒別。

(1) 真寒假熱：病本寒證，寒證發展達極點時會有「陰極似陽」的假熱表現，如：病人表現身熱、面紅、口渴、脈大等症，表面上是熱證，但身熱反而要加被蓋，口雖渴但喜熱飲或不欲飲水，面紅卻四肢冷，脈大而無力，還可見便溏、小便清長、舌淡苔白等真寒症狀，這就是陰寒盛於內，而陽氣被排拒於外的情形，故本質是裏寒證，卻出現「格陽」熱證的假象。

(2) 真熱假寒：反之病本熱證，熱證發展達極點時會有「陽極似陰」的假寒表現，如：病人表現手足厥冷、下痢稀水、脈細等似屬寒證症狀，但四肢雖冷卻不願加衣蓋被，脈雖細而沉數有力，更見大便雖稀卻臭穢異常、口渴喜冷飲、煩躁不安等真熱症狀，這主要是內熱熾盛，陽氣鬱阻於內而無法達於外，所表現出「熱厥」寒證的假象。

(3) 寒熱真假的辨證要點：由於表現症狀表裏不一，首先應著重裏證、舌象、脈象的分析，同時注意「喜惡」與表象的差異性，另外嚴密觀察出真假之象的不同點（如：假熱的面紅為嬌嫩的顴紅，與滿面通紅的真熱是不同的），如此才能透過表象看到本質作出正確的判斷。

三、虛 實

虛實是指邪正的盛衰而言，《素問・通評虛實論》曰: “邪氣盛則實，精氣奪則虛”，故「虛」指正氣不足，「實」指邪氣亢盛而言。虛實辨證是辨別疾病的病勢，分析正氣強弱和病邪盛衰兩方的相互消長關係，此有助於確定扶正與祛邪治療方針和判斷預後的重要依據。同時虛實辨證也可概括地表明疾病的原因，虛證為正氣虛弱或機體有形物質不足所產生的證候，宜採補益法；實證為主要病邪過盛或機能亢進所產生的證候，宜採瀉下或消散的攻法。虛實兩證之症狀表現可參考表6-3。

表6-3　虛證與實證的症狀表現

項目	虛證	實證
起病	・慢性久病者或老年人	・急性暴病或新病、或壯年人
病程	・多較長	・多較短
病勢	・較緩和	・較亢奮或急迫
形體	・消瘦	・壯實
面色	・面色蒼白或萎黃	・面色紅赤
身體症狀表現	・精神萎靡、身疲乏力 ・短氣懶言 ・聲低氣短 ・手足厥冷（陽虛）或五心煩熱（陰虛）	・精神亢奮、煩躁不安 ・譫語狂妄 ・聲高氣粗 ・壯熱煩渴
不適症狀表現	・多緩和或隱隱發作 ・痛處喜按，而按後痛止	・多劇烈或明顯發作 ・痛處拒按
汗	・表證有汗為表虛 ・自汗或盜汗	・表證無汗為表實
二便	・下痢清穀 ・小便清長或失禁	・大便祕結 ・小便熱痛
舌象	・舌淡胖嫩 ・舌苔少或無苔	・舌質紅或絳 ・舌苔厚膩
脈象	・虛脈（如：脈細弱無力）	・實脈（如：脈洪大有力）

1. **虛證**：虛證的形成由先天稟賦不足所致，或由後天失調和疾病耗損所致，臟腑、氣血、陰陽均各有虛實，因此虛證辨證還必須結合氣血、臟腑及陰陽辨證（將陸續討論之），此處茲探討氣虛與血虛。

   (1) 氣虛證候：是指機體元氣不足，臨床表現為精神萎靡、神疲乏力、少氣懶言、氣短、聲音低微、自汗，活動後諸證加劇，唇舌色淡胖嫩、脈沉細弱無力等。而不同臟腑則又有其他兼證的出現，如表6-4所示。

   (2) 血虛證候：多指失血、營養不良、或慢性疾病所致血液虧虛，五臟六腑失其濡養所表現出來的證候，臨床表現為唇面淡白無華、指甲薄色淡、頭昏眼花、神疲乏力、肌膚枯槁、舌質淡白、脈細數無力等症狀。

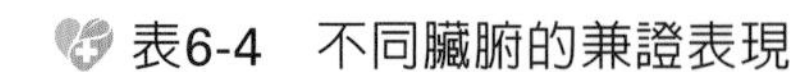
表6-4　不同臟腑的兼證表現

氣虛種類	出現的兼證
心氣虛	心神不寧、心悸氣短、怔忡、胸痛胸悶、失眠、健忘、脈大無力或結代脈
脾氣虛	面色萎黃、食少消化不良、腹脹便溏、浮腫、中氣下陷（胃下垂、子宮脫垂、脫肛）、或有出血症（脾不統血）
肺氣虛	久咳氣短而喘、乏力懶言、易自汗、易感冒
腎氣虛	頭昏目眩、耳鳴耳聾、併有膝腰痠軟、五更泄、小便不利或失禁、遺尿、癃閉、水腫、性機能減退（陽萎、不孕、遺精）

2. **實證**：實證是以邪氣充盛、停積為主，但由於正氣尚未虧虛，具有充分的抗邪能力，因此正邪相爭所表現出的症狀較劇烈，其病因病機主要概括為兩個方面：一為外感風、寒、暑、濕、燥、火等邪侵犯人體所致；另一為陰陽氣血或臟腑功能失調而致氣滯、血瘀、痰飲、水濕等病理產物蓄積於體內所致。由於病邪的性質、致病的病理產物和侵襲部位的不同，所表現出的臨床症狀也不一樣，因此臨床上實證辨證多與病因辨證、氣血津液辨證和臟腑辨證相結合。此處茲探討氣滯與血瘀（其餘的請參見第6-4及6-5節之敘述）。

    (1) 氣滯：多因氣鬱、痰熱、濕熱、食滯、伏火等原因所引起，常會胸痞脘悶、痰多喘滿、胸脇脹痛（脹甚於痛），疼痛時輕時重、部位多遊走無定處（若此時有痛，其表現為竄痛），情緒不好時會加重疼痛、得噯氣或排氣可減輕症狀，舌苔薄白、脈弦。若腹脘部出現痞塊時，其按之則軟，且時聚時散的瘕聚證候。

    (2) 血瘀：多因瘀血、蓄血所致，痛有定處且刺痛、面色青黑、口唇或皮膚青紫或色暗、舌質暗紅或有瘀點、肌膚甲錯、小腹硬滿、經血色深挾有血凝塊、閉經、脈細澀或結代脈。若腹脘部出現痞塊時，按之則堅硬，且固定不移的積癥證候。

3. **虛實夾雜**：所謂「邪之所湊，其氣必虛」，故凡邪實之證，往往伴隨某種程度地正虛，因此臨床上總是虛中夾實或實中夾虛等虛實夾雜的情況，如：尿毒症病人由於久病已出現腰痠、怕冷、便溏的脾腎陽虛證，但又見全身浮腫、小便短少的水濕停留之實證。在此情況下需先辨別出正虛與實邪的比例，再區別出主次，才能給予適當的補虛瀉實措施。

四、陰 陽

陰與陽是指疾病類別，為八綱辨證的總綱。臨床上的各種證候可用陰陽來概括，也就是說表證、熱證、實證的證候均屬於陽證；裏證、寒證、虛證的證候均屬於陰證。掌握陰陽的屬性和變化，不僅在辨證時能去繁就簡，還可提綱挈領，提供治療的方向。

1. **陰證與陽證**：陰證是體內陽氣虛衰或寒邪凝滯的證候，其病屬寒、屬虛。陰證證候為喜靜懶言、精神萎靡、身倦乏力、面色蒼白或晦暗、氣短聲低、呼吸細弱、口淡不渴或渴喜熱飲、畏寒肢冷、踡縮加被、腹痛喜按、尿清便溏、舌淡胖嫩、苔白滑潤、脈沉細數無力。

   陽證是體內熱邪熾盛或陽氣亢盛的證候，其病屬熱、屬實。陽證證候為喜動、精神亢奮、煩躁不安、譫語、狂妄、面紅身熱、聲高氣粗、呼吸氣粗、渴喜冷飲、四肢燥熱、仰面伸足、臥面常向外、腹痛拒按、小便短赤、大便祕結、舌質紅絳、苔黃焦燥、脈浮洪或滑數有力。

2. **陰虛與陽虛**：此為人體臟腑陰陽虧損所產生的病變證候。正常情況下，陰陽維持相對的平衡，若一方低下，則另一方會偏盛，所謂「陰虛則陽亢，陽虛則陰盛」，因此陰虛表現出熱證證候，而陽虛表現出寒證證候。若要更進一步確定何臟的陰虛與陽虛，還必須結合臟腑辨證。

   (1) 陰虛：是指陰液虧損，陰不能制陽而致虛熱內生。臨床表現包括顴紅潮（低）熱、口燥咽乾、五心煩熱、盜汗、尿少而黃、大便祕結、舌紅無苔、脈弦細數無力，及伴隨不同臟腑的陰虛而表現出心煩、失眠、頭暈目眩、耳鳴、膝腰痠軟無力、遺精等兼證。

   (2) 陽虛：就是由於陽氣衰減，陽不能制陰而致生內寒，又稱虛寒證。臨床表現的證候是氣虛加上寒象，主要有畏寒肢冷、神疲乏力、少氣懶言、自汗、面色（㿠）白、口不渴或喜熱飲、尿清便溏、舌淡苔白而潤、脈大而無力等主要症候。

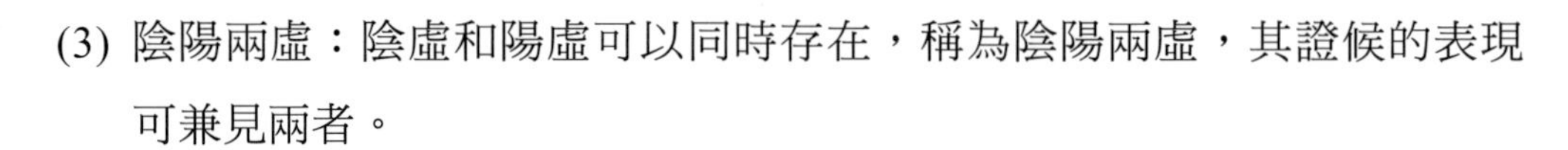

(3) 陰陽兩虛：陰虛和陽虛可以同時存在，稱為陰陽兩虛，其證候的表現可兼見兩者。

3. **亡陰與亡陽**：此大多發生於汗、吐、瀉過度或失血過多，致陰液或陽氣耗損到嚴重階段時，則出現亡陰或亡陽的危重證候，或稱陽脫或陰脫。由於陰陽是依存互根的，所以亡陰可導致亡陽，而亡陽也可以致使陰液耗損。在臨床上，宜分別亡陰、亡陽之主次，及時救治。其表現如下：

(1) 亡陰（陰脫）：多見於大失血或發汗、吐瀉、脫水過度的病人，而表現出陰液衰竭的證候，主要的症狀為神昏躁動、面色潮紅、齒板唇焦、壯熱煩渴喜冷飲、熱汗多而黏膩、呼吸氣粗、小便短赤、舌紅絳而乾、苔黃或灰黑而燥、脈細數無力。

(2) 亡陽（陽脫）：指體內陽氣嚴重耗損，因為氣可隨液脫，可隨血脫，所以亡陽也常見於汗、吐、下太過以及大出血之後；同時，許多疾病的危重階段也可出現陽氣虛脫的證候，多見於休克的病人，主要的症狀為身畏寒、皮膚濕冷或冷汗大出、面色蒼白、手足厥逆、氣息微弱、精神萎靡、口淡不渴喜熱飲、舌淡苔潤，脈微欲絕。

八綱辨證不僅是對疾病病理變化的一種解析方式，更是一種症狀歸納的辨證方法。在臨床上運用八綱辨證法時，首先要用弄清病位，如果是裏證，則需配合臟腑辨證法，接著要辨明疾病的性質（寒熱虛實），並考慮到體質強弱以推斷病勢的趨向，最後，要辨明病因及病機以弄清病邪的性質和疾病已發展到什麼階段。臨床上醫師為了需要更明確地認清疾病，有時還需更進一步地配合六經辨證、病因辨證、三焦辨證或衛氣營血等方法進行更準確地辨證。

6-2 六經辨證

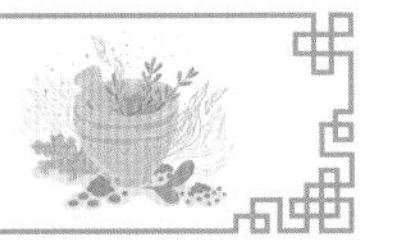

六經辨證是東漢醫聖張仲景在勤求古訓、博採眾方之後所提出來的疾病辨證論治的方式，記載在傷寒論裡。人體傷於寒邪的來源分為兩部分，一為邪自外而進入人體。亦即可能因為氣候的因素或是其他的原因，病邪從皮毛開始，其次是肌肉、腠理、經絡、臟腑，逐漸的由表入裏。人體因為感受風寒抑遏了營衛和經絡臟腑機能的正常運行，寒邪逐漸入裏，並且有時候伴隨發熱的症狀。

另一部分則是病邪由體內向外發展，可能是體內臟腑功能低下所造成的裏寒，或是病邪的演進或藥物錯用而造成的裏寒，在某些情況之下，遏阻了臟腑的運作，臟腑的功能受到干擾，使得由陰轉陽，或是病邪由裏往表各種傳變的過程。

六經傳變的過程中，某經病症傳至另一經的病症傳病過程，稱為傳變。六經病症的順傳次序為：太陽經→陽明經→少陽經→太陰經→少陰經→厥陰經，張仲景即依六經分為太陽病證、陽明病證、少陽病證、太陰病證、少陰病證及厥陰病證。如果跳隔一經或是兩經傳病，稱為越經傳病。如果是以表裏經的方式傳病，稱為表裏傳，如：由表入裏或是由裏出表。傷寒病初起時，病證沒有依照三陽經順序傳變，反而出現陰經的症狀，稱為直中。而傷寒時，病證同時出現在兩經或三經，稱為合病，如：太陽陽明合病。一經病證未罷，他經又產生新的病證，稱為併病。傷寒論的六經辨證方式非常古樸而艱深，在此僅用簡明方式陳述六經辨證的辨證要領。

一、太陽病證

太陽主表，為諸經之藩籬。太陽經循行於項背統攝營衛之氣。太陽之腑為膀胱，貯藏水液，經過氣化的過程，產生尿液，並將小便排出體外。太陽經包括手太陽小腸經和足太陽膀胱經，以及兩經的互為表裏的經絡，手少陰心經、足少陰腎經皆為太陽病證可能發生反應的部位。

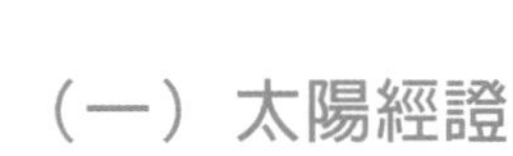

（一）太陽經證

太陽經證是指風寒邪氣侵襲體表，處於體表的衛陽之氣被風寒邪氣所抑遏，造成體內運行到體表的營衛之氣的正常傳送受到干擾，進而產生一連串的病程變化，其脈絡走向自頭項往下行於背部、大小腿背面，終止於足小趾外側。因此，共同的症狀為脈浮、頭項強痛而惡寒。基於受到風邪和寒邪侵犯後所產生的症狀不同而又可區分為：太陽中風、太陽傷寒。

1. 太陽中風：症狀表現為發熱、惡風、汗出、有時因為風邪的侵犯造成肺氣失宣或是胃氣失降，或兼有鼻鳴、乾嘔的症狀。辨證重點為表虛、有汗出、惡風、脈象浮緩。
2. 太陽傷寒：是指寒邪侵犯太陽經脈，抑遏太陽經表，使得營衛之氣正常運行受到阻滯。症狀表現為發熱、惡寒、無汗而喘、或兼有體痛、嘔逆。辨證重點為表實、無汗出、惡寒、脈浮緊。與太陽經中風差異之處為，因為寒邪較風邪阻遏玄府之力強，毛孔不開，因而無汗。寒邪使得營陰凝滯，筋骨失去溫養，故而體痛。寒邪亦使肺氣失宣，故喘。

（二）太陽腑證

太陽腑證是指邪氣侵犯太陽經脈後所產生的太陽經證病況未解除，風寒之邪嚴重抑遏所阻滯的營衛之氣運行，導致壅塞的病氣傳入太陽經的膀胱腑，進而干擾膀胱腑的功能所造成的病證，可以區分為兩類：太陽蓄水證、太陽蓄血證。

1. **太陽蓄水證：**是指太陽經病不解，病邪侵入膀胱腑，造成膀胱水氣運送功能的阻滯，邪氣與水氣結合，使得膀胱氣化尿液的功能失常，造成水液停蓄所表現的症候。臨床常見症狀有發熱、惡寒、小便不利、少腹滿、消渴、或飲水入即吐出，脈浮或是浮數。發熱、惡寒、脈浮，指太陽經病未痊癒；小便不利、消渴、水入即吐是指膀胱經氣化尿液功能受到阻滯，水氣停留在少腹部位。因為水氣停留於少腹而非進入正常水氣循環，所以病人仍會感到口渴，而水分在體內氣化成尿液的功能受到阻礙，無法轉變成尿液，所以喝的水積停在胃部太多，只好吐出體外。

2. **太陽蓄血證**：太陽經病未解，寒邪與阻遏的衛氣所產生的熱結合，轉成熱邪，進而干擾到氣血的運行，而熱邪循經傳入膀胱腑，造成血結少腹部位。臨床常見症狀有如狂或發狂、善忘，小便自利，少腹急結或硬滿，大便色黑如漆，脈沉澀或沉結。太陽經行頭項，如狂或發狂善忘，太陽經病邪未解，淤熱內結干擾心神。熱邪抑遏膀胱腑血氣運行，但未干擾膀胱氣化，所以小便正常。

二、陽明病證

「陽明之為病，胃家實是也。」是指傷寒發病過程，陽熱亢盛造成「胃家實」，胃家包含了手陽明大腸經與足陽明胃經。陽明經多氣多血，陽氣旺盛，加上熱邪傳入，最易化燥化熱。臨床表現為身熱、不惡寒反惡熱、汗自出、脈大。

1. **陽明經證**：指熱邪亢盛，充斥手足陽明經脈，包含胃及大腸的消化系統。陽明經證的症狀為身大熱、汗大出、口大渴引飲、心煩、面赤、脈洪大。主要是以大熱體溫高、大渴、大汗淋漓、脈洪大為辨證要點。

2. **陽明腑證**：是指陽明經脈邪熱壅盛，熱邪傳入大腸腑，熱邪使得大腸腑內的糟粕水分耗失，食物渣結成燥屎，因為腸道過於乾燥，無法濡動燥屎，所產生一連串的症狀。臨床表現有：大便祕結不通、腹部脹滿疼痛、痛而拒按，手足汗出，每日下午3~5點左右會有發燒反應的日哺潮熱，嚴重時甚至會神昏、狂亂、胡言亂語、失眠。舌苔黃燥，甚至苔焦黑燥、脈沉實或滑數。

三、少陽病證

少陽經包括手少陽三焦經、足少陽膽經，處於半表半裏，主要功能為樞機運行，處於病證由表入裏或是由裏出表的樞機運行過渡部位。少陽病證為邪犯少陽受病，造成樞機不利。少陽病證大都為肝膽經的症狀，胸脇部位是少陽經巡行部位，所以常感到胸脇脹滿，也常伴隨肝病症狀和脾胃升降失常

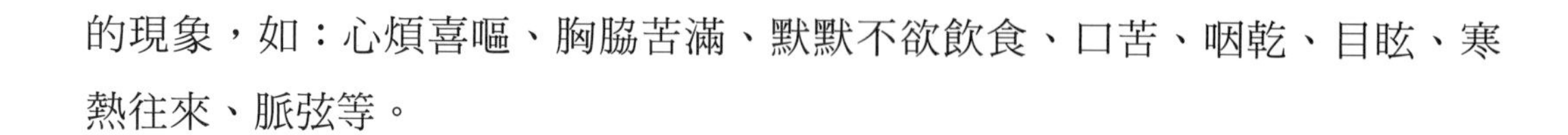

的現象，如：心煩喜嘔、胸脇苦滿、默默不欲飲食、口苦、咽乾、目眩、寒熱往來、脈弦等。

四、太陰病證

太陰經包括手太陰肺經、足太陰脾經。六經辨證的太陰經病，通常指脾經的脾陽虛衰、寒濕內生造成脾的運化功能受到干擾，裏虛寒為病證的特徵。太陰病可以是病症傳變以後產生的裏寒虛，也可能為病邪直中脾經功能的病證。太陰病證的症狀表現為寒濕犯胃，胃氣失降，脾陽虛衰，食物無法消化吸收，造成四肢欠溫、脈沉緩而弱、腹滿而吐、食不下、口不渴、時腹痛、自痢等症狀。

五、少陰病證

少陰經包含手少陰心經、足少陰腎經。少陰經病以足少陰腎經為主，手少陰心經為輔的互動方式，也是由直中和傳變兩種方式產生。不過通常是在個體本來體質心腎經氣就已較為虛衰，或是經歷長期勞損、耗損之後，心腎經陽氣消耗過度變得比較衰微，再加上病程傳變或是直中，才會發病，而且心陽腎陽攸關人體生命的動能，因此少陰經病病況較為嚴重。發病的重點是心腎陽虛、氣血不足。少陰病證除了心陽、腎陽虛衰外，還會伴隨有心陰、腎陰的耗損，所以會產生兩種病程變化：少陰寒化、少陰熱化。

1. **少陰寒化**：指少陰陽氣虛衰，心腎陰寒獨盛，無法進行心腎相交，亦即心、腎經互相配合的例行功能，所呈現出來的一系列陰寒症狀。臨床表現有：四肢厥冷、欲寐、嘔不能食或食入即吐，下痢清穀，身體沒有發燒，卻很怕冷，或是體溫高、發熱，卻不怕冷，甚至面色紅赤的虛熱現象，脈細微。主要為心腎陽氣虛衰使得體內陰寒內盛，內臟的運作功能變得非常緩慢、微弱，所以食物幾乎沒有消化地痢出體外，或是胃氣無法下降而嘔吐。心氣衰弱，四肢血循非常差以致四肢逆冷等等。

2. **少陰熱化**：指少陰陰虛產生陽亢的現象。病邪因為陽亢的關係產生一系列的虛熱的徵象。心腎兩經在正常狀況下，以心腎相交的方式產生一種互相制衡機制，亦即腎水可以滋潤以及適當的遏阻心火過亢的功能，如今因為腎水虛少，不濟心火，缺少腎水的滋潤和抑制，心火獨亢，心主神明，心火上亢大都上衝到頭部，腎陰虛心火旺造成心煩不得眠、口燥咽乾、舌尖紅，脈細數。

六、厥陰病證

厥陰經包含手厥陰心包經、足厥陰肝經，以及其各別相表裏的手少陽三焦經、足少陽膽經。厥陰病為傷寒病傳變的最後階段，因為跟少陽經相表裡有關，所以一部分症狀與樞機不利的徵象類似，亦即一般會有寒熱交錯、厥熱勝復或是陰陽關格的徵象。臨床表現為身體會有上熱下冷的現象。上熱的原因為病邪轉入厥陰，肝陽與心包之火盛而上逆。厥陰與少陽相表裏，厥陰肝為風木，寄相火，下連腎水，上接心火，厥陰為陰之極，故而裏寒之極，下冷。因為少陽樞機功能的關係，因此有時伴隨有陰陽互爭、邪正相搏的現象，所以厥熱勝復。

依據傷寒論記載，厥陰病證的症狀表現包括：消渴、氣上撞心、心中疼熱、飢而不欲食，食則吐蛔。原因是心包以及肝陽之火上炎，造成熱灼津傷，所以消渴。肝陽之火上沖心包，故而氣上撞心、心中疼熱。胃受上揚之火的影響，胃熱，所以容易飢餓，但是因為下冷、裏寒、脾經功能受抑，不能消化食物，故而不欲食。胃熱腸寒，如有寄生蟲像蛔蟲等，此時喜歡往熱的地方移動，但進食的食物無法往下推送進行消化吸收的功能，胃氣無法下降，造成嘔吐，連帶將蛔蟲會也吐出來。

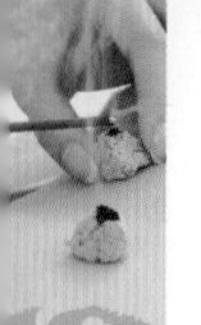

6-3 臟腑辨證

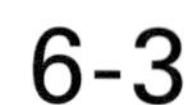

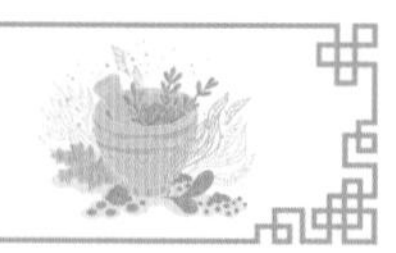

臟腑辨證的理論基礎早在黃帝內經的素問中已有數篇明確的描述。臟腑辨證一般可從各臟腑的基本生理功能的太過或是不足所產生的症狀來辨識臟腑的功能狀態。其次，以各個臟腑陰、陽、氣、血的功能來判斷各臟腑的陰液滋潤度或是陽氣的溫煦推動力狀態的過與不足。基於臟與腑的表裏關係，有時，臟的問題也會移往腑而表現出某些症狀，如：心移熱於小腸、肺移熱於大腸等。

一、心

（一）心的主要生理功能

主血脈，掌管一切血液在脈中的運行。主神志，掌控一切意識、思考和精神活動。開竅於舌，心發生問題時可由舌頭呈現的狀況來判別。其華在面，臉部的氣色可以判斷心的功能狀況。心與小腸為表裏，心為宮城，心包絡護衛於外。心與小腸的關係為心有熱，會移熱於小腸。

心的病變通常反應心臟血管系統功能失常，以及神志、專注度、記憶能力等等精神活動方面異常。臨床常見表現有：怔忡、健忘、神昏、眩暈、心悸、心煩、失眠、結代脈。舌頭會有舌尖紅、舌紅有芒刺、舌色紫暗、舌瘡潰瘍等。

（二）心的表徵

1. **心氣虛**：由於心氣不足，使得心的搏動輸送血液功能受到影響，血行無力，運行不暢，提供全身器官氧氣和養分以及排除廢物的功能變差。臨床表現常見心悸、怔忡、精神倦怠、胸悶，臉色蒼白，身體動作稍大或是稍微激烈則會有喘不過氣來的感覺，舌苔淡白、脈弱無力或是結、代脈。

2. **心陽虛**：心陽虛與心氣虛症狀類似但是更為嚴重些，代表心陽虛衰，心氣更加微弱。臨床表現除了心悸、怔忡之外，還會有胸痛、四肢寒冷血循差、神疲、氣短倦怠、面色㿠白，舌淡胖苔白，脈微、結代脈或是脈細弱無力。

3. **心陽暴脫**：係指心臟虛衰已極，瀕臨死亡狀態，心痛劇烈、嘴唇發紫、臉色蒼白、冷汗淋漓、心跳接近停止、脈微欲絕、神志模糊，嚴重時甚至昏迷死亡。

4. **心血虛**：由於平日過度思慮、或是長期操勞過度，消耗過多血液當中的精微物質，或是脾虛造成生血之源匱乏，以致於心血不足，現有的血液品質或是血量無法濡養心血管系統以及人體血液循環的正常新陳代謝需求，造成心搏異常、心神不安，所以會有心悸、怔忡、失眠、多夢、睡眠淺、健忘、頭暈、面色、唇色淡白，舌色淡、脈細軟無力等徵象。

5. **心陰虛**：因為思慮過度、用腦過度、熬夜等操勞過度、心血陰液裡的精微物質過度耗損所造成的陰虛心火旺盛。臨床表現為心悸、怔忡、心煩、失眠、多夢、睡眠淺，而且因為心陰虛的虛火上揚，造成臉顴部發紅、多汗盜汗、五心煩熱、心神不寧。舌色紅、少津液、脈細數。

6. **心火亢盛**：常因為七情鬱結，鬱極化火、或是過度嗜酒、嗜食肥膩食物日久，化熱所生之實火，症狀比心陰虛更為激烈，為實火，會有心胸燥熱煩極、失眠，甚至發狂燥怒、胡言譫語。面色赤紅、口渴、口臭、小便黃、大便祕結，脈數而有力。心火熾熱，迫血妄行甚至還會有吐血、衄血等症狀。有時火毒壅盛還會導致皮膚生瘡、局部紅腫熱痛等。

7. **心痺**：大都為心氣虛，心陽不振，邪氣阻滯心脈造成心血管血循瘀滯、血循差，心脈痺滯，因而會有心胸悶痛、肩背以及內臂痛、心悸、怔忡等症狀。舌色暗、或是青紫有斑點、脈細澀或結、代脈。

8. **小腸腑證**：心與小腸為表裏，心火熾熱過盛，有時候心熱會下移至小腸，造成小腸腑裏熱熾盛，臨床表現為情緒煩躁、失眠、口乾舌燥喜冷飲、口舌生瘡或潰瘍、小便赤、尿道灼熱、血尿。舌紅苔黃，脈數。

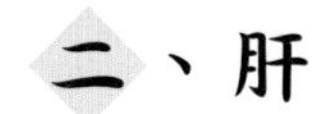

二、肝

（一）肝的主要生理功能

肝與膽相表裏，肝主疏泄，喜條達，惡抑鬱，維持全身氣機的通暢；此外，肝經的功能可以調節情緒、發怒會造成肝氣鬱結。疏泄膽汁也是肝經的功能之一，可以增進腸胃道的脂肪消化，以助養分的吸收。肝主藏血，在體合筋，其華在爪。肝經疾病常見情志抑鬱、急躁易怒、胸脇脹痛、目眩、眼部疾病、手足抽搐、肢體震顫、女性月經不調等。

（二）肝的表徵

1. **肝血虛證：**肝藏血，身體的器官組織失去血液的濡養而產生的一連串徵象。特徵為面色蒼白，唇色淡白、從蹲姿改為站姿時會頭暈目眩，指甲沒有光澤，視力減退或看東西，肢體有麻痺感，感覺身體肢體、肩膀筋肉緊繃，婦女月經量少，經血色淡，血虛嚴重時會有月經停止的現象。舌色淡、脈細。
2. **肝陰虛證：**指滋潤肝臟的陰液嚴重不足，肝陰難以制衡肝陽，導致肝陽上揚、虛火上擾的徵象。眼睛乾澀、視力減退、耳鳴、口燥咽乾、顴紅、五心煩熱、潮熱感、盜汗、虛汗。舌紅少津、脈弦細數。
3. **肝鬱氣滯：**因為怒氣內鬱，怒氣抑遏肝氣的運行，間接干擾的肝的疏瀉功能，導致氣機淤滯，臨床常見心情不暢、易怒、喜歡嘆氣疏壓，胸部兩側或是小腹脹滿竄痛，女性肝氣鬱結，可能有乳房兩側脹痛感、痛經、月經失調等症狀。舌苔薄白、脈弦或是脈澀。
4. **肝火熾盛：**指肝經火盛，肝陽上擾頭目的肝經實火症候。面紅目赤、頭暈目眩、嚴重頭痛、脹痛感、口苦咽乾、急躁易怒、罵聲洪亮、肋脇脹痛、嚴重耳鳴或耳內發膿、失眠或惡夢連連、大便祕結、小便黃。舌質紅、舌苔黃、脈弦數。

5. **肝陽上亢**：肝陽上亢除了上述的肝火熾盛的症狀之外，因為水生木的緣故，腎水不足也會導致肝陽上亢，因此伴有腎陰不足的相關症狀，諸如腰膝痠軟、耳鳴、失眠、頭重腳輕、舌紅少津、脈弦或是脈弦細數所呈現的肝腎陰虛現象。

6. **肝風內動**：肝風，因諸風眩掉皆屬於肝之故，肝風症候一般有頭暈目眩、頭搖、肢體震顫，手足麻木，走路步履無法走直線，脖子僵硬，講話口齒不清，嚴重時甚至會昏厥、不省人事，就是俗稱的中風。舌紅、苔白或膩、脈弦細有力。

7. **膽腑證（肝膽濕熱證）**：肝與膽相表裏，此證是指在中焦的肝膽部位有濕熱之氣阻滯，連帶的影響到肝氣的條達和膽汁的輸泄，干擾肝膽經的正常功能。臨床表現為口苦、肋脇部位有熱脹痛感、食慾差、腹脹、身體皮膚和眼睛鞏膜泛黃。舌紅苔黃、脈弦數或滑數。

三、脾

（一）脾的主要生理功能

脾與胃相表裏，脾主四肢、肌肉，開竅於口，脾的氣色觀察在唇。主要生理功能為運化水穀、水濕、吸收和傳輸養分，脾也具備統攝血液運行的功能，為氣血生化的根本。若脾的功能失調，首先影響的是水分的吸收和傳輸，水分積聚中焦，間接造成消化系統功能減退，養分吸收和傳輸也受到阻滯，進而更影響到氣血、養分的運化和生成，以及血液的統攝功能。

（二）脾的表徵

1. **脾氣虛證**：脾氣虛代表脾的功能不足，脾失健運，食入的食物的消化、養分和水分吸收都會有所妨礙。造成的原因多半為飲食失節、暴飲暴食或是過餐不食、思慮過度、憂思日久，損傷脾土，或是工作壓力大、過度操勞、勞累等。臨床表現為食量少、容易脹氣、食後消化時間緩慢、外表神疲、倦怠感、講話有氣無力、少言、懶言、面色萎黃無光彩，有時候皮膚呈現輕微的浮腫或是虛胖現象。大便溏薄、舌色淡、苔白、脈弱而緩。

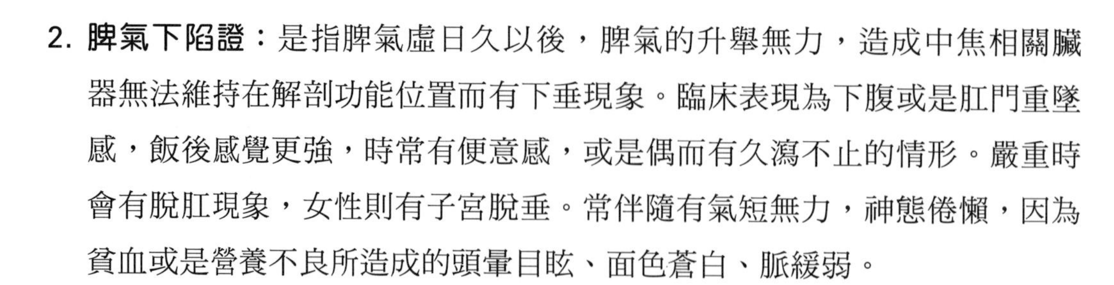

2. **脾氣下陷證**：是指脾氣虛日久以後，脾氣的升舉無力，造成中焦相關臟器無法維持在解剖功能位置而有下垂現象。臨床表現為下腹或是肛門重墜感，飯後感覺更強，時常有便意感，或是偶而有久瀉不止的情形。嚴重時會有脫肛現象，女性則有子宮脫垂。常伴隨有氣短無力，神態倦懶，因為貧血或是營養不良所造成的頭暈目眩、面色蒼白、脈緩弱。

3. **脾陽虛證**：是指脾的運化功能低下，陰寒內生，脾失運化，主要原因為過食生冷食物或是寒涼藥物，損傷脾陽或是腎陽，造成裏寒的脾虛現象。臨床表現除了脾氣虛證相似之外，更會有胃部、腹部輕微的悶痛不止，喜歡按揉或是抱溫水袋以緩解腹部疼痛不適。

4. **寒濕氣困脾**：常因常吃含冰量多的食物或飲料所造成的脾胃不適。冰冷食物所含的寒濕氣陳布阻滯了脾胃氣的運化和升發，所以飲食無法消化，養分無法吸收和運送。臨床表現為腹部悶痛、食入的食物無法消化、口不渴、便溏、身體覺得很笨重、四肢皮膚有輕微浮腫的水濕氣滯留感。因為脾色為黃，有些脾病病人會有身體皮膚或是鞏膜微泛暗黃色的情形，有些婦女會有白帶量多的現象。舌體胖有齒痕、舌苔白膩、脈緩弱。

5. **濕熱蘊脾**：平日嗜食辛辣或是過度肥甘、油膩油炸食物或是喜歡喝酒的人就常出現濕熱蘊脾的症狀。主要為濕熱之氣困阻脾胃，造成脾胃蘊化、吸收的功能受到干擾所表現的症狀。臨床表現為腹脹痞悶、胃口不佳、食入食物消化時間長、便溏、身體緊重感、四肢困重、行動較為遲緩沉重。濕熱困住中焦時身體皮膚和眼睛鞏膜會泛鮮黃色。舌質紅、苔黃膩、脈濡而數。

6. **脾不統血證**：因為脾氣虛弱，無法統攝血液在血管裡正常流通，造成血液溢於脈外的現象。臨床表徵為氣少懶言，神情倦怠，臉色蒼白或是萎黃無華。並且同時會出現流鼻血、月經量過多、崩漏、牙齦出血、嚴重的話，皮膚肌肉稍加碰撞或是無故就會有出血、瘀青的現象。舌色淡、唇色淡、脈細無力。

7. **胃腑證**：胃與脾相表裏，有時候因為吃太多辛辣食物或是情緒不佳，干擾胃氣的運行，氣鬱化火，或是病邪犯胃，造成胃火熾盛的症狀。臨床表現為胃部灼熱感、口乾舌燥、喜冷飲，伴隨有口臭、牙齦腫痛潰爛出血，便祕，小便色黃赤。舌紅苔黃、脈滑數。

四、肺

（一）肺的主要生理功能

肺主氣、皮毛、衛外，司人體呼吸氣機的宣發和肅降功能、甚至通調水道、輸布津、開竅於鼻等，所以病況變化上大多為肺部疾病、呼吸功能減退、水液的輸布代謝失常等徵象。因為肺與大腸相表裏，所以肺部疾病有時候也會兼有便祕或是腹瀉。一般肺部疾病症狀大都為少氣、聲音低微、咳嗽、哮喘、鼻塞、流涕。

（二）肺的表徵

1. **肺氣虛**：是指肺的氣弱、衛外功能虛衰，肺功能減弱。多半因為久病傷氣、耗氣，體力衰退，脾虛運化不足，肺失充養所致。臨床表徵為自汗、微畏風、氣虛懶言、語音低微、微喘、神情倦怠，面色淡白。舌色淡、苔白、脈弱。

2. **肺陰虛**：由於燥熱傷肺、久咳不癒或汗出太過津傷等耗損肺陰的肺部問題，久而久之導致肺部陰液虧虛。此外肺結核感染也會造成肺陰虛。臨床表徵有口燥咽乾，聲音嘶啞，痰少而黏、不易咳出，舌紅少津，脈細數。如為肺結核感染日久所造成的肺陰虛，除了上述大部分的徵候以外，還會伴有形體消瘦、五心煩熱、午後潮熱、顴紅、久咳不癒、痰中帶血等症狀。

3. **風寒犯肺**：風、寒邪氣襲肺，肺衛外功能失常。臨床表現為惡寒、有汗微發熱或無汗發熱體痛、鼻塞、流清涕、咳嗽、肺津不布，聚成痰飲。舌苔白、脈浮緩或浮緊。

4. **風熱犯肺**：發熱、咽喉紅疼、鼻塞、流濁涕、痰稠色黃、咳嗽、口微渴。舌尖紅、苔薄黃、脈浮數。

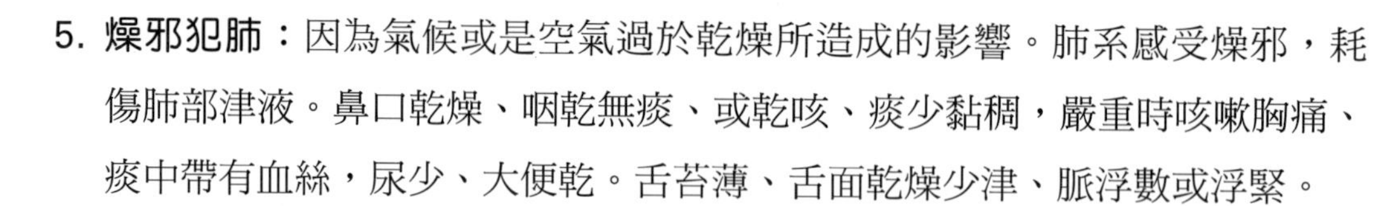

5. **燥邪犯肺：**因為氣候或是空氣過於乾燥所造成的影響。肺系感受燥邪，耗傷肺部津液。鼻口乾燥、咽乾無痰、或乾咳、痰少黏稠，嚴重時咳嗽胸痛、痰中帶有血絲，尿少、大便乾。舌苔薄、舌面乾燥少津、脈浮數或浮緊。

6. **痰濕阻肺：**由於脾氣虛虧或久咳傷肺或是寒濕之邪侵肺所造成的。痰多黏膩、色白、易咳，有時會有氣喘痰鳴、久咳胸悶。舌苔鼻膩、脈滑。

7. **肺熱熾盛：**肺內邪熱熾盛，發熱、咽喉紅腫熱疼、口渴、胸痛、小便短赤、大便祕結、舌紅苔黃、脈數。痰熱壅盛時，咳出的痰黃稠、量多或是吐痰濃臭血腥，此時舌苔黃膩、脈滑數。

8. **大腸腑證**

(1) 腸熱腑實證（陽明腑實證）：是指病邪邪熱入裏，與腸道的大便糟粕相困，熱邪耗盡腸道的水氣，間接使得大便變成燥屎，因為熱邪入侵的關係，腸道也變得很乾燥，以致沒有多餘的滋潤液推動腸道蠕動將燥屎排出體外。臨床表現為高燒、汗出、口渴、口臭、腹部硬痛，熱結旁流時會解出惡臭味的便液和硬便、小便少。嚴重時會有神志不清、胡言亂語的現象。舌質紅絳，苔厚黃燥甚至焦黑起刺。脈沉數有力或沉實有力。

(2) 腸道濕熱證：指體內濕熱之氣侵犯腸道並且干擾其正常運作功能，導致下痢症狀。因為濕熱下注腸道，所以會有腹痛、大便色黃且味臭，或是濕熱暴注、下痢膿血，肛門有灼熱感，如果感染嚴重還會有發燒的症狀。舌質紅、苔黃膩、脈滑數。

五、腎

（一）腎的主要生理功能

腎主藏精，主管人體生殖泌尿系統的功能，掌管生殖生長發育以及尿液的製造、排泄功能。腎與膀胱相表裏，腎與心有君火相火的互相制衡功能。

（二）腎的表徵

1. **腎陽虛證**：腎具有先天之火，腎陽虛衰，相火溫煦功能喪失，產生一系列的下焦虛寒症狀，如：腰膝冷痛、四肢冰冷感、神情倦怠乏力、性慾減退、大便溏泄、小便頻數、周身輕微浮腫。舌色淡、苔白、尺部脈沉細無力。

2. **腎陰虛證**：指腎的陰液虧虛，腎主水，腎陰虧虛無法涵木，肝腎經失於濡養而產生陰虛的內熱症狀。常見目眩耳鳴、齒牙動搖、腰膝痠軟，失眠、健忘、口燥咽乾、五心煩熱、潮熱盜汗等虛熱感，小便黃。舌紅少苔、舌津少、脈細數。嚴重時女性會月經不行，或是經血崩漏。

3. **腎精不足**：是指先天的發育不良或是後天的耗損太過所造成的腎精虧損的現象，腎精則是和人體的生長發育、生殖功能相關的一些荷爾蒙、生長激素等。臨床表現則為小兒發育遲緩、智能低下、身材矮小、骨骼發育不全。成年以後則是性功能低下，男性精少、女性經閉或是子宮卵巢發育不良而造成不孕。成人會有早衰的現象，臨床表現為耳鳴、腰膝痠軟、健忘、神情恍惚、齒牙動搖。舌色淡、脈細弱。

4. **膀胱腑證（膀胱濕熱證）**：腎與膀胱相表裏，指膀胱部位被濕熱之氣困阻，使得小便的氣化過程不順利，所造成的跟小便相關的一系列症候。臨床表現為頻尿、容易尿急，時常上廁所。小便時尿道有灼熱感、下腹部脹痛、腰部痠痛，有時會有發熱現象。小便色黃赤或渾濁，尿量少，舌紅、苔黃膩、脈滑數。此證與心火下移熱於小腸的症候非常相似，其差別之處為心火下移，因為心火亢盛，常伴有失眠、口舌潰瘍等症狀。而膀胱濕熱與腎臟的功能較相關，故而沒有上述的失眠等現象，但是會出現發燒、腰部疼痛。

除了上述簡要介紹的臟腑辨證之外，臟與臟之間、腑與臟之間、腑與腑之間也會有許多變化多端的臟腑兼病症狀的存在，應再依其臨床所呈現的變化加以判斷以及辨識。因為症狀繁複，不易簡單鑑別，故予以省略。

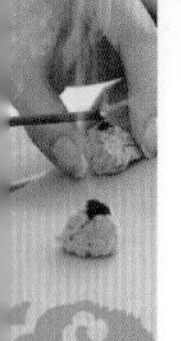

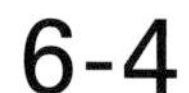

6-4 三焦辨證與衛氣營血辨證

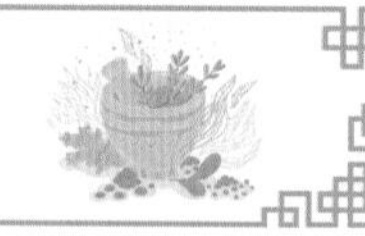

三焦辨證出於黃帝內經 靈樞・營衛生會，在黃帝與岐伯一問一答中提到了三焦的功能、部位和作用。三焦的功能主要是產生營氣和衛氣，並且讓二氣在身體巡行，維持生命。營氣出于中焦，衛氣出于下焦。

內經認為，上焦從胃上方出行，布滿胸中，貫膈並上行到咽喉以上，到舌，也有分支走腋下，循太陰肺經最後又回到陽明胃經。中焦從胃中開始，主要是泌糟粕，蒸津液，化其精微，上注于肺脈乃化而為血。下焦，水穀食物經過胃中，成為糟粕經過小腸，俱下于大腸而成下焦最後形成糞便由大腸排出，尿液注于膀胱再排出體外。整個人體運作的景象，上焦如霧，中焦如漚，下焦如瀆，就是這樣的意思。

內經同時也認為，五穀入於胃，糟粕、津液、宗氣，分為三隧。宗氣積於胸中，出於喉嚨，以貫心脈，而行呼吸。營氣，泌其津液，注之於脈，化以為血，以榮四末，內注五臟六腑。衛氣，慓疾悍氣，行於四末，分肉皮膚之間，循環不休，晝日行於陽，夜行於陰，常從足少陰之分間，行於五臟六腑。

清代兩大名家，吳鞠通、葉天士，在溫病的發展觀察中，融會貫通內經所提過的三焦以及衛氣營血相關理論，各自提出三焦辨證、衛氣營血辨證的溫病進程見解和治療。

三焦辨證是吳鞠通參考內經以及自己的體驗，在溫病條辨書中提出他認為凡溫病者，始於上焦，在手太陰。溫病由口鼻而入，自上而下，鼻通於肺，始手太陰，太陰肺經屬金。溫者，火之氣，風者，火之母，火未有不克金的，所以病始於此。溫病學派認為溫病的傳變，大都是從上焦肺部開始的。上焦火氣未清，便會進入中焦，症狀是陽明病大熱大渴，脈躁苔焦，陽土燥烈，煎熬腎水，病況再更嚴重一些，三焦俱急，便會漫延三焦，一旦漫延三焦，則邪不在一經一臟而已。所以要急清三焦為主，是吳鞠通的三焦辨證治療理念。

但是雖然是要清三焦火氣，不過，溫病的傳變不一定全由上焦開始，有時候也會由中焦發病，比如腸病毒。手太陰肺經一向是領肺經通調水道，下達膀胱的主要路徑，因此肺痺一開則膀胱亦開，因此大都以肺為治療要領所在，胃與膀胱也皆在治中，所以三焦治療概念俱備。

1. **上焦病候**：上焦在胸腔，發病器官以肺最先，熱邪侵犯首先犯肺，順傳會到中焦，逆傳會邪入心包。上焦病候以心肺為主。邪在肺衛，還很表淺，溫邪由口鼻入侵，發熱惡寒，自汗頭痛、口渴、咳嗽、苔薄白，舌邊尖紅，脈浮速。病情加重時，邪熱壅肺，痰黏稠色黃，身熱，發燒，口渴，苔黃，脈滑速，有時伴有胸悶痛，咳喘等手太陰肺經病會有的病徵。病候危急，有時候熱邪逆傳心包，會有舌質紅絳、神昏譫語、或舌蹇四肢痙攣、抽搐，甚至會伴有跟營分證、血分證類似的徵候。

2. **中焦病候**：中焦在腹腔，為脾胃病。足陽明胃經熱病，症狀常見身體壯熱不惡寒，反惡熱，大汗出，口渴、舌苔黃燥，脈大，病邪更盛時，腸腑熱結，大便祕結、腹滿脹痛。舌苔黃厚燥之外甚至有些部分會黑焦，小便短澀，脈沉實。足太陰脾經熱病，大都濕熱困脾，有身熱，四肢沈重身重感，體痛且重、胸悶、嘔惡、舌苔白膩、脈濡緩。

3. **下焦病候**：下焦在下腹腔，熱邪傷肝腎之陰，下焦病位以肝腎病為主。足少陰腎陰耗損過度，身體低熱，面赤、手心腳心熱度高於手腳背部、心情煩躁、失眠，口乾舌燥，舌乾絳，脈細速。下焦病熱盛時，有時會擾動肝風，引發肝經發病的症狀，熱深厥深、心中憺憺、手足抽搐、角弓反張，口噤神迷，舌乾絳，脈弦數有力等

葉天士所強調的衛氣營血論則是認為，「溫邪上受，首先犯肺，逆傳心包，肺主氣屬衛，心主血屬營」。「大凡看法，衛之後，方言氣，營之後，方言血。在衛汗之可也，到氣纔可清氣，入營猶可透氣，轉氣，入血就恐耗血動血，直須涼血散血，否則前後不循緩急之法，慮其動手便錯，反致慌張」。

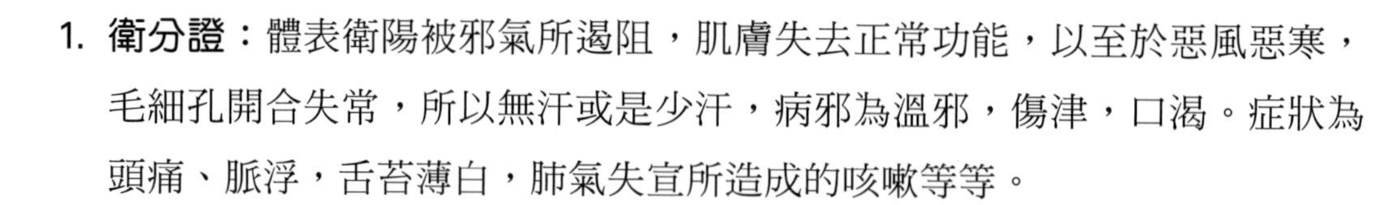

1. **衛分證**：體表衛陽被邪氣所遏阻，肌膚失去正常功能，以至於惡風惡寒，毛細孔開合失常，所以無汗或是少汗，病邪為溫邪，傷津，口渴。症狀為頭痛、脈浮，舌苔薄白，肺氣失宣所造成的咳嗽等等。
2. **氣分證**：氣分證大都在衛分證後出現，因為熱邪進入氣分，裏熱蒸騰，發燒加重。發燒、汗出，造成水分不足，所以容易煩渴。熱邪消耗津液，舌苔黃燥，脈洪大等。凡是溫邪已經由表入裏，但是還沒有產生營分證症狀變化和血分證的出血等，可是高燒發熱口渴症狀繼續存在，便屬氣分證。
3. **營分證**：營分證大都來自氣分證。營氣是一種水穀營養精華，可以營養全身器官組織，人體營養陰液受到熱邪蒸騰，會有發燒、口乾，心開竅於舌，心主神明，熱邪也會干擾神志，心煩、煩躁、失眠，舌質紅絳，脈細速。此外，熱邪在營分運行的細絡上竄行，所以也會出現斑疹隱隱的皮膚症狀。
4. **血分證**：血分證是由營分證熱邪更盛而來，也可以由氣分證快速傳入血分，因為熱邪壅盛，擾動血脈的運行，灼傷血絡，迫血妄行，所以會有流鼻血或是身體內外各種出血。強盛的熱邪嚴重干擾心神，所以會發狂、躁動不安，意識昏亂，身體高溫，衄血，瀰漫性出血，斑疹明顯，舌色深絳，脈速等。

6-5 氣血津液辨證

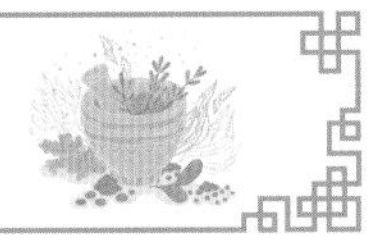

氣、血、津、液是構成人體臟腑、經絡等組織器官系統功能正常運行的基本要素。氣是一種動力，人體各個臟腑器官系統運作的一種推動力。血、津、液，則是人體中流動液體的三種精微物質。氣、血、津液的組成與脾胃運化生成的水穀精微物質有密切的關係。因為氣的推動，血、津、液才得以流布到人體各處，負責正常的運作功能。就氣和血的關係方面，氣為血之帥，血為氣之母。亦即氣能行血、攝血，推動血液循行全身的功能。血則由脾胃的運化吸收而產生，血液當中的養分和津液、精微物質可以滋潤和補充全身臟腑的不足。在病理狀況下，氣、血、津、液的作用是互相影響的。氣如果停止推動，血液、津液就會淤滯、造成疾病。失血時，脈外的津亦可以進入血中補充血液的不足。津液大量流失時，脈內血液的水分也會滲透到脈外補充細胞水分的不足。中醫甚至有津血同源的說法，亦即黃帝內經 靈樞・營衛篇裡所說的「奪血者無汗，奪汗者無血。」

一、氣病辨證

（一）氣的特點

人體的氣主要來源有：(1)先天的精氣，來自於父母的精子和卵子結合之後所形成人體，「先天之精」藏於新生命的腎中或是命門；(2)水穀之精氣，水穀則是指後天所攝取的食物，食物中的精微營養物質，可以稱為穀氣；(3)來自自然界的精氣，指的是人類呼吸的新鮮空氣、芬多精等空氣中的優良精微物質。

（二）氣的功能

1. **推動作用**：中醫學理論上認為機體臟腑、經絡等組織器官的生理活動全賴於氣的推動。即以氣的自身活力和運動，推動和促進機體的生長和發育，

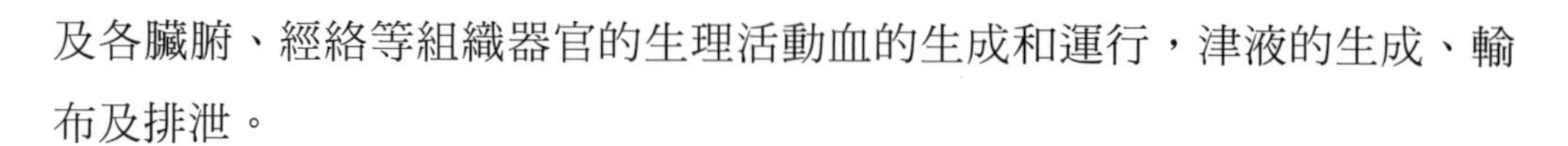

及各臟腑、經絡等組織器官的生理活動血的生成和運行，津液的生成、輸布及排泄。

2. **溫煦作用**：難經・二十二難提到「氣主煦之」，煦之是指氣對於人體的臟腑、經絡、皮膚、筋骨等器官組織、血液及津液具有溫煦的作用。因此，可維持人體各臟腑與經絡的生理活動及正常體溫的恆定。

3. **固攝作用**：主要是對體內體液、血液的運輸維持在正常的路徑於管道內。以血為例，一旦失去氣的固攝作用，血液容易滲溢出血管之外，造成出血的現象，或是無法維持對人體各個組織器官提供正常的養分和氧氣交換的功能。氣的固攝作用，除了血液之外，汗液、尿液、精液分泌量也有同樣的影響。失去固攝作用，會有自汗、大汗、尿液失禁、多尿、遺精、早洩等症狀。

4. **氣化作用**：氣化作用是指把精液、血液、水液、津液、組織間液的生成、代謝、轉化的過程。如：人體把攝取的食物分解、吸收、轉化成各種人體所需的血液、津液、消化酶等物質。

5. **防禦作用**：人體的衛氣主要是防禦外來病邪的攻擊，衛氣存在在人體的肌膚表皮、存在在人體全身，溫分肉，肥腠理。氣的防禦作用並不只是限於皮膚，廣義氣的防禦作用，廣泛存於人體各個器官臟腑之中，氣的防禦作用減弱，人體抗邪能力也會降低。

（三）氣病辨證的種類

1. **氣虛證**：氣虛則衛外無力、肌表不固，容易汗出。氣虛則失去血液和器官組織功能的推動，所以肌肉、四肢失去養分的滋潤，全身覺得倦怠、乏力、精神萎靡、頭昏、少氣懶言、脈象虛弱無力或是細微。因為氣虛無法推動水氣，身體水分運輸阻滯，水液氾濫而成水腫、或是痰積成飲，或是氣滯血淤等等。

2. **氣陷證**：氣陷證是指因為氣的不足，無法維持各個器官組織的正常功能，連帶的也會造成不能維持內臟於原來的位置上而有下垂的現象。症狀為氣虛下陷、中氣不足，導致頭暈眼花、脈象弱、舌色淡苔白、久瀉久痢、腹部有下墜感、子宮脫垂、脫肛或內臟下垂等。

3. **氣脫證**：氣脫是指元氣虛衰，臟腑的功能即將衰竭的徵兆，其脈象浮大無根或是脈搏微弱，幾乎要停止一般，舌色淡、面色蒼白，忽然暈倒，直冒冷汗，呼吸微弱，四肢冰冷，陷入昏迷，甚至會出現大小便失禁的現象，類似休克或是即將失去意識的狀態。

4. **氣逆證**：氣逆證是指氣的升降、推動的功能失常，臟腑氣的運作功能與器官正常運作相反的方向運行所引起的徵候。以肺胃之氣為例，肺氣有呼和吸兩種功能，胃氣有將食物往下推動的功能，因為肺胃之氣受到干擾，上逆，造成咳嗽喘息和嘔吐、呃逆、噯氣、噁心等症狀。肝氣主疏泄、條達，但是升發功能太過則會造成頭痛、眩暈、暈厥等症狀。

5. **氣滯證**：氣滯是指某一臟或是某一腑的氣的運作功能，因為情緒、心情，或是痰飲瘀血，氣機不暢等因素受到阻礙而停滯，或是運行不通暢的現象。通常舌象正常、脈象弦。症狀為氣滯的部位脹痛、悶痛、或是疼痛會游移，症狀時輕時重，常會隨著噯氣或是排氣或是推拿按摩以後而稍感舒適。通常受到情緒起伏或是心情的影響也會使得疼痛症狀加重或是減輕。如果腸胃道功能有氣滯情形，則會有消化不良，或是消化時間延長、厭食、胃脘脹悶痛的現象。

6. **氣閉證**：氣閉證是指因為外邪侵入、情緒受到刺激激烈變化，或是風、痰、火、瘀等邪氣壅盛，造成淤滯的部位氣機不通，或是氣機逆亂，像是腦或心血管阻塞、痰阻氣道等，這些情況造成嚴重干擾，使得五臟六腑的功能無法依照正常方式運作。氣機阻滯嚴重時甚至會造成陰陽決離、氣機閉塞不通而有暈厥等甚或死亡。脈象弦數或是滑數。

二、血病辨證

血液在脈中循行，流行於臟腑之間，血液中的養分濡養內自臟腑，外至皮膚，人體各個細胞、組織、器官、系統。血液中氧氣和二氧化碳的運送和

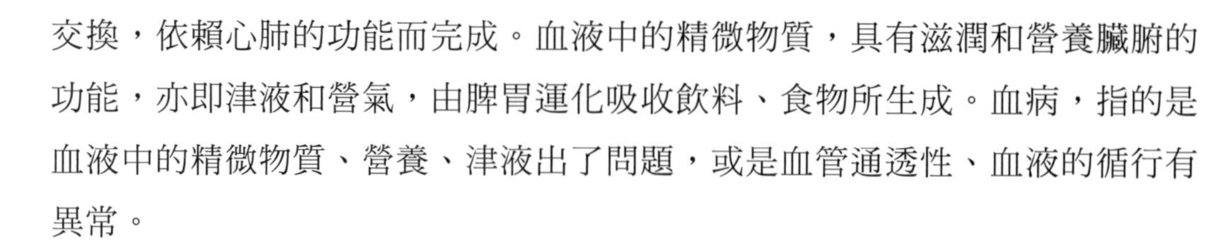
交換，依賴心肺的功能而完成。血液中的精微物質，具有滋潤和營養臟腑的功能，亦即津液和營氣，由脾胃運化吸收飲料、食物所生成。血病，指的是血液中的精微物質、營養、津液出了問題，或是血管通透性、血液的循行有異常。

1. **血虛證**：血虛是指血液的不足，包括有血量、血液的品質、血液的濡養功能都衰退或是不足的一種現象。血虛的主因多半為營養攝取不足，或是脾胃臟腑將食物轉化成血液的功能不良；或是人體造血功能不良；長期疾病造成血液中精微物質慢性耗損，或是大出血。病人常見面色蒼白無華，神情倦怠乏力，頭暈目眩，指甲、嘴唇顏色淡白，舌色淡，脈細。

2. **血熱證**：是指血分有熱，這種熱性物質可以加速血液運行，血管擴張，血液通透性增加而容易溢出血管以外。導因有溫熱之邪侵入、外感病由表入裏，情志不暢、鬱極化火，嗜食辛辣、酗酒無度或是房勞過度、陰虧火旺等內外因素所造成的血分之熱，血熱持續一段時間的話，也會耗傷血分陰液。症狀除了一般的熱氣壅盛之外，還可見到面色火紅、眼赤，血熱熾盛時，熱擾心神，會出現煩躁不安、神昏譫語、心煩狂亂。血熱可以耗傷陰津、口渴，傷津的結果使得血液的濃稠度增加，容易瘀塞血脈。血熱傷絡，則會造成衄血、吐血、尿血、皮下紅斑等等。有時候血熱外托時，也會在皮膚出現膿瘡、癰疔癤等。舌色紅絳、少津，脈弦數或是脈洪大有力。如果是一般的血熱證多半無發燒的現象，而溫病溫邪所造成的血分證則伴隨有高燒，嚴重時有意識不清等現象。

3. **血寒證**：血寒是指絡脈受寒而凝結，血液循環變得不通暢的一種病裏現象。主因為外感寒氣或是體內陽虛已極生寒，進而影響到血液循環的速度。血寒通常伴隨有疼痛的症狀，因為「血脈寒滯運行不暢，不通則痛」的緣故。此外還可以發現病人的手足、嘴唇、舌色、指甲發紺，顏色青紫。血寒之人，喜暖惡寒，痛處加以保暖的話，疼痛的現象就會比較緩和。寒氣在肝經，則下腹部、兩脇下冷痛。常見舌色淡暗、苔白、脈沉遲澀。

4. **血瘀證**：血瘀原因很多，主要的徵候是血液運行緩慢，或是淤滯，或是溢出血管以外，未能及時排出或是消散的出血也稱為瘀血。此外，血管管壁受損造成管內逐漸淤塞也會使得血液流動變慢，甚或阻滯。情緒激烈變化或是病邪侵入人體的影響，有時候也會造成氣滯血瘀，如：盛怒容易使得肝氣鬱結，時常生氣的人則容易會有氣滯血瘀的情形等等。

血瘀證的辨證特點是血液淤滯部位會有刺痛感、腫塊、出血。血瘀部位在體外或是皮膚時會有膚色青紫或是紫暗的現象，瘀血在體內時則可觸及較堅硬而推之不易移動的腫塊感。若體內內出血反覆不斷，則大便夾有血塊、便血或柏油色大便。臉部氣色方面，血瘀者容易臉色黧黑或是唇色紫暗、指甲紫青，皮下出現紫斑或肌膚甲錯。婦女的瘀血可見經閉，或是血崩、漏下、腹部可見青筋浮現等。血瘀在裏，舌色紫暗，或見紫斑、紫點，脈象多細澀，或是結代脈等。

三、氣血同病辨證

1. **氣虛血瘀**：因為年老、體力不佳或是長年重病的耗損，氣力漸差，造成氣虛、心搏和肺氣呼吸的交換功能不足，使得血液的輸送和推動相對功能不佳，造成血液淤滯，流動緩慢的現象。常見面色淡白或是晦暗沒有光彩，舌色暗淡或是有紫斑，身體倦怠乏力，懶得言語，或是講話時有氣無力，胸脇處疼痛，脈沉澀。
2. **氣滯血瘀**：因為心情不佳、暴怒，或是跌打損傷，或是外邪侵襲，干擾到血液的運行機轉，使得肝經血氣鬱結，條達的功能受到影響，瘀滯的血氣多半聚集於肝膽經的部位，造成胸脇脹痛、暴躁。婦女鬱怒常不敢發，因此造成血氣鬱結，有閉經或是痛經的現象。常見舌色紫暗或有紫斑，脈澀。
3. **氣不攝血**：血液通常循著正常的血管運行，血液流動所產生的氣以及心臟推動血流的力氣，使血液維持在血管中正常運行。當人體氣機虛，間接影響血管的彈性、密度、通透性及血液的流動力，使得血液無法在正常的管道流行運轉，滲到血管以外的地方，造成一種長期的或是慢性的失血現象。慢性出血，血液滲透到皮下，可以見到皮下瘀斑；而子宮無法攝血，或有慢性點狀出血或大量出血崩漏的現象。此外，嘔血、便血也是症狀之一。因為處於有形或是無形的失血狀態，日積月累之後，隨著出血而造成氣的漏失。常見面色蒼白、乏力倦怠、舌色淡、脈細弱等氣血兩虛的症候。

4. **氣隨血脫**：因為疾病因素或是外傷造成大出血時，血液汩汩而流，輸送血液的氣也會隨著失血而大量消耗，氣脫而休克暈厥。會出現四肢厥冷、臉色發白、嘴唇沒有血色、冷汗直冒、暈厥休克、舌色淡、脈細微欲絕。陽氣亡失時則見脈大而散，生命垂危，嚴重大出血失血過多，陽氣亡失而亡。

四、津液病辨證

1. **津液不足**：又稱為津虧，或是陰津虧虛。因為津液不足，造成身體某些臟腑的滋潤功能不足，因而產生燥證的現象。造成津液不足的原因之一是脾胃消化、吸收、製造津液的功能不好，以致於津液不足。或是裏熱壅盛，耗損津液過度而造成津液不足。症狀上，會有口燥、咽乾、嚴重時嘴唇焦裂，皮膚乾燥，便祕、小便短少色黃。

2. **水液停聚**：因為外感病邪或是受到情緒變化，身體的臟腑輸布水分和排泄水分的運行機轉受到影響或是阻礙，造成水液在身體臟腑中積聚。水氣停聚，則面目、胸腹、全身或是四肢浮腫。此外，體內受到水濕、濕熱、或是毒素的影響，也會造成水腫。風邪侵襲，干擾水分排泄也會造成水濕泛膚的浮腫。濕邪困脾，脾土無法運化水濕，也會造成水停積聚。

6-6 病因辨證

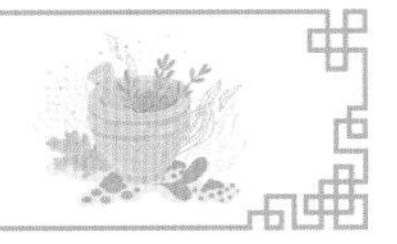

病因辨證法的理論基礎是以東漢醫聖張仲景在金匱要略・臟腑經絡先後病脈證中提到：「千般疢難，不越三條：一者，經絡受邪入臟腑，為內所因也；二者，四肢九竅，血脈相傳，壅塞不通，為外皮膚所中也；三者，房事、金刃、蟲獸所收，以其詳之，病由都盡。」的記載衍生出來的。

到了宋代，陳無擇在三因極一病證方論中的卷二・五科凡要更進一步提出「凡治病，須先識因，不識其因，病源無目。其因有三，曰內、曰外、曰不內外。…六淫者，寒暑燥濕風熱，七情者，寒暑燥濕風熱是。…六淫者，天之常氣，冒之則先自經絡流入，內舍於臟腑，為外所因。七情，人之常性，動之則先從臟腑鬱發，外型於肢體，為內所因。其如飲食飢飽，呼叫傷氣，盡神度量，疲極筋力，陰陽違逆，乃至虎狼毒蟲，金瘡踒折，疰杵附著，畏壓溺等，有悖常理。」就上述古代醫集的分類，病因辨證大約可分為以下幾種類型：

一、外感病因（六淫辨證）

風、寒、暑、濕、燥、火是古人認為的自然界氣候變化的六種形態。不過，當氣候出現劇烈變化、異常時，人體可能無法適應這種劇烈變化，因而產生疾病。或是，某些人因為自身的正氣衰退，無法適應正常的氣候變化，也會導致疾病。這些現象的致病因子，就稱為六淫，其所產生的症狀也以這六種氣候現象來加以命名。

天氣六淫所導致的人體疾病的特點有：(1)有些疾病具有季節性：如：多在暑濕的時候，氣候濕熱，或是梅雨季節發病或寒流來襲的時候流行，而且冬多寒病，夏多熱病；(2)可能是單一淫氣致病，也可能是多種淫氣夾雜而致病，如：風寒濕夾雜致病、濕邪久鬱化熱、風寒化熱等；(3)天氣六淫的病邪多半由體外侵入，從皮膚、肌肉、經絡以致於臟腑，隨著病症的變化而出現裏證。

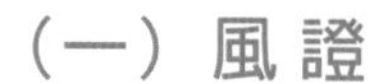

(一) 風證

風屬陽邪，其性輕陽，善行數變，為百病之長。風性主動，疾病變化非常快速，而且會在身體各部位移動亂竄，病位不定。因此，風邪所導致的疾病，常侵犯人體諸陽之手的頭部、體表的皮膚，因為肺主皮毛，連帶的肺部也是常受風邪的臟器。而且，因為風性善走竄的關係，所以常會產生的症狀大都為抽搐、震顫、麻木、搔癢、頭暈目眩等。

1. **傷風：**風襲體表，腠理不固，會有頭痛、發熱惡風、汗出、咳嗽、鼻塞、流涕的現象。舌苔薄白，脈浮緩。
2. **風疹：**風邪客於肌腠，會有皮膚搔癢、風疹塊或是丘疹，癢處游移不定，疹色或紅或白，時隱時現，遇風吹襲，症狀加劇。
3. **風邪中於經絡：**風邪侵襲人體的經絡，造成受襲部位經氣阻滯不通，會感到麻木不仁，如：寒風長時間吹襲面部會造成面部麻木不仁、口眼歪斜，嚴重的話口水無法吞嚥，而有流涎的現象。冷氣出風口經年累月吹襲背部則會造成頸部僵硬、肩背部肌肉疼痛感，身軀及肢體旋轉移動不利。
4. **風寒濕合邪：**風寒濕合邪，侵襲關節、經絡，則會造成身體沉重感、舉足艱難、行動遲緩、肢體關節遊走性疼痛，或是天氣急驟變冷之前會感覺身體某些部位有痠痛感等現象。

(二) 寒證

寒氣為陰邪，特質是凝滯，容易導致受邪部位氣血不通或是運行停滯，經氣停滯則會造成疼痛感。寒邪侵襲體表，造成腠理閉塞，毛孔無法排汗，衛陽無法達外，缺乏衛陽的護衛，寒邪更會進一步入侵人體而致病。

1. **寒邪束表：**頭痛、身痛、發熱惡寒、無汗、咳嗽、鼻塞。苔薄白，脈浮緊。
2. **寒痺：**寒邪侵襲人體四肢經絡，造成四肢關節疼痛，拘緊攣急，伸屈不利，遇到天氣急驟變冷，關節和肢體疼痛的症狀加劇。

（三）暑證

暑氣為陽邪，氣的本質是熱性的，因此最容易耗傷人體的水分、耗氣以及傷津。夏令暑氣之外，通常伴隨著雨氣，因此，暑邪亦常與人體的濕氣結合，症狀上也常暑濕併見。

1. **傷暑**：夏令時期受的暑濕的侵入，人體感覺疲乏無力、身體體溫稍高、出汗多、口渴、喜冷飲，如果暑濕之氣滯留於中、上焦，則會有腹脹消化不良、嘔氣噯氣，大便溏泄。舌紅苔白，脈虛數。
2. **暑溫**：感受暑熱之邪所引致的急性症狀，病起急驟，體溫高熱，汗或是無汗，心煩口渴，或是胸悶，嚴重時會有神昏、驚厥，抽搐，耗津液，類似中暑的症狀。舌紅苔黃，脈洪數。

（四）濕證

濕邪為陰邪。四季之中，梅雨季節的濕氣較重，比較容易致病。除了氣候因素之外，長久居住的區域或是環境的濕氣侵入人體，也會使人體致病。濕氣為陰邪，性質重，氣濁，濕氣罩住體表，會感受到濕黏黏的感覺。侵入人體也會造成濕黏阻滯。

1. **傷濕**：人體受到濕邪的侵襲，會有頭重脹痛、惡寒發熱、肢體困重酸楚、身體疲乏倦怠無力、胸悶、胃口不佳、腹脹、有噁心感，不太口渴。舌苔白而膩，脈濡或脈緩。
2. **濕痺**：濕邪泛流到人體四肢的關節，關節腫痛、酸楚，身體沉重感，舉步維艱，關節伸屈不利，全身倦怠感。舌苔膩濁，脈沉細。

（五）燥證

燥病多發生於秋季。因為氣候乾燥，呼吸時的肺部容易因為受燥而感到不舒服。燥邪耗傷的多半是肺部的津液，受燥的臟腑多為肺臟。燥邪可以分為寒燥以及溫燥兩型。

1. **溫燥**：初秋時期，大陸型氣候，氣溫尚高，氣溫乾燥，燥熱侵襲肺部，耗傷肺部津液，會有口渴、咽乾、口乾舌燥之感。呼吸時感到鼻腔乾燥、咳逆、胸痛、乾咳少痰，嚴重時甚至痰中帶血。舌乾苔黃，脈浮數。
2. **寒燥**：深秋，天氣逐漸寒涼，氣候乾燥，空氣中寒燥之氣侵襲肺衛，使人感到頭微痛、惡寒、喉嚨乾燥、喉頭有癢癢的感覺，覺得空氣太乾燥而產生咳嗽的反應，鼻塞，無汗。舌苔白而乾，脈象浮。

（六）火（熱）證

火邪可以歸類為五淫侵襲人體之後，疾病演變到最後，如果沒有受到任何治療處置，最後會產生的嚴重結果。六淫侵入，身體發熱，熱極化火，寒邪侵入，寒極也會從陽性而轉化成火邪。火為熱邪，容易耗傷津液，生風動血，通常以高熱、煩渴、汗出，神昏譫狂、痙攣抽搐、吐血、衄血為常見的症狀。

1. **實火**：高燒、惡熱，煩躁、口渴、汗多或是無汗，尿少，尿色深黃，大便乾硬，舌紅苔黃燥、甚至灰黑，脈洪數而有力。
2. **火毒**：火熱鬱結成毒，壅於肌肉，肉腐血敗，熱毒發於皮膚，紅疹隱隱，瘡瘍疔毒，局部紅腫熱痛，甚或導致敗血症。壯熱、口乾舌燥、意識昏迷、神昏譫妄。舌紅苔灰黑，脈洪滑數或弦數。

二、內傷病因

（一）七情

七情是指喜、怒、憂、思、悲、恐、驚，都是屬於情緒上的反應，進而會妨礙人體正常功能的運轉。影響到個體的情緒變化的致病原因多因為生活環境上的人際互動、工作壓力、生活作息、就學、居住環境等等各種複雜的因素，有形或是無形中影響到個體的精神狀態，造成情緒上的亢奮或是壓抑、頹廢導致影響到內臟機能，長久以後，更進而損傷臟腑，轉換成各種疾患。

1. **喜傷心**：突發的大喜之事，如：中了樂透彩或是中大獎、錄取榜首等，所造成的情緒重大刺激，欣喜若狂，也會導致心神不安，語無倫次。

2. **怒傷肝**：盛怒的情緒除了行為上會出現破口大罵、暴跳如雷、血壓上升等激動的反應之外，也會影響到體內經氣的運行，尤其是肝經，暴怒造成肝經或相關的臟腑器官氣血逆亂，無法條達，通暢運行，肝氣鬱結嚴重時甚至會導致氣血逆亂於上，造成面紅、眼睛充血、氣逆嘔血、神昏暴厥。

3. **憂心、思慮過度傷脾**：造成脾氣鬱結，消化道裡面的食物難以消化，吸收轉換成血液以及養分，人體對於所攝食的食物無法消化，以及吸收營養，間接會影響到血液品質、養分、氧氣的輸送、廢物的排除，因此病人會有血虛、面色蒼白、情緒鬱鬱寡歡、無精打采、疲乏無力、胃口不佳、飲食無味。嚴重時甚至會心悸、健忘、怔仲、失眠，形體日益消瘦。

4. **大悲傷肺**：悲傷肺，悲則氣消。悲傷過度，傷氣抑肺，面有愁容、悲傷，臉色蒼白，無力。悶悶不樂，胸悶氣短，言語無力，精神萎靡不振，抑鬱寡歡。

5. **恐怖傷腎**：恐懼，是一種嚴重害怕的心理狀態，可能對人、事、物，或是對於無形、憑空想像的物體或是情事，產生恐懼害怕的心情，終日處於惶惶不安的情緒狀態。恐懼過度則對腎氣會過度消耗，而導致腎氣不固。常見長期處於恐怖精神狀態的人面色蒼白、頭暈、緊張焦慮、坐立難安，甚至暈厥。恐怖狀態突發時，生理上可能會導致大小便失禁，男性甚至會有遺精、滑精。

6. **驚怯**：會影響心神，造成心緒不寧，嚴重甚至會精神錯亂，言語失常。驚與恐常會相伴產生，但是以中醫的觀點，性質卻也有所不同。張景岳於景岳全書‧怔仲驚恐指出恐懼傷人比驚嚇、驚慌更嚴重。張景岳認為「驚」是忽然之間嚇一跳，或是短暫的害怕而已，恐則是一種長期的精神壓力。處於恐懼狀態，對於人體腎氣的耗損，心神膽怯，日漸耗傷心腎的陰液，長期恐懼過度，使得腎氣不固，氣泄於下，臨床症狀可見，生殖能力損傷

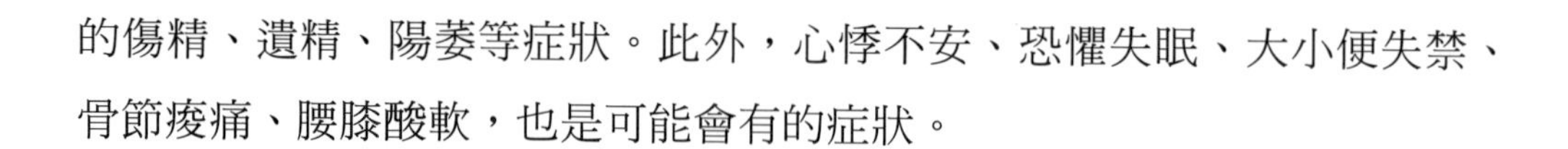
的傷精、遺精、陽萎等症狀。此外，心悸不安、恐懼失眠、大小便失禁、骨節痠痛、腰膝酸軟，也是可能會有的症狀。

（二）飲食失當

飲食失當是指飲食習慣失常，過飽或過飢或是誤食不潔食物，或是有偏食的習慣，長期偏愛並大量攝食單一種食物等。因為減重或其他許多原因而減少進食，個體長期處於飢餓狀態使得消化道虛空，沒有食物可以運化導致傷胃；暴飲暴食，喜宴或是吃到飽為止的飲食，餐餐填塞太多高熱量、高脂肪的食物，導致腸胃道運轉消化困難，無法正常將食物消化吸收，或是飲食不潔食物導致腸胃炎等等因素，都是飲食失當的致病指標。此外，長期偏食某些特定食物，也會造成養分攝取不均衡的情形。飲食失當所造成的症狀如下：

1. 損傷脾胃

(1) 過飢：長期營養不良，三餐進食失常，使腸胃道常處於空磨狀態，會造成胃痛、胃脘嘈雜、嘔吐、泛酸水，因為長期營養攝取不良，面黃肌瘦的現象。此外，腸胃道長時間氣血虛虧間接也會導致腸胃道消化功能漸漸衰退，體力衰退。

(2) 過飽：餐餐大魚大肉、高脂肪高熱量的食物，填滿腸胃，脘腹滿脹，消化道負荷過重，運轉不良，吞酸噯腐，胃痛胃脹氣，內經素問・痺論所提：「飲食自倍，胃氣乃傷。」常有舌苔厚膩、脈滑有力的現象。長期飲食過飽，人體易有痰飲、肥胖等痰濕內生的現象。

2. 腸道受損：如果損傷延及腸道，或是因為飲食不潔造成腸炎、胃炎，則會有腹痛、腹瀉，如果感染現象嚴重時則會有發燒、上吐下瀉，有時甚至會痢膿下血。

（三）勞逸、勞倦、房事所傷

勞逸、勞倦指的是長期操勞過度，勞工階層用力過度，公教人員勞心勞力，用腦過度，都會造成一種耗損的狀態，所謂的過勞死也是一種嚴重的過度耗損。當然，長期生活安逸、缺乏運動和勞動，也一樣會產生疾病。素問・宣明五氣篇所提：「五勞所傷，久視傷血、久臥傷氣、久坐傷肉、久立傷骨、久行傷筋，是謂五勞所傷。」在中醫理論中，房事過度也會導致人體的元氣和精力的損傷。

1. **過勞**：因為長期的消耗造成元氣、心神或體力受損。
   (1) 勞力耗損過度時，症候大多為筋骨組織損傷、倦怠無力、少氣懶言、神情疲憊、四肢困頓、倦怠無力、嗜臥、飲食衰退、胃口不佳，脈大或是浮細。
   (2) 勞心過度：公務繁忙、勤學不倦、熬夜過度等心神的操勞過度，損耗心神和心血太過，則會造成心悸、怔忡、健忘、失眠、多夢、睡眠深度淺。思慮、用腦過度也會造成脾失健運，胃口不好，食量變小，容易腹脹、便溏，以及過勞的類似症狀。
   (3) 過度安逸者，則因為運動量不足，導致氣血運行不周，氣血鬱滯，體重上升、發胖、行動不便，動則喘息不已、心悸、氣滯血瘀、水濕痰飲等等。
2. **房事所傷**：性生活過度頻繁，或是婦女早孕多胎，以中醫的觀點，無論男女，日積月累也會有嚴重耗損的產生。傷陰過度，會有陰虛陽亢、心悸盜汗、五心煩熱、骨蒸潮熱，嚴重時甚至會咳嗽、咯血。傷陽，人體失於溫養，則會有陽萎、早洩、腰痠腿軟、夢遺、滑精。耗損腎精腎氣則會腰膝痠軟，精神萎靡、頭昏耳鳴、性功能衰退、月經不良、帶下增多。不過，若是沒有房事經驗，醫書記載，室女（單身或是不婚者）、尼姑也會有性功能衰退等問題。

三、其他病因

其他病因包括：(1)外傷、金刀、跌打；(2)獸類咬傷、毒蟲螫傷、寄生蟲；(3)無名腫毒、諸毒中毒等等，多半伴有外傷、紅腫熱痛，傷骨、傷筋、出血、骨折等，症狀、病因種類繁多，此處難以一一盡述。

結語

在辨證施護的過程中，要能辨別出護理問題的「主次」，以症狀較嚴重或感到痛苦的為優先處置，或以病勢的演變（如：寒熱虛實轉化或夾雜）為考量來決定護理問題處理的先後順序；其次，辨證過程中也要能細心地鑒別出「真假」，尤其是在疾病發展至危重階段，常可出現真寒假熱或真熱假寒的證候，如此才能正確制定出正治反治、標本緩急、扶正祛邪的原則，再根據此原則制訂因人、因時、因地制宜的具體護理措施。

學習評量

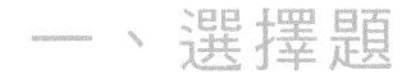

一、選擇題

1. 依素問・六節藏象論，「其華在爪，其充在筋」指的是下列何者？ (A)脾 (B)心 (C)肝 (D)腎。
2. 六淫中最易致腫瘍的邪氣，下列何者最正確？ (A)寒邪 (B)濕邪 (C)火邪 (D)風邪。
3. 28歲男性，因全心準備公職考試多年，常思慮過度，胸口有鬱悶感，其症狀與下列哪一個臟腑較相關？ (A)肝 (B)心 (C)脾 (D)肺。
4. 暑邪的性質和致病特點，下列選項何者最正確？(1)暑為陽邪 (2)其性升散 (3)暑多夾濕 (4)傷津耗氣 (5)其性炎上。 (A) (1)(2)(3)(4) (B) (1)(3)(4)(5) (C) (2)(4)(5) (D) (1)(2)(5)。
5. 因強烈疼痛刺激而導致昏厥，病機最有可能是下列何者？ (A)氣逆 (B)氣滯 (C)氣閉 (D)氣陷。

二、是非題

1. 凡由寒邪或身體的代謝活動過度衰退所引起的證候，均屬熱證。
2. 六經辨證是張仲景所提出來的疾病辨證論治的方式。
3. 心發生問題時可由舌頭呈現的狀況來判別。
4. 溫病學派認為溫病的傳變，大都是從上焦肺部開始的。
5. 氣、血、精是構成人體臟腑、經絡等組織器官系統功能正常運行的基本要素。

三、簡答題

1. 使用八綱辨證方式來辨「表裏」時，其所代表意義為何？由哪些症狀可以辨別呢？
2. 使用八綱辨證方式來辨「寒熱」時，其所代表意義為何？由哪些症狀可以辨別呢？
3. 使用八綱辨證方式來辨「虛實」時，其所代表意義為何？由哪些症狀可以辨別呢？
4. 請說明「真熱假寒」與「真寒假熱」證的特徵。
5. 請說明「氣虛」及「血虛」證的特徵。
6. 請說明「氣滯」、「血瘀」及「濕證」證的特徵。
7. 請說明「陽虛」及「陰虛」證的特徵。
8. 請說明「亡陽」及「亡陰」證的特徵。
9. 請說明六經辨證的辨證要領。
10. 請說明臟腑辨證的辨證要領。
11. 請說明氣血津液辨證的辨證要領。
12. 請說明病因辨證辨證的辨證要領。

〖習題解答〗

選擇題：1.(C)　2.(C)　3.(C)　4.(D)　5.(C)

是非題：1.(×)　2.(○)　3.(○)　4.(○)　5.(×)

參考文獻

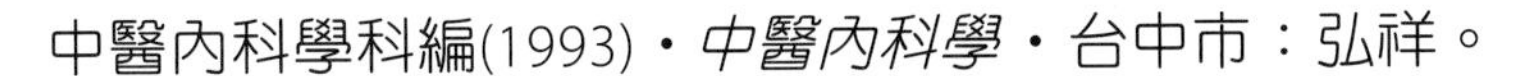

中醫內科學科編(1993)．*中醫內科學*．台中市：弘祥。

印會河、張伯訥主編(1993)．*中醫基礎理論*．台北市：知音。

佚名(1997)．*黃帝內經素問*．中國北京市：中醫古籍。

佚名(1997)．*黃帝內經靈樞*．中國北京市：中醫古籍。

吳霞、王靈台(1993)．*實用中醫護理指南*．中國上海市：上海中醫藥大學。

周學聖編著(1993)．*中醫基礎理論圖表解*．中國北京市：人民衛生。

孟景春、周仲英主編(2002)．*中醫學概論*．台北市：知音。

姚乃禮、朱建貴等(2004)．*中醫症狀鑑別診斷學*．中國北京市：人民衛生。

馬建中(1980)．*中醫診斷學*．台北市：正中。

張伯臾、董建華、周仲英主編(1992)．*中醫內科學*．台北市：知音。

張玫、韓麗沙主編(2002)．*中醫護理學*．中國北京市：中國北京市醫科大學。

張莉榮、何世銀(1995)．*中西醫結合護理學*．中國天津市：天津科技翻譯。

張蔚炎(2000)．*實用脈診發微*．台北市：志遠。

清吳塘(2010)．*溫病條辨*．中國北京市：中醫古籍。

清葉桂、清薛雪(2007)．*溫熱篇濕熱論*．中國北京市：人民衛生。

陳亦人(2000)．*傷寒論譯釋*．中國上海市：上海科技。

陳家旭主編(2004)．*中醫診斷學圖表解*．中國北京市：人民衛生。

楊育周編(2001)．*傷寒雜病論解析（上下冊）*．台北市：旺文社。

楊維傑主編(1984)．黃帝內經*素問譯解*．台北市：台聯國風。

楊維傑主編(1984)．黃帝內經*靈樞譯解*．台北市：台聯國風。

劉革新主編(2002)．*中醫護理學*．中國北京市：人民衛生。

鄧鐵濤主編(1992)．*中醫診斷學*．台北市：知音。

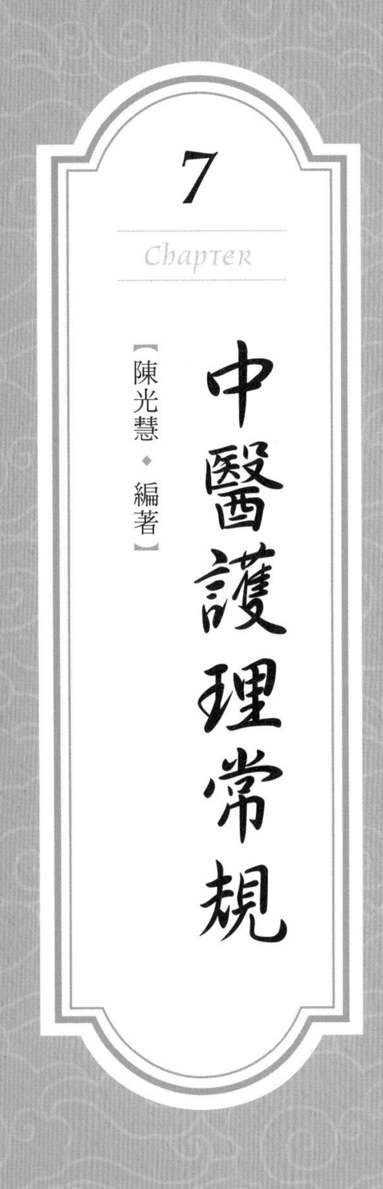

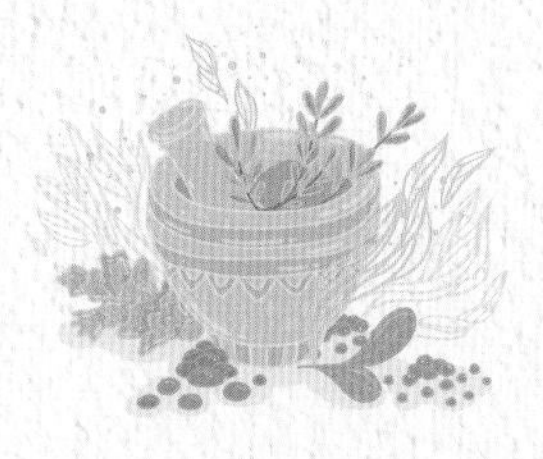

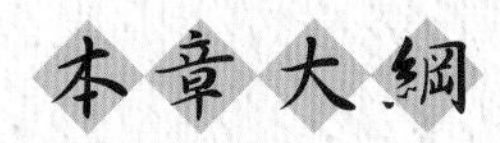

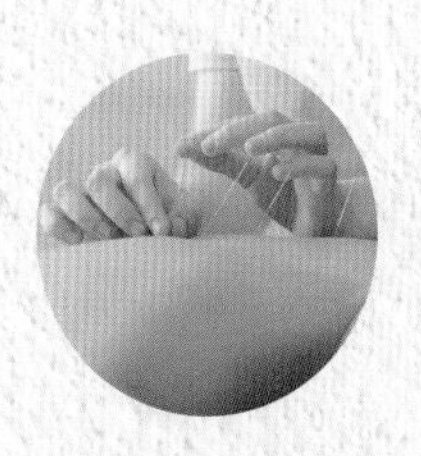

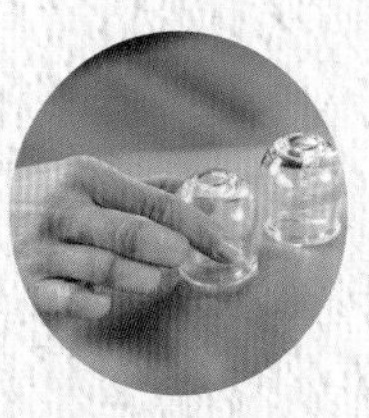

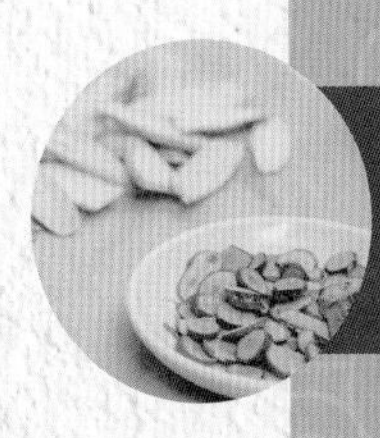

Introduction to Traditional
Chinese Medicine in Nursing

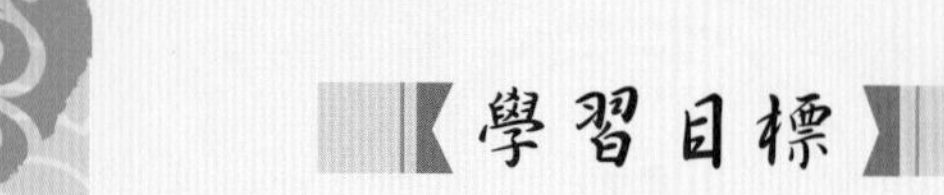

【學習目標】

研讀本章後，您能夠：

1. 瞭解中醫辨證施護的意義。
2. 瞭解四診在中醫護理整體觀的主要表現。
3. 依照中醫護理評估表來進行四診評估。
4. 依照內、外傷、婦兒科之中醫護理常規來照護病人。

【前言】

中醫學的自然觀中，提出人稟天地之氣而生、形與神俱不可分離，而疾病是起源於氣血、津液和臟腑等生理功能不協調。然機體間與自然界之六種氣候變化（風、寒、暑、濕、燥、火等六淫）產生不平衡；而中醫之病因學所指，對人體的致病作用及機體的反應狀態而言。

中醫護理是依個人體質之整體觀的不同給予辨證施護，概括而言是指護理人員依個人整體觀不同，經辨證再給予中醫護理相關措施，並運用中醫之各項技術來提供適宜的照護。為使病人安心休養並配合治療，護理人員應注意到周圍環境舒適、安全、空氣流通、陽光充足、溫度、濕度適宜及保持愉快心情下，疾病將會得到控制而盡快恢復健康。

7-1 內科護理常規

中醫學理論中重要組成含病因與發病的理論，其不僅以整體觀念為基礎，也能直接影響到整個個體的陰陽協調狀況；也就是說當個體內在、外在結構與功能之間發生不協調時就會導致疾病。而在病因學中指出三因又分內因、外因及不內外因，其包含：(1)六淫（即風、寒、暑、濕、燥、火）和外邪「癘氣」；(2)七情、飲食、勞逸、房事等內傷；(3)外傷（包含金屬刀傷、燒傷、凍傷、蟲獸咬傷等）和痰、瘀血等均會影響整個個體。也就是說，人存在於自然界裡，對於人、事、物或現象間，直接或間接的與環境相互影響，當陰陽相互消長、互斥間不協調時，我們整個機體會產生變化，疾病因此而產生。

一、資料收集

護理人員需詢問過去病史、評估病人現況以瞭解病情，再依辨證過程給予最適切的照護措施。於評估及訂定護理診斷時，運用四診、八綱等方法來列出適當的護理計畫；辨證施護的過程中應注意內、外在環境、空氣流通、溫溼度適宜及光線充足，提供並積極指導病人配合施護措施以改善本身的病況，進而能增進舒適感。

運用「望、聞、問、切」四診（詳見第5章）等相關資料來蒐集病人現有或潛在護理問題作為辨證施護的依據，而辨證施護即是將四診相互結合方式來提供我們作為臨床上的指引。在相互關聯又各有所屬下，以「四診合參」方式（圖7-1）使病人獲得最完善的照護。

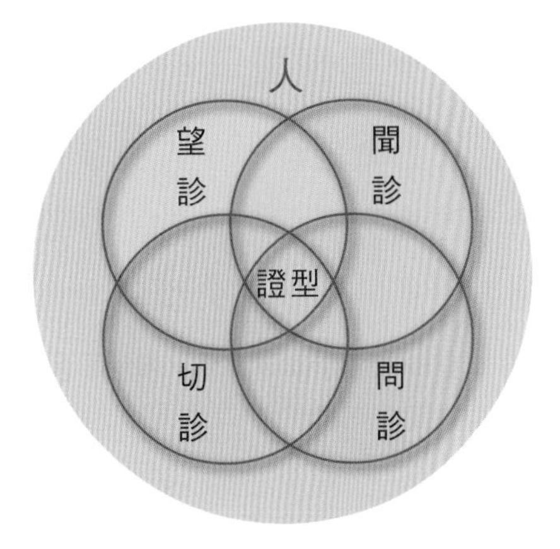

圖7-1 ◆ 四診合參示意圖

1. **望診**：察顏觀色。病人精神、型態、面色、皮膚、舌苔及分泌物、排泄物之色、質、量都需用眼睛來觀察。
2. **聞診**：不僅僅是聞氣味，它還包含聽聲音。聽病人語聲、呼吸音、咳嗽聲或是腸蠕動音、聞氣味等來鑑別疾病的虛、實、寒、熱等證型。
3. **問診**：是指在問診時需有耐心、關心及細心，避免主觀或是先入為主的觀念，要確實反應疾病現況。在問診過程中包含現在病史、過去病史、個人生活史及家族史等，使醫護人員能藉此瞭解疾病導因。
4. **切診**：包括脈診（切脈）和按（觸）診兩方面，切脈的部位及方法要熟練確實，臨床診查出病態之脈象種類有十數種，然不同脈象不一定單獨出現，需注意；按診有如摸或是輕觸，利用觸診方式來瞭解病人皮膚溫度、乾燥、滑潤或是腹部有無脹痛、腫塊等問題。

在經過四診合參後，我們可依照中醫護理評估結果之「證型」表現來辨別其屬於何種證型，之後再給予適宜的護理措施。

二、內科護理常規

依照上述四診合參方法獲得病人疾病證型後，配合其內在、外在環境、注意事項（含生活起居護理、情志護理、疾病護理、飲食）等，再依其在整體觀念和辨證基礎上給予病人日常保健的指引。

（一）一般原則

在生命過程中，人們多少都會生病，在患病過程中，除了身體功能改變外，亦會影響到病人的心理及社會層面。護理人員與病人的互動過程中，從自我介紹開始，首先要建立良好的護病關係，透過敏銳的觀察及提供施護原則，並扮演好照顧者、指導者、代言者、協調者等角色。

（二）服藥護理（詳見第 8 章）

遵醫囑依三讀五對原則準確給藥（包括外治與內服藥），根據病情用藥時間、溫度和途徑（服藥方法）詳細記錄用藥物後的效果和反應和不良反應。

1. **煎劑藥物**：若醫師無特別叮嚀時，一般藥物多採溫服法，若為發汗藥物，則需熱服；若為攻下藥物，應特別注意病人排便的次數、氣味、色澤、性狀，並觀察病人有無脫水等症狀。若為嘔吐者，給藥時則應採少量多次服用。
2. **丸劑藥物**：若藥丸較大時，可以搓成小粒吞服，有些藥丸也可溶於水中後再服用。
3. **散劑藥物**：大部分的藥粉可直接吞服，有些藥物宜用水調成糊狀或溶於水中吞服。
4. **驅蟲藥物**：宜在病人臨睡前或清晨空腹時服用。
5. **鎮靜、安神、緩瀉藥物**：此類藥物宜在睡前服用，服用後應注意病人安全。

護理人員要熟悉藥性、功效、劑量及副作用，掌握藥物的使用，以提升藥物最大功效。瞭解病人過敏史（飲食及藥物），避免飲食因素對藥物產生不良反應。掌握人體內部之時間節律，陽藥用於陽長之時，陰藥用於陰長之時，確實掌握用藥時間。

（三）飲食宜忌護理（詳見第 9 章）

食物為後天之本，透過飲食，吸收水谷精液為營養全身，維持人體正常的生命活動，充養人的形體和情性。藉以辨證施護來調整適切的飲食護理，依照食物四氣五味之特性，使食物與疾病相應不相剋。勿暴飲暴食，飲食有節，合理調配飲食，應選擇合宜的飲食適時提供，可增加病人的抵抗力。

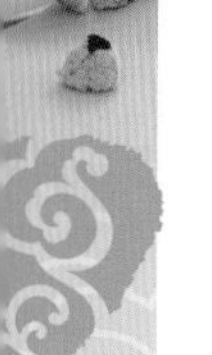

在中醫飲食療護上，與中藥相仿，必須遵循相須、相使、相畏、相殺、相惡、相反的法則，並非無限制的補充營養，以達到恢復或改善機體功能的目的。飲食有節能保各種生理活動的正常進行；飲食宜衛生，新鮮、熟食為主；飲食宜定時，規則進食以利消化、吸收，使脾胃得以協調；五味調和，不偏食才有利於健康；飲食宜寒熱調和，食物也有寒熱溫涼的不同性質，若過分偏寒或熱，易導致人體陰陽失調而發生病變。

飲食調護因人而異依四季而有不同，依據「虛則補之、實則瀉之、寒則熱之、熱則寒之」之原則，及不同年齡，體質、個體等來攝食，如體胖者飲食宜清淡，多食蔬果等含纖維素多的食物，忌食肥甘厚膩助濕生痰之物；兒童身體嬌嫩，宜食性平和、易於消化健脾之物（表7-1、7-2）。

（四）生活起居護理

實際瞭解病人的日常生活習慣，內科病人（如：心肌梗塞、癲癇、昏迷者）應特別安排在安靜的環境；高熱、煩燥、口渴、苔黃、脈數等熱象明顯者，應避免陣風、致病情加重，故應注意病室通風設備。依四時氣候變化衛教病人，隨時添加衣被，多運動使氣血調和，促使疾病早日痊癒以達身體健康。

表7-1　飲食原則—依體質區分

類別	宜	忌
青少年：氣血旺盛	營養豐富之食物及新鮮蔬果	暴飲暴食、飢飽無度
體胖者：多痰濕	清淡、化痰食物	肥甘、厚膩、助濕、生痰食物
體瘦者：多陰虛、血虧津少	滋陰生津、補血食物	辛辣動火、傷陰食物
老年人：脾胃虛弱、氣血易虧損	清淡營養、易消化食物	生冷、硬固、黏膩及溫熱助陽的食物

表7-2　飲食原則—依四季區分

季節	宜	忌
春：萬物生長，陽氣初生	辛溫外散食物，如：麥棗、豆豉、蔥、花生、香菜等清淡的瓜、葉、豆類	生冷、油膩、辛辣黏染之食物，以免傷脾胃
夏：氣隨津泄、氣陰不足、濕氣最盛	消暑熱、補氣陽、除濕淡補之食物，如：綠豆、冬瓜、西瓜、番茄、椰子汁、木耳、豆腐、小麥、薏仁、鴨肉、豬肚、黃花菜、香菇、黨參、白朮、茯苓、山藥、大棗、蓮子、芡實菜等甘寒、清淡少油的食品	生冷不潔之食物
秋：氣候乾燥、火邪乾澀、易傷肺之津液	養陰潤燥之食物，如：鴨肉、白木耳、梨、銀杏、百合、燕窩、蜂蜜、茯苓、玉竹、沙參、麥冬、川貝、冬蟲夏草等蔬果、生津滋陰的食品	少食辛辣燥熱之食物
冬：氣溫低、天氣寒，而「寒」為陰邪、易傷人之「腎陽」，人體的陽氣也閉守於內	溫補陽氣類之食物，如韭菜、羊肉、蝦、黨參、黃花、山藥等溫熱食物	生冷、過鹹之食物

危重病人宜安置於護理站近的地方，以利監護及搶救，平時照護病人前後應隨時洗手，以防止感染的產生。癲癇、痙攣或肝陽亢盛者，其四周環境光線則應稍暗；若為傳染病人則應嚴格遵行隔離技術及防護措施，防止交叉感染。遇有下列情形時，護理人員至應增加查房次數，如：新住院者、病情不穩者、病危者、發熱者、昏迷者等並確實詳細記錄。

（五）情志護理

護理人員需有耐心、關心及愛心，瞭解病人情志變化，防止五志過極、調整情志，建立樂觀情緒，心情舒暢，避免情志波動而影響病情，宜多傾聽並消除其心理因素。

（六）記 錄

根據患者的情況，運用四診八綱的辨證原理後給予病人相關（疾病、治療、護理和保健知識）等衛教指導，並以中醫術語來書寫，文辭應通順，準確無誤，以做為辨證施護的依據，評估方式可藉由中醫護理評估單（前表5-5）上的資訊，護理人員根據病人情況，給予相關的衛教指導，使病人或家屬對疾病過程、治療原則及養護原則瞭解後能積極配合。

三、發熱護理常規

1. 四周環境宜安靜整潔、空氣流通、溫度濕度適宜、光線柔和，避免刺激。如表證者不宜直接吹風。
2. 高熱持續不退或汗出較多者，應立即更換衣褲，隨時用溫水擦拭身體、翻身、拍背、局部按摩等。
3. 高熱者應臥床休息，鬆解衣領，做好口腔護理；口唇乾燥者，可塗抹已稀釋後之甘油；乳蛾（扁桃腺）紅腫者，依醫囑給予吹喉散（如：吹喉冰硼散）。
4. 對於燥動不安者，應加床欄以防止跌落，以確保病人安全。
5. 觀察病人神志、舌和脈象、體溫、汗出、口渴、皮膚、二便、藥物副作用及藥效等變化。如有下列症狀，應先通知醫師作緊急處理。
   (1) 體溫驟降、汗出肢體冷、面色蒼白、脈沉細者，為陽氣欲脫，即刻準備急救用藥，並依醫囑使用。
   (2) 神昏譫語、痙厥者可按壓人中、十宣、湧泉等穴。嘔吐、衄血、尿血、便血者為熱入營血，以血證常規處理。
6. 臨證處理依醫囑給予辨證施護
   (1) 汗多、口渴、邪熱、傷津者，多飲清淡湯。服解表藥汗出不止時，應立即通知醫師停藥，以防虛脫。

(2) 裏、實證依醫囑可用物理方法降溫法或中藥留置灌腸法來退熱。

(3) 發熱病人應依醫囑給予各種退熱劑或協助醫師進行合谷、十宣穴放血，或風門穴拔罐，以助退熱。

(4) 如有靜脈輸液者，密切注意靜脈輸液速度並觀察輸液後反應。

7. 多飲水或飲料（如鮮橘汁、荸薺汁等），多食新鮮蔬菜水果並採清淡流或半流質飲食。熱退後宜軟易消化之高熱量、高醣、高蛋白、高維生素食品，可食少許瘦肉、豬肝、魚、雞等少油食品，忌煎炸油膩、牛肉等燥熱溫補品。

8. 湯劑一般宜溫服；高熱有汗、煩渴者宜偏涼服。服解表藥後宜多飲熱開水、熱湯、熱粥，以助汗出。採鼻灌食者應在空腹時給藥，以利藥效發揮。

7-2 傷科護理常規

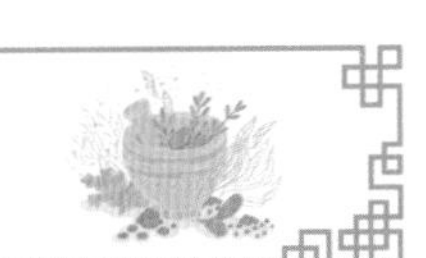

中西醫結合之研究在20世紀中葉即興起，然而中醫護理是在中醫基本理論下蓬勃發展出來，以人體為例，臟腑經絡是核心有機體，疾病發生、邪正相爭的發展過程，是以內因為重，故中醫護理學不僅要注意病人外觀的疾病徵象，也要利用基礎中醫臟腑經絡之學說給予完備的護理。在古代時曾記載華陀以利刀為病人根除病因，治療急症，這已說明在幾百年前中醫就能以傷科來治療病人。在疾病護理上，尤重良好生活環境、情志的穩定、妥善的飲食療護、適度的活動等以利病人早日康復。

在中醫學科上，傷科疾病大多發於人體皮、脈、肉、筋、骨，與臟腑、氣血、經絡有密切關係。因此護理人員要掌握基礎學理依據，運用在臨床上才可提供傷科病人最適切的照護。

一、資料收集

病人來院就診，需藉由詢問過去及現在病史以瞭解病人的情形，其中可利用四診八綱訂出施護計畫進行衛教，以淺而易懂的言語幫助病人認識疾病，建立正確的概念及消除偏差思維。

1. **望診**：傷科病人除了基本精神、型態、面色、皮膚、舌苔、分泌物、排泄物之評估外，應對於病灶部位加以觀察並需判斷陰陽，如：上部多風、下部多濕、中部多氣鬱、火鬱；紅、腫、熱、痛、易膿、易潰者屬陽，反之則屬陰。

2. **聞診**：對於病人發炎（瘡瘍）部位，需評估傷口處之氣味，例如：有惡臭、化膿者多為細菌侵犯；聽病人說話聲、呼吸聲、術後腸蠕動音、心跳頻率聲等，均列入評估。

3. **問診**：詢問病因時應從發病的經過及有關情況來瞭解導致機能障礙的客觀條件及臨床表徵，以利護理人員釐清疾病導因。為避免先入為主的觀念，應要確實反映病況，如果為昏迷者或者無法自行表達者，可藉以非語言方式溝通或詢問家屬（照顧者）來增加對病人的瞭解。

4. **切診**：在中醫學而言，主要是指脈診為主；在傷科學來說，主要是以觸診為主，即以按壓病人傷口處來評估腫脹情形、溫度、循環狀況等。進行觸診時，動作要輕柔，並注意疼痛部位反應。如果護理人員雙手冰冷，宜先搓熱，不要以自己冰冷的雙手去接觸病人溫暖的身軀。

二、傷科護理常規

傷科的主要疾病為骨折和脫位，其他常見疾病尚有椎間盤突出、扭挫傷、坐骨神經痛及頸椎病等，在中醫辨證中常見基本證型為：血瘀氣滯、肝腎虧虛、瘀血阻滯、腎氣虧虛、寒濕痺阻、肝腎不足等。

（一）病證辨識

1. **血瘀氣滯型**：新傷、腫痛較劇，傷肢局部腫脹疼痛、關節變形、皮下瘀斑、功能障礙、伴有口乾、便祕、尿黃等，舌暗紅，或有瘀斑、苔薄黃、脈弦。

2. **肝腎虧虛型**：關節痠脹不適、筋骨活動不利或有腰痠脛軟、頭暈目眩、耳鳴、舌暗淡、苔薄白、脈細軟、指甲無華。

3. **瘀血阻滯型**：常因外傷或用力不當，如跌、閃、扭傷腰椎而暴發腰腿部疼痛（刺痛感），向下放射，讓人坐臥難安，便祕、舌質暗紅或有瘀斑、苔薄黃、脈弦或澀。

4. **腎氣虧虛型**：多見慢性腰腿疼痛且反覆發作，腰痛時，面色蒼白，脛痠膝軟，下肢乏力，痿軟細瘦。工作時加劇，休息時則疼痛減輕，可伴有耳鳴、耳聾、舌淡、苔薄白、脈沉無力、尺脈弱。

5. **寒濕痹阻型**：慢性疼痛患者，每週寒濕則傷痛發作或加重，得溫或活動後則疼痛緩解。此證型多見舌質淡、苔薄白、脈弦緊或弦滑。

6. **肝腎不足型**：頭暈耳鳴、臉熱、咽乾、腰膝痠軟、步履蹣跚，甚至癱瘓，二便失控、舌紅絳、苔少、脈弦細。

（二）施護原則

1. 血瘀氣滯型

(1) 周圍環境宜溫暖、舒適、陽光充足，避免陰暗潮濕。

(2) 飲食宜清淡有營養，忌食油膩，炙 之品及辛辣、生冷刺激食物。

(3) 可採穴位按摩法來止痛（如合谷），若為腰部扭挫傷時，則讓病人俯臥，用雙掌自膀胱經由上往下輕按胸、腰、骶椎兩側肌肉3~5分，可減輕痛感。

(4) 避免憂慮、焦燥、悲觀等情緒，應消除緊張、恐懼心理，常保心情開朗、舒暢。

2. 肝腎虧虛型

(1) 空氣新鮮、溫暖向陽，注意情志調護。

(2) 飲食宜清淡、易消化，忌生冷、肥厚油膩、酸澀收斂食物，可選用滋補肝腎之魚、肉等。

(3) 臥床休息，注意患肢保暖，避免患肢過度用力運動。

(4) 藥物多選用以溫腎養陰，疏風散寒，祛濕通絡之中藥服用。

(5) 恢復期，宜適當增加活動量，多散步、慢跑、洗溫水浴等，強筋壯骨，以防外傷。

3. 瘀血阻滯型

(1) 四周環境宜溫暖舒適，陽充充足，避免陰暗潮濕。

(2) 注意觀察損傷部位的疼痛，腫脹和活動受限程度並記錄。

(3) 挫傷初期應於患部以冷敷方式處理，於48小時後可用溫熱敷，以散瘀止痛。

(4) 教導病患保持正確的彎腰、持重、低頭等姿勢，避免過度疲勞。

4. 腎氣虧虛型

(1) 保持周圍環境安靜舒適，室溫適宜，陽光充足，空氣新鮮流通。

(2) 飲食要有營養、易消化，以清淡為宜，忌食辛辣、肥膩、酒及興奮飲料如濃茶、咖啡等，可多食動物內臟等蛋白高維生素食物和溫腎補氣之藥膳。

(3) 此證型多屬久病，不易治癒，應做好情志調護，避免消極焦慮之情緒。

(4) 久病患者，下肢乏力、痿軟，應指導動靜結合，適當鍛鍊，並注意腰背部保暖。

5. 寒濕痹阻型

(1) 周圍環境宜溫暖舒適，陽光充足，避免陰暗潮潮濕及寒冷刺激。

(2) 飲食宜採清淡，少油之品，忌肥甘厚膩之物，以免化濕生痰，忌生冷、免寒濕凝滯，可食溫補之品。

(3) 挫傷部位注意保暖，避免受寒冷刺激，加重氣滯血瘀，致疼痛加劇。

(4) 藥物多選祛風除濕、溫經散寒、通絡止痛之中藥，宜溫服。

(5) 如為頸項痛，則忌高枕，宜多休息。

(6) 注意夜間保暖，避免不適當的運動，並加強皮膚護理，防止褥瘡發生。

6. 肝腎不足型

(1) 周圍環安靜舒適，室內空氣新鮮、溫暖向陽，注意保暖。

(2) 飲食宜清淡易消化，可多食甲魚、木耳等滋補肝腎之物，忌油膩肥厚之品。

(3) 中藥依醫囑可選用六味地黃丸等採溫服。

(4) 癱瘓致大小便失禁者，應注意床褥平整、乾燥，為防止褥瘡發生，宜多翻身按摩等。

(5) 做好情志調護，以消除病患緊張恐懼心理。

（三）服藥護理

依醫囑依照三讀五對的原則準確給藥（包括外治與內服藥），並根據辨證論治後施治，並針對用藥時間、溫度和方法給予指導，並詳細記錄用藥物後的效果和不良反應。

1. **敷藥**：先評估傷口大小敷藥範圍應大於傷口為宜，若傷口處已有破損，先用軟膏紗布覆蓋，在敷藥同時，藥物厚薄要均勻，敷上藥前宜在藥膏上覆蓋一層紗布或棉紙，以減少藥物刺激皮膚，造成皮膚發炎。

2. **膏藥**：先將膏藥烘軟，在貼敷前先評估受貼部位是否毛髮過多，過多需先剃除毛髮（切忌割傷皮膚）；貼膏藥時注意加熱後的溫度，避免燙傷。

3. **軟膏**：將軟膏均勻塗抹在紗布上，直接覆蓋在傷口處。

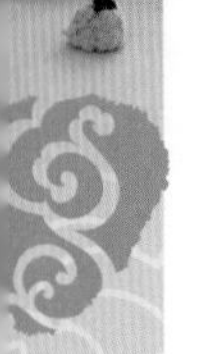

4. **粉劑：**可直接撒在傷口處或者與其他藥物同步使用，例如：膏藥烘軟後，可將藥粉均勻撒在膏藥表面，並且揉勻摻入膏藥內。
5. **湯劑：**根據疾病不同，選用不同方劑來治療，可分為薰洗、湯劑坐浴、冷敷、熱敷、浸泡與沖洗等。使用時應注意湯劑藥溫度。

（四）飲食宜忌護理

以辨證施護調整合理的飲食護理，依照食物四氣五味，使食物與疾病相應不相剋。合理調配飲食，適時增加營養，應注重食物之色、香、味，定時定量不傷胃及飲食衛生。

（五）生活起居護理

1. 為實際瞭解病人的日常生活習慣、飲食、睡眠、情志及病情變化等，護理人員至少應每小時巡視病人，並確實記錄。
2. 需依四時溫差變化，調整室內溫溼度，依不同季節採取不同生活措施。
3. 注意病人之生活起居，衛教應依四時氣候變化，活動筋骨、氣血調和，促進疾病痊癒。起居要適宜，動靜結合，起居有常，功能鍛鍊以增強體力。
4. 順應四時變化，隨時增減衣被，達氣血平衡，以求身體健康。
5. 保持會陰、臀部清潔，病人如廁或使用便盆，應注意姿位，清潔時勿過用力而傷害表皮。

（六）情志護理

護理人員態度要和藹，動作要輕柔，操作要熟練。並且應隨時注意病人情志變化，並傾聽其心聲，以便能及時採取護理措施，消除心理因素。

7-3 婦產科護理常規

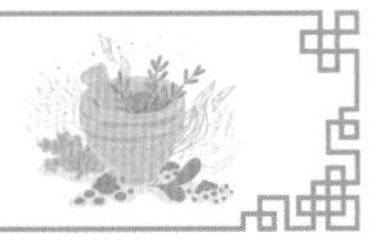

婦女在生理上之反應，如：經期、胎產，是男性所沒有的，因此也凸顯出婦產科之特殊性，其護理上也更具個別性。

一、資料收集

病人來院前，需將周圍環境整理好，保持清潔衛生、空氣流通、溫溼度適宜及光線充足，以利病人治療、護理及增進舒適感。在入院那一刻，需詢問過去及現在病史，瞭解病人情形，使病人經護理評估及運用四診八綱來訂定護理計畫，提供中醫相關護理措施。

1. **望診**：即是察「顏」觀色。病人精神、型態、面色、皮膚、舌苔及分泌物、排泄物之色、質、量都需診察，藉以測得其臟腑情況。婦科所察的「顏」是婦女全身症狀反應之表徵，觀的「色」是經帶之色、質的變化，藉由這些表證瞭解病因。
2. **聞診**：是指聞氣味以瞭解經帶等與臟腑經絡的關係。
3. **問診**：問診時，避免個人主觀判斷，應切實反映疾病現況。在問診中包括現在病史、過去病史、個人生活史及家庭族譜，好讓護理人員清楚瞭解疾病導因。如：初潮年齡、月經週期、量、色、質、味之變化與全身變化，做好詳細記錄；另閉經者，偶會因經閉而擔憂，護理措施與衛教時應採多關心以消除病人對此產生恐懼心理。
4. **切診**：切診包括脈診和按診兩方面，脈診（即為切脈）的部位及方法要熟練確實；按診（觸摸方式）可瞭解病人皮膚溫度、乾燥滑潤或是腹部脹痛等問題。

經過評估後，帶病人及家屬介紹醫院周圍環境、注意事項、醫療團隊成員等以利良好的互動關係的建立。

二、護理常規

年齡與婦科疾病很有關係，尤其是在初診病人，應予以詳細問診。10歲即來初經時，多因腎氣未夠充實，易引起月經失調；如超過18歲尚未行經時，稱原發性閉經，此與先天腎氣不盛、天癸不充、生殖器發育不全有關。

密切觀察病人的神志、面色、體溫、脈象、舌苔、皮膚、汗出、二便、月經週期、陰道排出物、流血量等情況，都可作為辨證時的依據。有特殊醫囑（如需觀察卵巢排卵功能者，每天清晨起床前必須先測量基礎體溫）；若發現異常應立即通知醫師。如有嘔吐物，需記錄顏色、量、氣味、內容物及病人不舒適之部位。

（一）婦科方面

1. 一般護理

(1) 注意病人病機的轉化，不論其體質，先觀察其神色形態、分泌物、排泄物等變化。

(2) 接著辨經量之多寡、色之深淺、質之稀稠、有無血塊及其大小，一般常配合問診辨其虛實寒熱。

(3) 帶下多者，亦要望其量、色、質的情況。注意主訴重點，帶下量增多，或色、質、氣味出現異常；或帶下量極少，陰部乾澀、癢痛或灼熱感，均應注意身體清潔。

(4) 虛證者可結合針灸、食療途徑來治療。

A. 採針刺法：以任脈、帶脈和足太陰經穴為主。

B. 採灸法：取命門、神闕、中極、隱白、三陰交等穴。採艾條薰灸法，每穴5分鐘，隔日1次，10~15次為一療程，此法多用於虛寒帶下。

2. 飲食宜忌護理

(1) 一般飲食宜採清淡，忌膏粱厚味、辛辣油膩之食物。

(2) 體質虛寒者宜多食滋補氣血、易消化吸收、富有營養之食物。

(3) 帶下者宜採健脾除濕、清熱之食物。

3. 生活起居護理

(1) 居家衛浴設備（浴具）應常保清潔。

(2) 如有帶下者應常保會陰部之清潔。

(3) 房事宜節制。

(4) 如禁止游泳，專盆專用，配偶應接受檢查、治療。

(5) 預防帶下，居住環境應選擇勿居濕地。

4. 情志護理：若每逢經期出現情志異常，多見情志抑鬱、煩躁易怒、悲傷啼哭、喃喃自語之狀，經後又恢復如常，稱「周期性情志異常」，需調暢情志、耐心回答病人提出的問題，保持良好的互動關係，鼓勵病人維持心情開朗、愉快，可用冥想、按摩等方法。

（二）產科方面

1. 一般護理

(1) 注意觀察惡露的色、質、量、氣味，並記錄之。

(2) 保持會陰清潔，產後3日內，每天沖洗清潔兩次，若有傷口、縫線者應沖洗至拆線為止。局部紅腫者可依醫囑處理，如：用大黃、芒硝粉外敷或紅外線局部照射。

(3) 保持排便通暢，便祕者依醫囑給予潤腸通便劑或採穴位按摩。

(4) 乳汁不足者依醫囑給予催乳藥或按壓少澤、乳根、足三里穴或灸膻中穴。

2. 服藥護理：在孕育過程中並非疾病或虛弱，因此在服用中藥需注意：

(1) 需遵從醫師指示用藥，藥物需定時定量吃、勿任意添加任何藥物或增加劑量。

(2) 不亂服藥物且勿任意採信不實之藥物廣告，以免傷及胎兒。

3. 飲食宜忌護理：「藥食同宗、醫食同源」是中國數千年來所強調的。孕婦在產前會因妊娠關係對於油膩食物產生嘔吐感，在產前也會因懷孕關係對於某些食物有所偏好，故飲食調理也是為一門學問。注意事項包括：

(1) 嚴禁飲酒、不偏食、多食新鮮蔬果，食必有節。

(2) 在懷孕中期，孕婦胃口轉佳，可多食綠色蔬菜，補充足夠維生素及纖維素。

(3) 食補重於藥補，故飲食亦需依季節變化做調配，如：炎熱的夏天以清補健脾為主。

(4) 在孕期中應盡量避免刺激性食物（如：咖啡、濃茶、菸酒）、肥甘油膩之物（如：肥肉、油炸品等）或燻製品等。

(5) 乳汁乃源自於水穀精微，產婦飲食宜以營養、易消化為佳。

(6) 哺乳期飲食忌生冷、硬固、肥甘油膩、辛辣燥火之品。

(7) 產婦舌象正常，大便通暢後，宜多食營養且易消化之飲食，魚、肉、蛋、禽類和新鮮蔬菜等；烹調多以煮、燉為宜。

(8) 「害喜」處理：採少量多餐為原則，勿過飽、過飢或過冷，宜採清淡食物，應謹戒酸、甘、苦、辛、鹹五味，使脾胃得以調和。

4. **生活起居護理**：中醫認為「邪之所湊，其氣必虛」，良好的免疫力及體力是不可或缺的，為增加其強抗病能力，改善虛弱以增強身體抵抗能力，故良好生活環境、休閒樂趣、個人衛生習慣、睡眠及助產運動的熟練度是缺一不可的。

(1) 恆孕者：視氣候隨時增減衣服，衣服須寬大，束帶不過緊。

(2) 懷孕者：謹防跌倒、不提重物和攀高、忌房事。

(3) 胎位不正者：可以艾灸至陰穴，或指導孕婦採膝胸臥位，協助矯正胎位。

(4) 孕婦若欲至外地旅遊，建議她盡量不要到未開發國家或荒野叢林地帶，避免染上疾病。

(5) 產後應適當休息與活動，鼓勵早期下床活動，避免久坐、久站。

(6) 產後避免陣風，勿受涼、受熱，適時調整衣被。

(7) 鼓勵產婦於產後24小時下床活動，需預防跌倒，活動時間逐日增加，指導產婦做體操。會陰側切縫合者採健側臥位。

(8) 注意個人衛生，保持頭髮、皮膚清潔，勤換衣被，禁用冷水，不宜盆浴。

(9) 指導產婦注意外陰部清潔，勤換生理用品，每天至少兩次以溫水清潔或沖洗會陰，做好產褥期衛生。

5. 情志護理

(1) 產前：孕婦的情志變化甚為微妙，從驚喜、適應、期待、不耐煩直到愛，種種情志起伏是護理照護上最重要的一環，故需多加注意。照護孕期婦人時需衛教其靜心養性，調節七情變化，忌大喜大怒、憂愁思慮。

(2) 產後：七情（喜、怒、憂、思、悲、恐、驚）是人體的生理現象，為外物所感而生，應使之順其自然，任其盡情抒發，不可壓抑。

A. 協助病人辨識自己的情志、瞭解自我情緒特性，及時適當的「疏情洩志」，戒憂思易怒、保持心情舒暢，乳汁才能旺盛。

B. 給予產婦完整的照護衛教指導，包括：注意做好產褥期衛生與嬰兒保健，教會產婦給嬰兒換尿布、洗澡，正確哺乳；並囑其計畫生育，節制房事，避免勞累等。

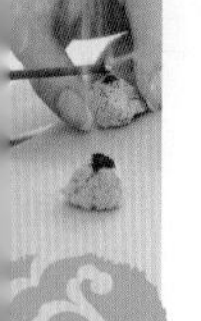

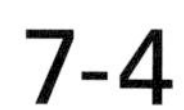

7-4 兒科護理常規

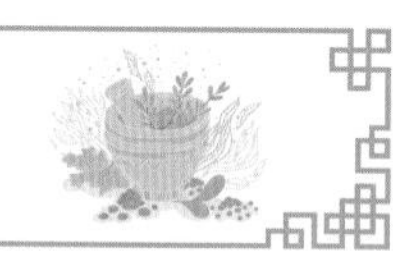

人類自遠古生生不息的繁衍著，從呱呱入墜的小兒到3歲，為小兒生機蓬勃、發育迅速之時，而此時對疾病抵抗力較弱，因此對於小兒生活起居各方面需精心的照料。即使是重症小兒，只要即時診治，較成人易恢復健康。

一、資料收集

古代醫家所稱「純陽之體」是指生長發育快速、生機旺盛的小兒。然小兒因稚陽未充，稚陰未長，身體各臟器尚未發育成熟及健全，使得抗病力較差，易感染疾病。

小兒來院前，需將周圍環境內、外環境整理好，要求清潔衛生、空氣流通、溫溼度適宜及光線充足，以利小兒治療、護理及增進舒適感。

從小兒來院那一刻起，可詢問家屬小兒的過去病史、評估小兒及瞭解現況。運用四診八綱來訂出施護計畫，並與小兒建立良好的人際互動後，再配合適當的護理措施加以照護。

1. **望診**：對於剛出生之新生兒需多注意斷臍面、各系統功能程度、膚色、胎毛多寡、血液循環、胎便之色、質、量或是小兒外觀有無缺損等事項都需診察。例如：備急千金要方中的初生初腹第二卷、五上之論云：「斷兒臍者，當令長六吋。長則傷肌，短則傷臟。」古代醫家認為兒科疾病範圍廣泛，以痲、痘、驚、疳為嚴重而典型之證，故可藉由望診進而觀察小兒的神色、型態、苗竅、呼吸、舌象、指數、膚色、四肢活力、食慾、睡眠等評估內臟情況。
2. **聞診**：新生兒在一出生時醫師便會拍打其臀部，聞其聲是否宏亮有力，聞其味是否有異於常人的味道。3歲以上之孩童需聽其哭聲、呼吸聲、咳嗽聲，瞭解小兒疾病疼痛狀況，聞其味，可察覺是否有細菌感染。

3. **問診**：由於新生兒的語言中樞尚未發展完整，因此可詢問主要照顧者得知其狀況，而3歲以上的孩童能主訴自己不適感，直接請他說說自己難過的地方，護理人員應避免主觀判斷，應切實反映疾病現況。此時護理人員應具有愛心，主動與小兒建立良好的人際關係，可消除小兒因陌生感而產生害怕的心理問題。

4. **切診**：切診包括脈診和按診兩方面，脈診（即為切脈）的部位及方法要熟練確實；按診（觸摸方式）可瞭解小兒皮膚溫度、乾燥滑潤或是腹部脹痛等問題。經過評估後，帶小兒及家屬介紹病房及院內環境、注意事項及有關制度（如：作息時間、探視、禁止吸菸區等）、主治醫師、護理人員等醫療團隊成員，以減少陌生感。

二、護理常規

大多數學者專家認為小兒的生理特點為「臟腑嬌嫩，形氣未充」、「生機蓬勃，發育迅速」，是指小兒發育迅速，對水穀精氣的需求迫切，因此在用藥、預防保健模式則與成人大不相同。由於小兒臟腑嬌嫩、形多氣未充，體質和功能均屬薄弱，對疾病的抵抗力差，若調護不當，飲食不節，易為外邪所侵而致疾病發生。

因此要注重居家周圍環境整齊清潔空氣流通、舒適、安靜及陳設應安全等，根據病證性質調節病室溫溼度，小兒注意避免陣風，氣候變化時，應隨時加減衣服，可避免風寒及預防感冒。若發現病情異常，可先行應立即告知醫師給予緊急處理。

（一）一般護理

1. 在中醫小兒保育觀上特別注重「治未病」的預防醫學，因此應著重下列五點：
   (1) 注意天氣變化，隨時添加衣服（尤其要注意常保背暖、肚暖、足暖、頭涼、心胸涼）。

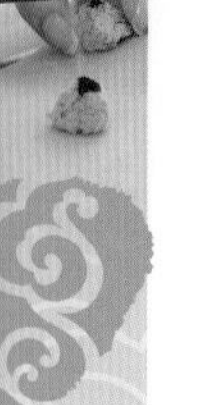

(2) 適度的戶外運動可讓小兒到戶外接觸陽光和新鮮空氣。

(3) 由於小兒臟腑嬌嫩，脾胃脆弱，消化機能薄弱，故應注意飲食節度，飲食宜清淡、易消化，並注重營養均衡。

(4) 小兒臟腑嬌嫩、易虛易實、易寒易熱，進補宜慎重。

(5) 保持心情愉快、精神愉快。

2. 小兒體質多脾常不足，而脾為後天之本、氣血生化之源，常易為飲食所傷，出現積滯、嘔吐、泄瀉等證，只要後天好好調養，可使成長過程順利，減少疾病發生。

3. 如果小兒常便祕，可以順時鐘方向揉肚，如為腹瀉則為逆時鐘方向揉肚；揉肚時以肚臍為中心，沿著肚臍周圍以食指、中指合併按摩3~5分鐘，一日可作多次，如此可減輕腹脹不適外，更可增進親子關係。

（二）預防保健護理

1. 注意生活環境要舒適、清潔、空氣流通、早晚氣候變化大，尤其是冬春宜和暖，夏季要陰涼舒爽，應添加衣物，防止外邪入侵。

2. 由於小兒不時的成長發育，在成長過程中應首重調養脾胃，因脾胃為後天之本，健脾胃的保健方法古有云：「吃熱、吃軟、吃少，則不病；吃冷、吃硬、吃多則多病。」又云：「若要小兒安，須忍三分寒，吃七分飽，頻揉肚。」

3. 小兒在感冒期間，應避免出入公共場所；此期間不宜進補，以免邪氣不去，疾病難癒，正氣益傷。飲食宜以清淡、易消化為主，忌油膩難消化之食物。

4. 小兒罹病期間宜多休息、多喝水，必要時可進行「捏脊療法」，主要是順脊椎，長強穴捏至大椎穴，反覆5回，每天一次，以增強其抵抗力。

（三）服藥護理

1. 由於中藥較苦且量多，故多數小兒較不願服用，此時則可添加甜食（但甜食不可以白糖為主，因白糖易助痰飲產生）。
2. 用藥時，可採少量多次服用為原則。

（四）飲食宜忌護理

兒童生機旺盛，稚陰稚陽，脾胃不足，而且飲食不知自節，稍有不當就會損傷脾胃，傷食為患，故對飲食應採健脾消食為主。

1. 古有云：大人宜「八分飽」，小兒宜「七分飽」。故應避免暴飲暴食，飲食過量，造成脾胃損傷。
2. 選擇易消化之食物，食物宜溫宜軟，不宜冷或硬，尤其忌生冷瓜果、冰品等。
3. 一般在服藥期間凡屬生冷、黏膩、腥發等不易消化的食物應避免食用。

（五）情志護理

由於處於稚陰稚陽期，也就是說小兒的陰精物質、陽氣功能、形與神等都尚未完善，生理上處於臟腑嬌嫩、形氣未充，在心理上極易受外在環境刺激影響，因此需要注意其心理需要。

1. **愛撫**：母愛是其心理的主要需要，可以讓其從吸吮母乳中得到安全、依賴、滿足感，這對其日後身心成長有重要的意義。
2. **調心娛樂**：兒童在嬉戲玩樂中能進行身心鍛鍊，以培養兒童健康的體魄和勇敢的精神，有助於發展直覺功能和識別事物的能力。
3. **育心開智**：兒童具有天真、幼稚、好動、好模仿、自尊好勝等特性，因此對其要求不宜過高，應注重飲食營養、起居作息行為鍛鍊、身體活動配合，並注意兒童身心發育的平衡，才能有效地進行智力的早期啟發，否則有損小兒身心健康發展。

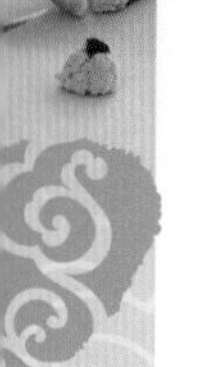

結語

在「三分醫藥、七分調護」的觀念中，已清楚明白指出中醫護理重要性，因為七分養中之「養」是指保養、調養與養護的意思，廣義來說即指護理；它是一門為民眾健康服務的學科，依疾病證型不同而採取不同的護理措施。在整體觀念和辨證基礎上，對生活起居護理、情志護理、疾病護理、飲食、技術操作以及衛生保健、預防、消毒隔離等方面有豐富的內容和寶貴的經驗，基本上涉及到護理工作的各個領域。護理首要任務是幫助健康或不健康的人，協助他們能維持健康或是恢復健康；中醫學重視三分治療、七分護理，因此除了要掌握健康的知識外，更要協助病人用自己的意志力及周遭的環境來達到自我保健並增強、恢復健康的信心和決心，從而獲得身心健康。

學習評量

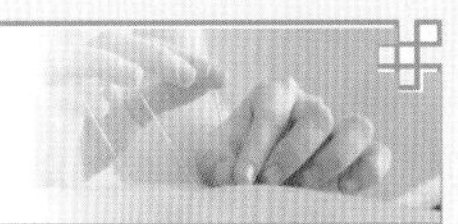

一、選擇題

1. 虛證者可結合針灸、食療途徑來治療，下列敘述何者正確？ (A)灸法：以任脈、帶脈和足太陰經穴為主 (B)針刺法：取命門、神闕、中極、隱白、三陰交等穴 (C)艾條薰灸法，每穴5分鐘，隔日1次，10~15次為一療程 (D)針灸醫療每日需作15次以上療程才會明顯成效。
2. 下列何者非孕婦「害喜」處理？ (A)採多量少餐為原則 (B)勿過飽、過飢或過冷 (C)宜採清淡食物 (D)應謹戒酸、甘、苦、辛、鹹五味，使脾胃得以調和。
3. 有關腎氣虧虛型的施護原則何者為非？ (A)保持周圍環境安靜舒適，室溫適宜，陽光充足，空氣新鮮流通 (B)注意腰背部保暖 (C)飲食以清淡為宜，忌酒，除濃茶、咖啡外 (D)多食動物內臟等蛋白高維生素食物和溫腎補氣之藥膳。
4. 有關肝腎虧虛型的病證下列何者正確？ (A)舌質淡、苔薄白、脈弦緊或弦滑 (B)關節痠脹不適、筋骨活動不利或有腰痠脛軟 (C)便祕、舌質暗紅或有瘀斑 (D)下傷肢局部腫脹疼痛、關節變形。
5. 有關四時陰陽養生之道，其節令與身體變化影響，下列何者正確？(A)順春氣，則少陽不生 (B)順冬氣，則腎陰獨沉 (C)春夏養陰，秋冬養陽 (D)春夏養陽，秋冬養陰。

二、是非題

1. 小兒罹病期間宜多休息、多喝水，必要時可進行「捏脊療法」，主要是順脊椎，長強穴捏至大椎穴，反覆5回，每天一次，以增強其抵抗力。

2. 血瘀氣滯型的病證是因外傷或用力不當，如跌、閃、扭傷腰椎而暴發腰腿部疼痛（刺痛感），向下放射，讓人坐臥難安，便祕、舌質暗紅或有瘀斑、苔薄黃、脈弦或澀。
3. 產婦於產後需多休息，盡量待在床上，為避免跌倒，建議不要外出。
4. 如果護理人員雙手冰冷，可直接去接觸病人的身軀，不會有任何影響。
5. 由於中藥較苦且量多，故多數小兒較不願服用，此時則可添加甜食（但甜食不可以白糖為主，因白糖易助痰飲產生）。

三、簡答題

1. 中醫辨證施護的意義為何？
2. 內科中醫護理常規包括哪些？
3. 外科中醫護理常規包括哪些？
4. 婦產科中醫護理常規包括哪些？
5. 兒科中醫護理常規包括哪些？

【習題解答】

選擇題：1.(C)　2.(A)　3.(C)　4.(B)　5.(D)

是非題：1.(○)　2.(×)　3.(×)　4.(×)　5.(○)

參考文獻

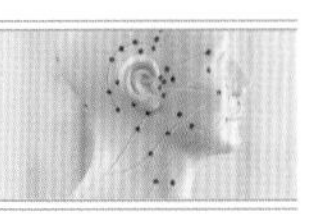

中國醫藥學院附設醫院中醫內婦兒科編輯小組編著(2003)・*中醫內婦兒手冊*・台中市：文興。

印會河、張伯訥(1990)・*中醫基礎理論*・台北市：知音。

倫新、榮莉(1995)・*小兒實用按摩保健圖說*・中國北京市：人民衛生。

國家中醫藥管理局醫政司(1999)・*中醫護理常規技術操作規程*・中國北京市：中醫古籍。

張露凡(1998)・*中醫內科護理*・中國北京市：中國醫藥科技。

張露凡(1998)・*中醫婦科與兒科護理*・中國北京市：中國醫藥科技。

張露凡(1998)・*中醫護理學理論*・中國北京市：中國醫藥科技。

陳松慧(1990)・*中醫護理古籍概要*・中國：四川科學技術。

曾雅玲（2001，10月）・*傳統醫學於婦產科護理之臨床應用*・於中國醫藥學院附設醫院護理部主辦，第一期中醫護理訓練班級課程內容（下）・台中市：主辦單位。

賈春華(2000)・*中醫護理*・中國北京市：人民衛生。

趙若華(2006)・*運用中醫護理原則實施飲食護理的探討・福建中醫藥，37*(3)。

顧祐瑞(2002)・*中醫護理學*（王鳳英譯）・台北市：華杏。

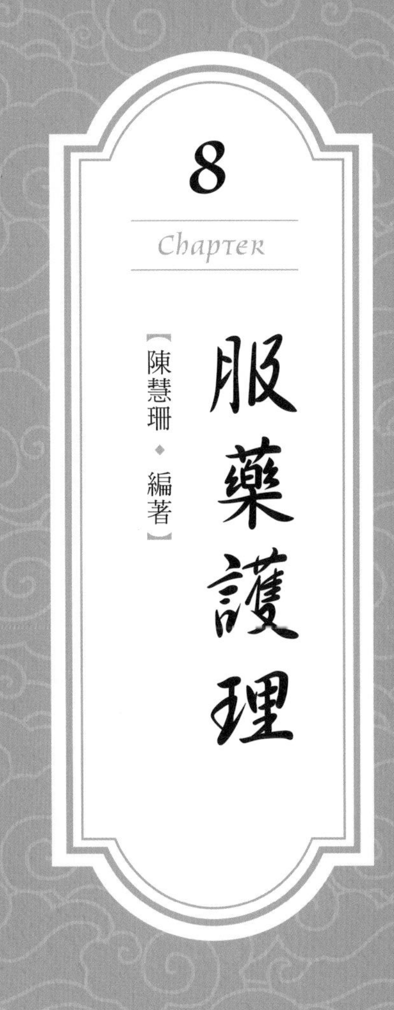

8 Chapter 服藥護理

【陳慧珊・編著】

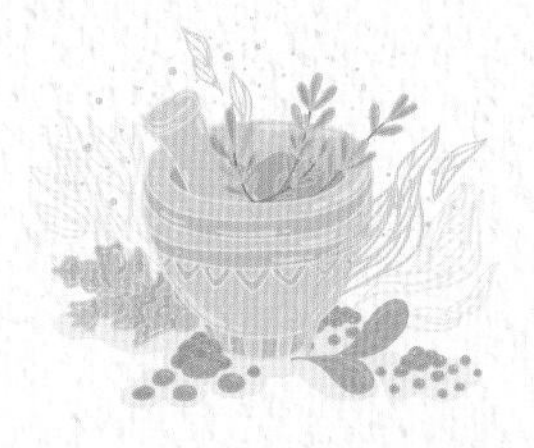

本章大綱

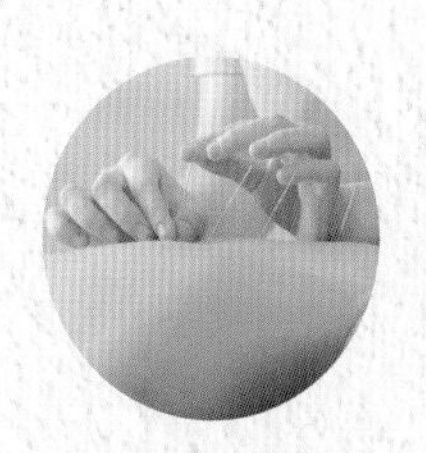

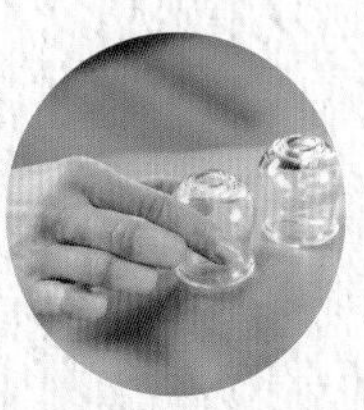

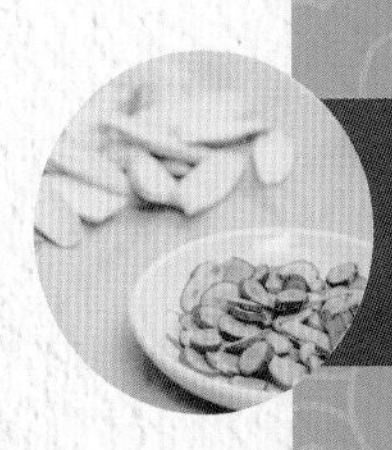

【學習目標】

研讀本章後，您能夠：

1. 熟知中藥的四氣五味、升降浮沉的概念。
2. 瞭解中藥的配伍禁忌。
3. 明白常用中藥品項、劑型種類。
4. 清楚中藥煎煮法與給藥法。
5. 熟知中藥與中醫內治八法的具體應用。

【前言】

在中西兩大醫療體系，中醫、中藥、西醫、西藥共同照護民眾，讓人民享受健康的基本人權，蔚然形成一股不可阻擋的趨勢，身居醫療第一線的護理工作者，應審時度勢，致力學習中醫藥，周延健康照護體系，滿足民眾對健康的渴求。

8-1 用藥的一般原則

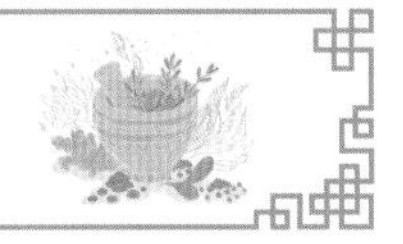

中藥是以天然植物、動物、礦物為主要原料，經過加工炮製而成的藥物，目的在於防治疾病；從各醫院競相設立中醫門診部、中醫診所亦如雨後春筍般成立，中醫門診人數持續增高等，可知中藥已廣為國人所接受，但究竟中藥可靠不可靠？我們可以這麼說：「如能遵循用藥的原則，即瞭解中藥的性能、配伍及禁忌，則應是安全的、可靠的。」所以這些中藥的基本學養，是每位護理工作者需要去瞭解的。

一、中藥的性能

中藥的性能是建立在四氣五味、升降浮沉、歸經方面，概述如下。

1. **四氣**：四氣又稱四性，指藥物的寒、熱、溫、涼四種不同的藥性。寒、涼功能相同，溫、熱相仿，均為程度上的差別，亦即是利用藥物的偏性來治病，通常以「療寒以熱藥，療熱以寒藥」為理論基礎。(1)寒，如：石膏、滑石；(2)熱，如：肉桂、附子；(3)溫，如：半夏、草豆蔻；(4)涼，如：薄荷、綠礬。宋朝日華子本草將之分為涼、冷、平、溫、暖、熱，其中又以涼藥收錄最多。
2. **五味**：五味是指酸、苦、甘、辛、鹹。酸味有收斂固澀的作用，如：山茱萸、覆盆子；苦味有燥濕瀉下的作用，如：黃芩、黃連；甘味有中和補養的作用，如：甘草、黃耆；辛味有發表行氣的作用，如：辛夷、細辛；鹹味有軟堅潤下的作用，如：海帶、海藻。金元醫家張元素之珍珠囊直謂藥有寒熱溫涼之性，酸苦辛鹹甘淡之味，「淡味」其功能為滲泄利濕的作用。
3. **升降浮沉**：升降浮沉是藥物作用的走勢。升浮、降沉兩兩相對，升浮有發散的性質，味辛氣溫的藥物大多屬此類；沉降有滲利的作用，味苦氣寒者歸於沉降之列。如：(1)升：升麻、柴胡；(2)降：前胡、吳茱萸；(3)浮：浮小麥、浮石；(4)沉：葶藶子、磁石。

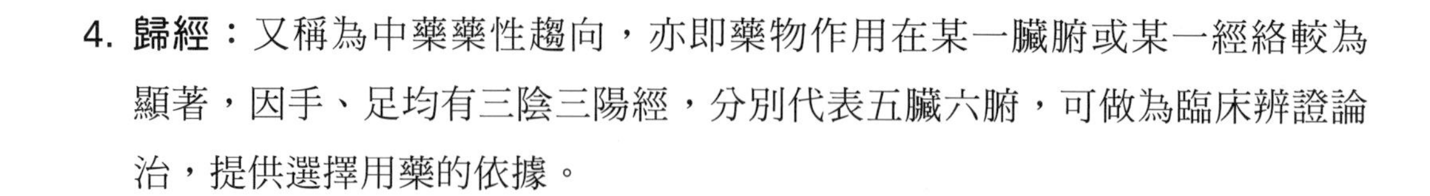

4. **歸經**：又稱為中藥藥性趨向，亦即藥物作用在某一臟腑或某一經絡較為顯著，因手、足均有三陰三陽經，分別代表五臟六腑，可做為臨床辨證論治，提供選擇用藥的依據。

二、中藥的配伍

配伍即是在強調君、臣、佐、使及七情。因中藥的配伍就是根據病情、治法、藥性有選擇的將兩種以上藥物配合使用，藥物的配伍得當與否，可直接影響療效。方劑中，治病的主藥稱為君藥；加強君藥療效的藥物稱臣藥；對主藥有監控作用稱佐藥；在方中居於調和的藥物則稱為使藥，而君、臣、佐、使藥的比重非一成不變。七情則是指「單行、相須、相使、相畏、相惡、相殺、相反」，分述如下。

1. **單行**：凡一味藥獨挑大樑，即足以治療疾病者稱之。
2. **相須**：即同類不可離也，也就是說二種功用相同的藥有協同的作用。
3. **相使**：我之佐使也，較之前者差別在功用不同的藥，互相促進藥效。
4. **相畏**：足以降低他藥的副作用或毒性者。
5. **相惡**：互相牽制而降低功能者。
6. **相殺**：去除某藥之毒副作用者。
7. **相反**：合用後發生不良反應者。

以上凡此種種均能預警藥物是否組成合拍？療效是否增強？歸納起來，中藥的七情反應了用藥配伍中的三種類型：

1. **相須相使**：由於能產生協同作用，臨床作用非常普遍。
2. **相畏相殺**：對於應用有毒副作用的藥物，由於配伍得當可消除或減低毒副作用，應積極使用。
3. **相惡相反**：由於降低了療效或增加了毒副作用，應視為配伍的禁忌，原則上不可使用。

三、中藥的禁忌

中藥在使用過程中，凡能增強藥物毒性或降低藥物療效的因素，皆應視為禁忌。通常可分為配伍禁忌、妊娠禁忌、飲食禁忌三大類。

1. **配伍禁忌**：有四氣五味、升降浮沉、七情之考量，比較分析即可預防。如：(1)升降浮沉：補散同方、溫潤共劑；(2)七情：相殺－薑製半夏。
2. **妊娠禁忌**：則必要強調，凡使子宮肌強烈收縮或峻下逐水、破血藥，均屬不宜，如：麝香、大戟、斑蝥、紅花、水蛭等。
3. **飲食禁忌**：指在治療期間應禁食某些食物，即俗稱「忌口」。服潤腸通便藥期間，應避忌酸斂濇收的食物，如：山楂、覆盆子、蓮鬚等。服安神藥時，避忌頻頻攝取含咖啡因飲料。

8-2 中醫內治八法

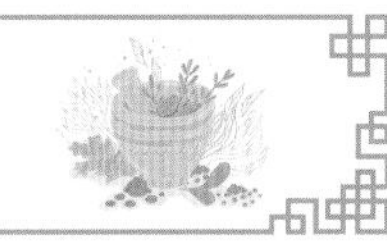

中醫內治八法是指汗、吐、下、和、溫、清、消、補也。以今日藥理言之，實即方藥發生治療效能的八種機轉。

1. **汗**：三陽為表，邪之傷人，先中於表，始自太陽，治病者當及其在表而汗之散之，使不致傳經入裏，如：服桂枝湯熱服、啜熱稀粥，溫覆取汗。
2. **吐**：邪在上焦宜吐，經曰：「其高者因而越之」，又曰：「在上者涌之」，即是此意，遇當吐者而不行涌越，使邪氣壅結而不散。」如：梔子豉湯、藜蘆等方藥。
3. **下**：邪在裏宜下，陽明腑實，輕則消而導之，重必攻而下之，使垢淤盡去，而後正氣可復。如：大承氣湯、木香檳榔丸。
4. **和**：邪在半表半裏，則從中治，宜和解表裏，以分理陰陽，調和營衛。如：小柴胡湯、雙解散。

5. **溫**：寒中於裏宜溫，人之一身以陽氣為主，陰盛則陽衰，終至陽竭陰絕而死，故以熱藥復元陽也，如：理中湯、四逆湯。

6. **清**：溫者清之，寒涼藥物組成之方劑以清解火熱證的方法稱之，因熱在氣、血、營、衛、臟、腑而有不同之組方，如：清心蓮子飲、清胃散等。

7. **消**：消者散其積也，飲食積滯，濁陰不降，清陽不升，故必消而導之，如：平胃散、保和丸。

8. **補**：補者，補其不足也；養者，栽培之，將護之，使得生遂條達，而不受戕賊之患也。如：四君子湯補氣、四物湯補血，十全大補湯則氣血雙補。

8-3 常用中藥

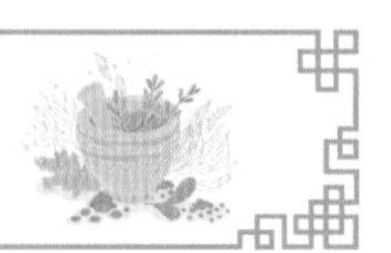

一、中藥的劑型

中醫使用之藥物，稱為中藥、國藥或藥材。以這些藥材製成的飲片、科學（濃縮）中藥、丸、散、膏、丹、膠、酒、酊、露、茶、錠、片、沖、合、濃縮丸、糖漿、橡皮膏、栓（挺），均為常見的中藥劑型。舉其大要說明如下：

1. **飲片**：飲片又稱咀片，南宋末年有飲片舖、咀片舖，飲片形狀不僅有片形，還有節、塊、絲、丁、團卷等各種形態。常見的飲片名有馬蹄片、瓜仔片、柳葉片、魚子片、魚鱗片、盤香片、如意片、蝴蝶片、腰子片、咀子、極薄片、薄片、厚片、丁子、斜片、直片、橫片、順片、潮片等，飲片能利用藥材外觀組織特徵，加以鑒別、調配、煎煮，易濾取藥汁，不易糊化等優點。但煎服法常為幾碗水煎成幾碗、一煎、二煎，文火、武火，磁器、白鐵煎具的困惑，出現部分定時、定量自動煎藥機，益以工商社會形態，較難躬自煎服，衍生代煎行業。現行健保制度，不給付飲片藥材。

2. 科學（濃縮）中藥：

(1) 係指依衛生主管機關公告之固有典籍所載處方，按其原料藥組成，經加工濃縮、乾燥、添加賦形劑調製，製成一定濃縮比之製劑。一般而言，原方為湯劑者，在製造時應合併煎煮，原方為丸、散者，可以分別煎煮，其抽出的浸膏除得以乳糖、澱粉或經本會核准之適當之製劑輔助劑、不影響藥效之賦形劑等。其製劑常因藥品安全等級、處方權限，分為醫師處方藥品、醫師藥師藥劑生指示藥品、成藥及固有成方製劑。再依核可證區分衛部藥製、衛部藥輸、衛部成製、衛部中藥輸、內衛藥製、內衛藥輸、內衛成製。

(2) 基準方：上述科學（濃縮）中藥製劑，同一個方名常因處方依據典籍不同，出現數種不同藥味組成、劑量、適應證，導致處方用藥困擾。因此中醫藥委員會召集中醫師公會、製藥公會等相關團體，依臨床、劑型與製程三部分探討，研擬共同認知適用之處方依據、藥味組成、劑量等，使達預期藥效，公告製造商據以生產，這就是基準方的概念。

3. 丸劑：丸者緩也，作為圓粒也，不能速去病，舒緩而治之也；將原料藥乾燥、打粉過篩，依法加入不同之黏合劑或輔料，製成之圓形製劑，然丸劑中蜜丸，取其遲化而氣循經絡也、蠟丸，取其難化而遲取效也、水泛丸，取其易崩解，快速吸收、麵糊丸，取其遲化直至下焦、薑汁糊丸、粉裹包衣，其丸劑的大小不盡相同，且形狀、重量常以物擬物，如赤小豆、梧桐子、雞子黃等。補養藥常製成丸劑，取其方便易服。

4. 散劑：散者散也，研成細未是也，去急病用之；即將藥材依法乾燥打粉過篩製成之粉末劑型，一般可區分為內服散劑（如：四逆散）、外敷散劑（如：如意金黃散）。散劑因顆粒小，易於溶解，故有速效的作用。

5. 膏劑：將完成炮製後的粉末藥材加入融熔之動、植物油脂攪拌均勻凝固或將藥材置入滾燙油脂，去渣後冷凝固，如：紫雲膏、金創膏。膏劑可製成親脂性或親水性，用途廣使用方便。

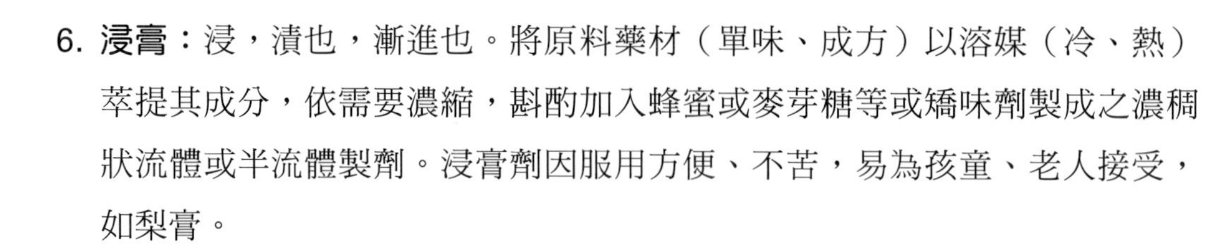

6. **浸膏**：浸，漬也，漸進也。將原料藥材（單味、成方）以溶媒（冷、熱）萃提其成分，依需要濃縮，斟酌加入蜂蜜或麥芽糖等或矯味劑製成之濃稠狀流體或半流體製劑。浸膏劑因服用方便、不苦，易為孩童、老人接受，如梨膏。

7. **丹劑**：丹者，石之精也，故凡藥物之精者曰丹。近世因丹以朱色著物，亦即丸劑以丹砂（朱砂）為衣或丹藥多有礦石，以其石類藥材成分不一或多有重金屬，故其重要性已大不如前，有時不含石類藥材亦稱為丹劑，如七寶美髯丹。

8. **湯劑**：湯者蕩也，煎也清汁是也，去大病用之，如獨參湯、十棗湯等。

9. **酒劑**：古稱酒醴，後世稱藥酒，一般常用滲漉法，以酒為溶媒，或用白酒、無灰酒，或用黃酒，浸劑製藥物中有效成分，所得藥液供內服或外用。如：如意長生酒、史國公藥酒。外用如藥洗。

10. **無灰酒**：釀酒一般常見，發酵、蒸餾、勾兌（調製）三法，當發酵酒初成，一般含酸味，可用石灰調整酸度，亦可使酒澄明，稱灰酒，現加入色素、香料、矯味劑亦可泛稱灰酒，若製酒過程無此步驟，所取得之上清液，即稱為無灰酒，如日本之清酒、中國之黃酒。

11. **酊劑**：用不同濃度的酒精當溶媒，抽取中藥材的醇溶成分，再調製成適當濃度的含酒藥類。

12. **露劑**：將具有芳香成分之中藥置蒸餾器中，以水蒸氣熱能抽出揮發成分冷凝而得之證澄明具芳香性液劑，如金銀花露。

13. **膠劑**：以動物之皮、甲、板、角、骨等為原料，用水煎煮抽提其膠質，濃縮待熟倒入適當容器，切割成塊狀或長條狀，製劑大部份為黃褐色或墨綠色。如黃明膠、傅致膠、阿膠、龜版膠、鹿角膠、龜鹿二仙膠等。

14. **茶包**：將原料藥乾燥絞碎，裝入濾袋，濾袋可設計外加提線或耳掛，方便沖泡，同時濾袋亦可外加錫箔包裝密封防潮。

二、中藥的分類

藥書之祖－神農本草經，將中藥依其功用區分為上經、中經、下經。上藥為君，主養命以應天；中藥為臣，主養性以應人；下藥為佐使，主治病以應地。現代中藥學則將中藥依其藥理作用，將中藥分類為解表藥、瀉下藥、涌吐藥、滲濕利水藥、祛風濕藥、祛寒藥、祛暑藥、清熱藥、平肝熄風藥、止咳化痰藥、理氣藥、理血藥、補養藥、芳香開竅藥、安神藥、固澀藥、消食藥、驅蟲藥、外科藥、抗腫瘤藥等，茲分別說明如下。

1. **解表藥**：凡能發散表邪的藥物均稱之。依感受之外邪有寒熱之異，故可再區分為：(1)辛涼解表藥，如：桑葉、薄荷、葛根、浮萍、柴胡等；(2)辛溫解表藥，如：麻黃、桂枝、細辛、羌活、紫蘇、生薑等（圖8-1）。

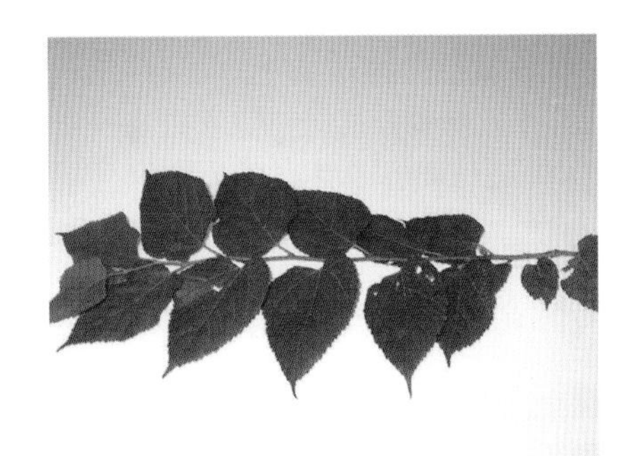

a. 桑葉

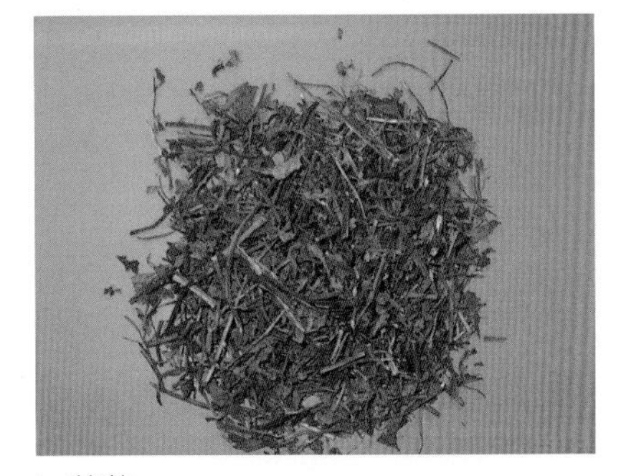

b. 薄荷

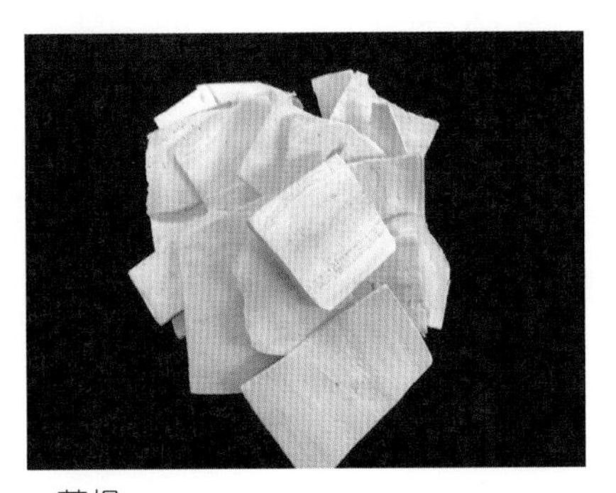

c. 葛根

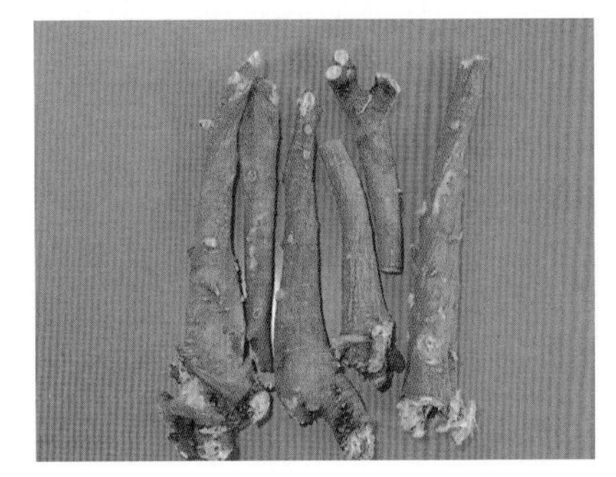

d. 柴胡

圖8-1 ◆ 解表藥

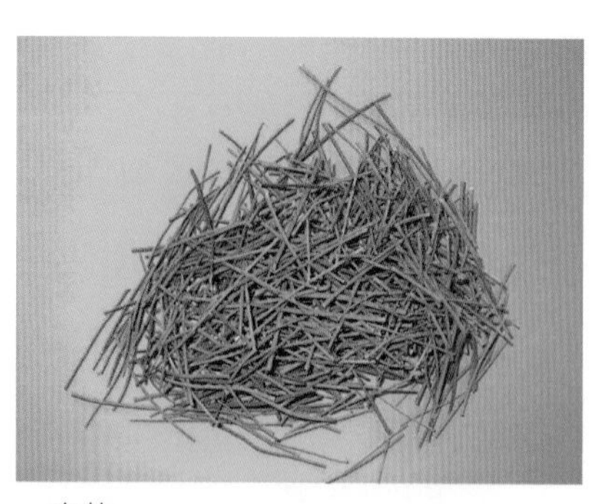

e. 麻黃

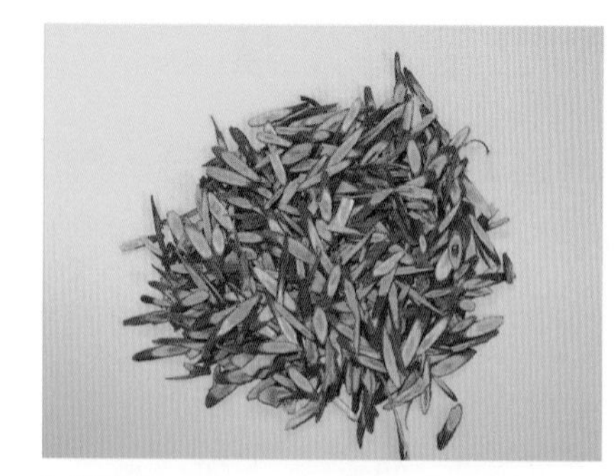

f. 桂枝

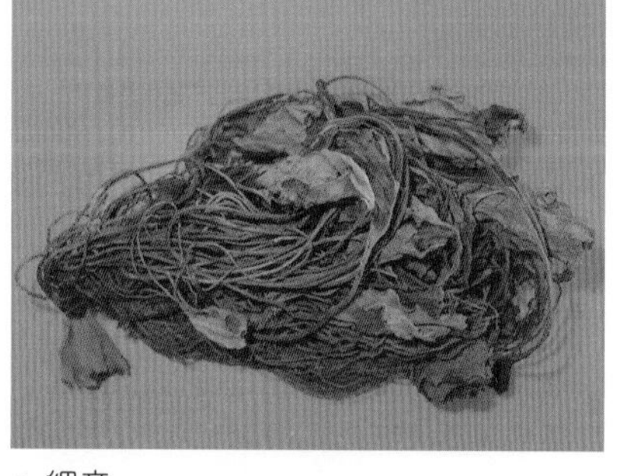

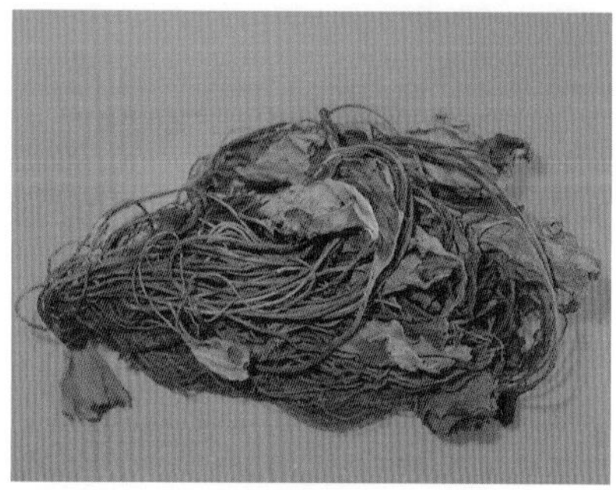

g. 細辛

h. 紫蘇

圖8-1◆解表藥（續）

2. **瀉下藥**：凡能滑利大腸，引起腹瀉或能排除胸腹積水的藥物均稱之。(1)攻下藥有大黃、番瀉葉、蓖麻子、油桐子等；(2)逐水藥有大戟、甘遂、芫花、商陸等（圖8-2）。

3. **涌吐藥**：引發嘔吐的藥物則稱之。常施於食物中毒的處理或痰涎壅盛的催吐。一般常見如：人參蘆（圖8-3）、瓜蒂、藜蘆、膽礬等。

4. **滲濕利水藥**：凡能利小便、滲利水濕的藥物稱之。如：木通、防已、澤瀉、茯苓、豬苓、海金沙、玉米鬚、萹蓄、瞿麥等，若含馬兜鈴酸的木通、防已應禁用（圖8-4）。

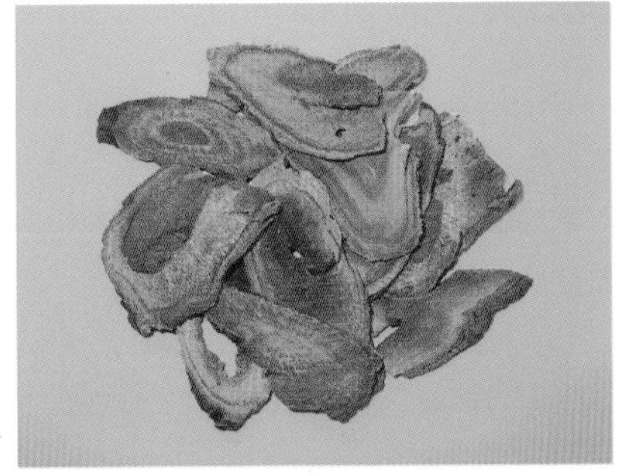
a. 大黃

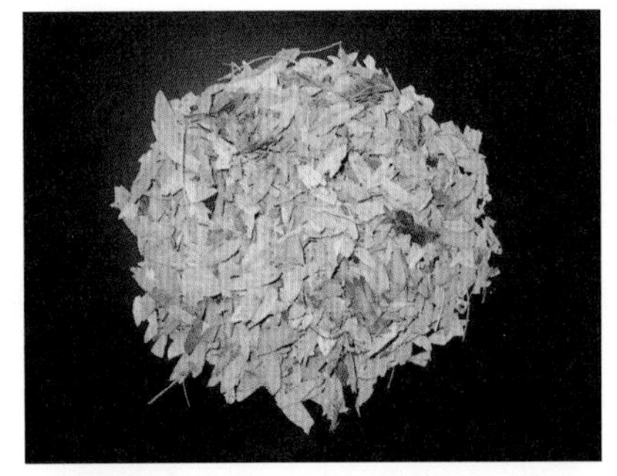
b. 番瀉葉

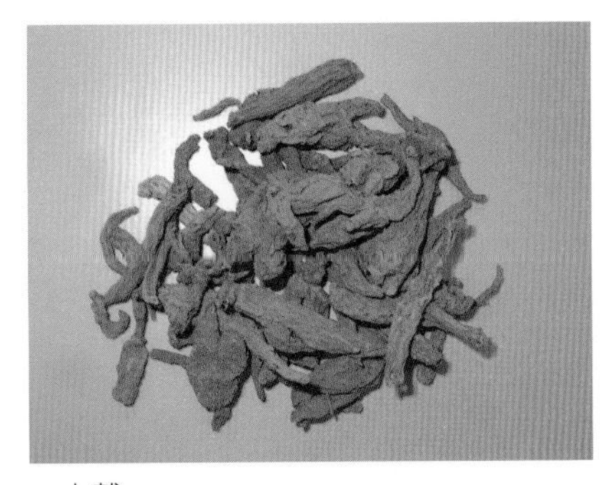
c. 大戟

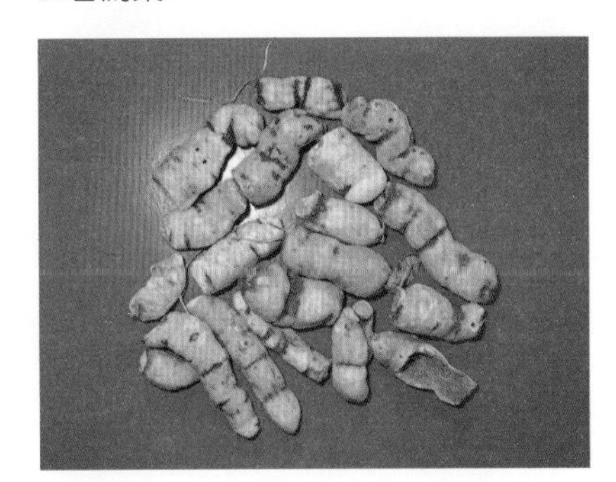
d. 甘遂

圖 8-2 ◆ 瀉下藥

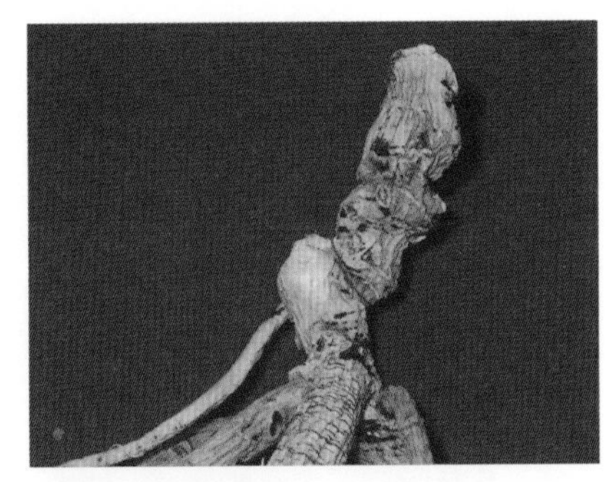
圖 8-3 ◆ 涌吐藥：人參蘆

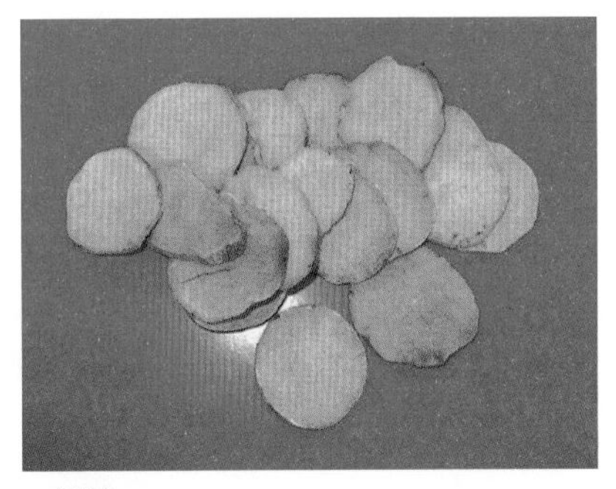
a. 澤瀉

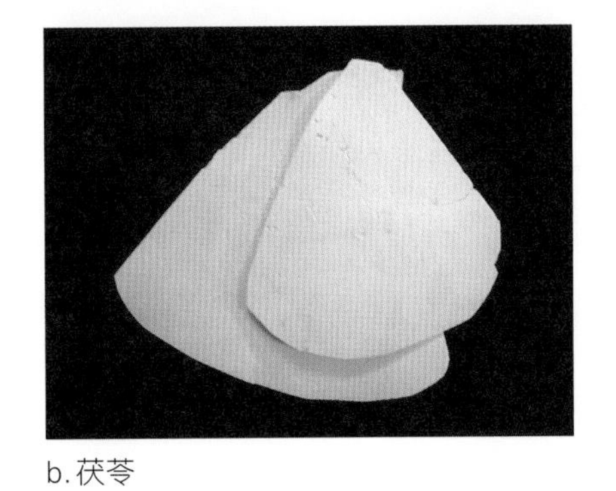
b. 茯苓

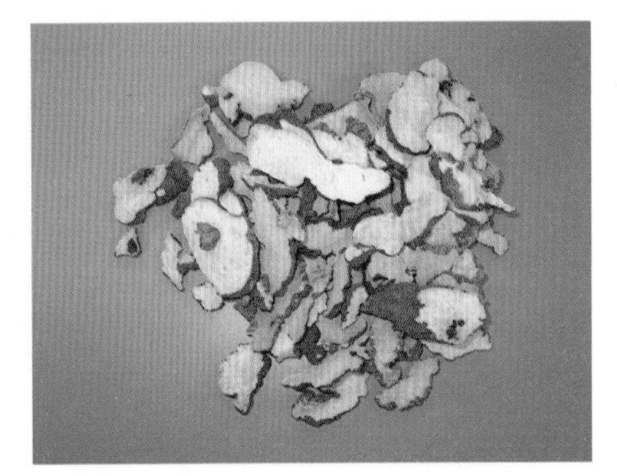
c. 豬苓

圖 8-4 ◆ 滲濕利水藥

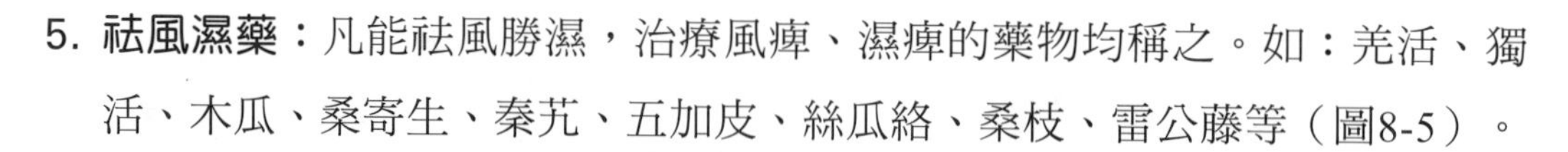

5. **祛風濕藥**：凡能祛風勝濕，治療風痺、濕痺的藥物均稱之。如：羌活、獨活、木瓜、桑寄生、秦艽、五加皮、絲瓜絡、桑枝、雷公藤等（圖8-5）。
6. **祛寒藥**：發散寒邪的藥物稱為祛寒藥，一般均為溫熱藥。如：肉桂、附子、花椒、乾薑、蓽茇、高良薑、川椒、吳茱萸等（圖8-6）。
7. **祛暑藥**：清解暑熱、發散暑邪的藥物則稱之。如：香薷、藿香、佩蘭、南劉寄奴、金絲草（圖8-7）。

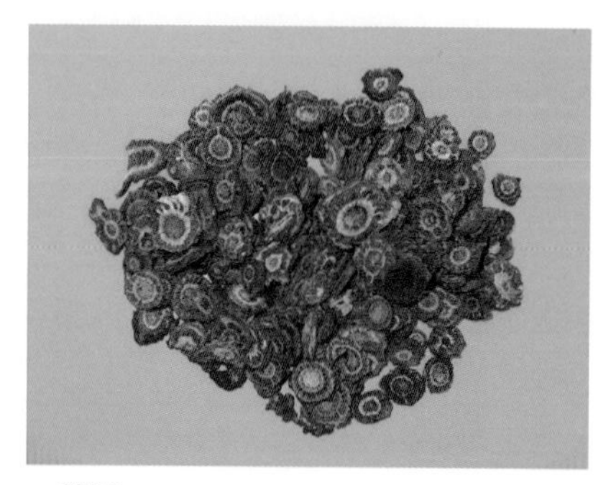

a. 羌活

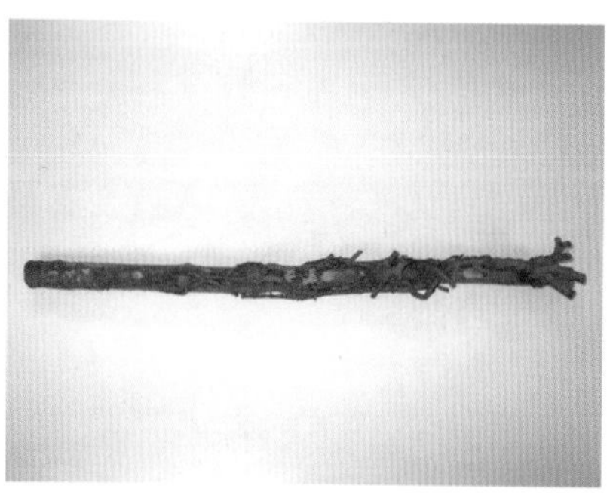

b. 桑寄生

圖8-5 ◆ 祛風濕藥

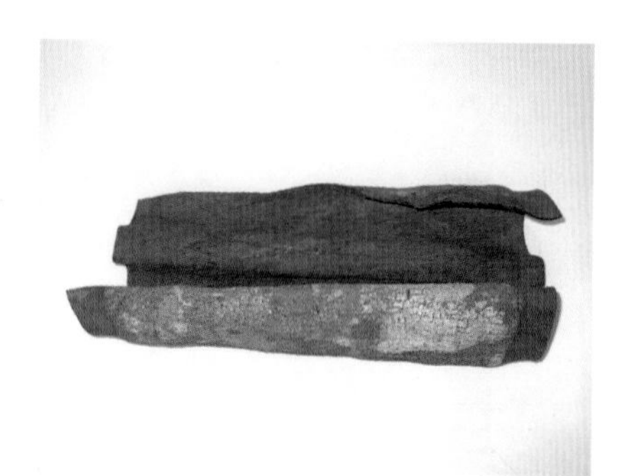

a. 肉桂

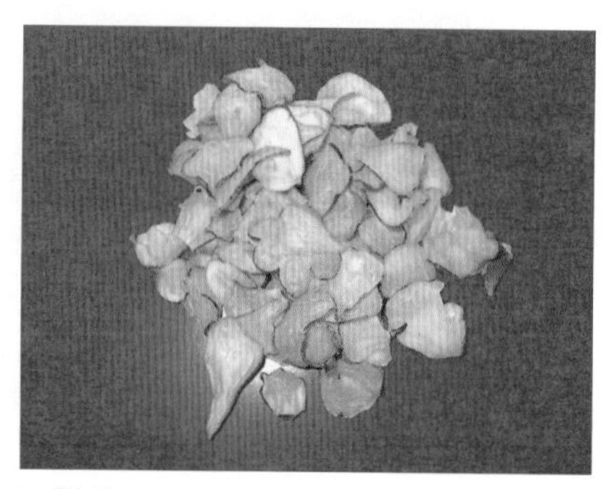

b. 附子

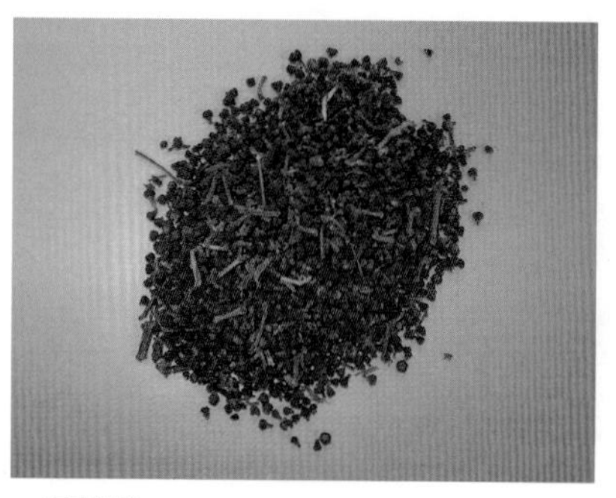

c. 吳茱萸

圖8-6 ◆ 祛寒藥

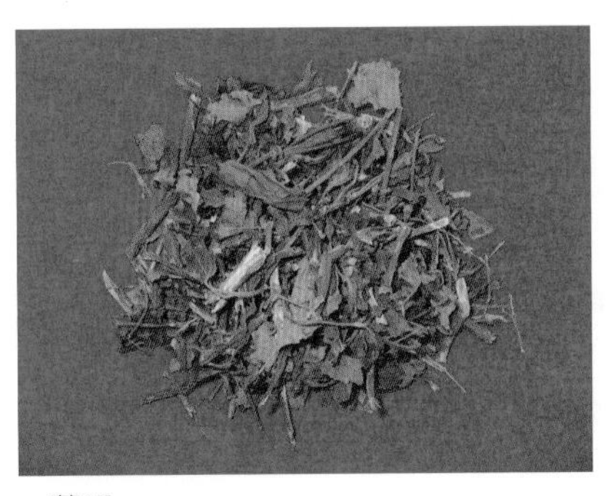
a. 藿香

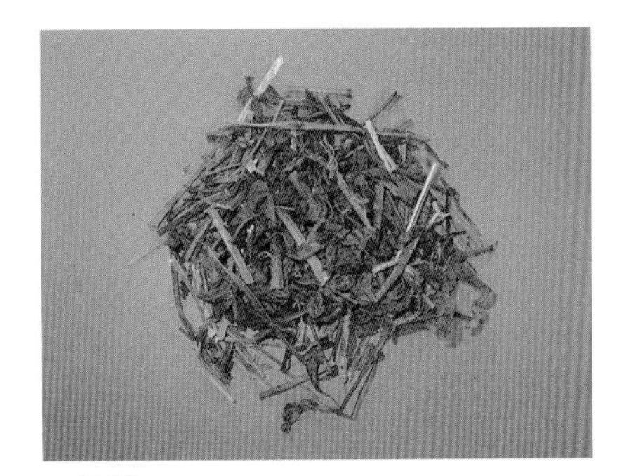
b. 佩蘭

圖 8-7 ◆ 祛暑藥

8. **清熱藥**：可清熱降火的藥物則稱之，大多為苦寒藥。如：清熱涼血的生地黃、玄參、牡丹皮；清熱燥濕的黃芩、黃連、黃柏；清熱瀉火的梔子、石膏、知母；清熱解毒的金銀花、連翹、穿心蓮（圖8-8）。

9. **止咳化痰藥**：凡能抑制咳嗽、治療氣喘、祛痰、化痰的藥物均屬之。如：杏仁、紫菀、款冬花、枇杷葉、半夏、桔梗、天南星、貝母等（圖8-9）。

10. **理氣藥**：具有行氣解鬱、降氣調中、補中益氣的藥物均屬之。如：木香、香附、陳皮、佛手、砂仁等（圖8-10）。

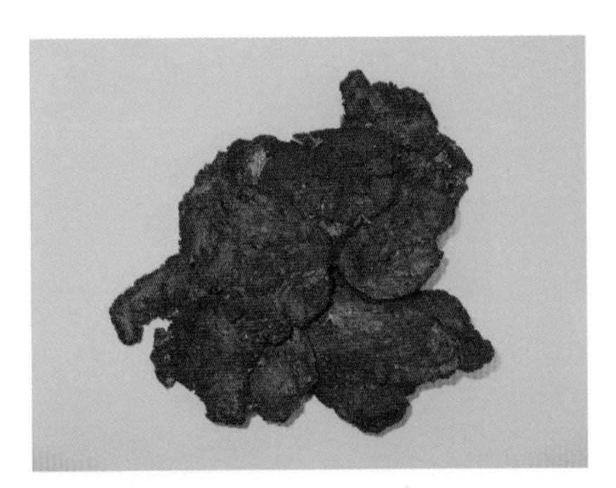
a. 生地黃

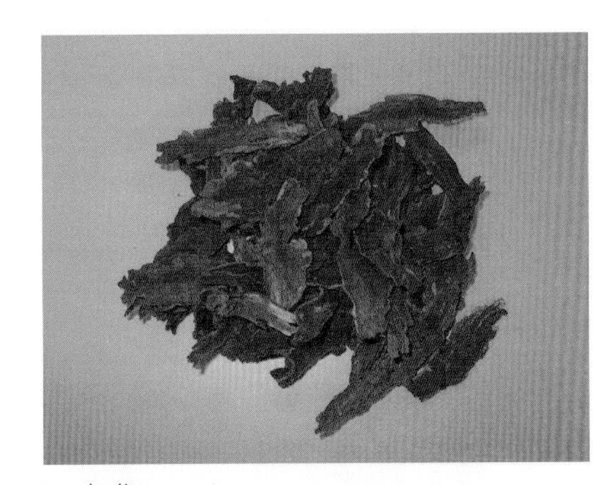
b. 玄參

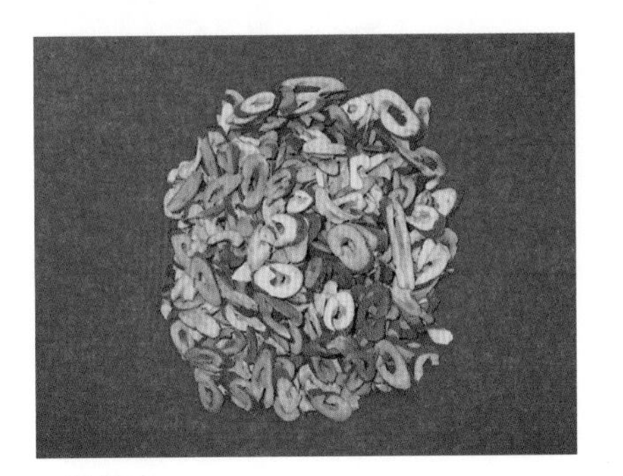
c. 牡丹皮

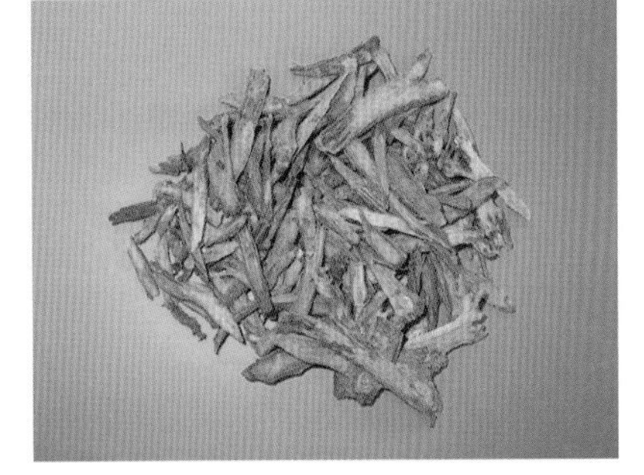
d. 黃芩

圖 8-8 ◆ 清熱藥

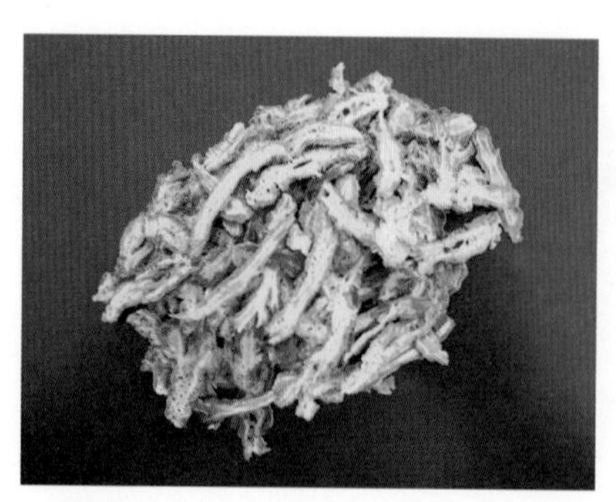
e. 黃連

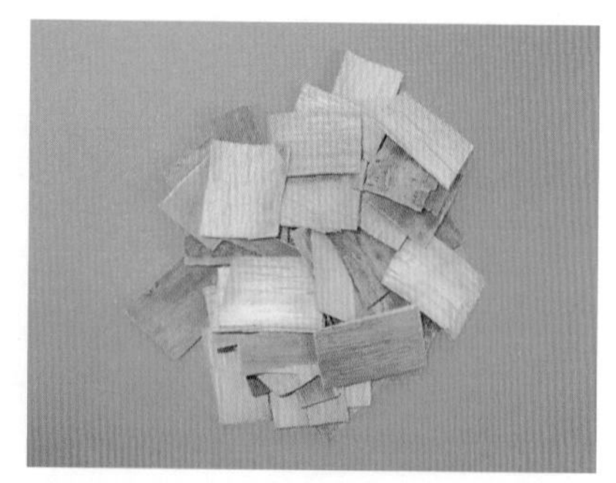
f. 黃柏

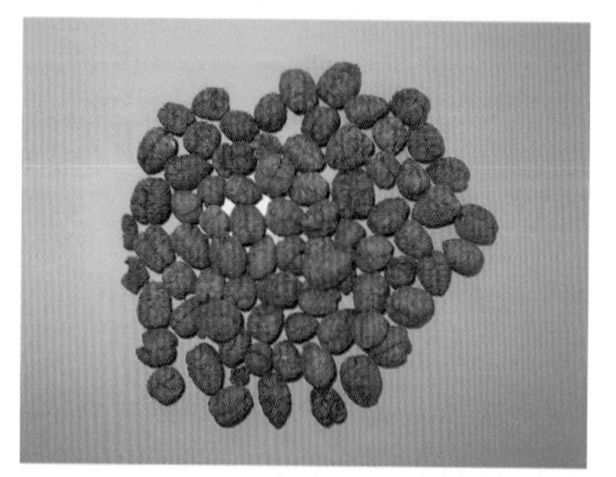
g. 梔子

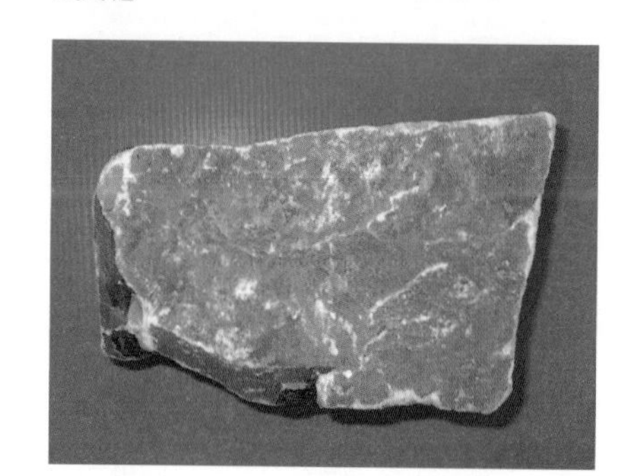
h. 石膏

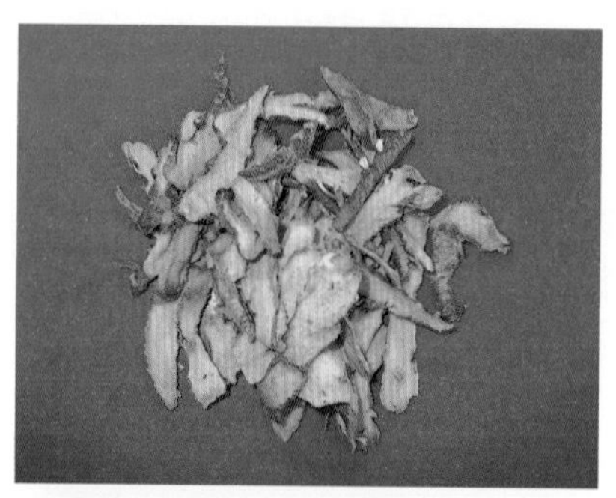
i. 知母

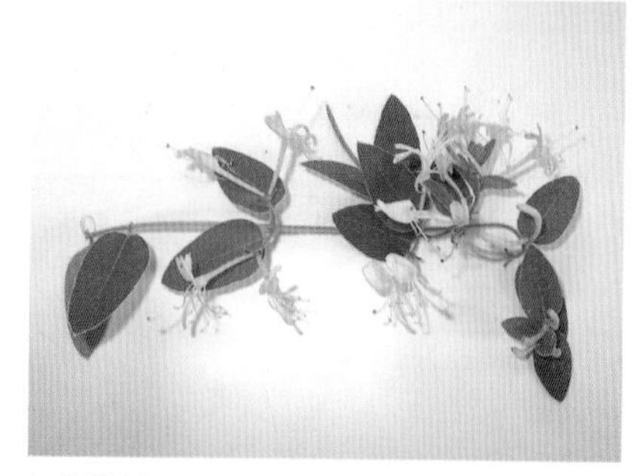
j. 金銀花

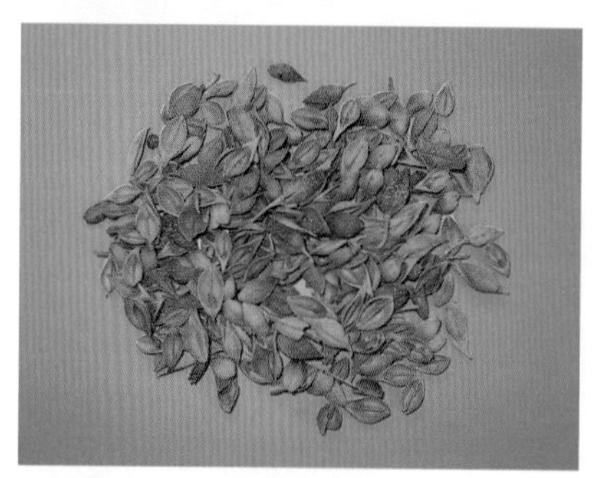
k. 連翹

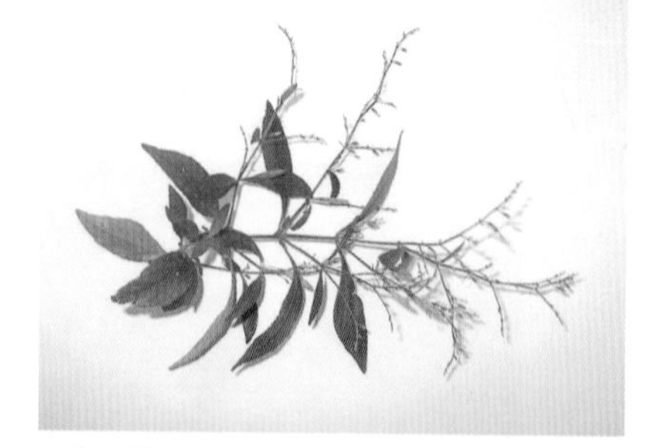
l. 穿心蓮

圖 8-8 ◆ 清熱藥（續）

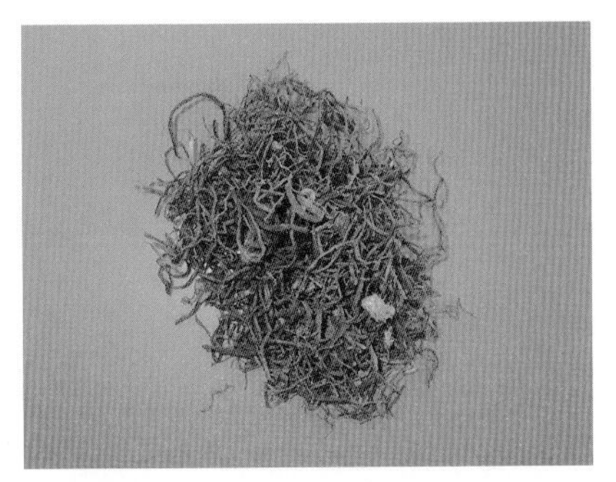
a. 紫菀

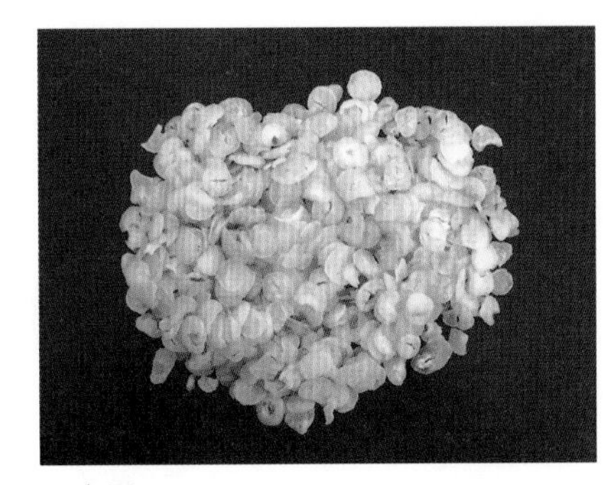
b. 半夏

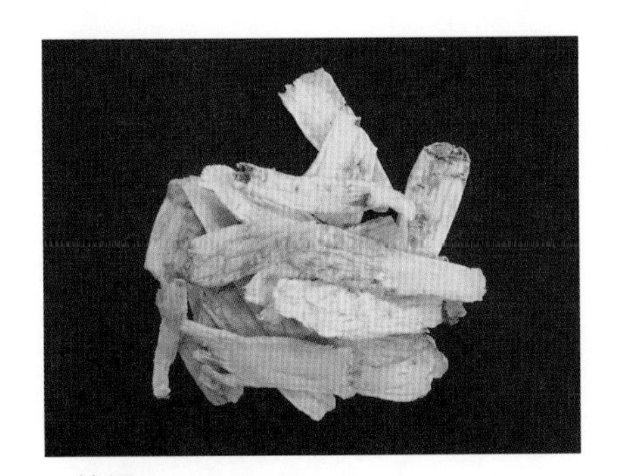
c. 桔梗

圖 8-9 ◆ 止咳化痰藥

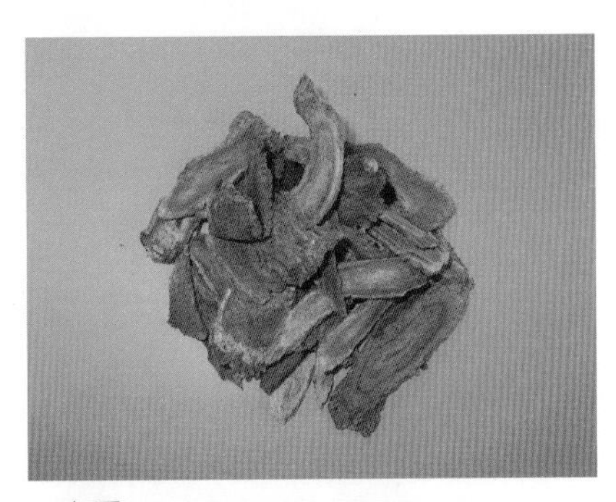
a. 木香

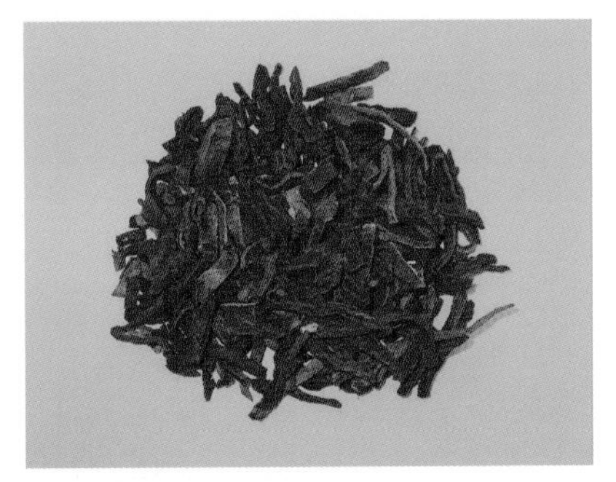
b. 陳皮

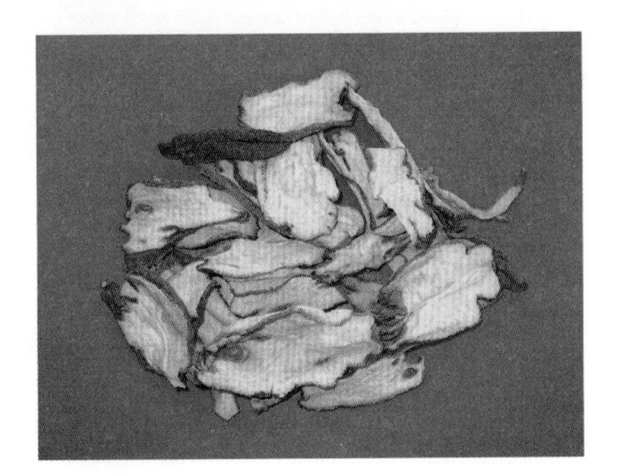
c. 佛手

圖 8-10 ◆ 理氣藥

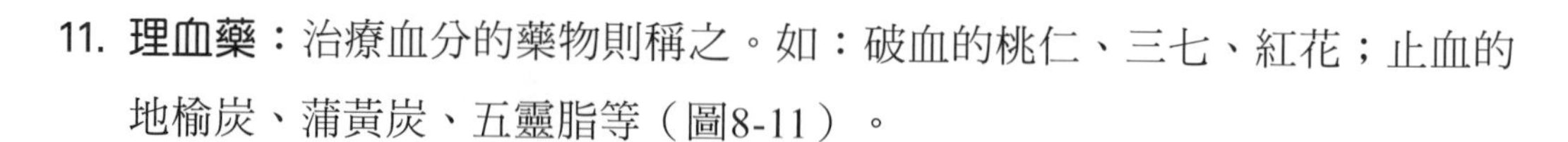

11. **理血藥**：治療血分的藥物則稱之。如：破血的桃仁、三七、紅花；止血的地榆炭、蒲黃炭、五靈脂等（圖8-11）。

12. **補養藥**：可補益人體氣血陰陽不足的藥物均屬之（圖8-12）。

    (1) 補氣藥：人參、黃耆、西洋參、絞股藍等。

    (2) 補血藥：當歸、熟地黃、阿膠等。

    (3) 補陰藥：麥門冬、龜板、鱉甲、女貞子等。

    (4) 補陽藥：肉蓯蓉、鹿茸、蛤蚧、巴戟天等。

13. **芳香開竅藥**：凡能開竅回陽救急的藥物均稱之。如：麝香、樟腦、冰片、蘇合香等。

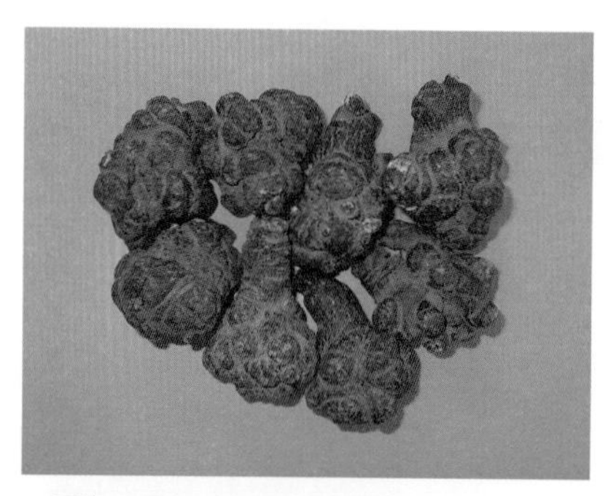

a. 三七

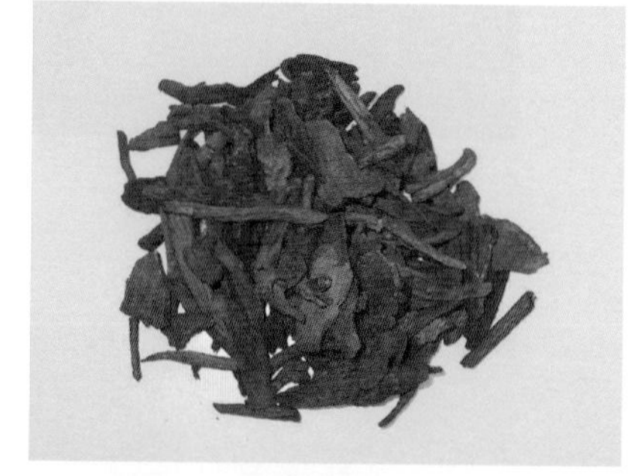

b. 地榆炭

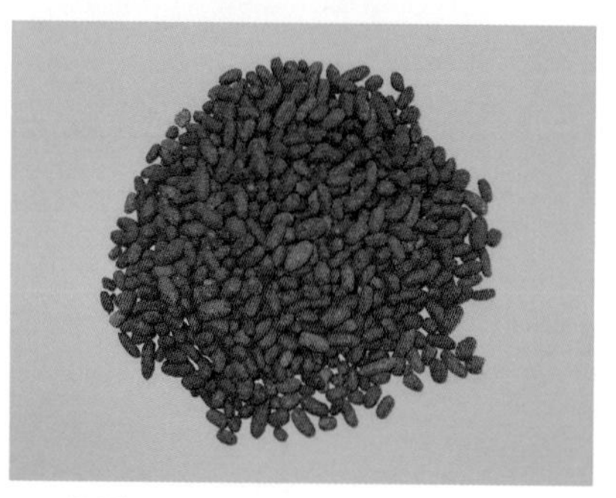

c. 五靈脂

圖 8-11 ◆ 理血藥

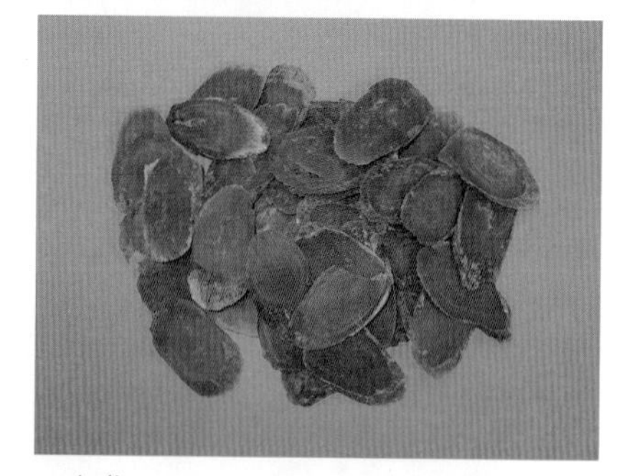

a. 人參

圖 8-12 ◆ 補養藥

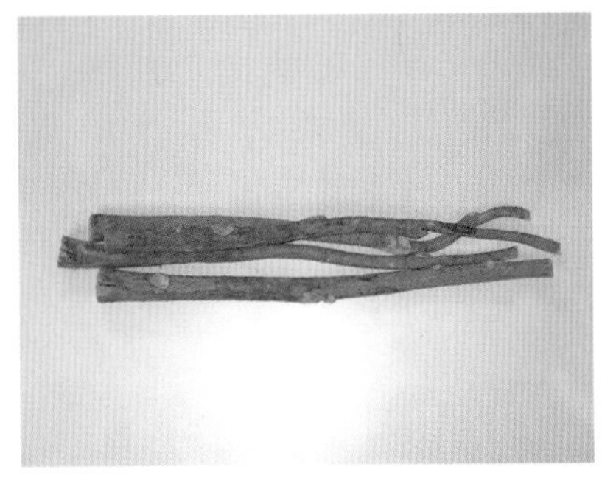
b. 黃耆

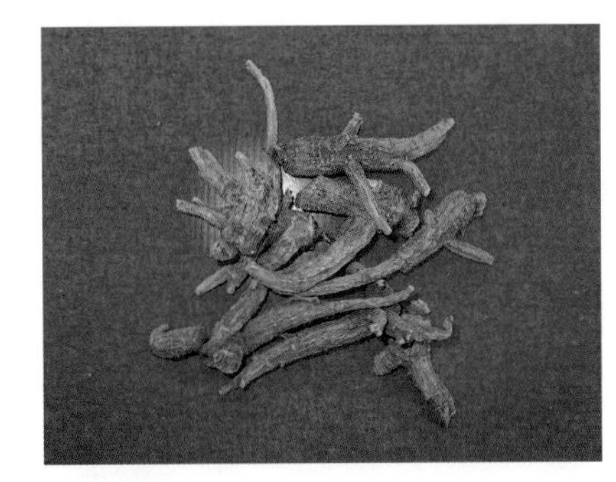
c. 西洋參

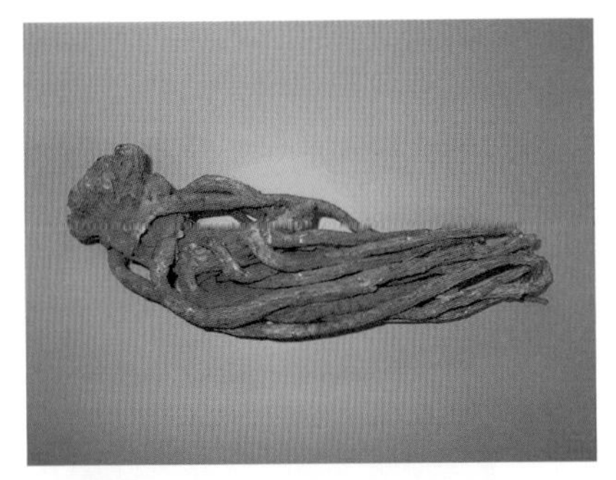
d. 當歸

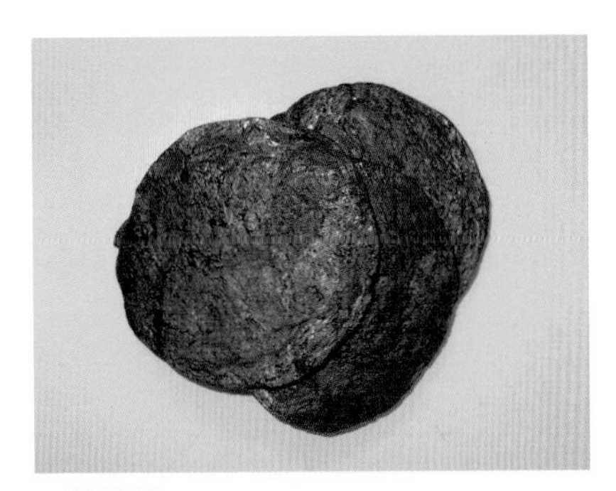
e. 熟地黃

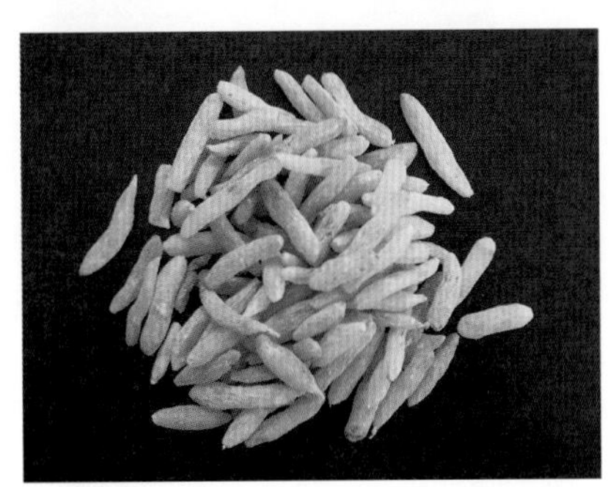
f. 麥門冬

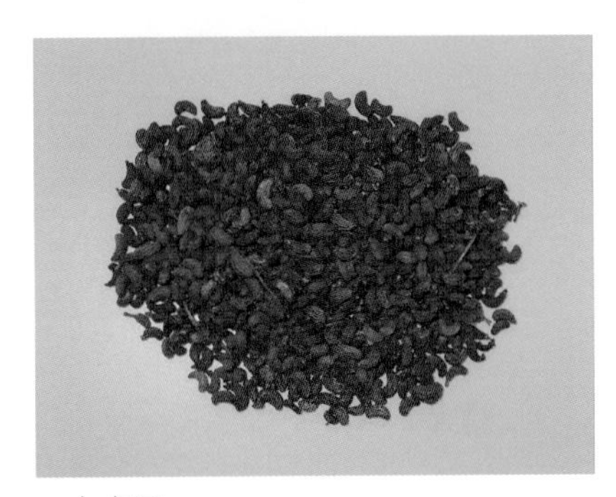
g. 女貞子

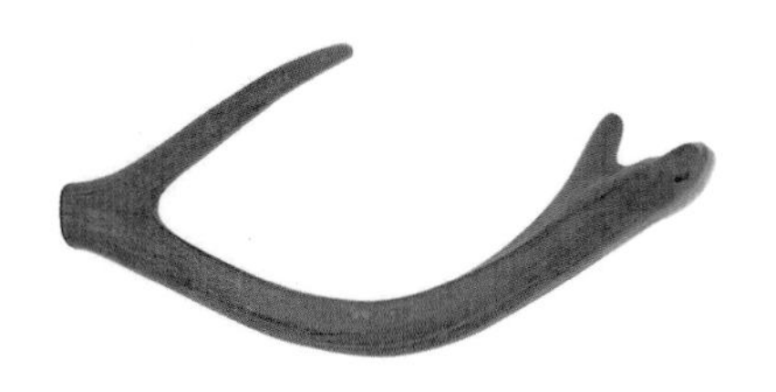
h. 鹿茸

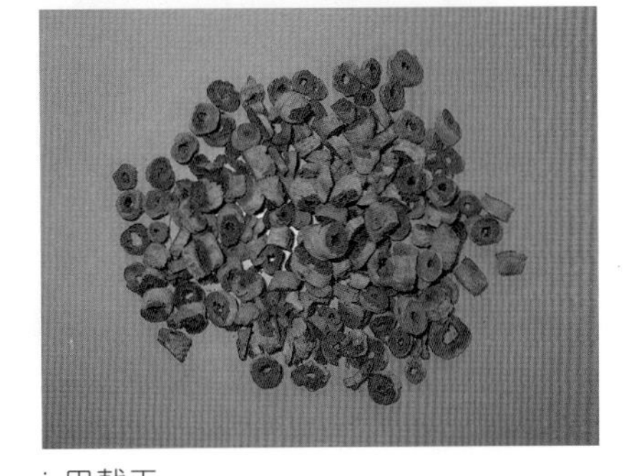
i. 巴戟天

圖8-12 ◆ 補養藥（續）

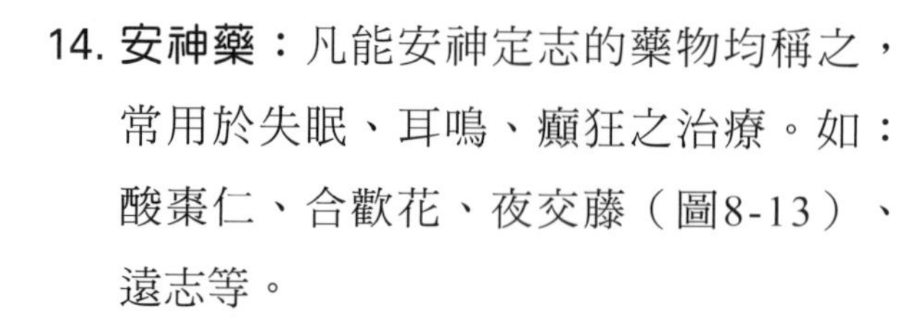

14. **安神藥**：凡能安神定志的藥物均稱之，常用於失眠、耳鳴、癲狂之治療。如：酸棗仁、合歡花、夜交藤（圖8-13）、遠志等。

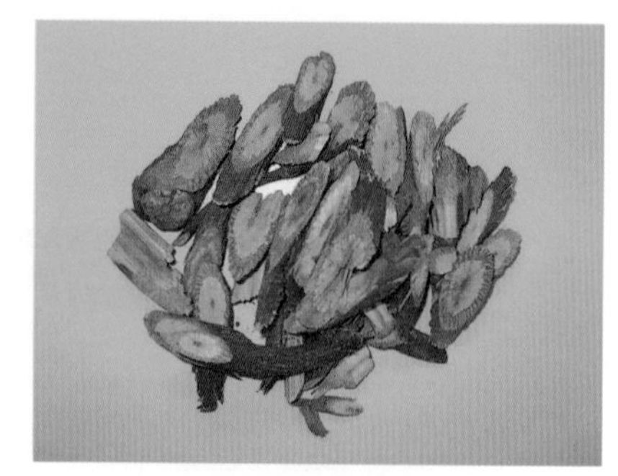

圖8-13 ◆ 安神藥：夜交藤

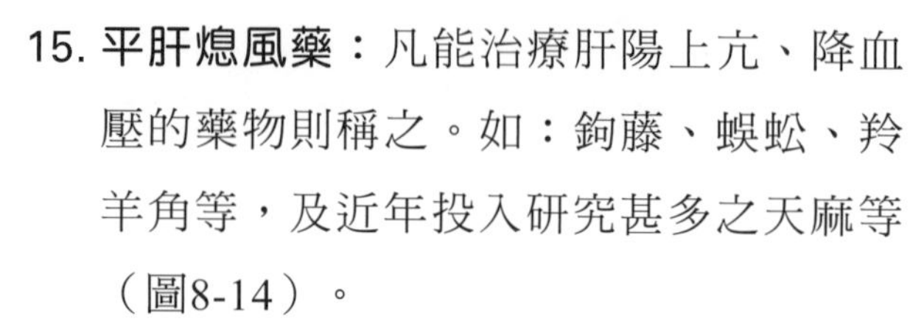

15. **平肝熄風藥**：凡能治療肝陽上亢、降血壓的藥物則稱之。如：鉤藤、蜈蚣、羚羊角等，及近年投入研究甚多之天麻等（圖8-14）。

16. **固澀藥**：凡有固脫作用，能斂汗、濇精、澀腸的藥物均稱之。如：浮小麥、五味子、大金櫻、龍骨、山茱萸、訶子、石榴皮、地榆等（圖8-15）。

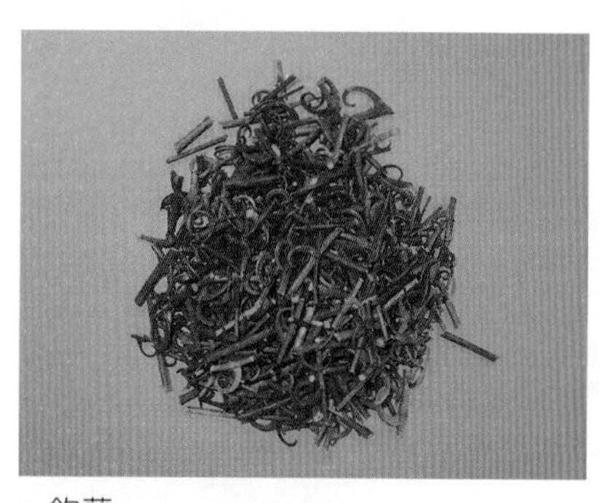

a. 鉤藤

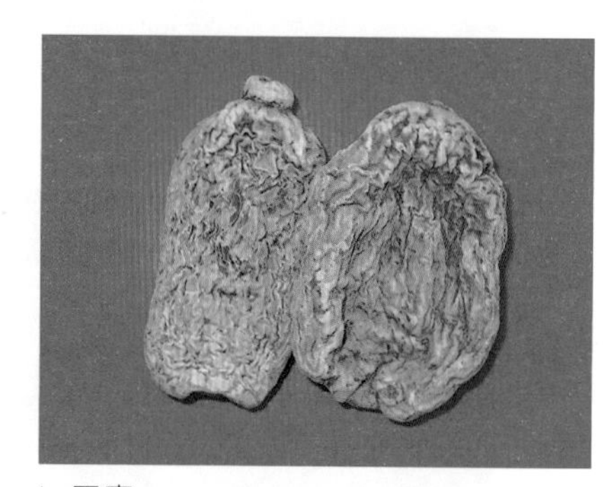

b. 天麻

圖8-14 ◆ 平肝熄風藥

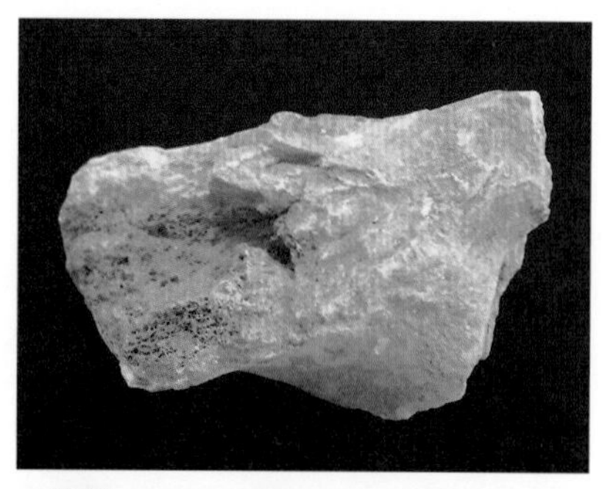

a. 龍骨

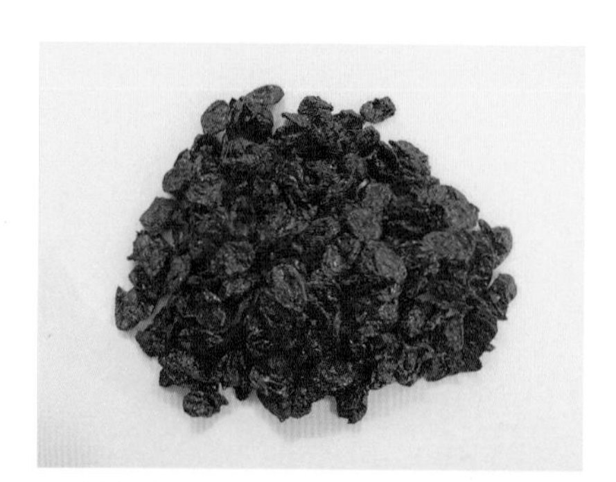

b. 山茱萸

圖8-15 ◆ 平肝熄風藥

17. **消食藥**：能促進胃腸蠕動、幫助消化的藥物均稱之。如：山楂、麥芽、雞內金等（圖8-16）。

18. **驅蟲藥**：凡能殺滅腸道寄生蟲的藥物均稱之。如：使君子、貫眾、鴉膽子、苦參子、檳榔等。

19. **外用藥**：並非全為外用，但常使用於外科的藥物。如：雄黃、兒茶、硼砂、蛇床子（圖8-17）等。

20. **抗腫瘤藥**：能抑制癌細胞增長或殺滅癌細胞的藥物均稱之。如：紫杉、長春花（圖8-18）、喜樹、土貝母、七葉一枝花等。

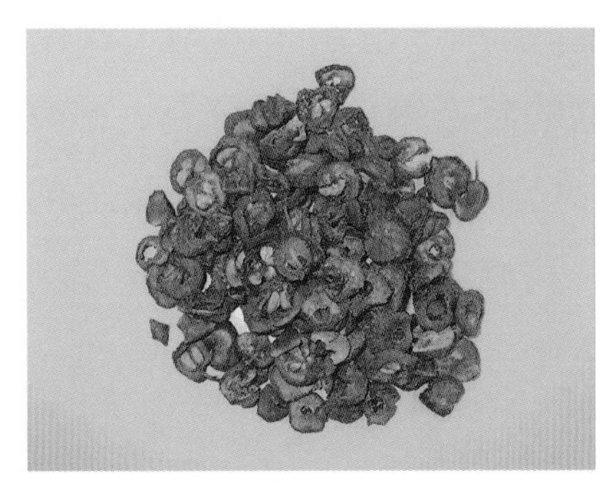

a. 山楂

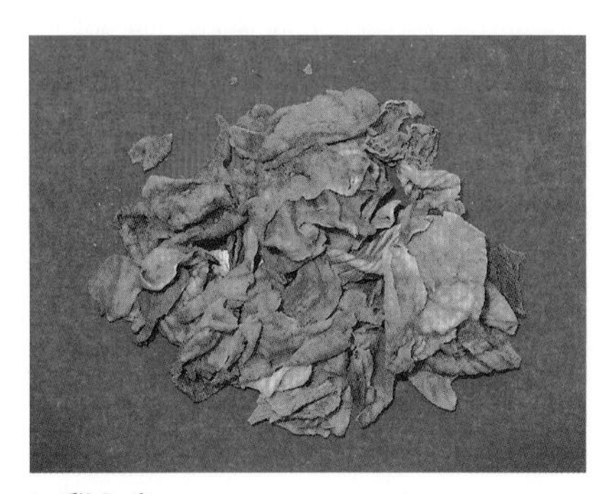

b. 雞內金

圖8-16 ◆ 消食藥

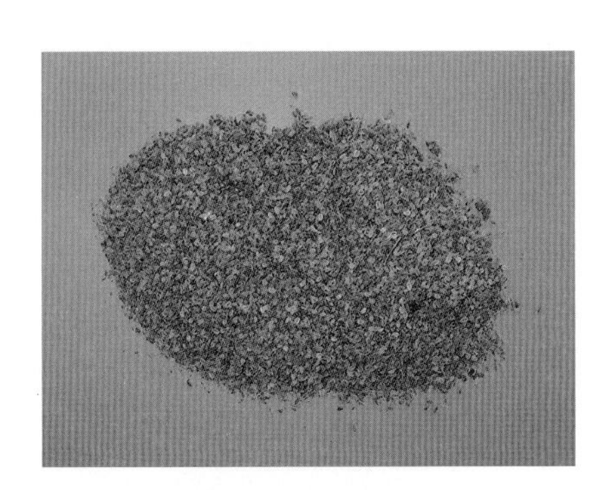

圖8-17 ◆ 外用藥：蛇床子

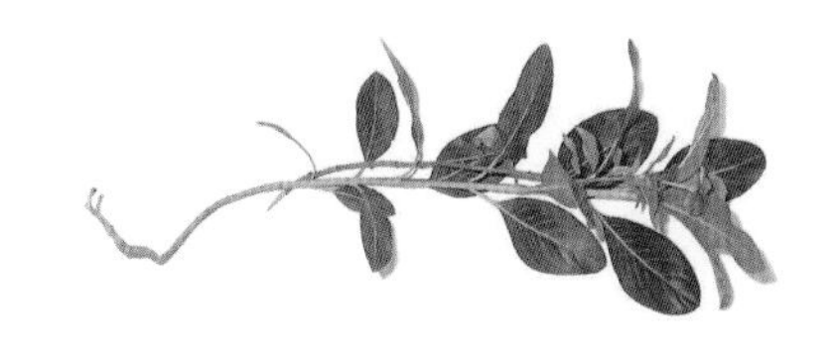

圖8-18 ◆ 抗腫瘤藥：長春花

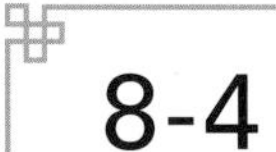

8-4 常用方劑

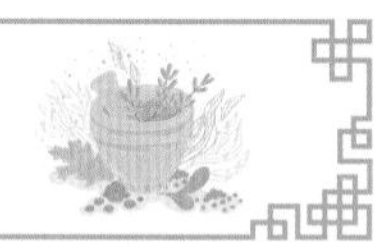

方劑簡稱「方」，亦即醫方，相對於西醫所稱之處方。隋書・經籍志謂：「醫方者，所以除疾疢保性命之術者也。」劑，古作「齊」，指調劑。漢書・藝文志謂：「調百藥齊和之所宜。」直言之，方劑是治法的體現，是根據配伍君臣佐使原則，總結證治，以藥物配合組成之藥方。

方書之祖－後漢・張仲景的傷寒論、金匱要略中，有六經之證、六經之脈及六經之處方。唐・陳藏器的本草拾遺有十劑之說，就是將方劑的功用分類為宣劑、通劑、補劑、泄劑、輕劑、重劑、滑劑、澀劑、燥劑、濕劑。清・汪昂（訒庵）的醫方集解，更具體的將方劑依功效分為：補養之劑、發表之劑、涌吐之劑、攻裏之劑、表裏之劑、和解之劑、理氣之劑、理血之劑、祛風之劑、祛寒之劑、清暑之劑、利濕之劑、潤燥之劑、瀉火之劑、除痰之劑、消導之劑、收澀之劑、殺蟲之劑、明目之劑、癰瘍之劑、經產之劑等二十一類，茲分別說明如下。

1. **補養之劑**：補者，補其所不足也；養者，栽培之，使其生遂條達而不受戕賊之患也。本類以六味地黃丸為主，如：知柏地黃丸、桂附地黃丸均為常用且用量甚大之處方，對肝腎不足引發之證，效果良好。補脾胃則有四君子湯、參苓白朮散；補肺則有人參養榮湯、百合固金湯；補心血劑有養心湯、歸脾湯。以「六味地黃丸」為例，取熟地黃、山萸肉、乾山藥、澤瀉、牡丹皮、白茯苓，上為末，煉蜜為丸，如梧桐子大，每服三丸，空心溫水化下。

2. **發表之劑**：發者，升之、散之、汗之也。邪之傷人，先中於表，以漸而入於裏。故治病者，當及其在表而汗之、散之，使不至於傳經入裏，則病易已矣。常見方劑有：麻黃湯、桂枝湯、川芎茶調散、桑菊飲等，施於感冒初起之證。以「川芎茶調散」為例，取川芎、荊芥、薄荷、細辛、白芷、羌活、炙甘草、防風，上為細末，食後茶清調下。

3. **涌吐之劑**：經曰：「其在高者因而越之」，又曰：「在上者涌之」。此即汗、吐、下三法。吐法，即邪在上焦宜吐之法，瓜蒂散、鹽湯探吐方為常用之方，適用快速涌吐痰涎、宿食、毒物。以「瓜蒂散」為例，取瓜蒂、赤小豆，上兩味各搗篩為散以合治之，取香豉，熱湯煮作稀糜，去渣，取汁合散，溫、頓服之。

4. **攻裏之劑**：十劑曰：「通可去滯、泄可去閉，即攻裏之意。」本劑適用於腸胃有積滯之實邪。常見方劑有：大承氣湯、小承氣湯、調胃承氣湯等，尤其三方對大黃之劑量與炮炙，均有深義。以「調胃承氣湯」為例，取大黃（酒洗）、甘草（炙），煮大黃、甘草、去滓，內芒硝，更上火，微煮令沸，少少溫服之。

5. **表裏之劑**：病在表者宜汗、宜散，病在裏者宜攻、宜清。但表證未除、裏證又急者，則宜表裏兼治的表裏之劑。常見方劑有：防風通聖散、參蘇飲、大柴胡湯、葛根芩連湯等。以「葛根黃芩連湯」為例，取葛根、甘草、黃芩、黃連，先煮葛根，內諸藥煮，去渣，分溫再服。

6. **和解之劑**：用疏通調和的方藥，解除少陽（半表半裏）病邪或調和臟腑氣血的方法。常見方劑有：小柴胡湯、溫膽湯、藿香正氣散、逍遙散等，均能疏逆和中。以「小柴胡湯」為例，取柴胡、黃芩、人參、半夏、甘草、生薑、大棗，上七味水煮，去渣，溫服日三。

7. **理氣之劑**：運用具有行氣解鬱、降氣調中、補中益氣作用之方藥，可治療氣滯、氣逆及氣虛。
   (1) 氣虛之方劑：補中益氣湯、玉屏風散。以「玉屏風散」為例，取黃耆、白朮、防風為末服。
   (2) 氣逆之方劑：橘皮竹茹湯、丁香柿蒂散。以「丁香柿蒂散」為例，取丁香、柿蒂、青皮、陳皮，水煎去渣溫服，不拘時。
   (3) 氣滯之方劑：木香檳榔丸、越鞠丸。以「越鞠丸」為例，取香附、川芎、蒼朮、神麯、梔子，麯糊丸。

8. **理血之劑**：治療血分病的方法稱理血，而其大要為補血、止血、化瘀活血等，其對應方劑即為理血之劑。

(1) 補血之劑：四物湯、當歸補血湯、養心湯等。以「當歸補血湯」為例，取當歸二錢、黃耆一兩，空心服。

(2) 止血之劑：失笑散、四生丸、小薊飲子等。以「失笑散」為例，取蒲黃、五靈脂等分為末，煎膏，醋調服。

(3) 化瘀活血之劑：血府逐淤湯、桃紅四物湯、生化湯等。以「生化湯」為例，取當歸、川芎、桃仁、炮薑、炙甘草、黃酒、童便各半煎服。

9. **祛風之劑**：祛除表裏、經絡、臟腑間留滯的風邪，亦即疏散風邪之謂。常見方劑有：獨活寄生湯、上中下通用痛風丸、蠲痺湯、消風散、牽正散、小續命湯等。以「上中下通用痛風丸」為例，取黃柏、蒼朮、天南星、神麴、川芎、桃仁、龍膽草、防己、白芷、羌活、威靈仙、紅花、桂枝，麴糊丸。

10. **祛寒之劑**：具有祛除裏寒、回陽救逆的方劑即稱之。因裏寒成因不同，可區分溫中祛寒與溫腎回陽二法。常見方劑有：理中湯、厚朴溫中湯、小建中湯、四逆湯、四神丸、真武湯等。以「四逆湯」為例，取附子、乾薑、炙甘草、以上三味，水煮去渣，分溫再服。

11. **消暑之劑**：用寒涼方藥以達到清解火熱證的目的即稱之。如：清暑益氣湯、生脈散、六一散、竹葉石膏湯等。以「六一散」為例，取滑石六兩、甘草一兩為末，冷水或燈心湯調下。

12. **利濕之劑**：濕為陰邪，有自外感者、有自內傷者、有傷寒濕者、有傷熱濕者；濕在表、在上，宜發汗；在裏、在下，宜滲泄。常見方劑有：五苓散、豬苓湯、五皮飲、羌活勝濕湯、萆薢分清飲、越婢湯等。以「五苓散」為例，取茯苓、豬苓、澤瀉、白朮、桂枝為末服，服後多飲熱水，汗出愈。

13. **潤燥之劑**：燥症有內燥、外燥的區別。潤燥法就是以潤燥方藥治療外感燥氣之外燥或臟腑津虧的內燥，其藥理建立在清泄外感燥氣、清潤臟腑與生津養液。常見方劑有：麥門冬湯、潤腸丸、百合固金湯、養陰清肺湯等。以「潤腸丸」為例，取大黃、大麻仁、歸尾、羌活、桃仁為末蜜丸。

14. **瀉火之劑**：火者，氣不得其平者也。朱丹溪曰：「氣有餘便是火。」諸病之中，火病最多。瀉火之劑其作用機轉可分：以瀉為瀉者、以散為瀉者、以滋為瀉者、以補為瀉者。常見方劑有：黃連解毒湯、半夏瀉心湯、白虎湯、龍膽瀉肝湯、瀉黃散、瀉白散、導赤散、普濟消毒飲等。以「白虎湯」為例，取知母、石膏、甘草、粳米、水煮，米熟湯成，去渣，溫服日三。

15. **除痰之劑**：凡能消除痰涎的方劑即稱之。呼吸道疾病常伴隨分泌物的增加，阻塞氣管或使肺泡腔室變小，而引發代償性咳嗽，故止咳、祛痰需一併考量。常見方劑有：二陳湯、止嗽散、定喘湯、清肺散等。以「二陳湯」為例，取半夏、陳皮、茯苓、甘草，加薑煎。

16. **消導之劑**：消者，散其積也；導者，行其氣也。亦即今日所稱之腸胃藥。常見方劑有：平胃散、保和丸、木香檳榔丸。以「平胃散」為例，取蒼朮、厚朴、陳皮、甘草，加薑、棗煎。

17. **收澀之劑**：具有收斂固脫作用的方劑即稱之，一般用在氣血精津耗脫之症狀。常見方劑有：玉屏風散、金鎖固精丸、當歸六黃湯、桑螵蛸散等。以「金鎖固精丸」為例，取沙苑蒺藜、芡實、蓮鬚、龍骨、牡蠣、蓮子粉糊丸、鹽湯下。

18. **殺蟲之劑**：祛除腸道寄生蟲的方劑即稱之，常見的腸道寄生蟲包括：蟯蟲、蛔蟲、條蟲、鉤蟲。本類方劑因西藥的方便性高，故用途較不受重視。常見方劑有：烏梅丸、使君子丸。以「使君子丸」為例，取使君子、天南星、檳榔，藥合炒，為末蜜丸，每晨糖水下。

19. **明目之劑**：治療目疾之方劑即稱之，因五臟六腑之精氣皆上注於目而為之精，故方劑有疏風、燥濕、瀉火、養血之不同。常見的有：杞菊地黃丸、加減駐景丸、消風養血湯、洗肝散等。以「加減駐景丸」為例，取枸杞子、菟絲子、五味子、車前子、當歸、熟地、楮實、川椒，蜜丸酒下。

20. **癰瘍之劑**：瘡面淺而大者為癰，因發病部位不同分為內癰、外癰，臨症見腫脹、焮熱、疼痛及成膿等症，屬急性化膿性疾患；瘍只發生於體表，故有外瘍之說。常見方劑有：真人活命飲、散腫潰堅湯、大黃牡丹湯、金黃散等。以「真人活命飲」為例，取（穿山甲）、金銀花、皂角刺、甘草節、天花粉、當歸貝母、乳香、沒藥、防風、白芷、陳皮，好酒煎。

註：穿山甲屬保育類藥用動物，衛生福利部已通令禁用，故以（ ）示意。

21. **經產之劑**：用於治療婦女胎產經帶之方劑即稱之，包含青春期發育、調經、助孕、安胎、產後調理。常見方劑有：四物湯、芎歸膠艾湯、生化湯、調經種子丸、當歸散、柏子仁丸、完帶湯等。以「芎歸膠艾湯」為例，取川芎、當歸、阿膠、艾葉、乾地黃、芍藥、甘草、水酒煮，內阿膠烊化，服下。

8-5 中藥煎煮法

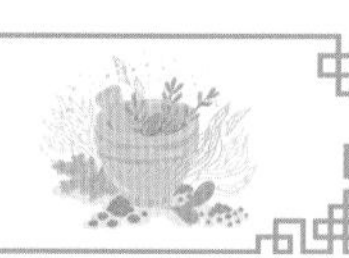

將藥物加水煮的方法稱為煎煮法，一般常用直火煮法。湯藥煎煮的具體方法包括：煎藥用具的選擇、藥材的處理、藥材的浸泡、煎煮水量、煎煮火候時間、煎煮量及一些特殊藥物煎煮法，茲分別敘述如下。

1. **煎藥用具的選擇**：煎藥的容器逐年在改進，定時、定量的配備，文火、武火可設定的煎藥器，相繼上市，提供使用者方便、安全的煎煮過程。而容器材質的選擇，則以陶瓷、瓦罐、砂鍋、彩色鍋為宜，新產品尚有表面施以高科技處理，傳熱佳、耐高溫的多用途鍋。鐵、鋁製材質的容器，切不可用，因易與藥材中特殊成分，如：鞣質、含鐵類等特殊成分起作用，影響藥效或生成有毒物質，近年來醫院常以中藥煎煮提供客製化代煎定量藥液包服務。

2. **藥材的處理**：全草類藥、幼苗、基生葉、根類、根莖類藥材，含雜塵較多，可略加清洗；全蠍漂洗鹽分；地龍搓洗腹內有機雜質，處理方法可依藥材情況作調整。

3. **藥材的浸泡**：一般先用冷水短時間浸泡，使藥材細胞充分膨脹，一方面可利有效成分的溶出，二方面可有效節省能源，但不宜用熱水浸泡。

4. **煎煮水量**：用水量視藥材本質斟酌，礦石類藥材、味厚、補益類藥材或經加熱可降低毒性的藥材，如：附子、了哥王（南嶺蕘花）可酌加水量，以蓋過藥材2~3公分即可；發散藥、芳香類藥材、不宜久煎。

5. **煎煮火候時間**：開始以武火（大火）為宜，沸騰後改以文火（小火），繼續加熱10~15分鐘，倒出第一煎，加水復煎，此次水量可稍減，但加熱時間須稍延長，兩次藥液混合再按指示服用，可維持血中濃度均勻，藥效較優。

6. **煎出量**：視病人情況考量，一般成人約150mL／次左右，兒童可依年齡遞減，特殊病患如：腹水、透析病人，藥量須濃縮。

7. **特殊藥物煎煮法**：某些藥物不適於與他藥同煎，須個別處理再予服用，其方法包括先煎、後下、烊化、沖服、焗服、包煎、另燉。說明如下：

   (1) 先煎：礦物類（磁石、龍骨、石膏等）、動物類（龜板、鱉甲、鹿角霜等）。質重味厚，先打碎（可布包），先煎10~15分鐘，再加入他藥同煎。

   (2) 後下：芳香發散藥如：荊芥、薄荷、砂仁、藿香、木香等，所含成分為低沸點、易揮發物質，不宜久煎，故在煎藥完成後，投入再煎4~5分鐘，即傾出服用。但大黃若取其瀉下作用，亦宜後下，有效成分不致斷鏈。

   (3) 烊化：動物膠類已完成加熱製劑程序，故僅須將膠類打碎，趁熱投入煎好的藥汁中烊化。如：阿膠、新阿膠、黃明膠、龜鹿二仙膠。

   (4) 沖服：高貴藥材、質高量少，不宜和他藥同煎，可加在適溫之藥汁中攪拌均勻再予服用。如：麝香、牛黃、猴棗、馬寶、三七、琥珀、或顆粒甚小之成方製劑（如六神丸）。

   (5) 焗服：藥材質高，易溶、劑量小者適之，如：西紅花、肉桂等。置於適當之容器，將煎好之藥汁趁熱倒入，加蓋，降至適溫，濾出藥汁服用，可反覆再焗。

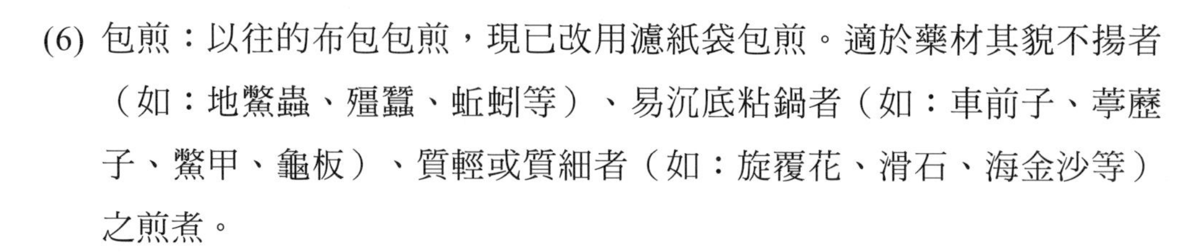

(6) 包煎：以往的布包包煎，現已改用濾紙袋包煎。適於藥材其貌不揚者（如：地鱉蟲、殭蠶、蚯蚓等）、易沉底粘鍋者（如：車前子、葶藶子、鱉甲、龜板）、質輕或質細者（如：旋覆花、滑石、海金沙等）之煎煮。

(7) 另燉（另煎）：高貴藥材，避免與他藥同煎造成有效成分被吸附，所採個別加熱處理。如人參、羚羊角、西洋參可用隔水加熱法另燉處理1~2小時。

8-6 中藥給藥法

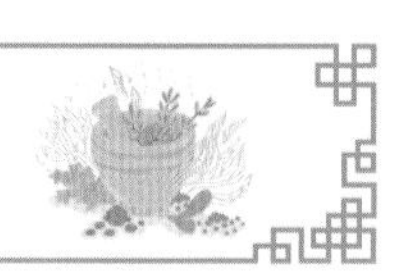

一、一般服藥原則

藥書之祖－神農本草經首卷序錄云：「病在胸膈以上者，先食後服藥，病在心腹以下者，先服藥而後食，病在四肢血脈者，宜空腹而在旦，病在骨髓者，宜飽滿而在夜。」若以今日藥學看待，似乎不完全是，然遠在2000年前，服藥並不全然一致。唐‧孫思邈在備急千金要方‧論服餌篇，除對不同劑型有不同的服法作規範外，尚有一段服藥期間的食物禁忌之敘述：「凡服藥，皆斷生、冷、酢、滑、豬、犬、雞、魚、油、麵、蒜及果實等。」前者揭示服藥時間，後者提示病中及藥、食禁忌，亦即古代、現代在確保湯藥有最大治療效果的期待是一樣的。除非是醫師作特別考量或製方者原意外，一般服藥原則如下：(1)湯劑中之「飲」劑，不拘時服、頻服或冷服；(2)補中、補養、補益藥可在飯前服用；(3)驅蟲藥、瀉下藥多在空腹時服用；(4)對腸胃有刺激性者，多在飯後服用；(5)急證則立時服，酌情可服2~3劑；(6)一日一服者，則在每日之固定時間服；(7)止嘔藥可酌加薑汁；(8)至於熱服、冷服常隨病勢調整，通則是：熱症用寒藥，宜冷服；寒症用熱藥，宜熱服；湯劑溫服者居多。

二、服藥護理原則

1. 毒劇類中藥，確認處方有無中醫師簽名蓋章。
2. 成分、劑量是否明確、有無輸入製造核准字號、保存期限。
3. 藥方不得含有保育類動植物藥材或衛生福利部公告禁用之馬兜鈴酸類藥材。
4. 古方劑量，如：刀圭、方寸匕、梧桐子大等，盡可能換算成現代劑量。

三、孕婦給藥原則

婦科專著如婦人良方、濟陰綱目、竹林寺女科，藥聖李時珍 本草綱日對孕婦用藥安全，均以孕婦藥忌或妊娠禁忌專章標示，藥材品項容有重疊，其共通的原則凡大毒之藥，或大寒大熱、破氣破血、滑利沉降之品，皆足以妨害胎孕，具體藥味如蚖斑、水蛭、虻蟲、烏頭、附子、天雄、野葛、水銀、大戟、蟬衣、雄黃、雌黃、巴豆、牛膝、薏仁、蜈蚣、三棱、芫花、代赭石、麝香、牙硝、芒硝、丹皮、肉桂、槐花、牽牛、皂角、半夏、南星、通草、瞿麥、乾薑、桃仁、木通、硇砂、干漆、蟹爪、鱉甲、地膽、白茅根。

四、毒劇藥給藥

按藥事法第十二條毒劇藥品定義：係指列載於中華藥典毒劇藥表中之藥品；表中未列載者，由中央衛生主管機關定之。以下藥品即收錄在中華藥典品項，除中文名稱外，尚標示國際通用生藥名。

1. 中藥毒藥：信石(arsenolite)、天仙子(hyoscyami semen)、馬錢子(strychni semen)、白狼毒(euphorbiae pallasii radix)、紅大戟(knoxiae radix)。
2. 中藥劇藥：水蛭(hirudo)、甘遂(euphoribae kansui radix)、芫花(daphnis genkwa flos)、洋金花(daturae flos)、牽牛子(pharbitidis semen)、虻蟲(tabanus)、急性子(impatientis semen)。上述藥品明確記載於藥典，但中藥實務共識之毒劇藥尚且包括以下藥品，給藥均需謹慎。

乾漆、土荊皮、山豆根、千金子、川（烏）草烏、天南星、木鱉子、水蛭、甘遂、仙茅、白果、白附子、半夏、朱砂、華山參、全蠍、芫花、蒼耳子、兩頭尖、附子、苦楝皮、金錢白花蛇、京大戟、牽牛子、急性子、輕粉、香加皮、洋金花、常山、商陸、硫黃、雄黃、雌黃、蓖麻子、蜈蚣、罌粟殼、蘄蛇、蟾酥、砒石、紅升丹、白降丹、砒霜、水銀、紅粉、輕粉、生馬錢子、生巴豆、生狼毒、生藤黃、生千金子、生天仙子、鬧羊花、雪上一枝蒿、斑蝥、青娘蟲、紅娘蟲。

五、其他藥品給藥

無論中藥、西藥，護理給藥為用藥安全的重要環節，現今醫策會醫院評鑑、JCI評鑑，護理端安全給藥，記錄完整尤其重要，一再強調最小包裝藥品亦應標示藥名、劑量、包裝日、屆效期，近年來中藥小包裝亦朝上項規定努力，尤其條碼應用在中藥餐包有長足的進步，又自備藥亦不可忽視，常有住院病患，間接取得由國外自行購買，但未取得衛生福利部核准進口之藥品，護理人員應依法記錄、給藥，稍有不慎，即違背法令規定，如藥事法：

1. 第22條：本法所稱禁藥，係指藥品有左列各款情形之一者：

一、經中央衛生主管機關明令公告禁止製造、調劑、輸入、輸出、販賣或陳列之毒害藥品。

二、未經核准擅自輸入之藥品，但旅客或隨交通工具服務人員攜帶自由藥品進口者，不在此限。

前項第二款自用藥品之限量，由中央衛生主管機關會同財政部公告之。

2. 第39條：製造、輸入藥品，應將其成分、原料藥來源、規格、性能、製法之要旨，檢驗規格與方法及有關資料或證件，連同原文和中文標籤、原文和中文仿單及樣品，並繳納費用，申請中央衛生主管機關查驗登記，經核准發給藥品許可證後，始得製造或輸入。向中央衛生主管機關申請藥品試製經核准輸入原料藥者，不適用前項規定；其申請條件及應繳費用，由中央衛生主管機關定之。第一項輸入藥品，應由藥品許可證所有人及其授權者輸入。申請第一項藥品查驗登記、依第四十六條規定辦理藥品許可證變更、移轉登記及依第四十七條規定辦理藥品許可證展延登記、換發及補發，其申請條件、審查程序、核准基準及其他應遵行之事項，由中央衛生主管機關以藥品查驗登記審查準則定之。

3. 第83條：明知為偽藥或禁藥，而販賣、供應、調劑、運送、寄藏、牙保、轉讓或意圖販賣而陳列者，處七年以下有期徒刑，得併科新台幣五千萬元以下罰金。犯前項之罪，因而致人於死者，處七年以上有期徒刑，得併科新台幣一億元以下罰金；致重傷者，處三年以上十二年以下有期徒刑，得併科新台幣七千五百萬元以下罰金。因過失犯第一項之罪者，處二年以下有期徒刑、拘役或科新台幣五百萬元以下罰金。第一項之未遂犯罰之。

六、中藥不良反應的處理

民眾常有自行服用中草藥行為，忽略中藥必須遵循處方給藥，尤其中藥用藥安全須包含藥材基原、藥用部位、採收季節、乾燥、貯藏、炮炙方法、劑量、給藥途徑、頻率及配伍禁忌等要件。常見自行服用中草藥如曼陀羅、長春花、倒手香、木通、防己，近來甚至有西河柳、馬錢子的事件，諸如此類報導，只會與日俱增，護理人員除配合醫師作治療外，有最好的機會擁有案例之完整資料，應依循規定通報，讓所有護理同仁，分享不良反應或中毒資訊。通報方法：進入中草藥不良反應通報系統，按指示執行通報。適用的範圍如下：

1. 中藥：係指依據中醫傳統思維或經驗並以中藥理論為基礎，應用於防治疾病的天然物。此天然物可源自動物、植物或礦物，並可經炮製或調製成丸散膏丹等劑型，如現有的中藥製劑、飲片、濃縮中藥製劑等均屬之。

2. 青草藥：凡動物、植物或礦物符合藥品定義，但未屬於前項中藥定義者，稱為青草藥。

3. 中草藥不良反應：凡使用中藥、青草藥及中醫使用之醫療器材時發生非預期徵候、不適症狀、病人住院或延長病人住院時間、造成永久性殘疾或先天性畸形、危及生命或導致死亡等。

4. 中草藥不良反應之通報：部分中醫藥服務完善之醫院，已建構院內中藥不良反應通報機制，經收案、審查、立案，彙整後由負責窗口統一向衛生福利部中草藥不良反應通報中心通報，以維護通報品質，個人亦可經網路向中草藥不良反應通報中心通報。

5. 藥害救濟（藥害救濟法於民國89年5月31日公布，於民國100年5月4日再次修訂）：
   (1) 藥害：指因藥物不良反應致死亡、障礙或嚴重疾病。
   (2) 目的：使正當使用合法藥物而受害者，獲得及時救濟
   (3) 正當使用：指依醫藥專業人員之指示或藥物標示而為藥物之使用。
   (4) 合法藥物：指領有主管機關核發藥物許可證，依法製造、輸入或販賣之藥物。
   (5) 不良反應：指因使用藥物，對人體所產生之有害反應。

6. 第一階段適用藥害救濟之藥物範圍（中華民國89年6月20日衛署藥字第89034185號）：
   (1) 適用範圍：第一階段限於藥事法第六條規定之製劑，但暫不含中藥。
   (2) 製劑：係指以原料經加工調製，製成一定劑型及劑量之藥品。

結語

中西醫結合以共同照護民眾是目前的趨勢，在國內醫學中心附設醫院、署立醫院的中醫部門、專科中醫醫院、診所亦如春筍般開張。護理人員已受完整優質的西醫護理訓練，更應自我期許，跨足中醫護理的訓練，尤其是中藥給藥，它亦為中醫護理中重要的一環，進而達成護理全才的目標。

學習評量

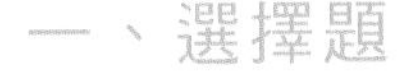

一、選擇題

1. 依據靈樞・五味，「五味入于口也，各有所走」，其中何味「多食之，令人變嘔」？ (A)酸 (B)辛 (C)苦 (D)鹹。
2. 中藥的七情反應了用藥配伍中的三種類型，下列敘述何者正確？(A)相畏相殺：對於應用有毒副作用的藥物，由於配伍得當可消除或減低毒副作用，應積極使用 (B)相須相使：由於能產生協同作用，臨床作用非常普遍 (C)相惡相反：由於降低了療效或增加了毒副作用，應視為配伍的禁忌，原則上不可使用 (D)以上皆是。
3. 凡能開竅回陽救急的藥物均稱之為下列何者？ (A)解表藥 (B)理氣藥 (C)補養藥 (D)芳香開竅藥。
4. 下列何者運用具有行氣解鬱、降氣調中、補中益氣作用之方藥，可治療氣滯、氣逆及氣虛？ (A)補養之劑 (B)攻裏之劑 (C)理氣之劑 (D)經產之劑。
5. 煎藥容器材質選擇，下列何者不適宜？ (A)鐵鍋 (B)砂鍋 (C)陶瓷 (D)瓦罐。

二、是非題

1. 中藥的性能是建立在四氣五味、升降浮沉、歸經方面。
2. 方劑簡稱「方」，亦即醫方，相對於西醫所稱之處方。
3. 理血藥：治療血分的藥物則稱之。如：肉桂、附子、花椒、乾薑等。
4. 理血之劑：治療血分病的方法稱理血，而其大要為補血、止血、化瘀活血等，其對應方劑即為理血之劑。

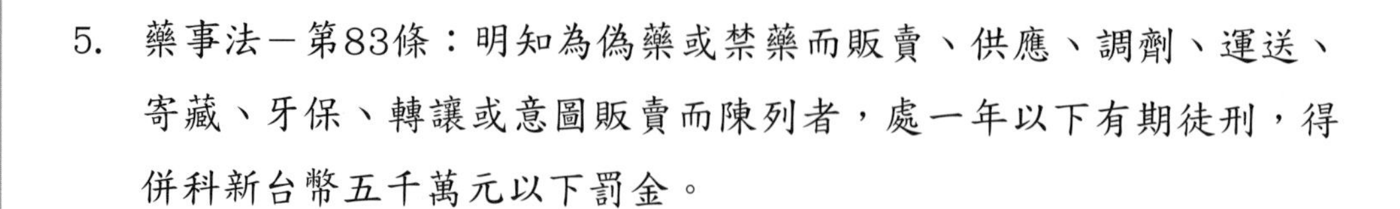

5. 藥事法－第83條：明知為偽藥或禁藥而販賣、供應、調劑、運送、寄藏、牙保、轉讓或意圖販賣而陳列者，處一年以下有期徒刑，得併科新台幣五千萬元以下罰金。

三、簡答題

1. 中藥的性能有哪些？
2. 中藥的配伍禁忌有哪些？
3. 中醫內治八法為何？
4. 中藥劑型、分類有哪些？
5. 中藥煎煮法與給藥法的注意事項為何？

〖習題解答〗

選擇題：1.(C)　2.(D)　3.(D)　4.(C)　5.(A)

是非題：1.(○)　2.(○)　3.(×)　4.(○)　5.(×)

參考文獻

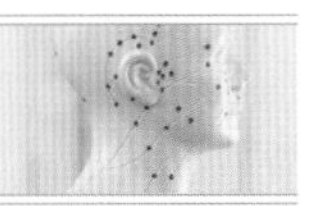

王綿之、許濟群主編(1998)．*方劑學*．台北市：知音。

李時珍著，陳貴廷等校(1994)．*本草綱目*．中國北京市：中醫古籍。

李樹猷(1970)．*現代中藥學（上、下）*．台北市：正中。

彭懷仁主編(1993)．*中藥方劑大辭典（1-11冊）*．中國北京市：人民衛生。

戴新民(1974)．*現代本草中國藥材學（上、下）*．台北市：啟業。

顏正華主編(1998)．*中藥學（上、下）*．台北市：知音。

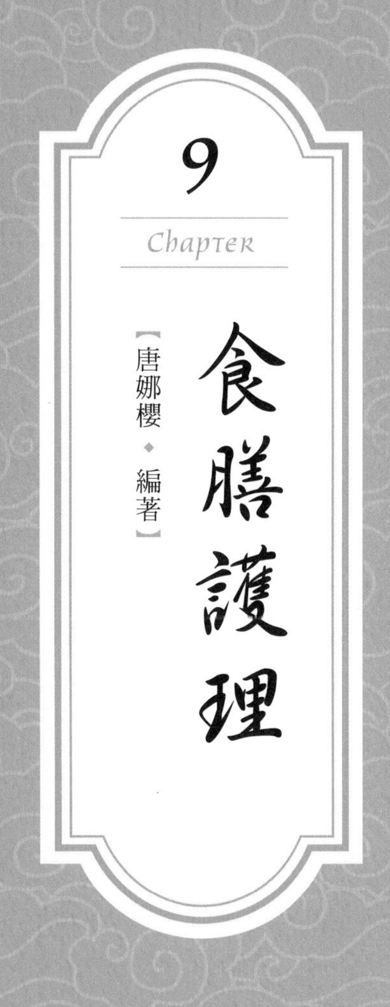

9 Chapter 食膳護理

【唐娜櫻 ◆ 編著】

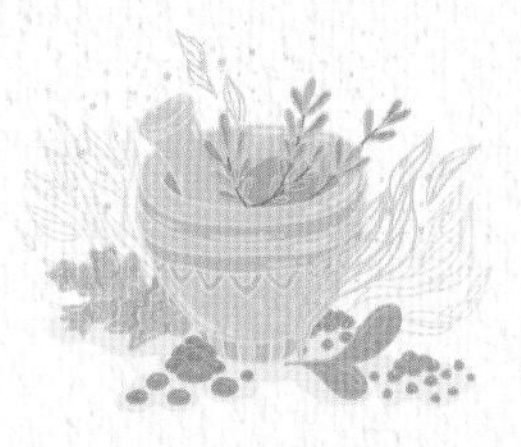

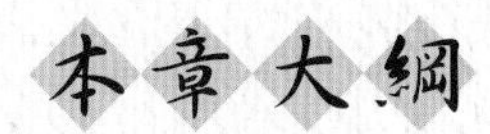

本章大綱

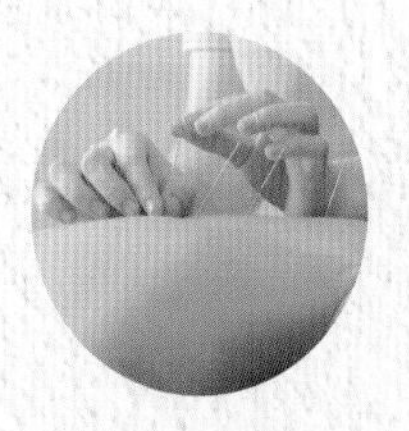

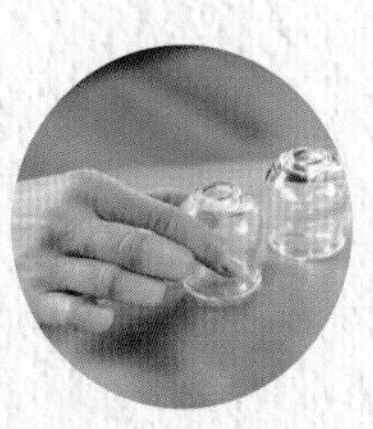

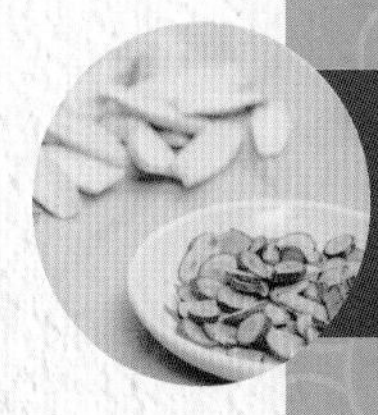

【學習目標】

研讀本章後，您能夠：

1. 瞭解食膳與藥膳之不同並應用於護理病人。
2. 瞭解飲食宜忌並應用於護理病人。

【前言】

目前有許多人分不清楚食膳與藥膳之不同，都認為主要是食物加中藥即為藥膳，經常自己隨便亂食用進補，其實就算是平和的補藥也是有害健康的，清代醫家徐靈胎就曾說過：「雖然是人參、甘草，誤用致害，皆毒藥之類」，另一位醫家余聽鴻也一再告誡說：「見病不可亂補，一日誤補，十日不復，服藥者可不慎乎？」，雖然藥膳比較平和，但與見病亂補有害無益的道理是一樣的。因此本章之主要目的是讓學習者瞭解食膳與藥膳之不同及飲食宜忌，以便於護理時在中醫師指導之下應用，使病人盡早恢復健康。

9-1 食膳護理的意義與重要性

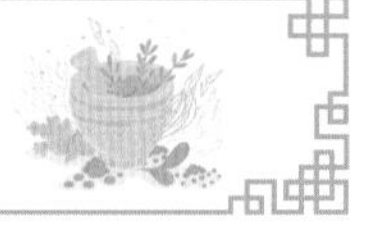

一、食膳的意義

於臨床護理中，食物對病人的康復與病情的影響是很重要的，因其康復與否除藥物治療之外，食膳（食療）也是很重要，而護理人員必須具備這方面的知識，以便告訴病人或為病人解答相關問題。

食膳是以中醫理論為原則並依病情運用各種食物的性味，辨證施食，該食物經過烹調加工，製作成食品，透過食以達到防病養身及治療疾病的目的。因此，食膳就是食療，也稱食治、食養、飲食治療或飲食療法。

食膳包括食物、烹調、飲食活動等三個基本要素。食療也是醫學的範疇，醫學的理論體系分為西醫學和中醫學兩大體系。西醫的食療觀點主要是透過膳食補充或控制各種營養素攝入來達到治療營養缺乏性疾病或營養相關疾病的目的。而中醫的食療觀點則是通過扶正祛邪來達到治療疾病的目的，它比西醫學的「食療」內容範圍廣泛，且不但包括西醫學中的營養療法內容在內，而且還包括清熱解毒、活血化瘀、消食除積等治療作用在內，故稱為中醫食膳、中醫食療或傳統食療。

二、食膳護理的重要性

依中醫理論而言，食物的動植物體皆具有性味歸經，且也把具有偏性的從食物中分化出來，即為藥物，因為它們能引起較強烈的機體生理反應，以用來治療疾病。而無明顯偏性的部分，比較平和純正，長期食用對身體沒有副作用，這部分就是食物。雖然是食物也是要辨證施食，根據它們的性味歸經，因人、時、地選食，以利於身體健康，這就是中醫所謂的藥食同源或藥食同理。而在中藥中有相當一部分是既可以作為食物又可作為藥物運用，這些藥食兩用的物品大多為天然物品，含有複雜的成分（對人體具有營養作用

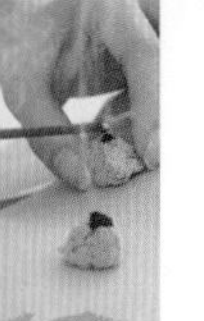

的物質），同時還含有具有治療疾病的有效成分，而構成了「食物中藥」的物質基礎。於臨床護理中，中醫食膳是很重要的一環，因病人經常自己會吃一些食物或食物中藥而影響病情，例如吃了某一食物而使病人發燒或使原來病情加重，此為中醫所謂「食復」；或對病情有所幫助。因此這些食物和食物中藥一樣需依據病情、體質、因時、因地等告訴病人哪些食物可以吃，哪些食物不能吃，而其食用量也是因病情、因人而定。老年人、體質弱者、慢性病者宜用緩慢的方法，小劑量，長期堅持食用；壯年人、體質強者、急性病一般用大劑量治療。由此可知護理人員須知食膳是依個體的體質、病情、因時、因地等而決定。

9-2 飲食宜忌

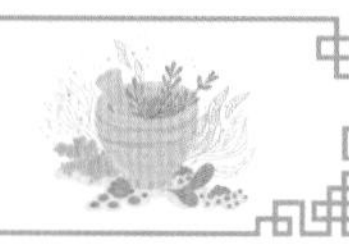

食物亦如同藥物有性味，同時亦分為四氣（四性）五味，就是寒熱溫涼、辛甘酸鹹苦。但食物沒有像藥物分得很清楚，一般概分為溫熱性和寒涼性兩大類，同時食療也一樣遵循：「寒者熱之，熱者寒之，溫者清之，涼者溫之」，「辛甘發散為陽，酸苦涌泄為陰」，「形不足者溫之以氣，精不足者補之以味」等的治療原則。食物之性味除與疾病的屬性相適應之外，也需與體質配合。因不同的證候，有其不同的食物禁忌，同時亦受體質的影響，如：寒體質的人其生病大部分屬於寒證，而寒證則應忌生冷、瓜果等寒冷性食物，而應食大多具有溫中、助陽等作用的溫性、熱性食物，也就是熱量高或蛋白質高的食物；熱體質的人生病大部分屬於熱證，而熱證則宜食大多具有清熱、瀉火、解毒等作用的寒、涼、平和性食物，也就是熱量低或維他命C含量多的食物，忌食溫熱性食物，應忌辛辣、薑、蔥、蒜、菸、酒及油炸之類；而介於二者之間則歸入平和性，亦即不冷不熱的食物，為平和性食物，熱證者或寒證者都適用。陽虛體質的人宜溫補，忌食寒涼；陰虛體質的人宜清補，忌食溫熱性食物。另外，如過敏體質、皮膚病、氣喘、哮喘患者，忌食發的食物，即食如蝦、白帶魚、南瓜、花生米、鴨蛋、竹筍等食物，上述疾病易復發作。

所謂寒證、熱證依據素問・陰陽應象大論「陽勝則熱，陰勝則寒」。素問・調經論「陽虛則外寒，陰虛則內熱」。寒熱是辨別疾病屬性的綱領，陰盛或陽虛的表現為寒證；陽盛或陰虛的表現為熱證。寒證是感受寒邪或體內陽氣不足時所表現的證候。其症狀為惡寒、畏寒、冷痛、喜暖、口淡不渴、肢冷蜷臥，痰、涎、涕清稀，小便清長，大便稀溏；面色　白，舌淡苔白而潤，脈緊或遲等。熱證是感受熱邪或陽氣亢盛陰液不足時所表現的證候。其症狀為發熱、惡熱喜涼、口渴欲冷飲、面赤、煩躁不寧、痰涕黃稠、小便短黃、大便乾結；舌紅苔黃，乾燥少津，脈數。

寒熱證鑑別如醫學心悟・寒熱虛實表裏陰陽辨：「一病之寒熱，全在口渴與不渴，渴而消水與不消水，飲食喜熱與喜冷，煩躁與厥逆，溺之長短赤白，便之溏結，脈之遲數以分之。假如口渴而能消水，喜冷飲食，煩躁，溺短赤，便結脈數，此熱也；假如口不渴或假渴而不能消水，喜飲熱湯，手足厥冷，溺清長，便溏，脈遲，此寒也。」

茲將常見食物及分類如表9-1所示。

表9-1　飲食性味表

性 味	常見食物及中藥
寒涼性	・五穀糧豆及油類：小米、小麥、大麥、蕎麥、豆腐、豆漿、綠豆、生蜜、生麻油 ・海產肉品類：蟹、蛤蜊、蚌、蜆、田螺、牡蠣肉、鵝肉、鴨肉、兔肉、豬肉、馬肉 ・蔬菜類：蘆薈、蘿蔔、蓮藕、筊白筍、海帶、紫菜、苦瓜、竹筍、豆腐、絲瓜、萵苣、菠菜、白菜、冬瓜、莧菜、茄子、芥菜、芹菜、芥藍菜、黃瓜、空心菜、紅鳳菜、油菜、包心白菜、荸薺、豆薯、甘薯菜、金針菜、黃豆芽、瓠子、枸杞葉、落葵、綠豆、薏苡仁、麵筋、麥粉 ・水果類：香蕉、甘蔗、枇杷、桑椹、草莓、橘子、李子、柿子、山竹、梨、葡萄柚、番茄、香瓜、西瓜、蘋果、楊桃、紅毛丹、奇異果、百香果、羅漢果、芒果 ・中藥類：菊花、決明子、薄荷、仙菜、西洋參、人參鬚、青草茶、苦茶、菊花茶、洛神花茶

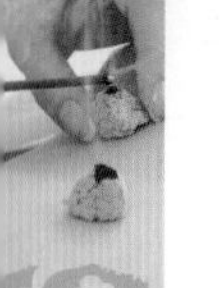

表9-1　飲食性味表（續）

性味	常見食物及中藥
溫熱性	・五穀糧豆及油類：糯米、小麥粉、花生、豆油、菜油、酒、醋、羊奶 ・海產肉品類：蝦、海參、鰣魚、銀魚、黃魚、鱔魚、羊肉、狗肉、鹿肉 ・蔬菜類：南瓜、蔥、韭菜、生薑、洋蔥、糯米、茼篙、芫荽、茴香、九層塔、大蒜、辣椒、胡椒、芥末 ・水果類：龍眼、杏仁、桃子、荔枝、櫻桃、橄欖、金棗、蕃石榴、榴槤 ・中藥類：山楂、酒、醋、栗子、核桃、當歸、人參、黃耆、四物湯、十全大補湯
平和性	・五穀糧豆及油類：蜂蜜、粳米、玉米、蕃薯、芋頭、馬鈴薯、花生、黃豆、黑豆、紅豆、豌豆、赤豆、毛豆、納豆、蠶豆、長紅豆、四季豆、黃帝豆、薏仁、花生油、芝麻、牛奶等 ・海產肉品類：鱉、田雞、海蜇皮、干貝、魚翅、鮑魚、鯉魚、鯧魚、鰻魚、鱸魚、黃花魚、墨魚、泥鰍、雞蛋、鴨蛋、鵝肉、雞肉、牛肉 ・蔬菜類：甘薯、蠶豆、木耳、馬鈴薯、香菇、菱角、花生、玉米、胡蘿蔔、甘藍、洋菇、豌豆、黑豆、黃豆、菜豆 ・水果類：梅、鳳梨、芒果、葡萄、椰子、蘋果、檸檬、甘蔗、釋迦、加州李、菠蘿蜜、無花果、木瓜、棗子、柳橙 ・中藥類：靈芝、蜂蜜、山藥、蓮子、白木耳、芝麻、枸杞子、百合、四神湯、清補涼湯

9-3　藥膳護理原則與應用

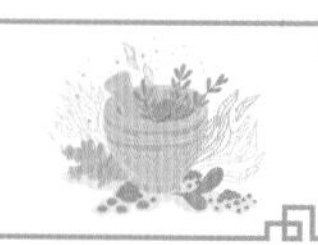

一、藥膳的起源與發展

幾千年來，傳統中醫學即很重視飲食調養與健康長壽的辯證關係。在甲骨文與金文中已有「藥」與「膳」的字，且「藥膳」兩個字，最早於後漢書・烈女傳書的「母親調藥膳恩情篤密」句中出現，這說明至少於1000多年前已有「藥膳」之名。中醫藥典籍中，早已有藥膳製作和應用的記載。於周禮記載中，周朝有「食醫」，主要負責調配周天子的六食、六飲、六膳、百饈、百醬等之滋味、溫涼與分量。食醫所從事的工作與營養醫師的工作一樣。周禮・天官中也記載疾醫用五味、五谷、五藥等以養其病。瘍醫以酸養骨，以辛養筋，以鹹養脈，以苦養氣，以甘養肉，以滑養竅等，這說明於西周時代即有豐富的藥膳知識及專職的人員從事藥膳製作和應用。

黃帝內經已記載：凡欲診病，必問飲食居處，治病必求其本，藥以祛之，食以隨之，人以五穀為本，天食人以五氣，地食人以五味，五味入口，藏于腸胃，毒藥攻邪，五穀為養，五果為助，五畜為益，五蔬為充，氣味合而服之，以補精益氣。黃帝內經有13個方劑，其中屬於藥食並用的方劑有8個。

秦 漢時期的藥膳有更進一步的發展。漢代以前雖然有較豐富的藥膳知識，但沒有完整的系統。東漢末年的神農本草經收集前人的研究，屬於有藥性的食物如大棗、人參、枸杞子、五味子、地黃、薏仁、茯苓、沙參、生薑、蔥白、當歸、貝母、杏仁、烏梅、鹿茸、核桃、蓮子、蜂蜜、桂圓、百合、附子等，都經常作為藥膳的配製材料。漢代醫家張仲景於臨床時常以飲食調養來配合治療，其著作傷寒雜病論和金匱要略方論中都有記載食療藥膳的內容。他極重視飲食的調養和預防作用，開創以藥物和食物的配伍，以治療重病、急症的先驅，奠定了藥膳食療學理論的基礎。

晉至唐代為藥膳食療學的形成階段。這時期的藥膳理論有更多的發展，有一些專門的著述。晉代葛洪的肘后備急方、北魏 崔瀉的食經、梁代劉休的食方等的著述對藥膳理論的發展是起承先啟後的作用。唐代孫思邈的備急千金要方有食治的專篇，總共收集藥用食物164種，分果實、菜蔬、穀米、鳥獸等四大類，至此食療始為專門的學科。孫思邈指出：「食能排邪面安臟腑，悅情爽志以資氣血」，「凡欲治療，先以食療，食療不愈，後才以藥耳」，並認為「若能用食平疴，適性遣疫者，可謂良工，長年餌老之奇法，極養生之術也」。孫思邈的弟子孟詵編著食療本草，這是第一部集食物、中藥為一體的食療學專著，總共收集食物有241種，已詳細記載食物的性味與保健功效、過食及偏食的副作用、獨特的加工和烹調方法。

宋 元時期為食療藥膳學全面發展時期。宋代官方修訂的太平聖惠方中設食治門，記載藥膳方劑160首，以治療28種病症，且藥膳以粥、羹、餅、茶等劑型為主。元朝也很重視醫藥理論，提倡蒙、漢醫的結合並吸收外域醫學成果，以飲膳太醫忽思慧編著的飲膳正要是最早的營養學專著，其中收載食物203種，除了對疾病的治療外，還從營養學的觀點，強調正常人應加強飲食營養的攝取，以預防疾病，並記載飲食衛生、服用藥食的禁忌及食物中毒的症狀。

明 清時期為中醫食療藥膳學發展的階段，藥膳的著作都涉及本草與食療學的關系，藥膳的烹調和製作也已達到營養學的要求。明代的醫學巨著本草綱目為中醫食療提供豐富的知識，於穀、菜、果等三部已收集300多種，且有服藥與飲食的禁忌等。朱棣的救荒本草於荒年救飢時食用的植物414種，並詳細繪圖，說明其產地、名稱、性味及烹調方法。於臨床及生活中具有實用價值如賈銘的飲食須知和王孟英的隨息居飲食譜等。黃雲鵠所著的粥譜、曹庭棟的老老恒言均重視素食，為此時期的食療學最突出的特點，這對食療及養生學的發展都有幫助。

民國以來，藥膳的發展方向以保健類藥膳、預防類藥膳、治療類藥膳、康復類藥膳等四大方向發展，但也有發展的瓶頸，期盼有朝一日邁向國際化。

二、藥膳的定義

藥膳這一名詞是由北京中醫學院翁維健教授提出，其定義是具有保健和醫療性質的特需食品，其中也包括飲料、糖果、糕點和粥類。因此藥膳的製作仍需以中醫基礎理論、中醫診斷學為原則並以中醫方劑學的組方原則予與選擇藥物和食物配伍而組成，且經烹飪加工而成的。藥膳雖然以膳食形式出現，但其本質是以藥物為主，食物為輔，以藥物的藥理功用對人體起作用，進而達到防病、治病、強身、保健抗老的功效。

三、藥膳功效與分類

藥膳應有的味道是良藥苦口利於病，但藥膳主要的要求為味、香、色、美。藥膳講求於吃的時候能感受到藥的意思，但實質上沒有很明顯的藥味。

因為藥膳也是飲食，膳的比例大於藥。因此，好吃為藥膳的主要要求。如果藥味很重，藥膳讓人難以下咽，就達不到調理身體的目的。因此，必須先瞭解藥膳的功用與分類，才能予與選擇何種藥膳。茲分述如下：

（一）藥膳功效

依藥膳功效而分為三大類：一類為滋補強身，主要食用對象是體弱或病後身體虛弱者，以促進其康復，如十全大補湯、人參湯圓等；二類為治療疾病，主要是對各種病證，於辨證基礎上而用的治療或輔助治療的藥膳，如芹菜粥治療高血壓、地黃米粥治目赤、歸地羊肉湯治療老年人血虛及手足發冷等；三類為抗衰老類，如人參粥、燕窩湯、銀耳湯、杜仲腰花等，以調理身體氣血，增強抗病力，並具有補益健身益壽等作用。在常用的4,000餘種中藥中有500種可以作為藥膳原料，其中使用比較安全又美味可口中藥大約有60味，而家庭常用的有下列：天麻、人參、杜仲、茯苓、當歸、沙參、陳皮、珍珠粉、冬蟲夏草、決明子、天冬、丁香、黃耆、白芍、黨參、枸杞子、甘草、麥冬、鹿茸、山藥、熟地、靈芝、首烏等。

（二）藥膳的分類

藥膳按食品的形態與予分類，分流體類、半流體類和固體類等三大類。

1. 流體類

(1) 湯類此類為藥膳中應用最廣的劑型之一，如葱棗湯治神經衰弱、病後體虛，地黃田雞湯治腎虛腰痛。

(2) 飲類例如薑茶飲治療急性腸胃病。

(3) 汁類例如西瓜汁、雪梨汁治熱病後煩渴。

(4) 酒類例如鹿茸酒補腎助陽，史國公酒治風濕寒痛。

(5) 羹類例如栗子羊肉羹補腎益氣、散寒止痛。

2. 半流體類

(1) 粥類為藥膳應用中最廣的劑型之一，例如芹菜粥清肝熱、降血壓，鮮藕粥健脾、開胃、止瀉。

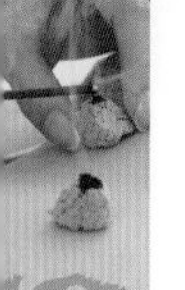

(2) 糊類例如黑芝麻糊補腎烏髮。

(3) 膏類例如羊肉膏補髓填精，烏髮蜜膏治鬚髮早白或脫髮。

3. 固體類

(1) 糖果類例如薑汁糖健脾和胃、祛痰止咳，柿霜糖清熱、潤肺、化痰。

(2) 飯食類為藥膳中應用最廣的劑型之一，例如山藥茯苓包子能益脾胃、澀精氣，參棗米飯益氣養血。

(3) 粉散類例如砂仁藕粉理氣止嘔、醒脾和胃，糯米粉補中益氣。

四、藥膳的護理原則與應用

隨著社會的發展和人們生活水準的提高以及對生活品質的要求，中醫藥膳的護理已經成為生活中的需要。在以中醫學的理論為依據，藥膳具有保健養生、治病、防病等多方面的作用，在應用時要遵循一定的原則。藥物是祛除疾病，療效快，重在治病；藥膳多用以養身防病，療效慢，重在養與防。藥膳在保健、養生、康復中具有很重要的地位，但藥膳不能代替藥物療法。各有所長，各有不足，應視具體人與病情而選定合適之法，不可濫用。同時藥物對人體是有一定副作用，因此進食藥膳也要因人、因證、因時、因地而辨證施食，食用量也需有一定控制，並且必須在中醫師指導下食用。藥膳在臨床中的應用必須遵循中醫學理論基礎。運用辨證施膳，三因治宜等方法，才能達到保健養生、治病防病的目的。所以藥膳的護理原則與應用主要有三因制宜、辨證施膳。茲分述如下：

（一）三因制宜

1. **因時－季節氣候：**春、夏、秋、冬的變化對人體影響很大，養生學家主張「時時調攝」。中醫認為，人與日月相應，人的臟腑氣血的運行，和自然界的氣候變化密切相關。一年四季，春溫、夏熱、秋涼、冬寒，夏季末往往潮濕多雨，即為中醫所謂長夏主濕。一般來說，春夏溫熱宜用清涼的藥膳；秋冬寒涼宜用溫熱的藥膳；長夏多濕宜用淡滲利濕的藥膳；秋季多燥宜用甘涼滋潤的藥膳。例如春天宜用芹菜粥，夏天宜用綠豆粥，長夏宜用薏仁粥，秋天宜用蓮藕粥，冬天宜用羊肉粥。另外於具體選擇藥膳時亦須有「用寒遠寒，用熱遠熱」的觀念，意思是用性質寒涼的藥物時，應避開寒冷的冬天，而用性質溫熱的藥物時，應避開炎熱的夏天。例如麥門冬燉甲魚，最適宜女性、陰虛者夏令進補，此湯具有滋陰生津、補益精血、清熱涼血、滋補肝腎之功效。山藥牛肉湯藥食相兼，偏重於補氣健脾。脾氣虛弱、體倦乏力、機體免疫機能降低者，較適合夏季氣虛者作為日常食補。

2. **因人－年齡及個體體質**：自古即有「少年慎補，老年慎瀉」的訓誡。人因處在不同年齡階段或由於個體體質差異，具體情況各不同，用藥膳時也應有所差異，茲分述如下：

(1) 年 齡：

A. 小兒：體質嬌嫩，易虛易實。根據小兒的生理特點易於出現熱證、陽證。處於生長期必須攝取比較多的營養物質，而且小兒脾胃不足，過食生冷，黏膩之藥膳易損傷脾胃，引起消化不良，因此小兒的藥膳應少溫補，以易於消化為原則，尤其應時常護脾胃，以補後天之本，於選擇藥物時不宜大寒大熱。

B. 中年人：青年時期人體臟腑功能旺盛，各器官組織功能都處於鼎盛時期。中年期是一個由盛而衰的轉折點，臟腑功能逐漸由強而弱，工作或事業正忙碌，而自恃身體好而忽視必要的保養。中醫很注重中年人的保健與調養，中年時期的補養不但使身體強壯，還可防治早衰，用補腎、健脾、舒肝等功效的藥膳，進而達到養膚美容、抗疲勞、增智、抗早衰、活血補腎強身的作用。

C. 老年人：老年人由於半輩子的忙碌奔波，過度勞心勞力，臟腑功能的不足，隨著年齡的增長，臟腑功能的衰退和氣血津液的不足，加上青壯年時期所遺留的一些病源，往往虛實夾雜，以虛為主，心、肝、脾、肺、腎的不足，體力下降、記憶力減退、頭暈、失眠、性功能減退、腰酸腿軟、腹脹、納差、便祕等；又兼夾有實證，血脈不通暢，痰濕內阻，症見骨質增生、動脈硬化、組織增生等。此時的藥膳應以補養為主，但老年人的補養與年輕人不同，必須長期宜清淡、熟軟，易於消化吸收為主，宜食具有健脾開胃、補腎填精、益氣養血、活血通脈、通便及延年益壽等作用的藥粥、湯之藥膳。又老人多肝腎不足，用藥不宜溫燥。老人久病，脾胃虛弱，平時宜常食黃耆粥，或以山藥、扁豆、紅棗、薏仁等做羹食用，以健脾益氣，忌食生冷、辛辣、肥甘、油炸等傷脾礙胃之藥膳，少吃多餐，不可過飽，以防誘發胸痹。年老胃弱、食慾不振者宜在粥中加入砂仁、麥芽、神麴等消食健胃之藥膳。腎精不足偏陰者宜食清蒸甲魚。首烏紅棗粥，以平肝疏內滋腎養陰，忌食海腥、羊肉、辛辣之物；偏陽虛者食枸杞羊肉粥，以補腎助陽，忌食生冷。

(2) 個體體質：體質自內經及歷代醫家均有所介紹，但並不完整，為配合日新月異的醫學發展而必須綜合中西醫觀念給予定義。體質是人體生命過程中的生命特徵，在遺傳的基礎上受生物、心理、社會和自然環境等影響下的形態、結構、機能、代謝和心理上相對穩定性、差異性和動態的可變性，體質對病理狀態病證的發展演變具有內在的規定性，但若病變超限加重時，制約體質可導致體質發生改變。因此，進食藥膳除所患疾病不同之外，也因人的體質不同，用藥膳也不同。人的體質有強弱不同，體質強的不需食用，而體質弱的則分為陽虛與陰虛等兩種。陽虛體質宜用溫補藥膳；陰虛體質宜用甘涼滋潤的藥膳。一般慢性病者，身體比較虛弱，宜用滋補藥膳作為輔助治療。如表9-2所示。

表9-2　不同體質的合宜藥膳

個體體質	合宜藥膳	藥膳實例
陽虛體質	溫補藥膳	麻油雞、燒酒雞、薑母鴨等
陰虛體質	甘涼滋潤藥膳	鱉肉湯
慢性病者	滋補藥膳	山藥粥

3. **因地一地區位置**：不同地區，由於氣候條件及生活習慣不同，人的生理活動和病變特點也不同，例如有的地處潮濕，飲食多溫燥辛辣；有的地處寒冷，飲食多熱而滋膩。所以施膳也不同，如東南潮濕炎熱，生病多溼熱，宜清化的藥膳，藥量宜輕；北部多燥寒，宜辛潤的藥膳，藥量宜重。

（二）辨證施膳

中醫講求辨證施治，藥膳的應用也應在辨證的基礎上選藥配伍，如血虛的病人宜多選補血的藥物如紅棗、當歸等。以當歸與紅棗熬粥喝。婦女症見面白無華、頭昏心悸、月經量少等陰血兩虛者，則宜選生地、阿膠、當歸、枸杞等藥物，其中阿膠具有滋陰養血的作用，對血虛者尤為適宜。紅棗黑木耳湯清熱補血，宜用於貧血。氣虛的病人多選人參、黃耆等，也可在湯中加入山藥、薏仁，以健脾益氣。陰虛的病人宜選枸杞子、百合、麥冬等。肺陰虛宜食豬肺蘿蔔杏仁湯，此湯能補肺虛，潤肺燥，止咳喘。鹿角泡酒喝，宜於極度陽虛的人。補腎陽的食物和藥物，如板栗、粟米、羊腎、牛腎、豬腎、葡萄、黑豆、黃牛肉、雞肉、菟絲子、巴戟天、狗脊、杜仲等。腎陽虛者宜以冬蟲夏草燉胎盤，有益肺腎，養氣血，止喘嗽之作用。又產後虛寒者宜選當歸生薑羊肉湯以補血助陽。唯有辨證施膳，才能發揮藥膳的保健作用。因此於應用時除因時、因地、因體質之外仍需注意藥物的配伍禁忌、藥膳與食物配伍禁忌、食物配伍禁忌、以及疾病的忌口等這些專業知識，護理人員於護理時及應用時仍需在中醫師指導之下執行護理工作與應用。

結語

無論食膳與藥膳或飲食宜忌之應用，均與因時因人因地因證有相當密切關係，因此於護理與應用時均需在中醫師指導之下實施。

學習評量

一、選擇題

1. 下列何者不是溫熱性的食物？ (A)牛肉、雞肉 (B)狗肉、羊肉 (C)蔥、蒜、生薑 (D)苦瓜、茄子。
2. 藥膳的流體類，下列敘述何者錯誤？ (A)飲類例如青草茶飲治療急性腸胃病 (B)酒類例如鹿茸酒補腎助陽，史國公酒治風濕寒痛 (C)羹類栗子羊肉羹補腎益氣、散寒止痛 (D)汁類例如西瓜汁、雪梨汁治熱病後煩渴。
3. 不同體質的合宜藥膳，下列敘述何者錯誤？ (A)陰虛體質宜用甘涼滋潤藥膳 (B)陰虛體質宜用鱉肉湯 (C)慢性病者宜用山藥粥 (D)慢性病者宜用溫補藥膳。
4. 下列敘述何者錯誤？ (A)紅棗黑木耳湯清熱補血，宜用於貧血 (B)肺陰虛宜食豬肺蘿蔔杏仁湯，此湯能補肺虛，潤肺燥，止咳喘 (C)蜜蜂泡酒喝，宜於極度陽虛的人 (D)又產後虛寒者宜選當歸生薑羊肉湯以補血助陽。
5. 下列何者不是藥膳功效的三大類？ (A)滋補強身 (B)治療疾病 (C)養顏美容 (D)抗衰老類。

二、是非題

1. 寒涼性食物有：豆腐、絲瓜、韭菜、生薑、洋蔥等，大多具有清熱、瀉火、解毒等作用。
2. 藥膳這一名詞是由北京中醫學院翁維健教授提出。
3. 藥膳在保健、養生、康復中具有很重要的地位，也能代替藥物療法。
4. 陽虛體質宜用溫補藥膳，如麻油雞、燒酒雞、薑母鴨等。
5. 腎陽虛者宜以冬蟲夏草燉胎盤，有益肺腎，養氣血，止喘嗽之作用。

三、簡答題

1. 試述食膳護理的重要性。
2. 寒性體質的人宜時何種食物？又熱性體質的人忌食何種食物？
3. 試述藥膳的定義。
4. 試述藥膳的功效。
5. 試述藥膳的分類。

【習題解答】

選擇題：1.(D)　2.(A)　3.(D)　4.(C)　5.(C)

是非題：1.(×)　2.(○)　3.(×)　4.(○)　5.(○)

參考文獻

王東升(2010)．藥膳的起源和發展．*醫學縱橫*，1，40。

何美鶯、張傳鈴、黃秀欽(2008)．中醫藥膳在康復護理中的應用．*護理實踐與研究*，*5*(9)，116。

周新華(2001)．藥膳的食物選擇與搭配．*藥膳食療研究*，1，5。

張嘩(1994)．試論藥膳之理論基礎．*中國中藥雜誌*，*19*(6)，378-380。

梁玉虹(1998)．藥膳與食療淺議．*中國烹飪研究*，2，44-47。

陳遠飛(1996)．藥膳和食療．食品科技，3，36。

陳德生(2010)．名醫周文泉教授教你如何製作藥膳．*名醫訪談*，2，4-6。

陳德興(2001)．中國藥膳學的特點論．*藥膳食療研究*，6，4-6。

項平(2002)．中醫食療藥膳的應用及發展前景．*藥膳論壇*，2-4。

董茂(1997)．淺談中藥藥膳學．*河南中醫藥學刊*，*12*(6)，48-50。

路新國(1998)．食療、中醫食療與藥膳．*藥膳食療研究*，3，7-9。

羅志(2004)．藥膳進補因人而施．*老年人*，6，52-53。

譚興貴(2000)．中醫藥膳的應用原則．*藥膳食療研究*，2，4-5。

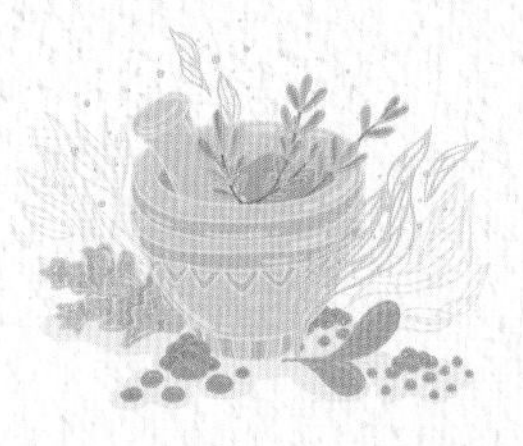

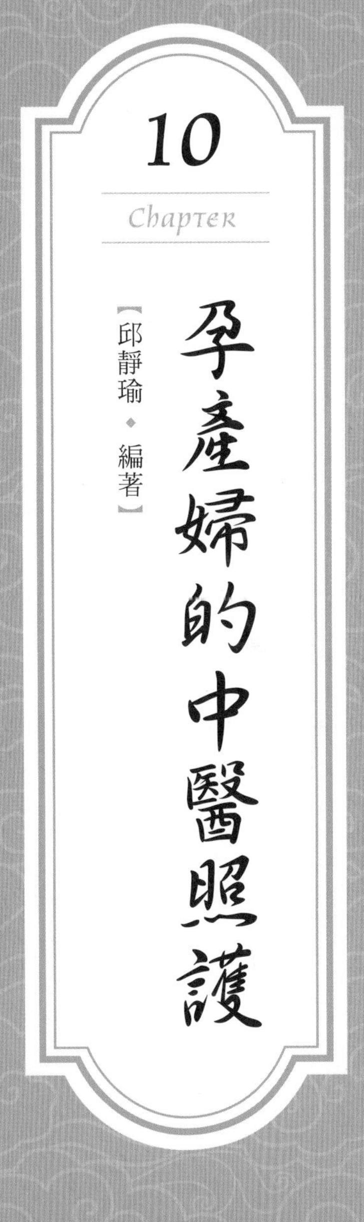

10 Chapter 孕產婦的中醫照護

【邱靜瑜 ◆ 編著】

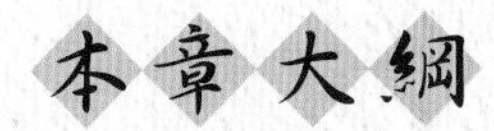

本章大綱

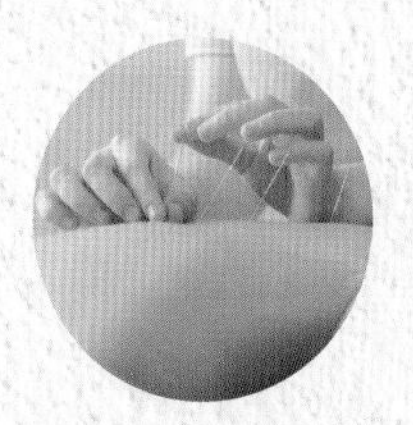

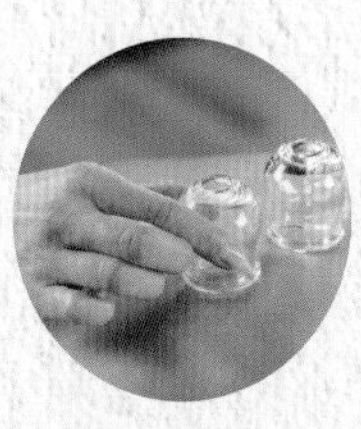

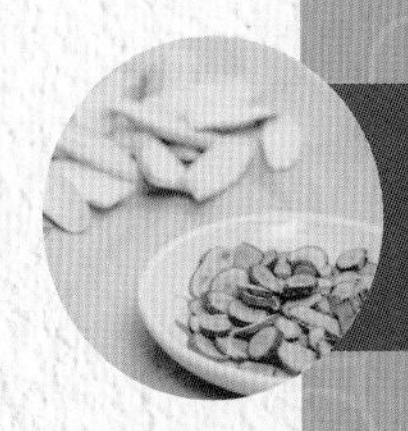

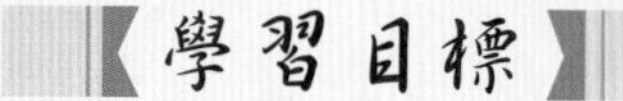

【學習目標】

研讀本章後，您能夠：

1. 描述婦產科常見的病症特點。
2. 瞭解婦女懷孕各期的常見問題及其照護要點。
3. 坐月子期間的照護重點及注意事項。

【前言】

中醫婦產科是中國醫學的一部分，擁有悠久的歷史，千年來累積了豐厚的經驗，對婦女的健康及預防保健作出良好的貢獻。婦女負延續後代、哺育嬰兒及照護家庭成員的重要任務。身為臨床醫護工作者應認識婦女在解剖、生理、病理上的特點，以適時的提供臨床照護及衛教。本章主要在介紹婦女產前、產中及產後各期常見的病症，期能提供婦產科護理人員作為臨床照護上之參考。

10-1 婦產科病症及其護理特點

女性在解剖上的特點有胞宮、胞脈、產道、陰戶等。生理方面則有月經、胎孕、產褥、哺乳的特性，故女性患病時就會產生特有的經、帶、胎、產及其相關之病症。因此，婦產科病症及其護理具有以下特點：

1. 婦產科病症以中醫為理念基礎且與內、外、急症等關係密切，護理原則也有其適用性。
2. 應熟悉並瞭解女性生理病因、病理等特點，其病因特點與內外科病症相同，有外感及內傷之區別。外感以寒、熱、濕為主，內傷有七情、飲食不節、勞逸失常、多產、房事過度等。外感與內傷可引起臟腑功能失常、氣血失調，而在婦女方面更易損傷任、督、帶脈而發生婦產科病症。
3. 四診在婦產科病症護理中有獨特的意義與運用，並應注意經、帶、胎、產不同時期的不同表現。
   (1) 問診：包括年齡、婚姻、家庭狀況、月經、帶下、孕產、過去及現在病史。
   (2) 望診：包括神形、面色、體形、唇、舌、月經、白帶、惡露、陰戶或陰道。
   (3) 聞診：包括聽聲音、聽胎音、聞氣味。
   (4) 切診：包括切脈、腹診、按肌膚。通常婦女的脈象較男子稍沉細而柔軟。一般在月經期、妊娠期、臨產期、產後期各期的脈象皆有所差異。像月經期通常可見滑象；妊娠期常見滑而有利的滑數脈；臨產之脈象在孕產集云：「尺脈轉急如切繩轉珠，或浮數散亂，預產也。」產後脈通常因分娩過程失血、耗氣、傷津，常出現滑數且重按乏力的脈象。
4. 中醫婦產科辨證要點除了與內科相同外，還需著重於月經的週期、數量、色澤、性質、氣味，以及下腹部的脹滿或疼痛來辨別寒熱、虛、實、臟腑、氣血、盛衰、衝任督脈有無損傷，依據其病狀給予適當之護理。護理

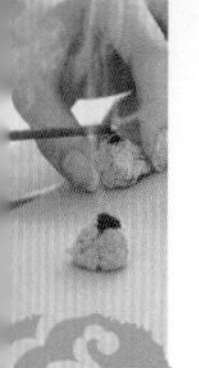

原則包括：(1)保持外陰部清潔；(2)保持情緒安定，避免精神刺激；(3)多臥床休息；(4)飲食宜清淡，忌食辛辣、油膩、助濕生熱之品；(5)勤換內褲；(6)注意室內的安靜、整潔、空氣流通、清爽乾燥。

5. 向婦女進行經期、孕期、產時及產後、哺乳等各期的護理指導。
6. 婦產科病症與精神因素有密切關係，經、帶、胎、產都與肝氣有關。肝主疏散、宣泄、血液的貯存、流通調節等須賴肝氣為之輸送，所以婦女較注重精神方面之護理。一般婦女在行經過程中情緒通常有較不穩定的特點，應多加照顧及體諒，使其保持愉快的情緒，利於氣血的宣通，若胞脈能宣通，那麼經水就會充足。
7. 飲食一般以清淡為主，忌辛辣燥火食品、菸酒刺激，經期忌食生冷瓜果。孕期則忌辛香辣、燒烤或刺激性的食物，另外過鹹過甜的食物也盡量少碰為宜，產後期忌食酸、鹹性食物及動物性脂肪。坐月子期間宜少量多餐。哺乳期則忌食生冷、含咖啡因成分的食品，若以麻油雞滋補時應將酒精成分自然蒸煮揮發後食用。

10-2 孕期的照護

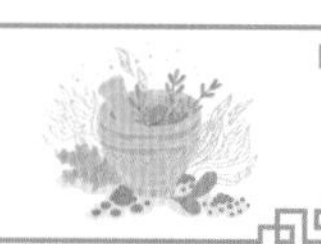

一、孕期的一般照護

妊娠期以後，由於生理上的特殊改變，孕婦脾胃健康、氣血充足，就能讓胎兒平安生產順利，不需特別用藥調理，但仍應注重養胎，而孕期的胎教更為重要，包括：

1. 生活應保持規律，不宜過度勞累、攀高或負重，或長途坐車顛簸，行走慎防跌倒而傷胎，但應保持適當的活動，以免氣滯難產。
2. 飲食應均衡、清淡而富於營養，勿過飢或過飽而傷脾胃，並忌食油炸、厚味、冰冷、涼飲或生食，特別是刺激性的食物，包括：咖啡、酒品。妊娠7個月以後飲食更不可過鹹以防子腫或子癇的發生。

3. 注意胎教，孕婦的思想、視聽及言行均應端正。因此要隨時保持精神的安定狀況，讓眼睛多欣賞美麗的圖片、自然風景、花卉，閱讀有益身心的文章，耳朵聆聽優美和諧的音樂，保持正向心理思想，與家人成員愉快相處。可指導配偶開始參與懷孕過程、學習如何陪伴與照顧懷孕的妻子，使整個懷孕過程保持輕鬆、舒適、愉快、高雅，而創造和諧有益身心的生活環境，此乃培養優生教育之始。
4. 妊娠3個月內及7個月以後，應避免房事，以防引起流產或早產，如有流產史（尤其是反覆性的自然流產史），整個懷孕過程更應禁止房事，甚至手淫都應避免。
5. 定期檢查可以及早發現妊娠合併症和胎兒發育異常或畸形的現象，並可適時糾正異常的胎位。
6. 妊娠期用藥應非常的小心，不管中西藥物皆須經過醫師的診斷及確認後才可服用，更不應聽信民間偏方而自行服藥。禁用或慎用的藥物最早記載於神醫本草經，包括：活血逐瘀、峻下破氣、滑利下降、大熱大寒及有毒之物品。這些藥物都有可能阻礙胎兒的發育，造成畸形或死胎。

二、孕期的病症及其照護

（一）妊娠惡阻

約有半數的婦女在妊娠早期，有乏力、嗜睡、食慾不振、或食慾異常、噁心等現象，這些症狀稱為早期懷孕反應（早孕反應）。如果症狀較輕，對生活作息影響不大，則不需要特殊治療，多半於妊娠12週左右會自行消失，若引起脫水及代謝障礙時，則需要加以治療。

1. **病因**：主要由於懷孕身體虛弱，水濕停滯，臟腑之氣宣降失常所致。常與精神因素有關，尤其發生在初產婦，因對懷孕的認識缺乏，產生壓力者居多。
2. **症狀**：常出現在妊娠6~12週左右，症狀為多睡、惡食、乏力、倦怠、食慾不振、頭暈、噁心。症狀較嚴重者，如：噁心、嘔吐厲害，害怕聞到某些食物的氣味，一吃即吐，不能進食，身體消瘦，可能會影響到胎兒發育，應進一步治療。

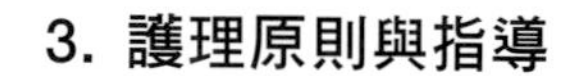

3. 護理原則與指導

(1) 懷孕初期嗅覺較敏感，尤其是食物或環境的氣味，因此病室應保持衛生、整潔、安靜及良好的通風、並維持空氣新鮮、溼度適宜。去除可能引起嘔吐的因子，並避免噪音的刺激。

(2) 向孕婦解釋惡阻是妊娠時的生理現象之一，以解除其憂慮。對於精神因素所引起的孕婦更應給予心理支持並建立信心。

(3) 病症較輕者，鼓勵多休息，但嘔吐劇烈時應指導孕婦絕對臥床休息。嘔吐後可給予溫水或淡鹽水漱口，以保持口腔清潔。護理人員應記錄嘔吐次數、嘔吐物的性質、顏色與氣味。並注意觀察是否有脫水、腰腹痠痛、陰道出血、電解質不平衡或胎動不安的現象。

(4) 指導孕婦晨間醒來，先勿急於起身，在床上平躺片刻，待頭腦較清楚後，以拇指指腹，按摩兩手內側的內關穴（見前圖4-21）各2次。再慢慢坐起，若有噁心感或眩暈勿立即起身，可再重複按壓內關穴（註：按摩技巧）直到症狀改善為止。必要時可指導配偶或家人在晨起時協助按壓內關及足三里穴（見前圖4-17），等到噁心感緩解後再起身活動。

註：按摩技巧：以拇指之指腹選定穴位，繞圈揉按→手法由輕至重，由淺至深按摩。每個穴位按摩約3分鐘，或以順時鐘方向按揉7圈，再向穴點下壓7秒，重覆2~3次，每天2次，必要時可增加次數。

(5) 飲食中應以清淡、易消化及富含營養為宜。並應少量多餐，避免甜膩油炸的食物，可多食蘋果、甘蔗以減輕症狀，或是以生薑汁、韭菜汁各半加上少量白糖服用也有緩解的作用。

(6) 保持排便通暢，若有排便不順的情況，可在晨起後以溫開水沖蜂蜜服用，有潤腸通便的效果。

(7) 使用中藥湯劑時宜濃煎，少份量分成數次服用，服藥後孕婦宜安靜休息，並觀察其嘔吐及進食的狀況。

(8) 護理人員應針對上述各項不適症狀及不同的心理變化予以疏導，並以同理心安慰及支持。指導孕婦避免情緒緊張、精神煩躁不安，並作充分的休息。

（二）胎漏、胎動不安

1. **病因**：本病症位在下焦的胞宮，母體因氣血不調，胎元不固所致。而導致母體氣血不調，胎元不固的主要元因為腎虛、氣血虛弱、血熱及母體精氣不足。或者母體的疾病、不慎因跌倒外傷撞擊、或藥物、食物中毒、子宮本身的疾病或胎兒先天異常也可能造成胎漏、胎動不安的病因。

2. **症狀**：妊娠期間陰道有少量出血，出血狀況時出時止，無腰痠背痛的現象稱為「胎漏」，而有腰痠背痛、陰道出血、下腹痛伴有明顯的下墜感則稱為「胎動不安」。因此，胎漏、胎動不安的四大症狀為陰道出血、腰痠、腹痛、下墜感。

3. **護理原則與指導**：應以症狀的性質、輕重程度及全身脈證為辨證施護。只要一般投與積極治療，大都可以繼續正常妊娠。護理人員應鼓勵夫妻執行孕前及產前檢查，以達未病先防之目的。對於準備受孕的夫妻，在生活、身體各方面應在最良好的狀態下受胎，若已發病則應配合醫療處置專心安胎。在懷孕初期應禁房事，安靜養胎，調暢情志，生活正常規律。若懷孕初期發生腰痠、腹痛、下墜感應臥床休息並觀察是否有陰道出血。若發現陰道出血或休息後仍有持續的腰痠不適、腹痛的情形應立刻就醫。其他包括：

   (1) 協助營造一個安靜、整潔、通風良好、陽光充足的環境，避免一切不良刺激。

   (2) 產婦出現陰道出血時，通常易引起恐懼、焦慮、不安的情緒。因此應作好情志護理，耐心的解釋懷孕過程中七情的變化與胎漏、胎動不安之間的相關因素，使其消除心理壓力，配合治療安心調養。

   (3) 初期應絕對臥床休息，一直到陰道流血停止後仍應持續休息3~5天，才能下床活動，但仍不應過度勞累或提重物，以免再度傷胎氣。並密切觀察並記錄陰道出血的情形，出血的顏色、量、血塊大小，腹痛、腰痠、胎動、血壓、脈象等作為安胎的參考。

   (4) 在安胎期間，對於產婦的療護動作應輕柔，避免灌腸或作陰道檢查，而造成子宮收縮及出血的機會。除了密切觀察病情的變化之外，更應

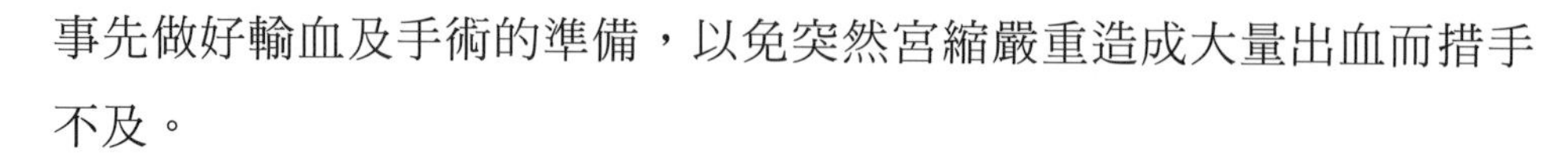

事先做好輸血及手術的準備，以免突然宮縮嚴重造成大量出血而措手不及。

(5) 保持外陰部的清潔，勤換護墊。若不宜下床沖洗，每日應協助產婦以溫水沖洗會陰，清潔身體並更換衣褲。

(6) 飲食應富含營養，並以容易消化，能滿足懷孕期間胎兒成長所需為主。多食新鮮的魚、肉、蛋類及不同顏色的蔬菜、水果。應避免偏白色的蔬菜及寒涼水果、辛辣、肥厚、煎炸的躁熱性食品，避免傷胎。注意飲食衛生以免因食物不潔，引起腸胃不適而加重胎漏、胎動不安之情形。

(7) 養成每日排便的習慣，多食高纖食物保持排便通暢，以免大便硬結，增加腹壓用力而造成出血。可指導產婦早晚各以兩茶匙蜂蜜調一杯溫水服用，有通便潤腸的作用。

(8) 服用中藥時宜溫服，並在服完藥物後盡量閉目休息以利藥物吸收，護理人員應觀察用藥後的情況並記錄之。

（三）妊娠子腫

1. **病因**：是妊娠婦女常見的病症之一，發生在妊娠20週出現水腫及蛋白尿，其主要病機是脾腎功能失常，水濕不化而泛留滯肌膚中，造成水腫。

2. **症狀**：子腫的發展過程通常是由輕而重漸進式的變化，先從雙腳開始腫脹，再發展至大腿、會陰部甚至腹部、臉部，嚴重時體重每週增加0.5公斤，小便檢查伴隨有蛋白尿，如加上血壓高的情形可能發展為妊娠高血壓，如果懷孕末期，只有水腫而小便檢查正常，通常不需治療，產後會逐漸消退。

3. **護理原則與指導**

(1) 保持室內環境安靜舒適，避免潮濕以免造成不適，光線應較柔和，避免過強，刺激眼睛。

(2) 產婦應有良好及充足的睡眠以維持好的情志。

(3) 嚴重的水腫應絕對臥床休息，可讓產婦採半坐臥的姿勢較為舒適。如下肢腫脹厲害則適度的抬高下肢。

(4) 產婦水腫抵抗力較低，容易造成皮膚受損，因此要加強皮膚護理。保持皮膚的清潔及乾燥，並將指甲修短避免刮傷皮膚。衣物應以棉質質地柔軟、容易吸汗為主，以保持身體的舒適。

(5) 保持外陰部及身體的清潔，以增加產婦的舒適。

(6) 飲食以低鹽、易消化為主。適當控制飲水量，可喝適量的甜豆漿或淡豆漿。

(7) 記錄體重的變化及水腫的情形。

（四）妊娠子癇

本病可發生在產前或產時，甚至在產後1~7天中皆有可能發生，但在產前發生的機率較高。子癇的預後與產婦本身的年齡、胎次、發病時間、抽搐次數有關。子癇屬於產科急症，一旦發現應中西醫合併治療，效果較佳。

1. 病因：主要病因為肝腎陰虛、陰不治陽、肝陽上亢，肝風內動所致。

2. 症狀：通常發於妊娠20週之後，除了血壓收縮壓高於140mmHg或舒張壓高於90mmHg之外，同時出現蛋白尿、水腫，最重要的是孕婦發生頭痛、眩暈、跌倒、胸腹悶脹、噁心嘔吐、昏迷、手腳抽筋、全身性強直、雙眼上吊、口乾舌燥、脈滑、舌紅苔而滑膩。有可能抽搐後自然醒來，也有可能昏迷不醒。本病為是產科急症，一旦發作，應先鎮痙攣及安神為主，必要時結合中西醫共同急救，以控制抽搐為要務。

3. 護理原則與指導

(1) 先兆期護理與指導

A. 作任何措施應向產婦解釋及說明，避免引起焦慮及不確定感。

B. 產婦採絕對臥床休息並隨時監測血壓狀況，當血壓升高時應主動通知醫師，以免發生子癇發作。

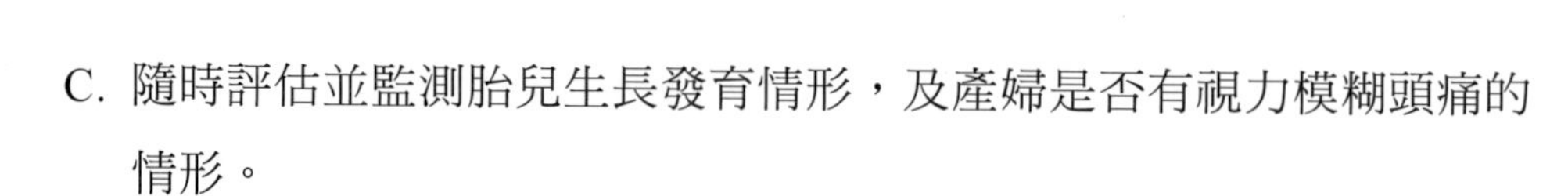

C. 隨時評估並監測胎兒生長發育情形，及產婦是否有視力模糊頭痛的情形。

D. 對於水腫嚴重的產婦應限制鹽的攝取量，以清淡飲食為主。並確實記錄每日的輸出、輸入量及體重的變化。

E. 隨時備妥壓舌板、急救、氧氣設備設備，預防產婦痙攣時咬傷舌頭。

F. 注意並保護產婦的安全隨時將床欄拉起。

(2) 發作期的護理與指導

A. 盡量安排產婦住單獨病房，保持病室內安靜及空氣流通。

B. 保持病室內的光線柔和，避免強光刺激。

C. 作治療及護理應盡量集中，避免聲音引起干擾及刺激產婦。

D. 每小時記錄血壓、脈搏、呼吸、體溫及胎兒情況。

E. 維持呼吸道通暢，將頭側一邊，必要時使用抽吸器清除氣道的分泌液。

F. 注意並保護產婦安全，應隨時固定床欄，避免發作時跌落。

G. 隨時備妥壓舌板、急救、氧氣設備，預防產婦痙攣時咬傷舌頭。

H. 若產婦有留置導尿管，需記錄小便的量。

I. 保持外陰部及身體的清潔，並保持乾爽以增加產婦舒適。

J. 讓產婦及家屬瞭解可能發生的狀況，適時給予情志上的安撫及支持。

10-3 分娩期的照護

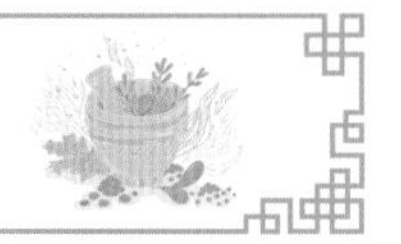

一、第一產程的照護

是指子宮頸擴張期，即自子宮規則收縮至子宮頸全開的過程。初產婦平均時間約11~12小時，經產婦約6~8小時。待產時重要原則為正常飲食、避免精神壓力、忍痛，保持體力，寬心靜待，待產時間長則閉目養神，保存體力。

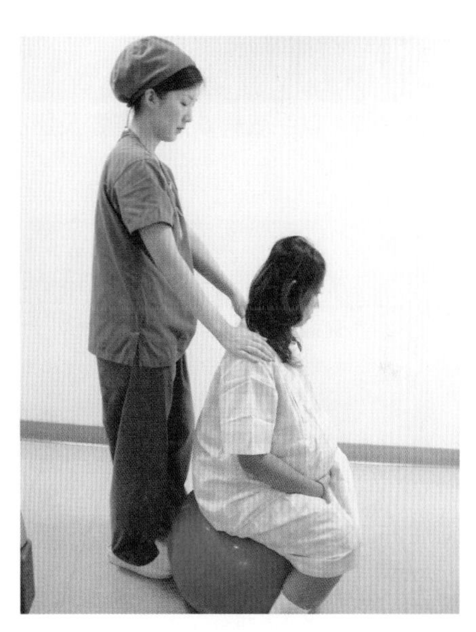

圖 10-1 ◆ 以彈力球緩解產婦的宮縮不適

此期若無破水可建議產婦下床活動，聽音樂、散步、坐搖椅或彈力球（圖10-1）來緩解宮縮不適，甚至以蓮蓬頭作溫水淋浴，利用溫和的水柱按摩肩頸或腰椎處，特別是八髎穴，除了可緩解待產時的壓力及焦慮外，亦可促進產程的進展。

注意胎頭高度，當胎頭高不易下降，可讓產婦採坐姿或蹲姿，利用重力原理和骨盆的傾斜度來協助胎頭下降。當產程有延遲時建議可取得醫師及個案的同意，試試協助產婦按壓合谷及三陰交穴（見前圖4-20、4-24）來促進子宮收縮及產程的進展，但在作穴點刺激時，會讓宮縮反應變強，所以特別疼痛，因此當按壓穴位時宮縮已開始，則應暫時停止，或將指壓的力道放輕。一方面在待產過程也可以以手或軟式或硬式網球（以待產婦的感受選擇）沿著肩頸及膀胱經兩側按摩（圖10-2）以增加舒適感及放鬆，或沿著手部內側按摩心包經、內關穴（圖10-3），可寬心減壓，再輔以拉梅茲呼吸法減輕宮縮不適。如果胎頭開始下降，但子宮頸口尚未開全，而產婦不斷的要向下使力時，可協助按壓勞宮穴（圖10-4），輔以喘息呼吸，以減緩不當用力的時機。

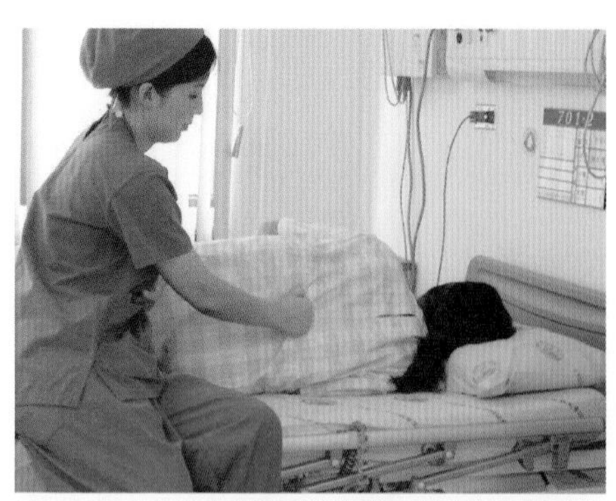

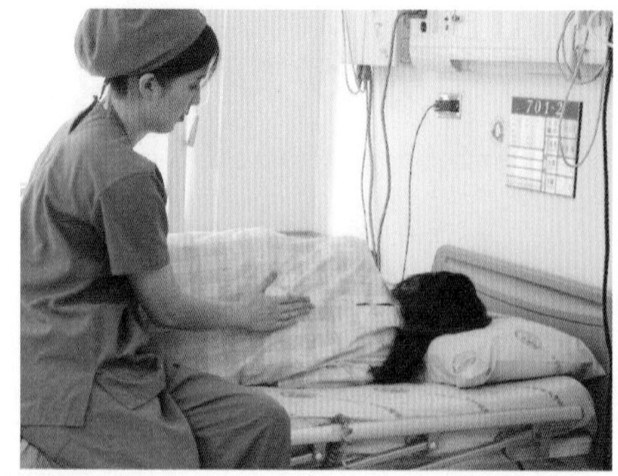

圖 10-2◆以手或網球沿著肩頸及膀胱經兩側按摩

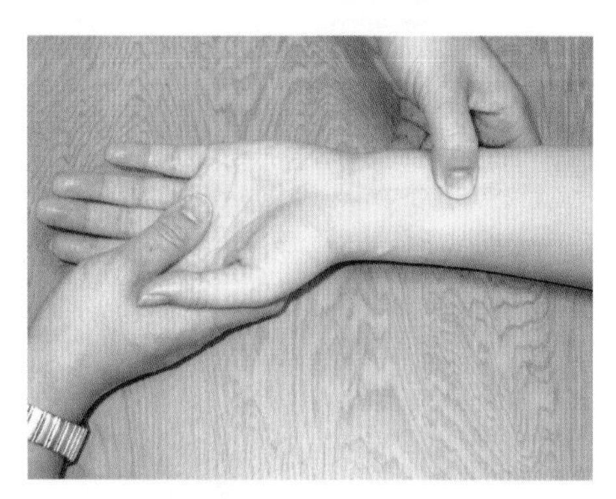

圖 10-3◆按壓內關穴

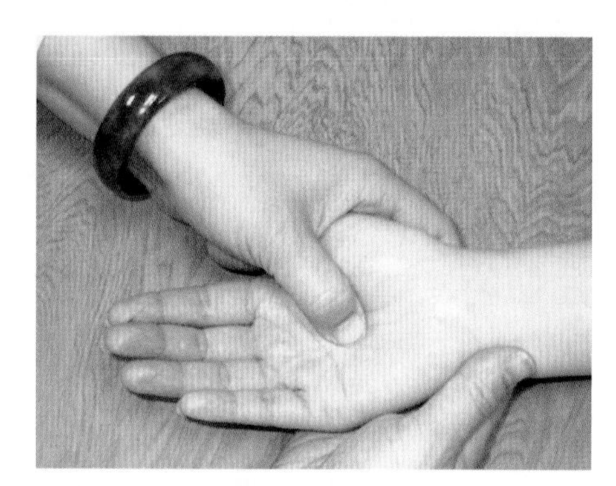

圖 10-4◆按壓勞宮穴

待產中宜適度補充水分或新鮮的果汁，如：蘋果汁、葡萄汁或柳橙汁，飲食則應以清淡流質為主，禁食人參、酒、冰涼、刺激、辛辣、油炸黏膩、發酵、堅硬固體等不易消化的食物。待產中多食人參會引起產後宮縮乏力，致使產後出血，應禁止食用。

二、第二產程的照護

是指子宮頸開全至胎兒娩出的過程。正常分娩初產婦約1~2小時，甚至到3小時的時間，經產婦通常在15~30分鐘，最多在1小時內完成。當產婦開始用力時，應讓她用自己認為合宜的姿勢及方式用力，不應加以限制，不管採半坐臥式、躺臥、坐姿或直立的姿勢，應加以協助並保護其安全。此時仍應注意胎心音的變化，母親及胎兒穩定者則應順其自然，而不應加以催促用力。可適當的補充水分但不宜再進食。

三、第三產程的照護

是指胎盤娩出的過程，初產婦及經產婦時間相同，大約15分鐘可完成，一般不超過30分鐘。當新生兒出生後將口鼻的羊水及黏液清除後，應盡早讓新生兒接觸母親，或進行哺餵，這個過程可以適時的轉移生產過程中的種種不適，也能促進親子關係早期建立，並促進乳汁分泌，更可幫助子宮收縮，預防產後出血。

四、第四產程的照護

通常是指從胎盤娩出後到產後4小時內，此時必須觀察宮縮、宮底變硬的程度及惡露量，並隨時注意膀胱是否脹滿而影響宮縮。此時應是休養生息的開始，產後可能因耗氣失血而感到口乾舌燥，水分的補充以溫水為宜，應小口喝下並於口中溫潤後再吞下，切忌大口吞下，以防因極渴急飲傷脾胃。若主訴開始有飢餓感，則先以溫和、易消化的平性飲食為主，在產後陰血驟虛的情況下皆不建議給予任何中藥或藥膳補品的補充。

10-4 產褥期的照護

產褥期的調理，俗稱坐月子，這段期間的調攝是預防一切產後病的基礎，甚至調護得當，反而能增強體質，因此對產後婦女特別重要。但產後多虛多瘀為其特點，應參考惡露的量、色、質、氣味，乳汁的色、量、質，食慾、飲食狀況、大小便及子宮復舊的狀況等，結合全身證候來辨證，以作為調護上的參考。

由於分娩時耗氣失血，以致陰血驟虛，營衛不固，故產後最易受邪，惡露排出，血室已開，胞脈空虛，此時期的調護尤為重要，通常生產被視為正常的現象，產後最重要的是調身、調息、調心。充分休息，生活起居要正常。尤其產後初期以滋陰養水為重點，包括：

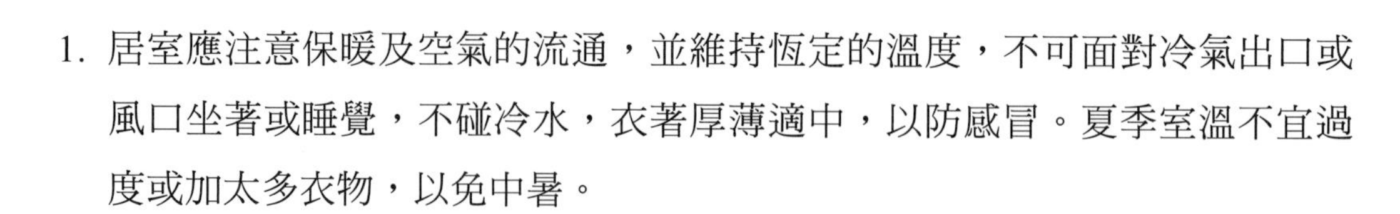

1. 居室應注意保暖及空氣的流通，並維持恆定的溫度，不可面對冷氣出口或風口坐著或睡覺，不碰冷水，衣著厚薄適中，以防感冒。夏季室溫不宜過度或加太多衣物，以免中暑。
2. 古人云：「靜能生水」，要消除一切憂慮緊張，方可保持心靈上的平靜，恢復身體的機能，抵抗病邪入侵。因此可以利用呼吸法或冥想的方式放鬆身體。若有宗教信仰也可藉由宗教的力量獲得心靈上的平靜，或聆聽音樂以保持身心靈的平衡。
3. 不宜過早或過度操勞，禁爬樓梯、提重、彎腰、蹲、盤腿。
4. 睡眠要充足，不宜過晚入睡或熬夜，生活要規律，以免產後發生血崩、子宮脫垂的情形。不要躺著閱讀書報或看電視，以免增加眼睛的負擔或情緒上的浮動，而傷神傷精，由於現代科技進步，習慣性使用電腦、手機眼睛長時間注視螢幕恐增加視力及精神上的負擔，影響產後修復的品質。
5. 母乳是由精血、津液所化賴氣以行。生產後即可開始哺乳，初期新生兒對於乳汁的需求量不多，但至少每隔2~3小時要哺餵一次，以促進乳汁的分泌及減少乳脹的情形。產婦要保持情志舒暢，睡眠充足，勞逸適度，飲食營養豐富足夠，以保證乳汁量正常分泌，用藥要特別慎重，避免有害的藥物透過乳汁進入嬰兒體內。
6. 保持外陰部的清潔、乾燥，可以溫開水擦洗外陰，勤換內褲及衛生棉墊，產後汗出較多、可擦浴並應勤換內衣，每次擦洗或浴後應以乾布擦乾身體，避免未擦乾前吹到冷風。
7. 養成每日排便的習慣，如廁後應以溫水沖洗保持肛門及會陰部的清潔。
8. 產褥期間應禁房事，產後胞宮恢復至原狀大約需6週的時間，產後血室正開，應嚴禁房事以避免發生感染或出血。而哺乳期間仍有懷孕的可能，因此應確實採行避孕措施，但避免服用避孕藥。
9. 產後飲食療護：通常飲食要富於營養易消化，避免生冷肥甘、辛辣之品。以免氣結血滯，引起腹痛或缺乳等病症。可參考以下原則：

(1) 產後一週禁食麻油、酒、人參以避免影響傷口恢復或子宮收縮。

(2) 麥芽、神麴、山楂、韭菜及過鹹的食物皆有回乳作用，產後應忌食，尤其產後以母乳哺餵者，飲食應以自然食材、清淡烹煮為主。

(3) 產後臟腑功能低下，腸蠕動較弱，避免過於油膩、生冷、寒涼、粗糙的食物，而造成消化不良。

(4) 酸性食物（如：烏梅、青梅、檸檬、柑橘等）會損傷牙齒，造成日後痠痛、鬆動之後遺症，也應避免。

(5) 食物應新鮮為首選，煮熟後，以溫食為佳。

(6) 忌食辛辣、燒烤、油炸、刺激性食物如：辣椒、咖哩、咖啡、大蒜、花椒。以免傷津耗液，引起口乾舌躁、多渴煩躁、便祕、痔瘡等問題產生，影響坐月子的品質。

(7) 產後第一階段：大約產後一週食物以清淡、易消化為主，忌麻油、酒。尤其傷口仍有紅腫時，更應延後食用，多食深綠色蔬菜以利排便。生化湯的藥物包括：當歸、川芎、桃仁、黑薑、炙甘草。有去淤、生新，促進子宮收縮及惡露的排出的作用。建議仍應依中醫產科醫師的診療為調護原則，自然產產婦於產後24小時，無異常出血，一般生理狀況穩定之後開始服用，每日一帖連續7~10天，剖腹產者則於產後72小時後經醫師評估後開始服用。服藥期間，護理人員應確實評估，並指導產婦觀察惡露及宮縮的狀況，一旦有異常應停止服藥，並請醫師進一步檢查。

(8) 產後第二階段：大約產後二週以補氣、生血、開脾、健胃為主，初期可食用利尿、通乳、健脾的藥膳，如：花生豬蹄湯、鯽魚湯、紅糖薑湯。後期則以開胃、健脾、補血、補氣為主，當歸或四物佐以羊肉、鰻魚、豆包等食物文火燉煮。

(9) 產後第三階段：大約產後三週應以鞏固衝脈補腎為主，此時選用補腎的中藥主要能調節性腺刺激素及骨鈣質的代謝。其中代表方為人參養榮湯或壯骨健腰湯。也可以喜愛的食物沾杜仲粉為佐料食用，均有補腰膝、壯筋骨的作用。

(10) 產婦因個人體質、生產方式、生產狀況等差異。用藥或藥膳的運用應在醫師的診療下，依據生理復原的狀況調整使用的方法，護理人員應指導產婦勿自行用藥。

10. 產後42天應進行較詳細的檢查，包括：(1)飲食、睡眠、大小便、全身的感覺等；(2)體溫、體重的變化；(3)乳房、乳頭情形；(4)生殖器官的恢復情況。及早防治有關乳房、會陰、剖腹產腹部的傷口，及子宮恢復等異常狀況，以增進產婦健康的恢復。

10-5 產後期的照護

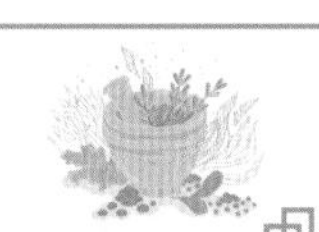

產後期是指胎兒娩出至產婦生理機能回復至懷孕前的狀況，婦女經過待產過程的體力耗損，生產中的用力與出血，是處於氣血虛弱的狀態，一般要完全恢復大約是需要6週的時間。產後陰血驟虛，營衛不固，抵抗力較差，加上來自於初為人母角色扮演的壓力與調適，若此時未作好調護，很容易受病邪入侵，調攝不護造成生理的疾病。一般產後常見健康問題包括：產後大便難、惡露不絕、產後血崩、產後發熱等病症。

一、產後大便難

產後大便祕澀、不通、艱難或數日不解，排便時乾燥難解者稱之。臨床上常見排硬便後造成肛門口的疼痛甚至引起肛裂或痔核出血。俗語說：「十女九痔」，婦女在懷孕中期以後，由於黃體素增加使腸蠕動變慢，逐漸擴大的子宮體壓迫結腸及直腸，加上長時間飲食中缺乏纖維素或飲水量不足、缺乏運動、未養成良好的排便習慣等，產後又津液耗損、虛熱內升、胃腸失於濡潤，因而引發大便乾燥難解。通常在自然生產的第二產程中向下施力娩出胎兒時，也會因此造成會陰裂傷或痔核膨出，因而怕痛不敢排便。剖腹產的婦女通常要等到排氣後才開始進食，而手術中麻醉藥的使用也會讓腸蠕動變慢，因此產後大便難在臨床照護中是極為常見的病症。

1. **病因**：分娩過程出汗、水分喪失及失血造成血虛津虧，津液嚴重耗損、營血驟虛不能濡潤大腸，加上生產傷血耗氣，因而元氣不足，陰虛火旺無法生血，故而輸送無力，形成產後大便結滯，大便乾燥難以排出。

2. **症狀**：產後數日未解大便，大便乾澀硬結，解時艱澀難下，初期飲食正常，無腹脹。便結、乾澀、艱硬加上怕痛更不敢解便，時日一久會造成腹脹，胃口不開，食慾變差，心煩氣躁。

3. **護理原則與指導**：內治以養血潤腸，加上飲食調理，生活起居合宜，並保持排便通暢；外治以保持局部清潔、按摩及適當的運動，若有痔瘡可配合局部按摩及作會陰部的內縮運動，做此運動需採站姿，膝蓋微彎，以中指由後方將痔核輕輕推入肛門口，注意指甲要修剪平齊並清洗乾淨，以免刮傷肛門口的黏膜或皮膚而造成感染。其護理原則與指導包括：

   (1) 當有便意感時不要因為擔心或怕痛而不敢排便，越不敢排便會使累積在腸道中的糞便因水分再吸收而變得更乾燥，反而更不易解出來。如果在生產時有會陰切開或會陰裂傷傷口疼痛因而不敢排便時，在解便時可以乾淨柔軟的棉紙或棉墊壓住縫線的部位，以緩解用力時傷口的疼痛，幫助順利排便。

   (2) 在排便前可按摩天樞、氣海、關元穴（見前圖4-5、4-15）藉以刺激腸道的蠕動，而蜂蜜水對於病症輕微者也有功效，晨起空腹時以500c.c.溫開水調一大茶匙的蜂蜜緩緩服下，可幫助排便。

   (3) 每次排便時應專一心志，勿邊解便邊閱讀書報雜誌，大便較硬時勿過度用力，應先放鬆、緊閉嘴巴、不講話、雙眼上視、聚精會神。做一次深呼吸，然後用全身自然的力量慢慢將大便排出來，並避免使用蹲式便器，最好採坐式馬桶，以防子宮下垂。

   (4) 指導產婦在每次解完便後，以溫水沖洗肛門，避免排泄器官聚積汙垢。如果合併有外痔時，可在沖洗時一邊以食指及中指按摩肛門口，一邊將突出的痔核推回肛門內，邊推邊有規律的做肛門會陰處的內縮運動，最後以乾淨的棉布輕壓擦乾。

(5) 排便後合併有肛裂、出血、疼痛不適的症狀時，以溫水清洗後，可使用紫雲膏（註）輕輕塗抹患處、按摩肛門，並重複肛門會陰處的內縮運動。如此可緩解排便後的疼痛與不適，並將推回的痔核保持在肛門內，藉由肛門內溫度高於肛門外溫度的自然原理，可將推回的痔核慢慢吸收變小。

註：紫雲膏的成分為當歸及紫草，當歸可活血化瘀、潤腸胃、排膿止痛，紫草可清熱、涼血、活血、滑腸通便、消腫解毒。以醫師處方開立為使用原則。

(6) 每日補充適當的水分，並注意飲食合宜，飲食中增加高纖維素的深綠色蔬早餐可改以補血、生津、通乳、有潤腸作用的芝麻粥，食用後有改善大便燥結及便祕的情形。而性味甘平的白木耳湯或做成冰糖甜粥對於產後痔瘡的預防及治療均有不錯的效果。

(7) 產後因營血驟虛、津液耗損、陰虛火旺，加上會陰部切開或裂傷的傷口，最初1~10天飲食中應避免肥油厚味，不易消化或刺激辛辣的食物及過早服用麻油雞而引發傷口發紅、腫脹、疼痛，不易癒合。

如果真的無法改善再使用藥物，可在產後開始服用生化湯的同時先經醫師的辨證後，增加滋陰潤腸的處方以改善大便硬結的情形。護理人員應瞭解產後可能引起的問題，應事先預防並給予衛教，對便祕較久同時併有腹脹或發燒的情況應注意。

二、惡露不絕

惡露為胎兒娩出後胞宮內遺留的餘血、濁液。正常惡露初為暗紅色，逐漸轉為淡紅，最後為黃色或白色。一般在產後3週左右排乾淨。惡露不絕係指產後惡露持續3週以上，仍淋漓不絕稱之，又稱惡露不止或惡露不盡。通常為胞宮復舊不全，胎盤碎片殘留所致。

1. **病因**：病位在衝任兩脈，其病因為血熱、血淤、氣虛、氣血運行失常或感染邪毒所致。

2. 症狀：產後3週以上惡露仍淋瀝不絕，有時會突然大量出血，或伴隨顏色、量、氣味異常，或下腹悶痛，如出血量過多會造成血崩或虛脫，此乃臨床上之急症。臨床上分三證可供辨證：

(1) 血虛證：量多、質稀、色淡、無臭味，神疲懶言、四肢乏力、下腹空墜。

(2) 血淤證：量時多時少、色暗、小腹痛拒按、舌紫暗有斑點。

(3) 血熱證：量多、色紫紅、質黏稠、有臭味、面潮紅、口乾舌燥、舌質紅。

3. 護理原則與指導

(1) 胎盤娩出後應仔細檢查胎盤胎膜是否完整，若不完整應清除子宮內的殘塊。

(2) 每日觀察惡露排出情況，如色、質量，以及子宮底部位置，並做記錄。

(3) 產後應適度休養調護，注意產褥期的衛生，以防感染。

(4) 避免受風寒，注意飲食營養，避免辛辣食物，如：辣椒、沙茶醬等。

(5) 產後通常體虛疲乏，應多臥床調息，臥姿要經常調整勿長期仰臥，多翻身半臥或側臥較佳。

(6) 下床走動有利於惡露排出，但應依個人的體能量力而為。

(7) 指導產婦產後正確按摩子宮的技巧及束腹帶的使用，可保持腹部溫暖，幫助子宮復原，並預防腹部鬆弛及內臟下垂。

三、產後血崩

1. 病因：病位在下焦胞宮。主要病因為子宮收縮無力，以及產道損傷、胎盤殘留，或產後凝血障礙等原因所引起。臨床上分為氣不攝血和氣血淤滯兩型。前者主要為產婦身體血虛氣弱，因產後出血過多，氣失依附所致；後者主要是產後風寒襲於胞中所致。相當於西醫學中「早期產後出血」等症。

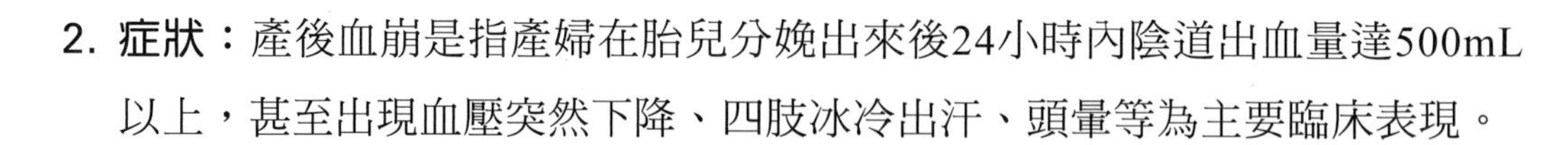

2. **症狀**：產後血崩是指產婦在胎兒分娩出來後24小時內陰道出血量達500mL以上，甚至出現血壓突然下降、四肢冰冷出汗、頭暈等為主要臨床表現。

3. **護理原則與指導**

(1) 病室最好光線明亮、環境整齊、安靜、舒適、空氣新鮮、通風良好，濕度應適宜。

(2) 產婦元氣弱，若遇憂慮、驚恐等情緒憂鬱或波動不安，會使陽氣消失缺乏而加重病情，所以應給予安慰、疏導、解釋，避免不良刺激，以安定情緒，消除恐懼和緊張的心情。

(3) 保持外陰的清潔，鼓勵勤換護墊。陰道內外的傷口尚未完全癒合，外邪容易入侵，因此應每日用溫水清洗，有傷口時，應保持清潔乾燥，可局部配合遠紅外線照射，以加速傷口癒合及消除腫脹。

(4) 飲食宜清淡、易消化為原則，宜喝溫熱飲料，忌食生冷、肥膩、煎炒、堅硬及辛辣之食物，以免損傷脾胃或氣滯。

(5) 產婦常表現明顯的氣血兩虛症狀，可以依醫囑投予補血補氣之藥物，配合食療、改善貧血。補血氣之食物如：蜂蜜（熱飲）、紅棗（大棗）、龍眼等。

(6) 囑咐產婦即時排尿，排空膀胱。因膨脹充滿尿液的膀胱會將子宮推向一側，影響子宮收縮，引起產後出血。

(7) 密切觀察出血情況，如色、質、量，以及子宮底部的位置，並作記錄。

(8) 密切觀察血壓、呼吸、脈搏、臉色、出汗、皮膚、尿量及腹痛等全身情況，並作好詳細記錄。若見呼吸深長、臉色蒼白、煩躁不安、血壓下降、精神恍惚、四肢冰冷、尿少或頻尿、脈象為弱者，此為氣隨血脫之危象，應立即告知醫師，配合急救。

四、產後發熱

1. **病因**：病位在下焦胞宮，主要病因為產後感染邪毒，或因血虛、血淤，或因外感所致。臨床上分為熱毒熾盛及氣血淤滯兩類。前者主要為產後感染邪毒或產後元氣虧虛而感染外邪；後者主要因產後惡露不暢，瘀阻停滯，阻礙氣機，營衛失調所致。臨床上也常發現亦有因乳腺炎而引起的發熱，故應加以區分。

2. **症狀**：產褥期間出現發燒不退，或突然高燒或寒顫嚴重者出現昏睡或昏厥，臉色蒼白、四肢冰冷為主要臨床症狀。

3. **護理原則與指導**

   (1) 保持室內空氣新鮮流通，溫溼度適宜，光線柔和。避免噪音干擾，讓產婦能安靜休息。

   (2) 做好情志護理消除產婦的抑鬱、煩惱等情緒，疏導、安慰產婦使其積極配合治療。良好的精神狀態可使臟腑氣血旺盛，避免病邪入侵，使病體痊癒。若產婦精神昏沉或躁動不安時，應注意安全，適時使用床欄保護。

   (3) 產婦應絕對臥床休息，最好能採半坐臥式，以利惡露排出。若因產褥感染所引起的發熱，應採接觸隔離，以免再度感染。

   (4) 產婦體溫超過38°C時，應注意勿穿著太多衣服或蓋被，室內通風溫度適宜，當流汗時不可直接吹到冷風，以免外邪趁機入侵，身體再度受寒。產婦出汗較多時，應以溫水擦拭，勤換衣物保持身體的乾燥清潔並適度保暖。

   (5) 體溫超過38°C時可暫停哺乳，但應按時將乳汁排出，並保持乳房及乳頭的清潔、乳腺通暢。若因乳腺炎所引起的發燒則應先處理乳房腫脹的問題，避免造成乳癰（請參考乳腺炎的護理原則）。

   (6) 勤換護墊並保持外陰部及傷口的清潔乾燥，以加速傷口癒合，避免逆行性感染。

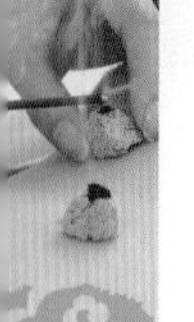

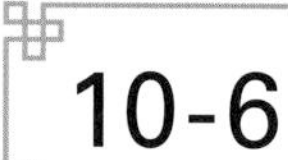

10-6 哺乳期的照護

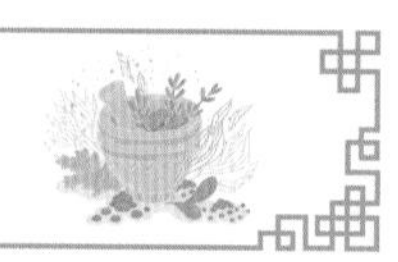

一、母乳的重要性

吃母奶是嬰兒與生俱來的權力，也是母親提供新生兒成長所需的最佳來源。母乳不但是嬰兒最自然的營養食品，也是上天賜與人類最完整的食物，雖然市面上銷售的配方奶，強調成分接近母乳，但母乳中所含的免疫球蛋白、抗感染因子、DHA等重要成分，是配方奶所無法複製的，因此無法取代母乳。在母體方面哺餵母乳不但可以增進親子間的情感連結，促進產後子宮的收縮，減少產後出血，同時有方便、衛生隨時隨地可以哺餵的好處，更可以消耗熱量恢復身材，增加婦女的健康與自信。

二、哺乳期的情志照護

當胎盤娩出後，體內的黃體素及動情素會急速下降，此時腦下垂體前葉會分泌大量的泌乳素，開始分泌乳汁。當新生兒開始吸吮乳頭時則會刺激垂體後葉分泌催產素，當催產素透過血液來到乳房，則會刺激乳腺泡周圍的肌皮細胞開始收縮，讓乳汁被擠壓到輸乳竇而產生噴乳反射。當母親想到或聽到新生兒的哭聲或當新生兒再吸吮另一邊乳房時都會增強催產素的作用。而情緒上的壓力（如：疲憊、睡眠不足、緊張、生氣、懷疑自己乳汁不足）、疼痛或生病或與新生兒分開等則會干擾催產素的作用及乳汁的分泌。

胸部及乳房為肝經所分布的範圍，如果產後情志不暢，肝氣不輸，則會造成乳腺阻塞。因此應指導產後婦女安心調護，勿過度操勞，釐清此時最重要的任務是將自己及新生兒照顧好，其他的事情暫時請家人代勞。住院期間鼓勵採行親子同室，除便於哺乳外，亦可幫助母親盡早建立與新生兒互動的模式。協助布置一個安全、舒適的環境也是非常重要，尤其是能完全放鬆、不受干擾，有音樂、飲水及新生兒的衣物、尿片。護理人員在此時扮演極重要角色，應以同理心瞭解母親在歷經生產過程的辛苦，面臨多重角色轉換的適應期，細心觀察其神色，評估哺餵狀況，適時提供護理措施。當她感到疲憊或有壓力時，應找出問題、原因，協助解決，以紓緩壓力。紓壓的技巧除了心理支持外尚包括：運用指壓或按摩手法幫助放鬆，指導配偶或家人協助作背部的按摩，或教導她自我按壓內關、神門等穴（見前圖4-7）讓情志得以調暢，以維護良好的乳汁品質。切記唯有讓婦女了解，保持良好的情志，才能製造出優良品質的乳汁，也唯有身心健康的母親，才能養育出身心健康的寶寶。

三、哺乳期的飲食宜忌

哺乳期間宜多補充水分，尤其在哺餵母乳之前，先補充溫開水或熱湯（如：雞湯、魚湯）、鮮奶，以利乳汁的分泌，避免食用冰涼的食物或飲品、巧克力、咖啡、茶、酒等，雖然這些食物需要大量的服用才會讓新生兒受到影響，但或許新生兒較敏感，即使是一點點也會出現不適的症狀。而部分穀類或果仁，如：花生或玉米，較容易產生過敏的症狀，對於其他辛辣類的食物，如：蒜頭、辣椒、重口味的食物，也可能透過乳汁而使其產生腸絞痛，脹氣的食物也會讓嬰兒脹氣，退奶的食物（如：韭菜）會讓乳汁分泌減少，應特別注意。而在授乳期間要使用藥物之前先詢問醫師的意見。

四、哺乳期常見的健康問題及其照護

（一）產後缺乳

1. **病因**：主要病因為乳汁生化不足或乳絡不暢，通常缺乳大多因氣血虛弱、肝鬱氣滯所致，少部分也因痰氣壅滯造成乳汁不行。乳汁缺乏通常包括實證與虛證兩型，當乳房脹滿、疼痛，乳腺脹硬，乳汁不易擠出，通常為肝鬱氣滯之實證，宜舒肝理氣；乳房鬆軟不脹，大多因血氣虛弱、衝任不足所致，通常為氣血虛弱，宜補氣養血；而全身臃肥，雙乳豐滿但乳汁稀少，通常為痰氣壅滯，宜健脾化痰通乳。另外需評估是否為乳汁脹滿無法排出或哺餵困難，或乳汁壅積不通，有時會因乳頭受傷結痂（圖10-5），或是乳腺出口塞住而形成小白點（圖10-6），也會造成乳汁無法順利排出。

2. **症狀**：婦女乳汁乃氣血所化，產後缺乳大多由於氣血虛弱、經絡不調所致，產後乳汁少或完全無乳汁，稱為缺乳或產後缺乳。產後缺乳是產婦在哺乳期乳汁極少或完全沒有的症狀，此病症位在中焦、肝、脾。

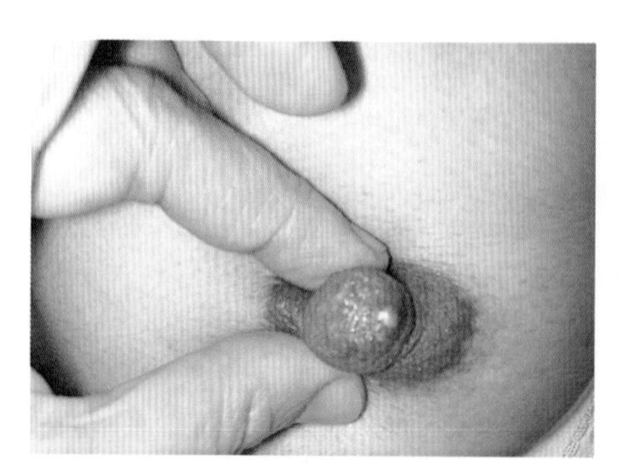
圖 10-5◆乳頭受傷結痂

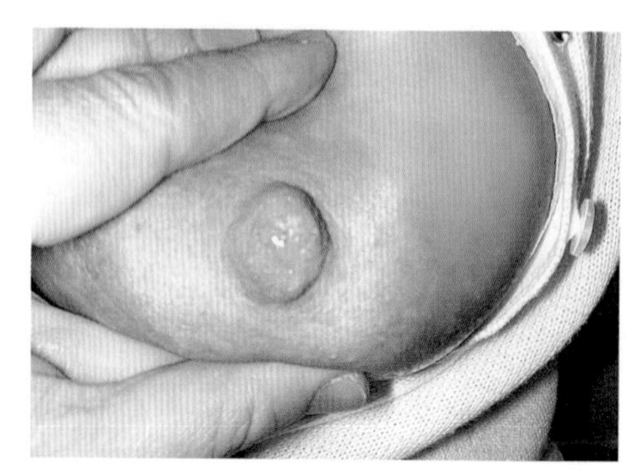
圖 10-6◆乳腺出口塞住形成小白點

3. **護理原則與指導**

(1) 應營造一個適合哺乳的環境，保持環境安靜、整潔、舒適、空氣新鮮、通風良好、溫度、溼度適宜、陽光充足、避免間隙風或寒風直吹。同時可將室內布置舒適並有足夠的靠墊或坐臥的設備，讓產婦在哺乳時放鬆。室內可放置鮮花、圖畫，增加視覺的舒適感受。

(2) 情志抑鬱或壓力皆易造成肝氣不暢，而使乳腺受阻塞，乳汁分泌不暢。因此哺乳期間應保持心情愉快，鼓勵母親在哺餵前能有充分及足夠的休息或睡眠。若有情緒不佳的情況，應傾聽產婦的心事並給予疏導及支持以消除其憂慮。如果因為初為人母的無助或身體的不適，可請親人暫時代為照護新生兒，使其身心獲得充分的休息，或協助其按摩，建議可按壓兩側肩頸穴或以按摩工具作背部舒緩（圖10-7），通常身心放鬆後，會增加乳汁分泌，最重要的仍要找出乳汁不足的原因。

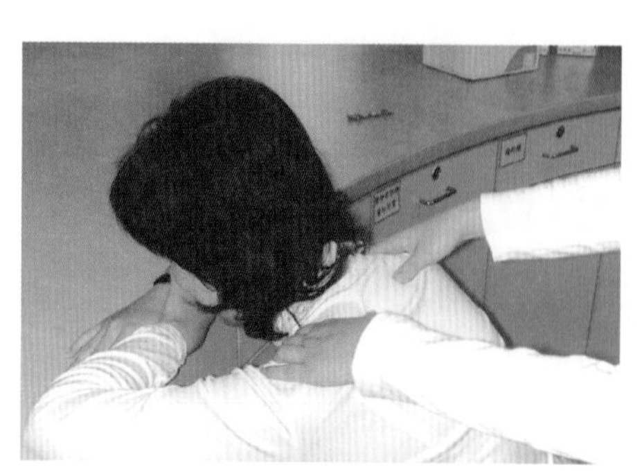
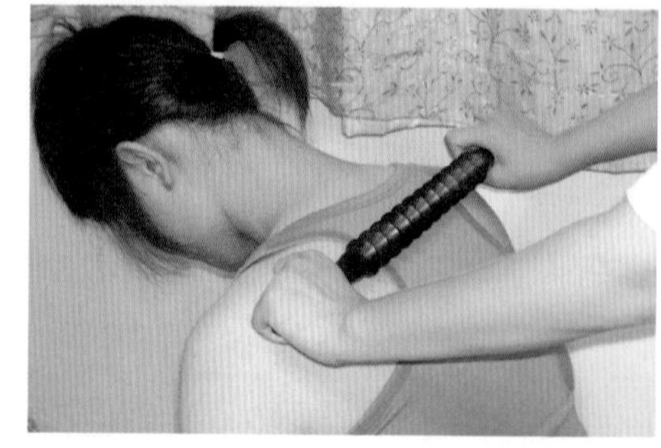
圖 10-7◆以手或按摩工具按摩，以利背部舒緩

(3) 早期哺餵，一般在產後母嬰無任何不適或異常，即可開始執行母乳哺餵，醫護人員理當提供機會並鼓勵產婦開始親子同室，以利哺乳並增加哺餵的次數，應觀察新生兒含乳的姿勢，以確定乳汁是否完全移出。

(4) 指導產婦在產後能獲得充分的休息，指導家人如何照護產婦及協助哺餵新生兒，利用飲食療法補充營養，如：赤小豆、豌豆、金針葉，木瓜、豬蹄、鯉魚等可增加乳汁的分泌。

(5) 按摩膻中、乳根、足三里等穴（見前圖4-15、4-17）也可幫助乳汁分泌，除提供正確哺乳技巧外，也可運用中藥治療，但仍應配合飲食療法、推拿按摩、心理支持等相關措施。

（二）產後脹奶

1. **病因**：脹奶的原因包括：奶水或是組織液、血液的增加、水腫。這些因素均會壓迫到乳腺管而讓奶水不易流出。乳房腫脹的主要症狀為乳暈變緊、變硬，乳房某個部位特別腫脹、觸痛、發紅、發熱。嚴重時整個乳房的皮膚會被撐得又緊又亮，甚至可看到血管明顯的浮現在整個乳房皮膚表面。而產婦也可能產生類似感冒的症狀：疲倦、發燒、發冷、痠痛。若嚴重不處理則會演變為乳癰。

2. **症狀**：產後脹奶意指婦女在生產之後，乳汁未立即有效排出所造成的乳汁充盈現象。在乳汁開始充盈時，仍無法持續、頻繁的讓新生兒吃奶的話，接著可能發生乳房充盈，再不加以即時處理則會造成乳汁壅積腫脹。

3. **護理原則與指導**：重要的是即時排出乳汁，最好的方式是頻繁的哺餵，護理人員應評估產婦哺餵的姿勢、新生兒含乳的方式是否正確，以及是否有效的將乳汁排出。衛教產婦勿等到乳房充盈或有脹奶時才移出乳汁，應按時將乳汁以親自哺餵或擠奶的方式排出。當未持續的哺餵，引起乳房脹滿不適，而乳汁無法順利排出時，亦可建議使用木梳或刮痧板（圖10-8a）以放射狀的刮法朝乳頭方向輕刮（圖10-8b），以疏通乳腺幫助乳汁的分泌，但最重要的仍是讓新生兒增加吸吮的頻率。

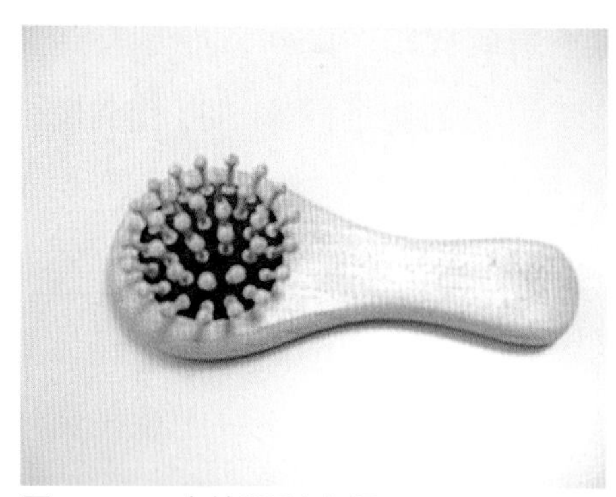

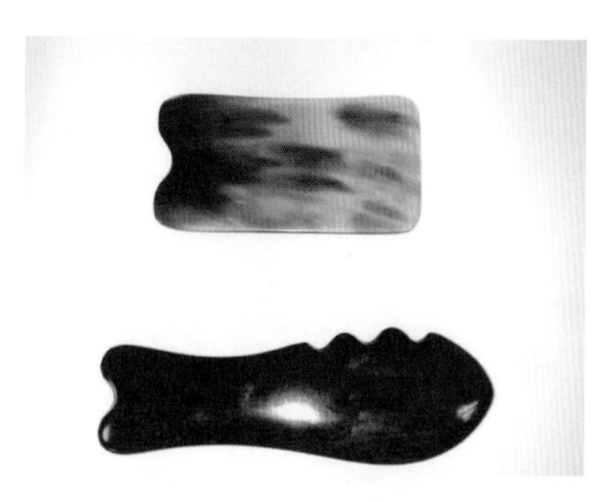

圖 10-8a◆ 木梳與刮痧板

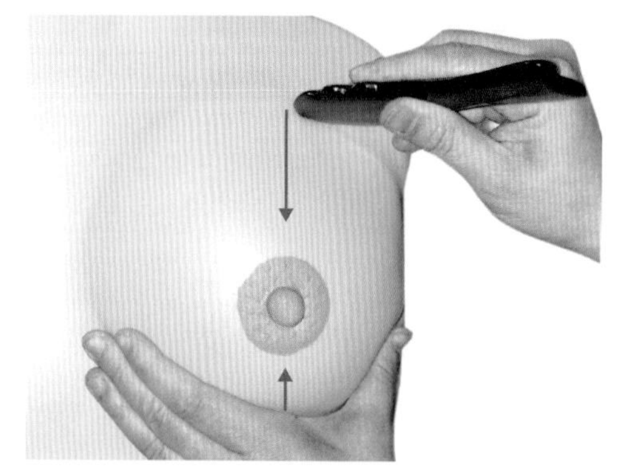

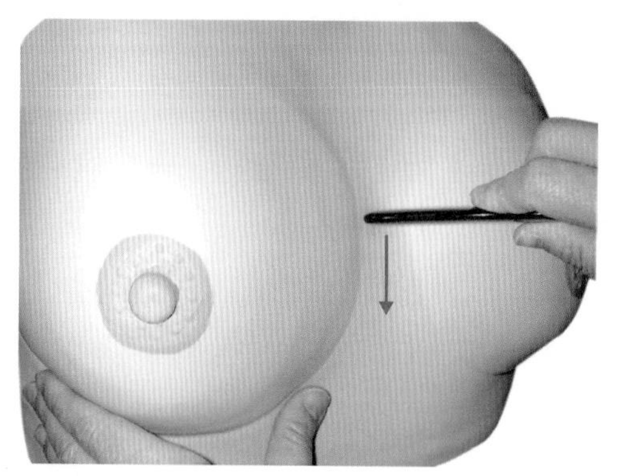

圖 10-8b◆ 持刮痧板以放射狀刮法刮向乳頭，膻中穴則以穴點為中心向下輕刮

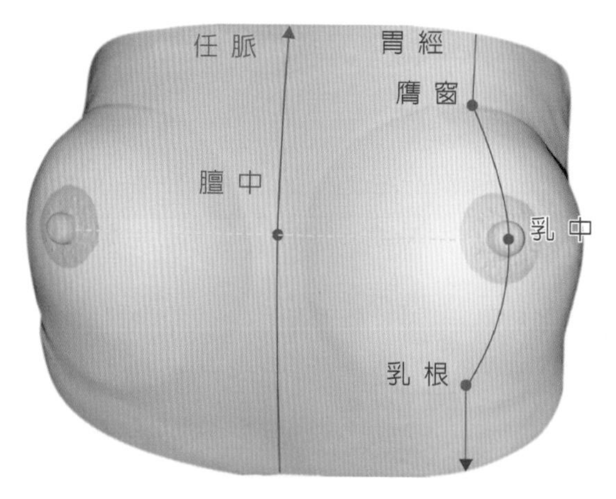

圖 10-9◆ 膺窗及乳根穴的位置

當乳房有發熱脹硬而未有全身性發燒的現象時，應先緩解脹痛的症狀，可以仙人掌去刺搗碎外敷，連續數次。待疼痛及發熱漸緩解後，可按摩膺窗及乳根兩穴（圖10-9），幫助新生兒吸出乳汁，若因脹奶而新生兒不願吸

吮，則可協助將堆積在乳頭的乳汁擠出，讓乳頭恢復較柔軟的狀況時，再協助新生兒吸吮。產後應不限次數，依新生兒需求來哺餵，最好能採行親子同室，可隨時掌握新生兒的訊息及需求，方便哺餵，也是預防產後脹奶最好的方法。

（三）乳癰－產後乳腺炎

1. **病因**：由於乳癰發病的時間及病因不同，中醫常把癰分為三類。
   (1) 外吹乳癰：起因於哺乳期的乳汁蓄積，又常與肝鬱胃熱或感染邪毒、哺乳期回乳不當有關，通常初期未加以處理，失治則形成膿瘍。因與產後調護、新生兒的保健有關，故將於本節概述之。
   (2) 內吹乳癰：起因於胎氣旺盛、上沖，導致乳房結塊、腫痛，通常發生在妊娠6~9個月。時間一久，局部的皮膚會逐漸轉紅、發寒發熱、頭痛，如未消散，大約1個月左右會化膿，則發燒嚴重，舌質紅絳、苔黃膩、脈象弦滑數。
   (3) 非哺乳期乳癰：不論男女老少均可發生，乃肝經鬱滯與陽明壅熱互結，使乳腺阻塞壅積而成。
2. **症狀**：哺乳期的婦女排乳不順暢，或是乳頭受損破皮，甚至突然離乳，以致乳汁未順利排出，造成乳房腫大，結硬塊疼痛，外觀膚色不變或是有發紅發熱的情形，有時會合併發燒寒顫的現象，通常產婦會感到口乾舌燥、唇舌紅而舌苔黃、脈象弦。
3. **護理原則與指導**：產後乳腺炎發生的主要原因是乳汁蓄積及細菌邪毒感染，而乳頭破裂常造成乳汁蓄積及細菌的門戶，因此更應該早期預防乳頭的損傷及乳汁蓄積。所以產後便要注意以下事項：
   (1) 及早開始哺餵。並注意正確的含吸及哺餵姿勢，以防止乳頭受傷。如果乳頭破皮或受傷可以乳汁塗抹於乳頭，自然風乾後再穿上胸衣。
   (2) 應穿著適當大小的胸衣，胸衣的罩杯應能托住整個乳房，肩帶也應足夠支撐乳房的重量以防下垂，並避免穿加有鋼絲的胸衣，以防壓迫乳腺造成乳腺不通暢。

(3) 注意飲食的調控，在乳癰形成期中，更應避免肥甘厚味或刺激性的食物，以防胃火更盛，而加重乳癰的變化。

(4) 足夠的睡眠及休息非常重要，此時家人或親友的分憂解勞，最能展現實際幫忙的成效。

(5) 保持身心舒暢，避免壓力或心情抑鬱。

(6) 早期發現早期治療最為重要，當發現乳房結塊或腫痛，應積極處理。如：哺餵前可先熱敷腫塊的地方，使其軟化。若有腫痛、乳房發熱、發紅，可依醫囑外敷黃金散，或以仙人掌去刺搗碎外敷。此時避免在患處用力擠乳，但應增加哺餵的次數。由於新生兒下巴的吸吮力道較強，可將腫塊的方向對著其下巴來吸吮。若已成膿則須以抽吸術吸出膿汁佐以針灸、內服中藥治療，若以上方法仍無法改善不得已才考慮以外科法切開來排膿。

結語

中國傳統醫學是五千年來智慧的結晶，而中醫婦產科不只是中國醫學的一部分，更是中國人生活事實上密不可分的經驗記載，本章重點在提供實務性的臨床運用，多為筆者參與臨床實務上的經驗與研究心得。除考證相關文獻之外，更請益多位中醫婦產科臨床醫師及相關領域的專家，將所收集到的資料與經驗，以神農嚐百草的精神先自我體驗，再作分享，進而將部分以臨床研究作驗證。近年來中醫護理的發展漸成氣候，但國內中醫護理臨床實證性的研究，仍嫌不足，本章部分的經驗仍待臨床同好進一步的驗證，藉此機會拋磚引玉，吸引有志者共為勉勵。

學習評量

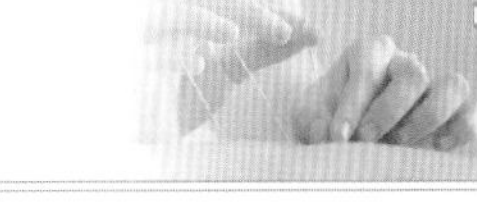

一、選擇題

1. 中醫婦產科護理原則不包括下列何者？ (A)飲食宜清淡，忌食辛辣、油膩、助濕生熱之品 (B)勤換內褲 (C)保持外陰部清潔 (D)多運動伸展筋骨。
2. 婦女在妊娠早期，有乏力、嗜睡、食慾不振、或食慾異常、噁心等現象，此症狀常出現在妊娠幾週左右？ (A)1~2週 (B)2~3週 (C)3~5週 (D)6~12週。
3. 脹奶的原因不包括下列哪一項？ (A)奶水缺少 (B)組織液增加 (C)血液增加 (D)水腫。
4. 下列敘述何者錯誤？ (A)產後通常體虛疲乏，應多臥床調息，臥姿要經常調整勿長期仰臥，多翻身半臥或側臥較佳 (B)晨起空腹時以500c.c.溫開水調一大茶匙的蜂蜜緩緩服下，可幫助排便 (C)產褥期間房事增加夫妻間情趣，有助於健康 (D)如果乳頭破皮或受傷可以乳汁塗抹於乳頭，自然風乾後再穿上胸衣。
5. 下列敘述何者錯誤？ (A)胸部及乳房為肝經所分布的範圍，如果產後情志不暢，肝氣不輸，則會造成乳腺阻塞 (B)產後乳腺炎發生的主要原因是乳汁蓄積及細菌邪毒感染 (C)乳汁無法順利排出時，可用木梳或刮痧板以放射狀的刮法刮向乳頭，以疏通乳腺幫助乳汁的分泌 (D)排便後合併有肛裂、出血、疼痛不適的症狀時，以溫水清洗後，可使用紫雲膏輕輕塗抹患處、按摩肛門。

二、是非題

1. 婦產科病症與精神因素有密切關係，經、帶、胎、產都與肝氣有關。

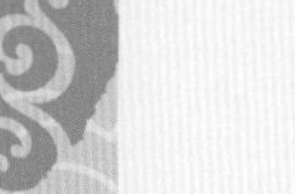

2. 妊娠子腫是妊娠婦女常見的病症之一，發生在妊娠20週出現水腫及蛋白尿，其主要病機是脾腎功能失常，水濕不化而泛留滯肌膚中，造成水腫。
3. 正常分娩初產婦約2~3小時，甚至到5小時的時間，經產婦通常在30~45分鐘，最多在2小時內完成。
4. 母乳是由精血、津液所化賴氣以行。產後半小時後即可開始哺乳，初期至少每隔2~3小時要哺餵一次，以促進乳汁的分泌及減少乳脹的情形。
5. 當乳房有發熱脹硬而未有全身性發燒的現象時，應先緩解脹痛的症狀，可以仙人掌去刺搗碎外敷，連續數次。

三、簡答題

1. 孕期的一般照護包括哪些重點？
2. 產後脹奶的護理原則與指導？
3. 哺乳期的飲食宜忌為何？
4. 如何預防乳腺炎的發生？

【習題解答】

選擇題：1.(D)　2.(D)　3.(A)　4.(C)　5.(D)

是非題：1.(○)　2.(○)　3.(×)　4.(○)　5.(○)

參考文獻

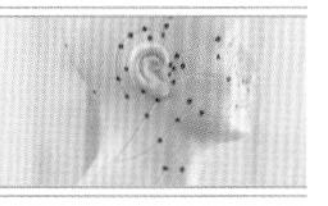

行政院衛生福利部國健署(2015)・*母乳哺育教戰手冊（第3版）*・2016年6月24日取自http://health99.hpa.gov.tw/educZone/edu_detail.aspx?Catid=21695

王淑芳等(2002)・*台灣母乳哺育教材指引手冊醫院使用版*・台北市：行政院衛生署。

司徒儀、楊家林等(2000)・*婦科專病中醫臨床診治*・中國北京市：人民衛生。

周治蕙(1996)・*最新產科護理學（三版）*・台北市：華杏

周雨樺等(2014)・*產科護理學（第七版）*・新北市：新文京。

林景彬(1999)・*常用中藥藥理學與應用*・台中市：中國醫藥學院。

邱靜瑜(2010)・*臨床隨機研究：刮痧於乳房腫脹之成效*・台灣：護理學會護理研究。

夏桂成等編著(2003)・*中醫婦科理論與實踐*・中國北京市：人民衛生。

張永賢(1995)・*經穴按摩保健康*・台北市：元氣齋。

張玉珍(1991)・*中醫婦產科學*・中國河北省：光明日報。

張成國(1997)・*食療與養生*・台北市：元氣齋。

張奇文等編著(1993)・*胎產病症*・中國：人民衛生。

張淳(1993)・*婦人針方九集*・台中市：中國醫藥學院。

莊淑旂(1995)・*坐月子的方法*・台北市：青峰。

陳立德(2000)・*坐月內ㄟ大代誌*・台北市：啟英。

陳昭惠(2002)・*母乳最好*・台北市：新手父母。

馮容莊(1996)・*高危險妊娠護理*・台北市：華杏。

黃維三(1985)・*針灸科學*・台北市：正中。

潘隆森(2003)・*臨床14經361腧穴（上下冊）*・台中市：志遠。

鄭振鴻(1998)・*台灣常用食物療效180種*・台北市：聯經

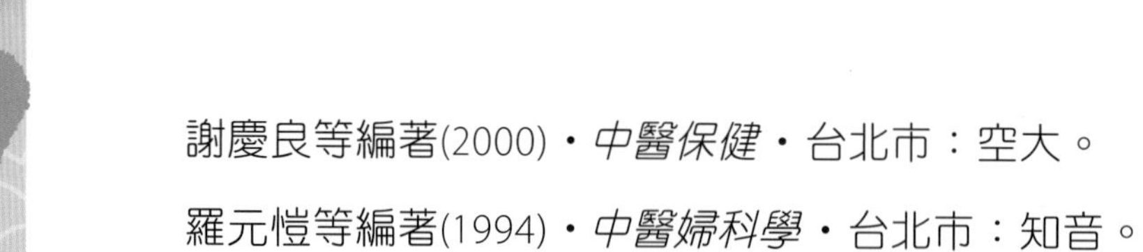

謝慶良等編著(2000)・*中醫保健*・台北市：空大。

羅元愷等編著(1994)・*中醫婦科學*・台北市：知音。

譚逢祥等編著(1986)・*中醫護理學*・中國四川省：科學技術。

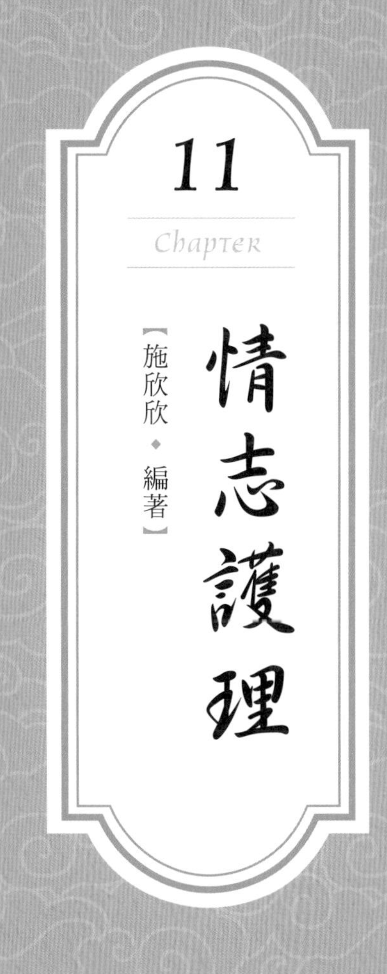

11 Chapter 情志護理

【施欣欣・編著】

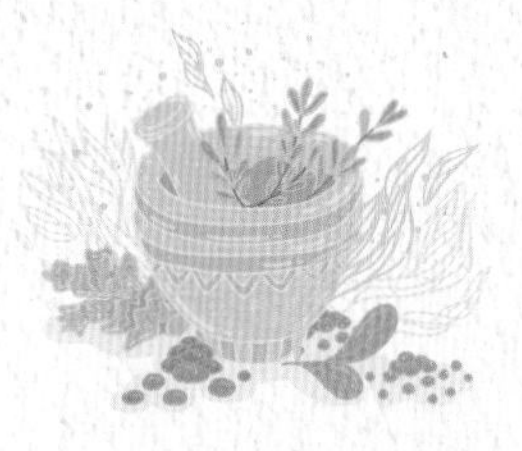

本章大綱

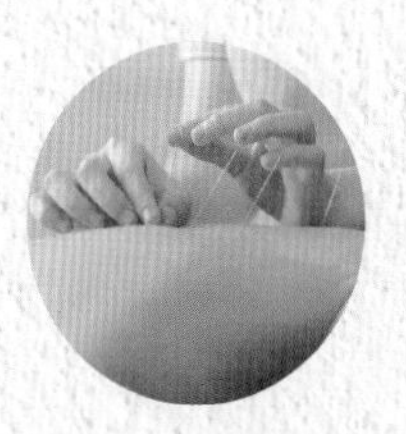
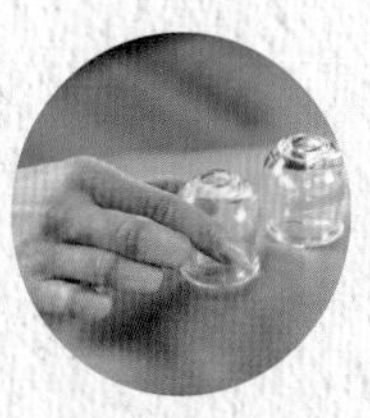
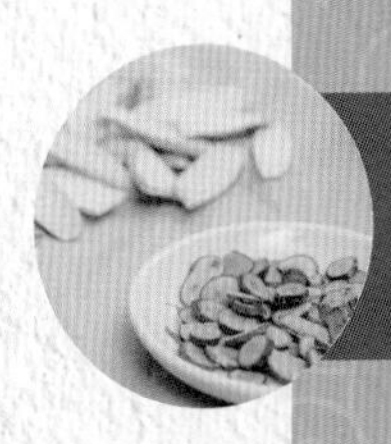

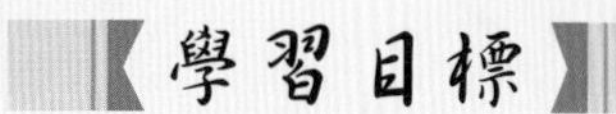

學習目標

研讀本章後，您能夠：

1. 說出情志的定義。
2. 說明性、情、欲三者交互影響的關係。
3. 說明情志與健康的關係。
4. 說明情志與五臟的關係。
5. 瞭解情志致病的病因及其致病機理。
6. 舉例說明環境治療對情志的影響。
7. 舉例說明音樂治療對情志的影響。
8. 說明情志相勝療法應用於治療情志病變的原理與原則。
9. 應用護理過程擬定適合情志障礙病人的護理計畫。

前言

「情志」是七情五志的合併簡稱。七情係指喜、怒、憂、思、悲、恐、驚等情感；五志是五臟所主之情的外在表現，即喜、怒、思、悲（憂）、恐等五種表情。良性情緒反應可增進人體健康，促進疾病康復。劣性情緒反應則能擾亂身心功能，導致情緒障礙而促發疾病。無論是良性情緒或劣性情緒只要發而有節，則於命無害，若發而失節，則對身心有害。情志致病可分為內因致病和外因發病兩方面，其致病機理主要是干擾氣機，傷及臟腑精血與精神心理功能。情志護理在協助病人察覺自我的情志特性與問題，協助適當地疏導與控制情志，並運用環境治療、音樂治療、情志相勝療法等方式協助病人調適其情志問題。

11-1 情志概述

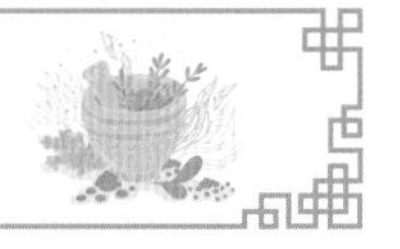

一、情志的源流

「情志」，古代指人的情感、志趣。中醫學的情志一詞源自內經五情分屬五臟的五志論述，素問・陰陽應象大論曰：「人有五臟化五氣，以生喜、怒、悲、憂、恐。」至宋代發展為七情，南宋人士陳無擇的「七情說」受西漢以來七體文風以及難經以七論病因的思想影響，將「情」定為七，即喜、怒、憂、思、悲、恐、驚。而情志並稱首見於明・張景岳著的類經中的「情志九氣」，其中也提出「情志病」的病名。 此後「情志」成為後世醫家對七情五志的合併簡稱（宋、胡，2003；喬、韓，1997）。

二、情志的定義

朱熹曰：「情，心之動也。」心動係指情緒發生時主觀意識到的某種體驗，包括認知（智識念慮）、情感（喜怒哀樂）和意志（志與意）。情，指與人的生理需要和社會需求相聯繫的情緒體驗。七情係指喜、怒、憂、思、悲、恐、驚等情感（燕，1996）。

志，古代一作知解，一作標志解，引伸為情之表現。說文：「志，意也。」從心察言而知其心意、意思之義。情動為志，係指情有所感而表現於外時為志，即表情。五臟所主之情的外在表現為五志，即喜、怒、思、悲（憂）、恐五種表情（喬、韓，1997；燕，1996）。

情與志是統一的，淵於先秦哲學思想，認為人性的一切活動都有一定的內在規律。情感與意志同為人之心神活動，在人的精神情感變化過程中，其方向和目的是一致的，因此情感是有一定志向的精神運動，故稱情志。情感與意志的關係為意志受情感的驅動而成，但意志又可控制及調節情感的變化（韓，1997a；1997b）。

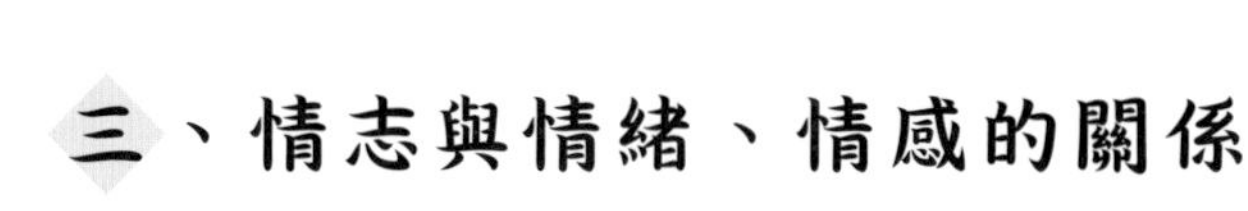

三、情志與情緒、情感的關係

中醫學認為：「七情，人之常性。」它既是一種本能衝動，一種體驗，也是一種反應（匡、何，1995）。情志是中醫學對情緒、情感的統稱（喬、韓，1997）。

情緒，是人對外界客觀事物刺激所產生的反應（態度與體驗），是一種精神心理活動的外在表現，包括生理變化（如：血流增加、心跳增加、呼吸增加等）、主觀感受（主觀體驗）和外在表現（表情、行為）。它的產生與身心對外界刺激是否滿意有關，亦受認知、意志及社會閱歷等的影響。情緒具有很「直接」的特點，觸物即發，物過則去，故能充分表露出人性的本質（林，1997；韓，1997a；Lewis & Haviland, 1993）。

情感，亦是人與外物接觸為其所感而產生的態度與體驗；是個體需要與社會需要密切聯繫在一起的複雜體驗，受意志的控制，與人的性格、修養、閱歷等有關。情感與情緒兩者的產生基礎是相同的，皆屬七情範疇。兩者不同點的是，情感的產生是以個體需要和社會需要為基礎的心理活動，其表現方式和程度受內控力的作用，能做到「隱而不露」，有時可延續很長時間。而情緒多以個體心理滿意與否為基礎，其表現多為強烈的、衝動的且隨情景的變化而迅速變化（宋、胡，2003；韓，1997a）。

四、情志的發生與形成

Lazarus等學者(1970)指出每個情緒反應都是某種特定的認知或評價的作用結果。中醫學從臨床實踐中發現，情志活動發生或轉換時涉及心理、生理兩大系統的複雜反應，它是主觀上意識到的內心體驗和外觀上可被覺察的表情變化。情志體驗的外在表達、表情，可在三個層面上顯現出來，分別是行為的、生理的及認知的（或主觀的）。所以中醫學重視面部、聲音與身姿等表情，是以象測藏、由表知裏的方法。由外在的表情變化而推知其內在的情志體驗，是中醫學認識情志的途徑之一（張，2004；喬、韓，1997）。

根據解剖生理學的相關研究指出，腦幹、視丘、下視丘、邊緣系統、部分新皮質、神經化學物質和內分泌系統都有參與情緒的作用(Lewis & Haviland, 1993)。然而，其間可能的交互作用機制，即特定的情緒是否有特定的身體反應模式，直到現在尚不清楚。

綜合各方的觀點，情緒是一組複雜的主觀因素和客觀因素之間的交互作用，受到神經系統和內分泌系統的調節，它可以引起感覺、感受等感情經驗（如：警覺、愉悅或不快樂等），產生認知歷程（如：知覺作用、評價和分類等），活化生理適應反應，以及導致行動，即產生表達的、目標導向的及適應性的行為（宋、胡，2003；Kleinginna & Klrinhinns, 1981; Lewis & Haviland, 1993）（圖11-1）。笛卡爾認為情緒有四個主要功能：(1)保持身體有適當的活力；(2)使身體在面臨環境中的目標物時有適度的準備；(3)欲求有用處的目標物；(4)使對目標物的欲求能持續下去（游，1993）。

五、性、情、欲的關係

按先秦時期的哲學思想而言，七情是人情，是人性的表現。荀子曰：「性者，天之就也；生之所以然者，謂之性。」人的生性，成於天，是稟受父母的家系族性而形成個體臟腑形神生命的本質與功能。性，藏於體內，像樹木之根。

性之好、惡、喜、怒、哀、樂，謂之情。所以人類之「情」是建立在「形體」與「精神」合體的基礎上。荀子曰：「形俱而神生，好惡喜怒哀樂藏焉。」情，化生於臟腑，出於心神，表現在外為喜、怒、憂、思、悲、恐、驚等情感，為性之外現。情感是人的本性與外物接觸碰撞時，為其所感而產生的一些態度與體驗。喜、樂是肯定、滿意的態度表現，怒、悲、哀、憂等是否定、不滿意的態度表現。古人云：「人稟七情，應物斯感。」接物有感，觸景生情，是人性之生物性的自然發生和自我流露。人性融情於物的表現，是人的性本能演化，故應使其盡情抒發，這對促進機體的生長發育及身心健康都是有益的。若人性沒有適當的抒發，則可能形成七情障礙或缺陷（張，1996；韓，1997a；1998）。

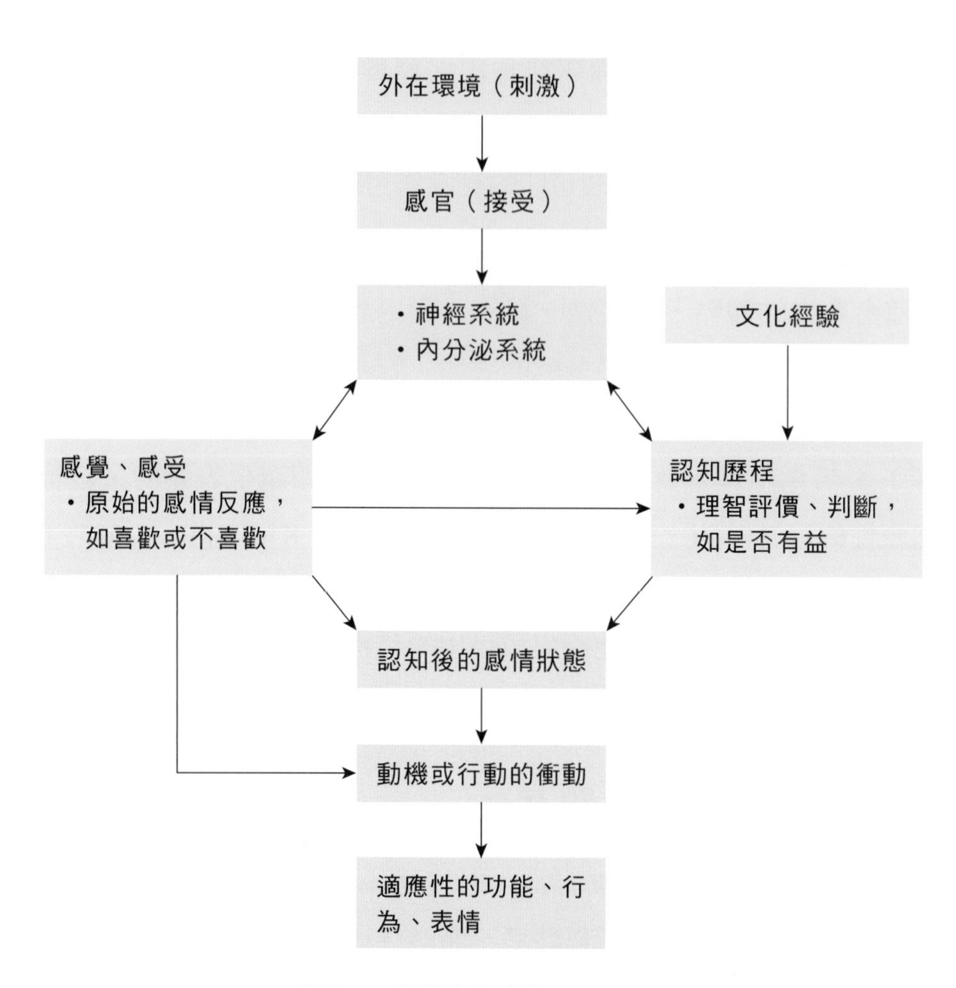

【圖 11-1】情志形成的過程

欲，生於情，為情之內涵。欲望是在「情」感物的過程中表現出來的，故荀子曰：「欲者，情之應也。」欲望亦是生物性的自然規律，是性本能，也是生存的需要。欲望分為兩類，即物欲和情欲，均為人體生命之所需，是人性保護機體生命的自然反應，為正常的生理現象。個人欲望延伸則構成了人類社會的需求（張，1996；燕，1996）。

七情是隨人的年齡增長、社會經歷、文化知識及己身狀況等而不斷變化的，而情欲的變化反應又能影響到人的本性，使人的本性也出現了變化。人的生性是以自我為中心來看待和處理事物。理性是生性修煉而成的本性，是以社會和群體的需要為基礎，以服從大局或自我保護為目的。性、情、欲三者交互影響的七情軸心運動中，會把天性磨練成理性化，即人性在對客觀事物的認識過程中，透過智力活動而演化出理智化的情感欲望。理性能保護己身免於遭受刺激的傷害，又能控制情欲使之合理宣洩，使性、情、欲軸心運動始終處在良性循環的軌道上；若性、情、欲三者功能關係失調將造成異常（韓，1997a；1998）。

11-2 情志與健康、五臟的關係

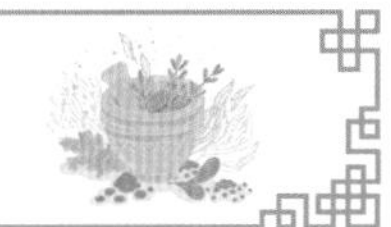

一、情志與健康的關係

情緒的正常與異常維繫著健康與疾病。情緒有良劣常異之分，基本上以個體的滿足與挫折作為情緒的正負向或趨避的程度。當所遭逢的際遇遂人心意，個體的需要得到滿足時，表現出歡樂、喜悅等情緒反應者為良性；當違背意願，個體需要得不到滿足時，出現了憤怒、焦慮、憂傷、恐懼等情緒反應者為劣性。良性情緒反應能激揚身心，提高腦力和體力的效率，使人體煥發出積極向上的潛能，可增進健康，促進疾病康復。劣性情緒反應能滯抑身心，減低腦力和體力的效率，使人體沉陷於消極頹廢狀態中，容易導致情緒障礙而促發疾病（匡、何，1995；宋、胡，2003）。

七情是人體的生理現象，是對外在事物的感受與體驗。若能順其自然，任其盡情抒發，不壓抑，則能舒和氣機，暢達臟腑，促進身心健康。也就是說七情發而有節，則於命無害；若發而失節，則對身心有害。情緒反應適度，即使是劣性情緒，通常亦不致於致病。情緒反應過度，或持續時間太久，則為異常；嚴重者，可稱作情緒變態或情緒障礙。清代醫家費伯雄說：「夫喜、怒、憂、思、悲、恐、驚，人人皆有之境。若當喜為喜，當怒為怒，當憂為憂，是喜怒哀樂發而中節也。此天下之至和，尚何傷之有。」因此，只有異常的情緒反應才有病理意義，包括：(1)劣性情感持續過久，如：久思、久悲、久憂，持續焦慮、抑鬱或恐懼等；(2)激情暴發或情緒反應過於強烈，如素問・陰陽應象大論曰：「暴怒傷陰，暴喜傷陽」，即使是良性情緒，過於強烈亦可引起不測，而劣性情緒反應過於劇烈，其病理危害更大（匡、何，1995；韓，1997b）。

反過來說，情緒反應太強烈或持續過久，也可能是軀體病變的徵兆，如靈樞・本神說：「肝氣虛則恐，實則怒；心氣虛則悲，實則笑不休」均指出情緒異常可以是臟腑氣血病變的某種徵象。情緒異常也可以是精神障礙的一種表現，古今醫案按收集並歸納分析歷代醫家診治情緒異常的案例，發現不少是借心理療法取效的（匡、何，1995）。

七情富含能量，不僅能促進身心健康，還能治病，如：「情志相勝」療法就是以「悲勝怒」、「恐勝喜」、「怒勝思」、「喜勝憂」、「思勝恐」等原理治療情志病。但它亦能損傷身心健康、加重病情，甚則殃及性命。七情具有生理病理雙重性質，兩者間的相互轉化主要取決於七情抒發的適當性，即取決於人體心理的承受力和自控力（韓，1997b）。

二、情志與五臟的關係

情在外，成於感，在臟為志。五志，是五臟的情性表現，生成於五臟所藏精氣，「人有五臟化五氣，以生喜、怒、思、憂、恐。」所以七情就是情志，七情之發生源於五臟，是五臟生理功能活動之一。臟腑在進行物質運動的同時，也在進行著情感運動，素問・陰陽應象大論說：「心在志為喜、肝在志為怒、脾在志為思、肺在志為悲、腎在志為恐。」

五臟所化生的氣血津液是情志變化賴以生成的物質基礎，即情志藉此對外界刺激產生反應。因此，臟腑功能盛衰會影響到情志活動的強弱，若臟腑功能活動異常則易引起情志病變。然而不良的情志刺激亦可直接傷及五臟氣血，導致其功能失常，素問・陰陽應象大論曰：「怒傷肝，喜傷心，思傷脾，憂傷肺，恐則腎。」（印、張，1997；黃、李、趙，2004；韓，1997a；1997b）

11-3 情志病概述

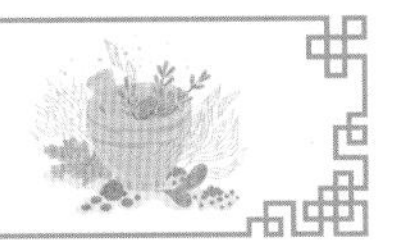

一、致病病因

情志病，亦稱七情病，可分為內因致病和外因發病兩方面。人體機能代謝失衡會產生情緒波動，連帶產生情志變化，此為「內因致病」；而在外界誘因影響下產生的情志變化也會對人體機能構成影響，發生病變，此為「外因發病」。

（一）內因

1. **神傷**：「神」源自於父母，當精卵結合胚胎形成時，生命之「神」就開始孕育，藏於腦中，並靠後天飲食營養物質不斷地滋養之。黃帝內經將神分屬五類，即「神、魂、魄、意、志」。當臟、精、氣、血虧虛時，不能供應營養於腦則會導致神虛，神虛則發生情志病變。醫方類聚・諸虛門說：「神虛則心志顛倒」，素問・調經論說：「神有餘則笑不休，神不足則悲。」顯示情志發病與神府有密切關係（印、張，1997；譚，1998）。
2. **臟虛**：素問・天元紀大論指出五臟貯藏精氣，向上濡養神府，化生喜、怒、思、憂、恐等情緒，所以情志變化是以臟腑精氣作為物質基礎，若五臟的功能障礙易生情志病變（張，2004；譚，1998）。
3. **血虛**：血液濡養神府，血液的盛衰直接反映在情志的變化上。素問・調經論指出心血虛者多表現心悸易驚；肝血虛者多表現目茫無所視、善恐等症（譚，1998）。
4. **精虧、氣虛**：靈樞・本神指出精與氣均是神的生成物質，直接關係著情志生成和情志變化。精氣不足則表示神失滋養，易出現情志病變。氣盛氣衰可直接反映在情志變化上，如：心氣不足者，多表現神志恍惚、悲傷；心氣實則多表現無故喜笑。肝氣不足者，多表現疲乏無力，善驚易恐；肝氣實則多表現急躁易怒（印、張，1997；譚，1998）。

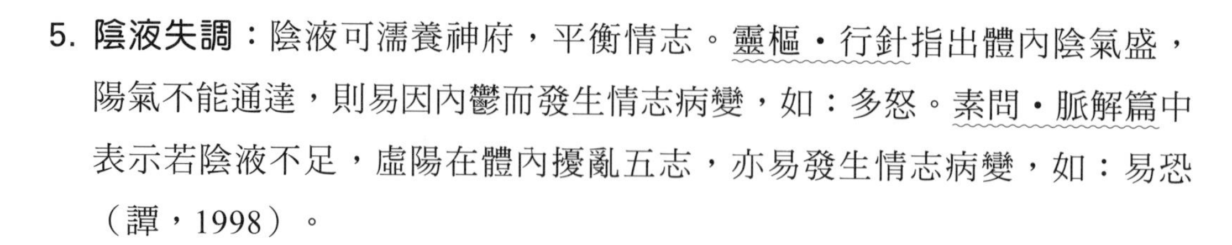

5. **陰液失調**：陰液可濡養神府，平衡情志。靈樞・行針指出體內陰氣盛，陽氣不能通達，則易因內鬱而發生情志病變，如：多怒。素問・脈解篇中表示若陰液不足，虛陽在體內擾亂五志，亦易發生情志病變，如：易恐（譚，1998）。

6. **陽氣失調**：陽氣直接溫煦神府，是人體生命和情志的外在表現。靈樞・行針指出體內陽氣盛則善喜。素問・脈解篇提到若陽虛陰盛，陽氣不得出則善怒（譚，1998）。

7. **鬱擾神臟**：情志主因「鬱」致病，氣鬱、血鬱、痰鬱、火鬱、濕鬱、食內鬱等均可擾亂五臟氣機，導致臟腑功能障礙或病變，亦可誘發志、思維、睡眠等心神活動障礙。例如濕鬱生痰，痰阻神竅則易出現情緒低落、神志痴呆等症；痰鬱化火，火熱擾亂神府則易表現出躁動、心煩、失眠、驚狂不寧等症（譚，1998）。

（二）外因

1. **情志刺激**：劇烈且持續過久的情緒會擾亂氣機，導致五神臟不寧失調，而五臟功能障礙失調也容易發生情志病變（印、張，1997；董，1997；譚，1998）。

2. **氣候變化**：時令性氣候變化超出人體的適應調節能力，則易導致情志病變發生。如：六淫指風、寒、暑、濕、燥、熱等六種氣候太過，當六淫邪氣侵入體內，會擾亂五神臟氣機。素問・痺論指出風寒暑邪侵入體內將閉阻心絡，擾亂心志，使血脈不通，臨床則多表現善恐（譚，1998）。氣候可影響人的生理機能調節能力，進而對情緒產生影響。類經・情志九氣提到:「春脈太過，則令人善怒。」素問・四氣調神大論也指出，夏季天熱日長，容易使人生厭、生煩、生怒。秋季涼風至、草木黃落，此種氣候可降低精神活動與奮性，使人精神不寧，情緒抑鬱（張，2004）。

3. **環境劇變**：社會動盪與劇烈變遷（如：戰亂、飢荒等），或社會文化的急劇轉型及生活境遇驟變（如：社會政治、經濟地位及在社團或家庭中的

「角色」有較大改變）等，這些均會導致個體不能及時有效地加以調整適應。生活中的意外事件刺激當事人，可能引起激情衝動或導致心境失常，而表現出大喜、大怒、悲哀、恐懼、抑鬱、憂思、焦慮等情緒。另外人際互動關係不協調，亦可影響人際間信任感與支持系統的建立，進而促使情緒不穩定，心理不平衡（匡、何，1995；董，1997；譚，1998）。

4. **勞傷**：煩勞過度、進食過量或不足、大病、久病等均會內傷氣血陰陽，導致五臟失養，容易發生情志病變。古今醫統‧論五勞‧六極‧七情之由中提到思慮勞神過度者，則耗傷「心」血，損傷「脾」氣，出現心悸、健忘、失眠、多夢、腹瀉、便溏等心神失養、脾不健運的症狀；而盡力謀慮使「肝」煩勞過度者，則多怒且火氣盛；遇事容易憂慮使「肺」煩勞過度者，則因過於憂傷而氣耗（印、張，1997；譚，1998）。

5. **外傷**：跌仆、藥物、化學物質等因素直接作用於人體，導致組織、器官的損傷。損傷所致的氣血瘀滯、疼痛因而擾亂神府，致五臟不寧，易發生情志病變（譚，1998）。

二、情志病理的發生

情志病的病源乃是外物對情欲的刺激傷在「性」，即臟腑形神之質性被傷。致於情志刺激作用於人體能否成為病因，使機體受到傷害，則與外在刺激的強度、持續時間和產生的方式及個體的適應性有關（董，1997）。

倘若外在刺激的強度超過了機體的耐受能力，如：突發的天災人禍或至親突遭不幸等事件的刺激，能激發個體產生驚恐、焦慮、憤怒、憂傷、失望等劣性情緒反應。強烈的情志刺激只需短暫的時間，就能對人體產生直接或間接的危害作用。然而強度小、發生頻率多且持續時間長的刺激，由於積累的效應，仍會使人體發生病態反應。另外劣性情志刺激產生的方式為突如其來、無法預料或無法控制時，其對人體的刺激效應比能事先預料、準備和控制者還大（董，1997；韓，1998）。

個體對刺激的耐受力及適應性受到先天稟賦、後天營養、性格陶冶與修養及個人經歷等因素的影響（董，1997；2001）。理性有保護機體不被傷害的功能，理性是人性接受外在刺激後，透過記憶、回憶的匯合、比較、提煉與昇華等的綜合處理過程，逐漸修煉而成。理智地使用情欲，使之在遇到某些刺激時不至於輕易被傷害。刺激是否能傷及臟腑形神之性，主要取決於臟腑的脆堅和形神的勇怯。修煉成功的理性對刺激具有一定的「情感免疫力」，使原本能引起劇烈情緒波動的「刺激力度」顯得微不足道，這是理性理智效應的結果。七情刺激傷性發病是由多方因素促成的，當疾病形成時，則顯示人體的多道防線均已失守，所以，七情病一旦形成，皆為較嚴重，且治療較困難（董，2001；韓，1998）。

劇烈的或長期的環境事件刺激與個體內在因素交互作用後，引起高度的喚起和強烈的情緒，伴隨發生的生理變化可能對身體系統造成不良的影響，同時可能會導致身體適應反應的喪失（游，1993）。在刺激傷性發病過程中，情感的發洩可能有「太過」或「不及」的現象。「太過」指七情宣洩過於急烈，易造成氣機逆亂，臟腑因此受損而生病。「不及」指七情當發而不得發，易造成氣機鬱滯，臟腑受礙易生疾病，抑鬱情感易患癌症已被醫界認可（韓，1997b）。另外在發病過程中，「欲」若沒有適當的掌控，則傷身敗體。有時是欲望不能滿足，事與願違，會令性、情、欲七情軸關係迅速紊亂失調，進而使人發病。有時是「過欲」傷害，過於沉迷會令情欲轉換成異常心理而使七情軸心運動偏離常道（韓，1998）。

三、情志致病的機理

中醫理論認為異常的情緒變化可導致多種軀體障礙。情緒致病的早期，常先發生內在功能失調，之後逐漸形諸於外，為人們所注意到。情緒異常可為誘因，干擾正常生理功能而促使軀體病變的發生發展；情緒異常亦可成為直接原因，激起劇烈的生理波動，導致軀體障礙。因此，中醫學強調情緒之良劣常異，在疾病發生、發展、變化、治療、癒後的全部過程中，都有著不容忽視的影響（匡、何，1995）。七情過用致病的病理機制可表現在四大方面：

（一）干擾氣機－致氣機升降失調

中醫理論認為，人的生命過程全賴「氣」的推動、激發、溫煦、防禦、固攝等生理功能（印、張，1997）。而情志活動亦與氣機關係密切，情緒異常或障礙時可使氣行鬱滯不暢或失常，導致氣機紊亂傷及心神，故中醫學常以「鬱」致病概括內傷七情的病機。不同的情緒反應對氣機的干擾造成不同的病理影響，其表現形式主要有氣滯不行、氣機紊亂及升降反作，如：素問・舉痛論曰：「怒則氣上，喜則氣緩，悲則氣消，恐則氣下，驚則氣亂，思則氣結。」（程，1994；董，1997）

1. **怒則氣上**：素問・生氣通天論云：「大怒則形氣絕，而血菀於上，使人薄厥。」發怒時可使肝氣向上逆行，血隨氣升，故可見面紅目赤、青筋怒張、毛髮聳豎、橫眉瞪目、眩暈頭痛、胸滿肋痛，甚則嘔血、咳血、流鼻血、聽力和視力急遽下降，以致耳聾、失明，嚴重則昏厥跌仆乃至死亡。現代身心醫學認為，發怒使人交感神經興奮、心跳加快、血壓升高，若有心血管疾病者，發怒時常可使其疾病加重，如：併發中風（匡、何，1995；董，1997；劉、梁、李、楊，1997）。

2. **喜則氣緩**：素問・舉痛論說：「喜則氣和志達，營衛通利，故氣緩矣。」靈樞・本神曰：「喜樂者，神憚散而不藏。」心情過於興奮，狂喜太過可使心氣弛緩，血氣渙散，不能上奉於心，導致心神渙散不收，輕則思考不集中、情緒不穩定、心悸、不寐、全身乏力，重則心神散亂不斂，出現如狂、如痴、嘻笑不止等症（匡、何，1995；董，1997；劉等，1997）。

3. **悲則氣消**：素問・舉痛論曰：「悲則心氣急，肺布葉舉，而上焦不通，榮衛不散，熱氣在中，故氣消矣。」過度的悲哀，以致意志消沉，心神沮喪，可使肺氣消耗，表現為心境淒涼、垂頭喪氣、嘆息不止、愁眉不展、面色慘淡、時時哀泣、肢體麻木、肌肉筋脈疼痛等，甚至可出現氣短、喘息等病症，嚴重則導致臟氣竭絕（匡、何，1995；董，1997；劉等，1997）。

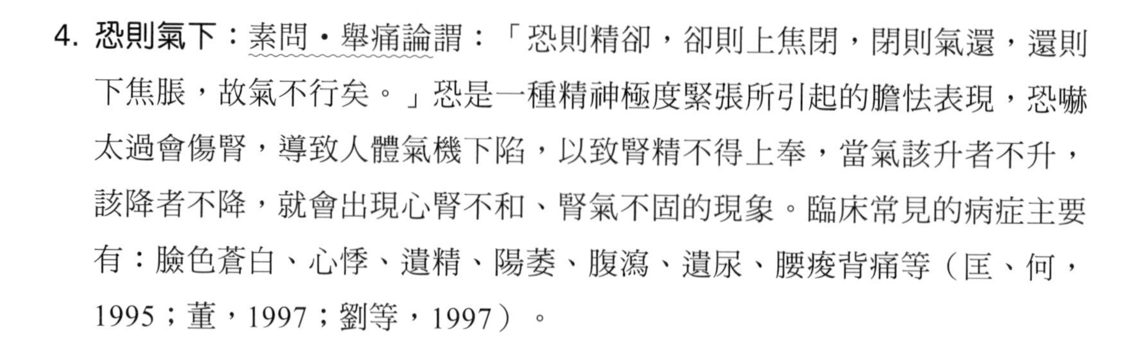

4. **恐則氣下**：素問・舉痛論謂：「恐則精卻，卻則上焦閉，閉則氣還，還則下焦脹，故氣不行矣。」恐是一種精神極度緊張所引起的膽怯表現，恐嚇太過會傷腎，導致人體氣機下陷，以致腎精不得上奉，當氣該升者不升，該降者不降，就會出現心腎不和、腎氣不固的現象。臨床常見的病症主要有：臉色蒼白、心悸、遺精、陽萎、腹瀉、遺尿、腰痠背痛等（匡、何，1995；董，1997；劉等，1997）。

5. **驚則氣亂**：素問・舉痛論謂：「驚則心無所倚，神無所歸，慮無所定，故氣亂矣。」突然受驚嚇，導致心無所依，神無所附，慮無所定，慌亂失措後出現驚悸、不寐、痴呆、癲癇，甚至僵仆、不省人事等病症（匡、何，1995；劉等，1997）。

6. **思則氣結**：素問・舉痛論謂：「思則心有所存，神有所歸，正氣留而不行，故氣結矣。」思慮過度最易傷脾，脾胃運化失調，表現為嗜臥、脘腹痞滿、大便溏瀉、不思飲食、倦怠乏力等脾虛證候（匡、何，1995；劉等，1997）。

7. **憂則氣聚**：後世醫家總結認為過度憂傷，損傷肺氣，致使氣機的調節功能失常，氣聚而不行，臨床表現為若有所思、若有所失、怏怏不快、悶悶不樂、抑鬱煩躁（匡、何，1995；劉等，1997）。

（二）傷及臟腑精血－致臟腑功能紊亂

情緒障礙可直接傷及五臟，其機理就在於氣機升降失常，臟腑氣血陰陽紊亂，導致其功能失常。素問・陰陽應象大論曰：「怒傷肝，喜傷心，思傷脾，憂傷肺，恐傷腎。」（程，1994）

1. **怒傷肝**：肝藏血，主疏泄，即肝能疏通發泄全身的氣、血液和津液等（印、張，1997）。人有正常的情志活動主要依賴氣血的正常運行，因此隨怒隨消未必會致病。怒是指遇到不合理的事件或事不順心，氣憤不平，因之氣逆上衝，怒火勃發。若長期鬱怒不消或過於憤怒容易導致肝氣鬱結，氣機逆亂，肝氣犯肺，可致咯血、嗆咳、滿悶脇痛。肝氣逆甚，迫使血液上升而鬱積於精明之府，則可發生目赤腫痛、頭痛、暈厥。肝氣鬱積於咽喉，則可形成梅核氣；鬱積於頸部可導致癭瘤。肝氣橫逆，犯胃則致腹痛腹脹、噯氣呃逆、食慾不振、嘔血、腹瀉（匡、何，1995；董，1997；譚，1998）。

2. **喜傷心：**心藏神，主神明，是指人的精神、意識和思維活動（印、張，1997）。喜是心情愉快的表現，在正常情況下，喜則意和氣暢，營衛舒調，對心神功能是有益的，是健康的良性心態。長期保持心情愉快可以增強人體免疫功能，使呼吸暢通，消除病痛。只有在行為放蕩、喜樂無度或突然遇到大喜，情緒激動不止時才會發生「暴喜傷陽」的病理變化。「暴喜傷陽」可導致人體心氣弛緩、神氣渙散，使血不養心，神不守舍。臨床表現多為興奮不已、喜笑不休、易驚失眠、精神疲乏、面赤身熱、飲食不思，嚴重者可導致神志恍惚、精神錯亂（匡、何，1995；董，1997；譚，1998）。

3. **思傷脾：**脾主運化水穀，具有把食物化成精微物質並將之轉輸運送至全身的生理功能（印、張，1997）。思是在集中精神下，運用智慧，思考問題。思慮過度則神志凝滯，氣機不暢，氣血難行。氣血鬱結較嚴重時，影響脾胃運化及肝氣疏洩功能，使之升降不及，運化失常。最初表現納食無味、噯氣呃逆、脘悶腹脹、脇肋疼痛、大便失調，久之氣血生化不足而使四肢肌肉失養、消瘦無力、形體羸瘦、精神疲乏、健忘、失眠、神情痴呆、思緒不寧。過度的思慮和強記，會影響脾胃功能，而異常的邪思妄想，不僅對脾胃有害且會嚴重影響到肝、心、腎的功能活動（匡、何，1995；董，1997；譚，1998）。

4. **憂（悲）傷肺：**肺司治節，主全身之氣。意指肺除了主呼吸功能外，也負責維持與調節全身氣機的升降出入運動（印、張，1997）。根據素問・陰陽應象大論，悲、憂同屬肺志，悲受外在刺激，由創傷苦痛而產生，以心境淒楚為主要表現；憂則由內心的焦慮擔憂產生，然二者對人體之影響大致相同。持久的憂慮和過度的悲傷，均會導致氣閉，上焦不通，使人意志消沉，肺氣耗損。臨床表現為精神抑鬱、情緒低落、時常嘆息、悲傷哭

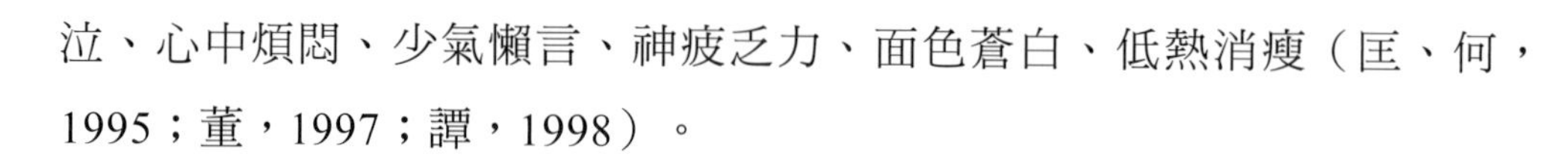

泣、心中煩悶、少氣懶言、神疲乏力、面色蒼白、低熱消瘦（匡、何，1995；董，1997；譚，1998）。

5. **恐（驚）傷腎：**腎藏精，主生殖與骨，司二便。腎具有攝納、貯存和封藏精氣的生理功能。而腎中精氣具有促進人體生長、發育和生殖的生理效應且精氣的氣化功能有助於貯尿、排尿和排便機能的正常（印、張，1997）。恐是人們對固定的、長期的事務懼怕的精神心理狀態；驚則是指突然遇到變故而引起精神突然緊張、驚駭的精神活動表現。驚與恐均可傷腎，使其精氣耗傷，腎氣不固。臨床表現為生殖機能障礙，如：陽萎、遺洩及腰膝痠軟等症。過於驚恐還能使腎的氣化功能失常，引起大小便失禁。另外驚恐也能導致心無所依、神無所歸、思慮無定等神志病變，出現驚嚇恐懼、神情慌張、眩暈、健忘、耳目失聰、舉止失常、全身冷汗、手足發厥、氣短心悸、全身疲乏、面色蒼白、呼吸急促等症狀（匡、何，1995；董，1997；譚，1998）。

（三）破壞陰陽平衡與傷正邪侵

中醫學重視人體陰陽平衡的保持與「正氣」對疾病的抵禦作用。素問・疏五過大論曰：「暴怒傷陰，暴喜傷陽」，養生論云：「喜怒悖其正氣」，均指出長期強烈的不良情志反應可損陰傷陽，使人體陰陽失調、氣血不和，臟腑功能失常，無法抵禦外邪的入侵，進而引發疾病的產生。相反地，若情志和順，可使人體陰陽平衡、氣血順暢、臟腑安和，外邪無法入侵則可保人體健康（孫、陳，2001；賀、席，1998；董，1997）。

以現代醫學來詮釋，「正氣」的功能相當於人體的免疫系統。研究顯示，焦慮、緊張、憤怒等不良情志反應會刺激神經內分泌系統，影響神經傳遞物質和激素在血中的濃度及作用，進而破壞人體的免疫功能，使人體對疾病的易感受性、病程及預後受到影響。反之，情志和順，可使神經傳遞物質與激素的分泌適量，使人體免疫功能處於最佳狀態，增進人體對疾病的抵抗力（孫、陳，2001；賀、席，1998）。

(四) 傷及精神心理功能

情緒障礙常起著先導或主導精神病理過程的作用。中醫學認為人的心神活動有魂魄意志的內裏變化，又有喜怒哀樂的外部表現。素問・宣明五氣篇說：「心藏神，肺藏魄，肝藏魂，脾藏意，腎藏志」，即「神、魂、魄、意、志」等精神心理活動依附於五臟，為五臟所藏所主（印、張，1997）。所以情感活動與五臟功能有密切關係。

1. **神**：「神」是精神心理活動的統稱，統攝著魂、魄、意、志，管轄著知覺感受、思維欲念、喜怒哀樂等。靈樞・本神謂「心藏神」，神為心所主，若「心，怵惕思慮則傷神，神傷則恐懼自失」，意指驚恐思慮過度則傷神，神傷則會使人變得驚慌失措不能自主（匡、何，1995；程，1994）。
2. **魂**：「魂」為陽神，主要是指一些後天發展的、較高級的、興奮性和主動性的精神心理活動，如：思維、想像、評價、決斷、情感和意志等心理活動。靈樞・本神指出「肝藏魂，肝，悲哀動中則傷魂，魂傷則狂忘不精」，意指悲哀過度，五臟之氣被擾亂致傷魂，魂傷則使人狂妄，行為踰越常軌（匡、何，1995；程，1994）。
3. **魄**：「魄」為陰神，主要是指一些與生俱來的、本能的、較低級的、被動性和抑制性的神經精神活動，如：反射性動作、四肢運動、五官感知覺及記憶等。靈樞・本神指出「肺藏魄，肺，喜樂無極則傷魄，魄傷則狂」，意指喜樂無度會傷及魄，魄傷則使人神志狂亂，目中無人（匡、何，1995；程，1994）。
4. **意**：「意」指注意力、記憶、思維和推測等精神心理活動。而情感欲念需經「意」的心理活動過程才得以萌生，諸真語錄曰：「心有所從謂之情，情有所屬謂之意。」靈樞・本神指出「脾藏意，脾，愁憂而不解則傷意，意傷則悗亂」，意指愁憂過度會傷及意，意傷則使人胸腹滿悶煩亂（匡、何，1995；程，1994）。

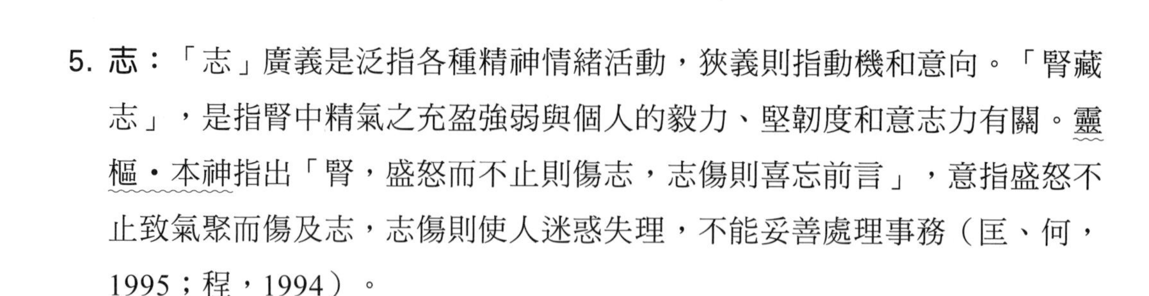

5. **志**：「志」廣義是泛指各種精神情緒活動，狹義則指動機和意向。「腎藏志」，是指腎中精氣之充盈強弱與個人的毅力、堅韌度和意志力有關。靈樞·本神指出「腎，盛怒而不止則傷志，志傷則喜忘前言」，意指盛怒不止致氣聚而傷及志，志傷則使人迷惑失理，不能妥善處理事務（匡、何，1995；程，1994）。

上述情況都不再是單純的情緒障礙，而是精神心理過程或意識狀態的失常或障礙，其病變程度都較單純的情緒障礙更為嚴重。

11-4 情志護理

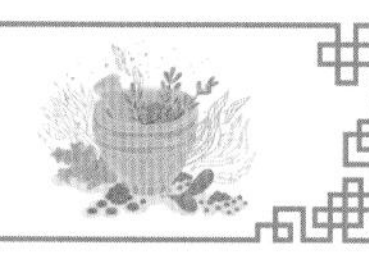

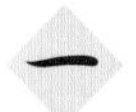

一、護理評估

護理情志障礙的病人時，評估重點應在瞭解：

1. **病人與家屬對情志問題的認知與反應**
   (1) 病人對其情志問題的瞭解程度與解釋、發作經過、因應措施及其效果。
   (2) 家屬對病人情志問題的認識、態度與行為反應等。
2. **病人身、心、社會狀況**
   (1) 評估生理功能狀態，如：進食、排泄、睡眠、活動量等情況是否出現生理不適症狀。
   (2) 評估情感表達方式、強度與持續時間。
   (3) 評估人格特性、人生觀、價值觀、自我概念、自我評價、思考模式以及與他人的互動情形。
   (4) 評估病人是否有自殺意圖或自殺計畫等。
3. **環境評估**：瞭解是否存在任何危險因子影響病人的情感表達方式、情緒平穩度、思考模式、對問題的處理能力等。

二、護理措施

（一）情志的自我察覺

1. **協助病人辨識自己的情志**：獲得對情志的理解，可避免自我知覺和自我判斷(self-perceptions and self-judgments)被扭曲；同時自我瞭解亦是自我控制的先決條件（游，1993）。因此需先協助病人釐清引發情緒反應的誘因為何？自己的想法和感受為何？所表現的情感類別（如：生氣、害怕、高興、悲傷等）為何？

2. **協助病人瞭解自我情緒的特性**：首先協助病人辨識自己情緒產生時的基本生理狀況，如：生氣時出現握拳、臉紅、心跳加快、激動等現象。接著協助辨識其情緒表達方式、強度與持續時間的適當性，以確立情志護理問題。

（二）情志的適當疏導

1. **鼓勵傾訴**：情緒反應是一種自然生理現象，應該給予合理的疏導。鼓勵病人向家人、親朋好友或其他支持系統（如：宗教或專業人員）談心，傾吐自己內心深處的煩惱，以減輕心理上的壓力。亦可鼓勵透過寫日記、書信、文章等方式將自己最真實的想法、感受與期望寫下來，藉此分析瞭解自己的情緒緣由，進而能發自內心地原諒自己或他人。

2. **運用情志轉移法**：轉移對不良情志困擾的注意力，可使人的心理負擔減輕，精神得以解脫，進而創造坦然開朗的心境。因此，當患者受不良情志困擾時，鼓勵他閱讀自己喜歡的書籍、聽音樂、看喜劇，或參加集體娛樂活動，把注意力轉移到喜悅的事物中，擺脫不良情志困擾，使情志平定下來（張，1996；劉、毛，2003；譚，1998）。同時教導平日在工作或學習之時，神用專一、專心致志；而閒暇之時，多培養嗜好，寄情於琴、棋、書、畫、園、林、花、草等活動，藉由手、眼、心並用，使人全神投入，以盡情地享受過程中的喜悅、自信與娛樂的快感。能專注於工作或活動中，自然可凝神定志，忘卻一切名利、私欲和煩惱（劉，1990；劉，2001）。

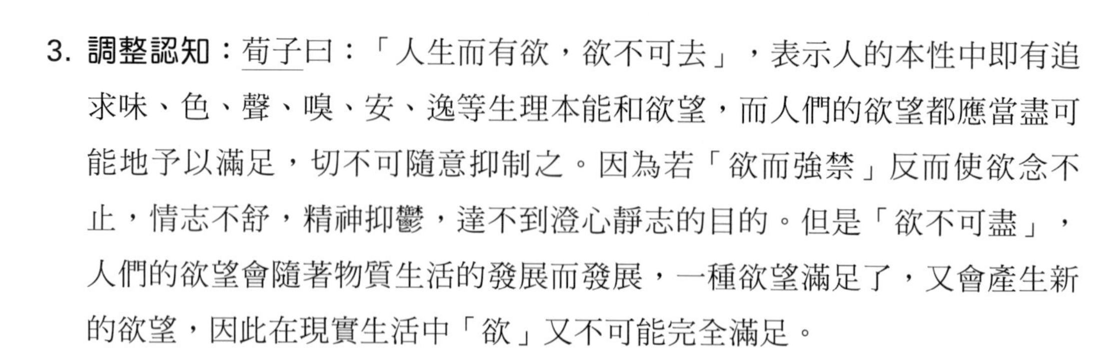

3. **調整認知**：荀子曰：「人生而有欲，欲不可去」，表示人的本性中即有追求味、色、聲、嗅、安、逸等生理本能和欲望，而人們的欲望都應當盡可能地予以滿足，切不可隨意抑制之。因為若「欲而強禁」反而使欲念不止，情志不舒，精神抑鬱，達不到澄心靜志的目的。但是「欲不可盡」，人們的欲望會隨著物質生活的發展而發展，一種欲望滿足了，又會產生新的欲望，因此在現實生活中「欲」又不可能完全滿足。

   王廷相的中節說強調「中庸之道」，即要求情欲表現必須合乎節度，不可太過或不及。老子的無欲說認為寡欲絕非無欲，而是要儘量減少過多的、不必要的私欲。要求人們把欲望減少到最低限度，滿足自己最低限度的欲求。而當欲求滿足時，則應「知足常樂」；知道滿足就不會受到汙辱，知道休止欲求就不會有危險。孟子的寡欲說主張用仁、義、禮、智等道德觀來管制欲望，即節制非分之欲，而合理之欲應當滿足（燕，1996）。中醫養生學非常重視「清心靜神」，認為妄思嗜欲出於心，嗜欲不止，則擾動心神。

   孫思邈在千金翼方中提到，只有少私寡欲，常知足，才能保持心胸開闊、襟懷坦蕩、樂觀恬愉，如此方能減輕不必要的精神負擔與過度的情志波動，使神氣自滿、形體康健、延年益壽。反之，若欲望無窮，念念不忘名利、聲色、錢財等，則心神不得安寧，常處於高度緊張狀態，易導致疾病的發生，進而早衰短壽（劉，1990）。

   調整病人認知可透過解釋、鼓勵、安慰、保證、暗示、勸說、開導等方法，動之以情、曉之以理、喻之以例、明之以法，從而起改變認知，改善病人精神狀態，達到悅情開懷，促進身心健康的目的（簡，1996；譚，1998）。

4. **培養正向思考**：中醫養生學重視「天人合一」，即以積極的態度面對現實，鼓勵適應周圍的環境，適應一般世俗的生活方式和習慣。泰定養生論云：「事事循理自然，不貪、不躁、不妄」；當生活條件、環境、人際關係等發生重大變化時，若一味地焦慮、苦惱、沮喪、不滿、百般挑剔，要求別人的言行符合自己的期望，滿足自己的喜好，則只會無謂地消耗精力，使自己更加煩惱、疲乏與憂心忡忡。因此，要及時使自己的思想接受新的客觀條件、環境和生活方式，瞭解自己的能力與限制，去做自己能力所及的事，並以此為榮，以此為樂。力求於生活環境中尋找新的樂趣，內心無憂患雜念就能夠充滿自信地生活。經常保持心情舒暢，真氣和順、血脈通暢，就能防止各種疾病的發生，延年益壽（劉，1990）。

（三）情志的適當表達

中醫養生學認為要保持情志變化與整體機能的協調統一，就必須：(1)及時適當地疏情洩志，以調節心理平衡，恢復正常精神狀態。所謂適當地疏情洩志就是「當怒則怒，當喜則喜，當悲則悲」，即喜怒哀樂發而中節，不過分壓抑。否則，勉強壓抑和扭曲自己的感情，就無法適應千變萬化的環境，達不到心理和生理上的平衡，如此就容易引起疾病（劉，1990）。如：憤怒引起血壓升高是正常的生理現象，如果憤怒能發洩出來，就可使緊張的情緒得以鬆弛，血壓也會平息下來。但如果憤怒受到壓抑，長期不能發洩，緊張的情緒不能平息，血壓也降不下來，就可能導致高血壓疾病。(2)進一步將情緒轉化為適當的行動，如下所述。

1. **將情緒轉化為藝術創作**：藝術在本質上是創造出來的，即破壞既存的結構，提出一種新的解釋。而新的結構的產生與發展是隨著正向情緒的獲致而達成（游，1993）。於創作的過程中具有「情感移入」的作用，藝術創作者將個人的情緒體驗與期望，藉由美術、雕塑、書法、音樂、寫作等方式表達出來，將原本具破壞性或攻擊性的負向情感昇華為具建設性與創造性的正向情感。
2. **將情緒轉化為運動**：協助病人依個人的喜好選擇適合的運動（如：拳擊、爬山、慢跑、打球等），使透過身體活動發洩與轉移不良情志刺激所引起的情緒困擾，同時可以達到強身健體的目的（譚，1998）。
3. **將情緒轉化為人生**：於工作後或課餘的時間，培養多種嗜好，如：園藝、廚藝、打坐等。同時例行性地參加集體娛樂活動或社會公益活動，使情志有所依託，並養成活潑、開朗的習慣，以消除外界環境或軀體內部產生之不良情緒困擾（林，1997；劉，2001）。

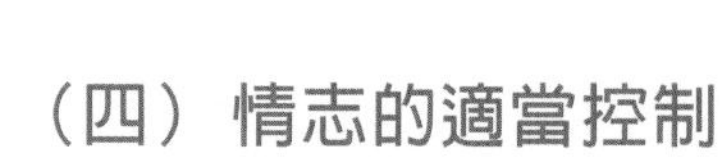

（四）情志的適當控制

1. **協助檢視與瞭解引發情緒失控的原因**：運用認知療法，透過和病人真誠溝通的方式，協助檢視與分析引發情緒失控的原因及其對自己和他人的影響與危害，讓病人認識與瞭解自己的問題與需要，並消除家庭、社會、身體等因素帶來的不良情志影響。
2. **協助以體諒之心，由不同角度看問題**：培養病人傾聽他人與自我反省的習慣，引導學習站在不同立場去瞭解他人的思想、感覺與情緒，增進其察覺自己與他人言行相互影響的敏感度。進而使能設身處地為人著想並以尊重體諒之心待人，以化解和減少人際間不必要的衝突。
3. **學習以理智控制情志**：老子的慈勇說主張利用思想、意志來支配與控制情感的衝動。孟子的二者不可得兼說將人的欲望分成三個層次：生理欲望（純生理因素）、生存欲望（含生理和精神的因素）和道德欲望（純精神因素）。孟子主張利用高層次的欲望去戰勝低層次的欲望，藉此控制住自己衝動的情感與欲望（燕，1996）。
4. **順應四氣調神**：「四氣調神」是指順應四時之變化，寒暑之往來，調節自己的精神活動。根據素問・四氣調神大論，春天陽氣升發，生機盎然，人的精神、情志活動也要順其生長之機，舒展條達，以保持樂觀恬愉的心情。夏天陽氣旺盛，萬物繁殖，開花結果，人的精神要充實、飽滿，宜調息靜心，避免發怒，以免「以熱為熱，更生熱也」。秋天陽氣漸收，陰氣漸長，景物蕭條，人的精神、情志活動也應隨之收斂，以保持神氣的安定、平靜和內斂。冬天陽氣潛藏，陰氣最旺，寒氣凜冽，萬物生機閉藏、潛伏，人的精神、情志活動亦要隨之閉藏，不可輕易耗洩（劉，1990；龍，1995）。

（五）環境治療

地理環境、居室色調等，都可影響情志的滋生。如：人若處在青色環境中，可消除情志緊張和疲勞；在白色、淡藍色、淡綠色環境中，則可消除煩躁、易怒情志。在喜樂的氣氛中，可消除悲憂情志（譚，1998）。環境治療是有目的、有計畫的結構與組織環境中的人、事、物，利用改善環境的方式，提供病人心理上的安全與舒適感，以協助病人瞭解與控制其問題，進而學習及發展適當的心理社會調適技巧，以達到治療心理疾病的目的並增進因應日常生活的能力（施，2003）。

（六）音樂治療

音樂不只能反映情緒，也有控制情緒的作用。一般認為熱烈的、明亮的、暢快的、喧吵的、快速的、有張力的、狂野的和高昂的音樂可引起情緒興奮；冷淡的、柔軟的、低沉的、陰暗的、緩慢的，鬆弛的和沉悶的音樂則引起情緒的低落。在快速的節奏、協調的音調和上揚的旋律中，可以使人們放鬆下來且覺得愉快。在不調和的、下降的和音節拖得很長的音樂中，容易使人們變得哀傷和低落（游，1993）。

神經生理學家Dr. Altshuler(1948)曾指出，音樂的刺激會經由視丘傳遞至大腦半球，視丘與情緒和情感反應有關，而大腦半球主掌注意力、動機、記憶、理解與分析等能力。在輕柔音樂的安撫下，除可穩定情緒反應外，亦可增加思考與認知的功能，進而減低妄念、幻覺或強迫思考。

音樂治療的理論認為音樂治療過程對生理的影響為：收縮或鬆弛肌肉，增加或減緩身體之活動，增加或減少胃液之分泌、新陳代謝率、荷爾蒙分泌、O_2消耗量、呼吸率、心跳率以及身體對外界刺激之反應。而音樂治療過程對心理的影響包括：(1)增加主觀之反應、動機、注意力集中與持續度、記憶與懷舊、情緒平穩度、抽象思考與想像力、語言或非語言之表達；(2)減低或增加焦慮以及減低憂鬱、妄念、幻覺、強迫思想及孤立感。然而，驗證這些假設的實驗性研究仍有待加強（章，1998；Wigram, Saperston, & West, 1995）。

Standley(1995)以系統分析(meta-analysis)的方式分析1980年代五十五篇實驗性研究，分別運用音樂治療於內外科患者、精神科患者、牙科患者、腦傷患者、孕產婦、老人、兒童、青少年及其家屬，其研究目的包括減輕疼痛、焦慮、憂鬱和心理創傷，或增加注意力、愉悅感、安適感、身體放鬆、

學習能力、自我察覺力與自我控制力等。結果顯示音樂治療組的預期成效顯著地大於控制組，女性對音樂治療的反應比男性佳，青少年的反應則比成人和兒童強烈；而疾病或問題的嚴重度與預後會影響到音樂治療的成效。

當執行音樂治療時，首先要瞭解音樂的性質（種類、頻率、強度、節奏）與病人的個別性。在選曲上應考慮病人的年齡、性別、宗教、社會文化、教育背景、性格特性及身心狀況等因素，方可達到上述的心理效果。而在治療過程中，應隨時評值病人的反應，以瞭解音樂對其症狀與情緒反應所產生的影響（李，1997；章，1998；Wigram, Saperston, & West, 1995）。

（七）情志相勝療法

情志相勝療法首載於內經，是中醫學調節情志的重要方法之一，在漢代以前即被廣泛地應用。情志相勝是以五行的生剋制化理論及五臟功能相關的整體觀為依據，透過一種情志活動戰勝、制約、克服另一種情志活動，使機體恢復平衡，以糾正情志之偏頗，進而產生心理治療效果。它是有意識地採用某一種情志活動去戰勝、控制因另一種情志刺激而引起的疾病。精神與內臟之間以及情志與情志之間，在生理和病理上存有相互影響的辨證關係，運用「以偏救偏」的原理，從而有效地治療相應的疾病（蔡，2000；譚，1998）。儒門事親・九氣感疾更相為治衍中說：「悲可以治怒，以愴惻苦楚之言感之；喜可以治悲，以謔浪褻狎之言娛之；恐可以治喜，以恐懼死亡之言怖之；怒可以治思，以汙辱欺罔之言觸之；思可以治恐，以慮彼志此之言奪之」（蕭，1998）。現代研究亦證明不同的情緒活動之間有相互制約或拮抗的作用，中川四郎等日本學者的研究指出，人憤怒時，肝臟和膽囊的運動受到抑制，使膽汁的分泌減少；而悲哀不安時，肝臟和膽囊的運動增強，使膽汁的分泌增加。此研究結果與中醫學「悲勝怒」的理論一致（劉，1990）。運用情志相勝療法，應以實際的病理生理變化為基礎，靈活而巧妙地進行設計與應用。其療法可歸納為下列五種：

1. **激怒療法**：適當地激發憤怒，可以起忘卻憂愁、消散鬱結、抑制驚喜的作用。素問・舉痛論曰：「怒則氣上」，憤怒能使陽氣升發，氣機運動，促進血液周流。因此激怒療法可用以治療因思慮過度而氣結、因憂愁不解而意志消沉、因驚恐過度而膽虛氣怯等陰性情志病變。

激怒療法應以將消極心態轉化為積極心態為目的，透過言語交談激發病人的自尊和自信，進而疏導解除其情志癥結，可採用詆毀、侮辱、對比、激勵等方法進行（李，1996；譚，1998）。如：一位女子高中畢業到幼稚園當幼教老師，感到自己地位低下，前途渺茫，經常請病假，漸漸地常躺床不起，不思茶飯，神志萎靡，寡言少語，被診斷為憂鬱症。醫師瞭解病史後，首先嚴厲批評指責她的穿著舉止，使其自尊心受創。接著又舉一些平凡青年的成功事蹟，激勵其自信心與事業心。經多次心理治療，她的精神狀態改善，終能愉快地投入工作中（李，1996）。

以精神疾病而言，激怒療法適用於精神分裂症中的偏執型、反應性精神病、心因性精神病、精神官能症；對於中醫學中以狂、暴、躁、怒為特徵之狂證禁用（王，1989）。

2. **喜樂療法**：內經中提到「喜則意和氣暢，營衛舒調，故喜可以勝憂，可以平驚。」設法使病人有積極愉快的情緒，使志得意滿或引起歡笑，藉喜樂治療憂愁、思慮、悲哀等異常情志病變。喜樂療法可以與開導、鼓勵等心理輔導方法相結合，適度地滿足病人的欲望，提供輕鬆愉快的環境，以改善其情緒（李，1996；譚，1998）。儒門事親載：「息城司侯，聽到父親死於盜賊手中，乃悲傷大哭不已。不哭的時候，便覺心痛且與日俱增，經月餘形成塊狀，吃藥皆無效，用針灸病人厭惡之，乃求戴人。戴人到司侯府，以狂妄戲謔之言娛樂病人，致病人忍不住大笑，二日後心下結塊皆散掉，也不再憂鬱。」（蕭，1998）

喜樂療法適用於思覺失調症中的單純型、雙極性情感疾患之憂鬱狀態、反應性精神病、精神官能症等疾病的部分症狀；對於表現狂、暴、躁、怒之狂證者禁用（王，1989）。

3. **驚恐療法**：喜樂過度會影響心主神明的功能。靈樞‧本神謂：「喜樂者，神憚散而不藏。」古代醫家多用恐嚇的方法治療「喜傷心」者，可採用恐懼死亡之言、憂愁悲哀之語、突然襲擊法等，使病人在瞬間內，神志

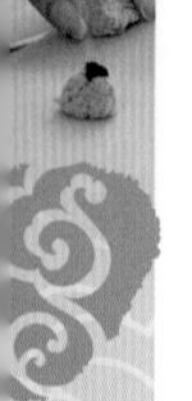

惶恐、心內空虛、思緒緊張、神態驚慌。洄溪醫書中載以恐治喜的醫案：「一新科狀元，因高中而欣喜若狂，笑而不休，食少不寐，如痴如醉。徐大椿佯稱：『疾不可為也，七日必死，可速疾行，猶可抵里。』新科狀元聞之大驚失色，很沮喪地返家。然而七日之後仍然沒有死，活得好好的。僕人於是拿出醫生留下的信，信中說明病人考中狀元後大喜傷心，故以死亡恐嚇之，藉由恐怖的情緒使過喜之疾不藥而癒。」（王，1989；李，1996）

驚恐療法適用於雙極性情感疾患的躁狂狀態，思覺失調症中的青春型、緊張型等症狀，相當於中醫學中精神亢奮，以狂、躁、動、怒為特徵的狂證（王，1989）。

4. **悲哀療法**：素問・舉痛論曰：「悲則氣消」，利用悲哀情志使心肺之氣內收，而使心氣渙散的笑病得到控制；即藉由悲哀的情緒去平息激動，控制狂喜，忘卻思慮，從而產生積極的治療作用。傷感悲泣之語，可使患者意志消沉，思緒悲哀，表情傷感，行為孤僻，從而將狂言、嘻笑、妄想、活動過量等症狀消除，因此可以轉化為一種積極的治療因素。續名醫類案・哭笑載：「病人因兒子中舉，連連擢升，大喜過望，導致笑病，經歷十年仍未癒而變成頑疾。太醫指點病人的兒子，命家人謊報死訊，使病人悲痛欲絕，十日後笑病逐漸痊癒。病人的兒子又再請人送信告知真相，病人得知兒子仍活著就不再悲傷，而笑病也不再發作」（王，1989；李，1996）。

   悲哀療法適用於中醫的狂證，亦即現代醫學中的思覺失調症、躁鬱症、焦慮症、恐慌症和慮病症等。然而憂鬱症與癲證患者應慎用（王，1989）。

5. **習以為常療法**：內經云：「驚者平之。」若突遇驚嚇，驚恐不解者，可選此療法，即讓病人漸進式地增加接觸所懼怕事物的頻率，使之重新認識與反覆思考引發疾病的相關事物，使能漸漸習以為常，以平常心對待之，進而解脫和對抗恐懼的病態情緒（王，1989；李，1996；譚，1998）。主要適用於反應性精神病和精神官能症等疾病（王，1989）。儒門事親中載：

「衛德新之妻旅遊中住宿於客棧樓上，當夜正好碰到強盜劫人燒舍，驚嚇得墜落床下，自此以後每聽到聲響就嚇得暈倒不省人事。家人都小心翼翼躡足而行，深怕發出聲響，經一年多仍未痊癒。看過許多醫師，均以心病治之，但皆無效。戴人見之，診斷說：『驚者為陽，從外入也』，所以受驚的人不知道自己害怕什麼。戴人用木杖用力敲擊桌子，病人大驚，等其心情稍定，再連續擊三、五次。又以木杖擊門，再叫人擊窗。戴人命其僕人每天如此敲擊，漸漸地病人的心情平定下來，而疾病也痊癒。」（蕭，1998）。

結語

人生在世，喜怒哀樂若能順其自然適當抒發，不僅體現生命過程中正常的精神心理活動，還可以增進健康，抵抗疾病，延年益壽。但如果情志反應過激或持續過久，超過了生理的調節範圍，則可導致疾病的發生。不同的情志刺激，致病性質也不相同。喜悅較少致病；驚恐致病最快速；憤怒致病較嚴重；憂思致病較緩慢（張，1996）。古代養生家特別強調喜怒哀樂適可而止，勿令過情；認為情志應有適當的抒發，欲望需有適當的滿足與節制，才符合養生之道。善於導欲者，就不會為欲所困；而不善於導欲者，則會困於欲，甚至產生情志病變。七情富含能量，擅於運用不僅能促進身心健康，還能治病。中醫學為了治療情志病變，以長期臨床實驗為基礎，以五行學說為理論根據，提出了「情志相勝」的治療方法，藉以克服病人的心理矛盾，達到怡悅情志與治療疾病的目的。

學習評量

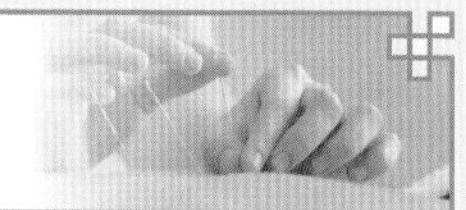

一、選擇題

1. 關於夏天起居活動的養生之道，下列敘述何者正確？ (A)早臥晚起，必待日光 (B)夜臥早起，無厭於日 (C)夜臥晚起，廣步於庭 (D)早臥早起，與雞俱興。

2. 下列有關環境治療的敘述何者錯誤？ (A)人若處在灰色環境中，可消除情志緊張和疲勞 (B)地理環境、居室色調等，都可影響情志的滋生 (C)在喜樂的氣氛中，可消除悲憂情志 (D)在白色、淡藍色、淡綠色環境中，可消除煩躁、易怒情志。

3. 49歲女性，近半年來出現全身潮熱、面紅、盜汗等症狀，半夜症狀加重，其症狀與下列哪一個臟腑功能最相關？ (A)肺氣虛 (B)肝失疏泄 (C)脾失健運 (D)腎陰不足。

4. 下列何者與護理情志障礙的病人時，評估病人身、心、社會狀況無關？ (A)評估病人是否有自殺意圖或自殺計畫等 (B)評估情感表達方式、強度與持續時間 (C)評估人格特性、人生觀、價值觀、自我概念、自我評價、思考模式以及與他人的互動情形 (D)評估家境財務狀況。

5. 患者經診斷出末期癌症，乍聽之時感到忿怒，經查考醫學專書後而驚，為決定治療計畫而恐。這一連串的心理反應，下列何者正確？ (A)怒則氣厥，驚則氣收，恐則氣降 (B)怒則氣上，驚則氣亂，恐則氣下 (C)怒則氣逆，驚則氣消，恐則氣耗 (D)怒則氣急，驚則氣泄，恐則氣結。

二、是非題

1. 中醫學認為：「七情，人之常性。」它既是一種本能衝動，一種體驗，也是一種反應。
2. 「四氣調神」是指順應四時之變化，寒暑之往來，調節自己的精神活動。
3. 情志病，亦稱七情病，可分為內因致病和外因發病兩方面。
4. 音樂不只能反映情緒，也有控制情緒的作用。在不調和的、下降的和音節拖得很長的音樂中，容易使人們放鬆下來且覺得愉快。
5. 劇烈的或長期的環境事件刺激與個體內在因素交互作用後，引起高度的喚起和強烈的情緒，伴隨發生的生理變化可能對身體系統造成不良的影響，同時可能會導致身體適應反應的喪失。

三、簡答題

1. 說明情緒的四個主要功能。
2. 簡述七情對人體健康有益及有害的影響為何？
3. 簡述情志與五臟的關係。
4. 簡述情志致病的機理。
5. 護理人員應如何協助情志障礙者疏導與控制其情志問題？
6. 環境治療應用在情志障礙者的目的為何？
7. 應用音樂治療於情志障礙者的過程中，護理人員的職責為何？
8. 情志相勝療法應用於情志障礙者的原理與原則為何？

【習題解答】

選擇題：1.(B)　2.(A)　3.(D)　4.(D)　5.(B)

是非題：1.(○)　2.(○)　3.(○)　4.(×)　5.(○)

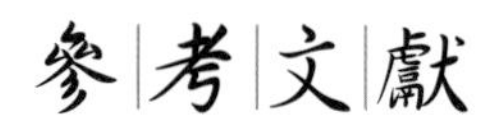

參考文獻

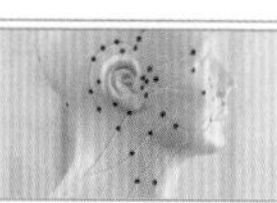

王瑜華(1989)・從癲狂證治談中醫情志療法・*陝西中醫*，*10*(5)，214-215。

匡調元、何裕民(1996)・*中國傳統精神病理學*・中國上海市：上海科學普及。

印會河、張伯訥(1997)・*中醫基礎理論*・台北市：知音。

宋煒熙、胡隨瑜(2003)・論情志與情緒的異同・*山東中醫藥大學學報*，*27*(4)，205-207。

李茂芳、趙國華、徐忠榮(2003)・淺談中醫的情志護理・*安徽中醫臨床雜誌*，*15*(4)，346。

李益生(1996)・以情勝情療法探賾・*山東中醫雜誌*，*15*(12)，533-534。

李選(1997)・*新編精神科護理學*・台北市：永大。

尚政錄(2000)・略論調攝情志預防疾病・*青海醫學院學報*，*21*(2)，41。

林薰香譯(1997)・*EQ情緒智慧*・台中市：晨星。

施欣欣(2015)・環境治療・於蕭淑貞總校閱，*精神科護理概論－基本概念及臨床應用*（九版，第十三章）・台北市：華杏。

孫理軍、陳震霖(2001)・情志致病的免疫學研究・*陝西中醫學院學報*，*24*(3)，8-9。

徐輝、喬秀姝、蘇文蓬(2001)・中醫情志護理・*職業與健康*，*17*(11)，167。

張伯華(2004)・論情志的經意與不經意・*中國中醫基礎醫學雜誌*，*10*(9)，9-12。

張秀萍（1997，1月）・因情致病以情治之：試析臨證指南醫案的心理治療經驗・*浙江中醫雜誌*，38。

張怡筠(1996)・*EQ其實很簡單*・台北市：希代。

張柏華(1996)・中醫情志學說與荀子的情欲思想・*山東中醫學院學報*，*20*(1)，13-14。

章華(1998)・*音樂治療*・創傷事件的處置與心理衛生研討會中華心理衛生協會主辦。

喬明琦、韓秀琴(1997)・情志概念與可能的定義・*山東中醫藥大學學報*，*21*(4)，258-262。

游恆山(1993)・*情緒心理學*・台北市：五南。

程士德(1994)・*內經*・台北市：知音。

賀新懷、席孝賢(1998)・論七情致病的疫學機理・*陝西中醫*，*19*(10)，453-454。

黃躍東、李珀、趙俊芳(2004)・中醫情志的發生機制芻議・*福建中醫學院學報*，*14*(4)，43-45。

董少萍(1997)・情志的致病機制・*長春中醫學院學報*，*13*(62)，6-7。

董少萍(2001)・論情志致病中的意志因素・*中國中醫基礎醫學雜誌*，*7*(7)，18-20。

劉昭純(1990)・論中醫養神八法・*山東中醫學院學報*，*14*(6)，22-24。

劉海云、梁洪玲、李愛新、楊慧玲(1997)・中醫心理養生與情志致病・*山東中醫雜誌*，*16*(8)，343-344。

劉瑛(2001)・祖國醫學的神補與情志致病・*現代醫藥衛生*，*17*(11)，917-918。

劉靜茹、毛智慧(2003)・從情志談心理護理在臨床整體護理中的意義・*遼寧中醫雜誌*，*30*(7)，591-592。

蔡曉洪(2000)・淺談中醫情志治療・*甘肅中醫*，4，5-6。

燕國材(1996)・*中國心理學史*・台北市：東華。

蕭國鋼(1998)・*儒門事親研究*・中國北京市：中醫古籍。

龍幾秋(1995)・淺談中醫護理中的因時制宜・*湖南中醫學院學報*，*15*(3)，68-70。

韓成仁(1997a)・關於七情學說研究幾個概念詮釋・*山東中醫藥大學學報*，*21*(4)，254-257。

韓成仁(1997b)・七情的定性分析・*山東中醫藥大學學報*，*21*(5)，331-334。

韓成仁(1998)・論七情之性、情、欲軸心動態演化－關於七情發生學的研究・*山東中醫藥大學學報*，*22*(1)，2-6。

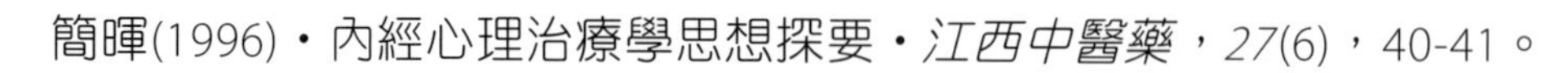
簡暉(1996)・內經心理治療學思想探要・*江西中醫藥*，*27*(6)，40-41。

譚開清(1998)・*七情病辨治*・中國北京市：中國醫藥科技。

Altshuler, I. (1948). A psychiatrist experience with music as a therapeutic agent. In Schullian, D. & Schoen, M. (Eds.), *Music as medicine. New York:* Henry Schuman.

Kleinginna, P. R. Jr., & Klrinhinns, A. M. (1981). A categorised list of emotional definitions, with suggestions for a consensual definition. *Motive & Emotion, 5*(4), 345-379.

Lazarus, R. S., Averill, J. R., & Opton, E. M. Jr. (1970). Towards a cognitive theory of emotion. In Arnold, M. B. (Eds.), Feelings and emotions: *The Loyola Symposium* (pp.207-232). New York: Academic Press.

Lewis, M., & Haviland, J. M. (1993). *Handbook of Emotions.* New York: The Guilford Press.

Standley, J. (1995). Music as a therapeutic intervention in medical and dental treatment: Research and clinical applications. In Wigram, T., Sperston, B., & West, R. (Eds.), *The art and science of music therapy:* A handbook (pp. 3-22). Switzerland: Harwood Academic Publishers.

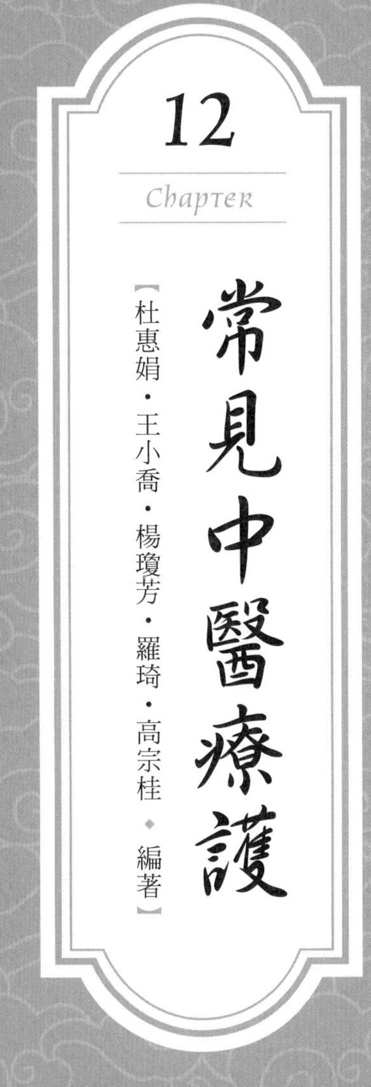

12 Chapter 常見中醫療護

【杜惠娟・王小喬・楊瓊芳・羅琦・高宗桂◆編著】

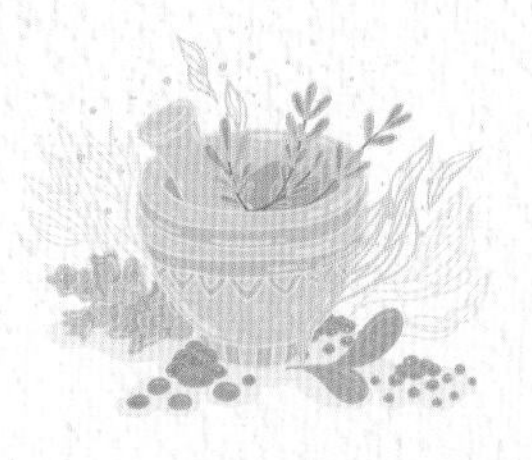

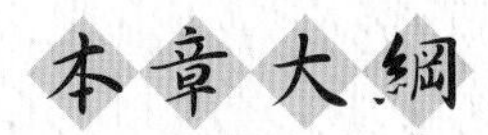

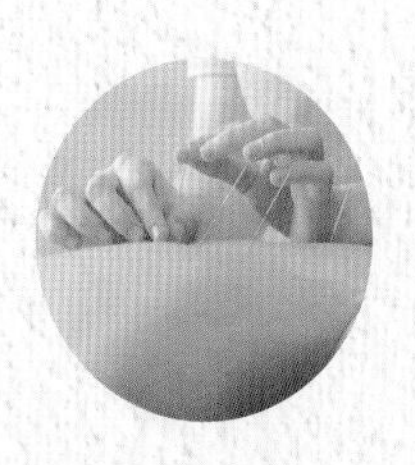

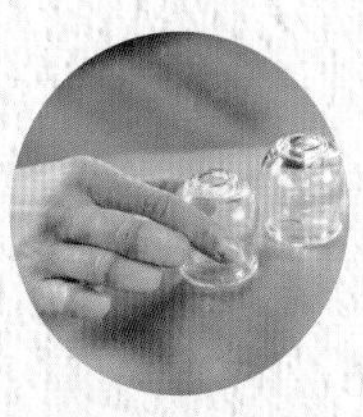

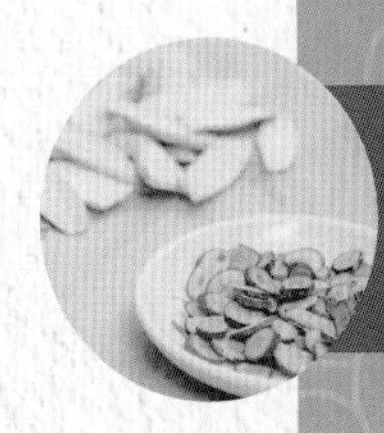

12-1 針刺護理

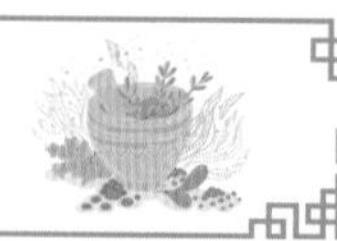

杜惠娟◎編著

【學習目標】

研讀內容後，您能夠：

1. 瞭解針刺的定義及發展源起。
2. 認識針灸的種類及治療。
3. 瞭解針刺治療的適應症及禁忌症。
4. 掌握針刺護理的原則。
5. 熟悉針刺過程中特殊情況的處理。

一、定　義

針刺法是以特製之金屬針，刺入人體之腧穴，施行一定之手法，產生刺激作用以促使氣血調和、經絡暢通、扶正袪邪，以達到保健強身、預防與治療疾病之目的。

二、發展源起

針灸醫學的文字記載首見於內經，它分為素問九卷、靈樞九卷，靈樞對針灸有詳細的論述，所以有「針經」之名。史前先民已知道用砭石方法治病，據素問・異法方宜論篇第十二：「東方之域，…其治宜砭石，故砭石者，亦從東方來。」。砭石即治病之石針，推測砭石應當在新石器時代，距今約10,000年左右，如此推想古代先民為了適應自然環境而發明砭石來治病。素問・異法方宜論篇第十二亦云：「南方者，…其治宜微針，故九針者，亦從南方來。」利用九種微針來去除在表之邪，包括：鍉針、長針、毫針、圓利針、鈹針、鋒針、圓針、鑱針等九種（圖12-1-1）。

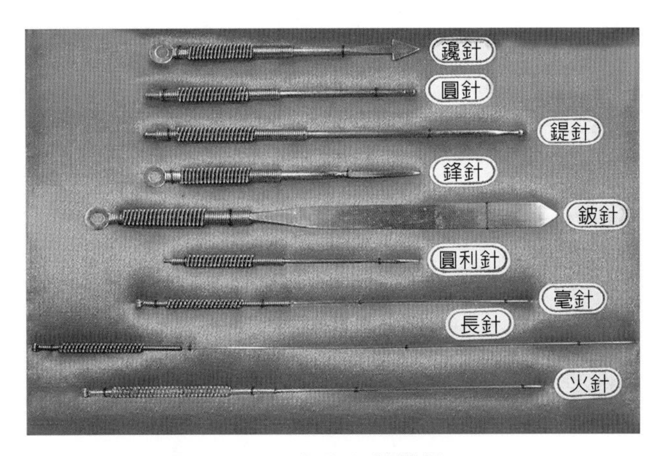

圖 12-1-1 ◆ 古代九種微針

考古家從商代遺物多銅器，周代大量用鐵，推測微針之發明時期應當在商周時代，距今約在3,500年左右。針刺技術的發展經歷了一個漫長的過程，每個朝代都有其經典代表，如：內經、難經、明堂孔穴治要、甲乙經、備急千金要方、十四經發揮、針灸大成、針灸逢源、刺灸心法等，記載著針刺理論、臨床療效的發展演變。

近來由於西方科學的協助，其針刺的治病原理機轉、針刺手法、經絡等進行深入的探討，並對人體系統功能等證明針刺具有調整作用，可提升個體免疫力，增強抗病能力。

三、相關學理

(一) 針刺的工具

1. **毫針**：其長短有五分至四寸五分不等的尺寸（圖12-1-2a），粗細也有26、28、30~36號等的分別，號碼愈大，其針愈細，臨床上以28、30、32較常使用。針身圓滑，針質有金針、銀針及不鏽鋼針三種。因不鏽鋼針的特性強韌，不易折斷、光滑不生鏽且容易消毒，不易附著細菌，符合臨床上無菌技術之操作，應用最廣。

2. **三稜針**：係內經九針中之鋒針（圖12-1-2b），其形狀長約2寸，針柄作圓柱形，針身呈三角形，針尖三面有邊，便於點刺放血之用。

3. **皮膚針**：又名梅花針、七星針（圖12-1-2c），由古代的半刺、揚刺、毛刺等法發展而來，是以5~7枚鋼針束集在一端如蓮蓬狀的針體，專作叩打皮膚部位以治療疾病之用，多用於婦幼畏痛者，作輕輕敲打用。

4. **耳針**：又名皮內針（圖12-1-2d），為一種特製針具，形狀似圖釘，固定留置於穴位上，可持續提供弱刺激，或視需要時可自行按壓針具產生針刺效果，達到治療目的，常使用於耳穴。

5. **火針**：古稱「焠刺」、「燒針」（圖12-1-2e），火針是用火燒紅的針尖迅速刺入穴內，用以治療虛寒性疾病及冷痺頑麻等症。

6. **小針刀**：由金屬材質所製（圖12-1-2f），形狀似針又似刀的針灸用具。是在古代九針中鍉針、鋒針等基礎上，結合現代醫學外科用手術刀而研發出來的，特點是在治療部位深刺至病變處進行輕鬆的切割。

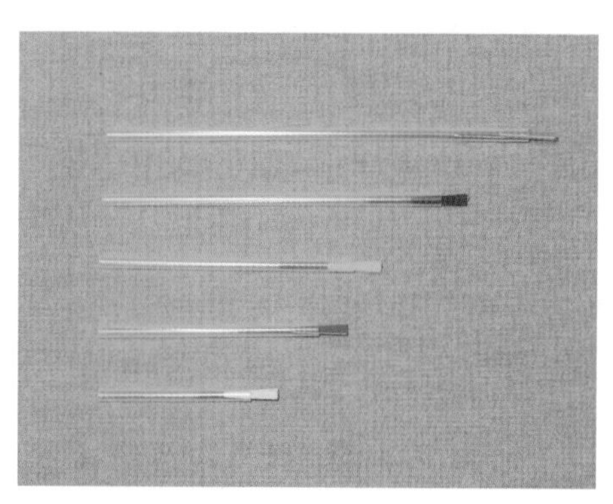

a. 毫針

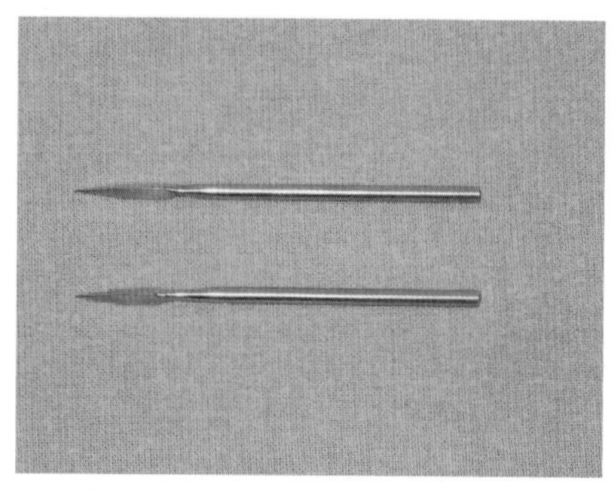

b. 三稜針

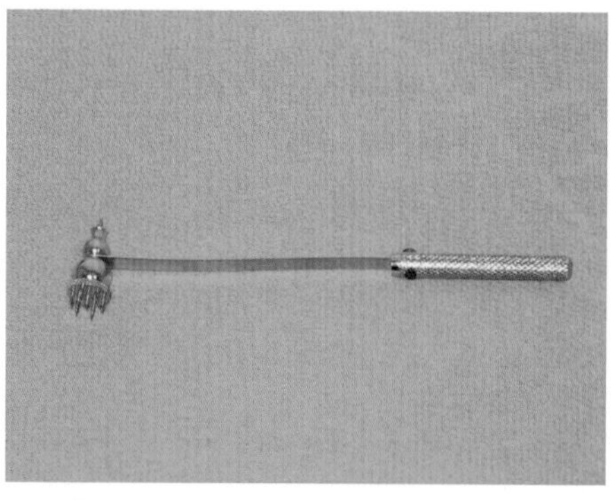

c. 皮膚針

d. 耳針

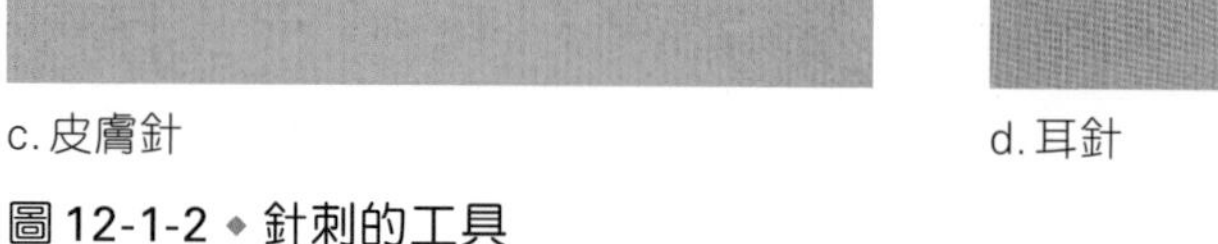

圖12-1-2 ◆ 針刺的工具

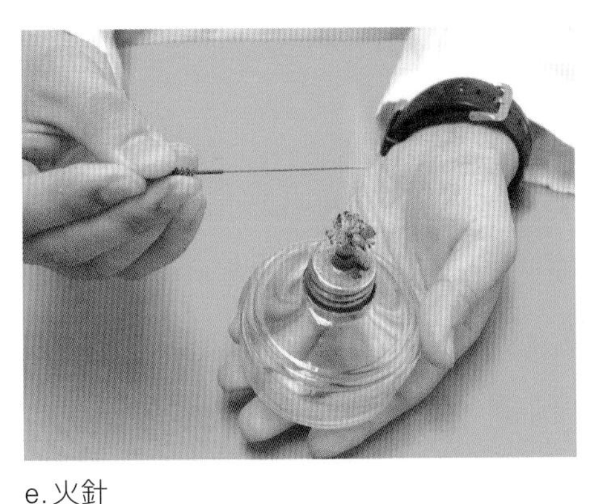

e.火針

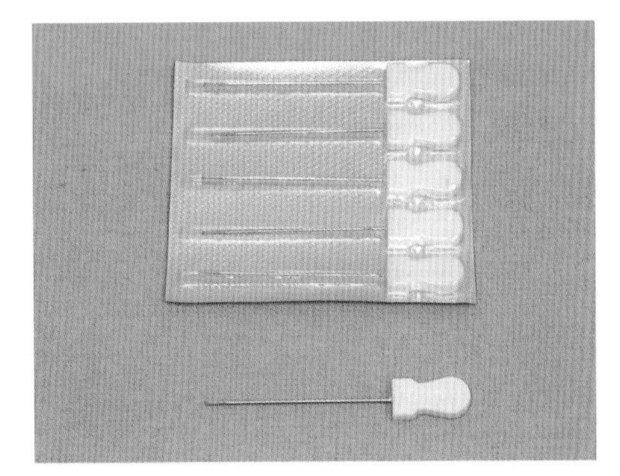

f.小針刀

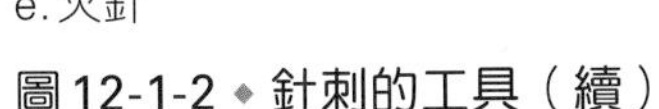

圖12-1-2 ◆ 針刺的工具（續）

四、技術操作及其護理

（一）執行目的

1. 協助醫師執行針刺治療。
2. 針刺治療過程中，提供病人良好的照護品質。如：舒適體位、保暖、安全、隱私、衛教、記錄等。
3. 正確執行出針技術，並預防意外發生。

（二）適應症

其適應症的範圍極廣，凡內、外、婦、兒、五官等科之疾病皆可適用之，1979年WHO認可43種針灸適應症，為適應針灸臨床和研究發展需要，1996年11月召開了聯合國世界衛生組織義大利米蘭會議，提出64種針灸適應症並作如下論述：

1. 採用類似針灸法或傳統療法隨機對照試驗過的的針灸適應症有：戒酒（毒）、過敏性鼻炎、膽絞痛、支氣管哮喘、精神官能症、頸椎病、運動系統慢性疼痛、抑鬱、頭痛、偏癱或其他腦後遺症、帶狀疱疹、高血壓、原發性低血壓、陽萎、引產、失眠、白血球減少症、腰痛、偏頭痛、妊娠反應、噁心嘔吐、肩周炎、手術後疼痛、經前期緊張症、神經根疼痛症候群、腎絞痛、類風濕性關節炎、扭傷和勞損、下頜關節功能異常、緊張性頭痛、戒菸、三叉神經痛、泌尿道結石等疾病。

2. 有足夠數量病人為樣本，但無隨機性對照試驗的針灸適應症有：急性扁桃體炎和急性咽喉炎、背痛、膽道蛔蟲症、慢性咽炎、胎位不正、小兒遺尿、網球肘、膽結石、膽道激躁症候群、梅尼爾氏症、肌筋膜炎、兒童近視、單純性肥胖、扁桃體切除後疼痛、精神分裂症、坐骨神經痛。

3. 有反覆的臨床報導，效果較快或有一些實驗依據的針灸適應證有：便秘、泄瀉、女性不孕、胃下垂、呃逆、尿失禁、男性不孕（精子缺乏、精子活動力缺乏）、無痛分娩、尿瀦留、鼻竇炎。

（三）禁忌症

病人罹患法定傳染病，或大汗、大瀉及新產出血後（病體形氣大虧），或有高燒、血尿、骨折、脫臼等症狀，或有死亡危險、懷孕者皆為其禁忌症。而禁針部位包括：(1)壞死組織的區域；(2)重要臟腑所在（要害）；(3)重要神經所在，即神經中樞及神經叢集之部位；(4)重要血管所在，尤其是動脈之淺層部位；(5)較大肌肉關節，雖不若重要臟器或血管所在，有立死之患，但均會增加病人的痛苦，故亦須小心；(6)五臟六腑中以心最危險，而膀胱的危險最少；(7)懷孕5月以下肚臍各穴禁針；5月以上，上腹部諸穴亦不可針。

（四）用物準備（圖 12-1-3）

完整封套的無菌即棄式不鏽鋼針（依部位準備不同尺寸）、75%酒精棉片、無菌攝子、無菌乾棉球罐（或依醫院設備使用無菌棉枝）、計針器、定時器及叫人鈴（可固定於床旁）、棄針筒。

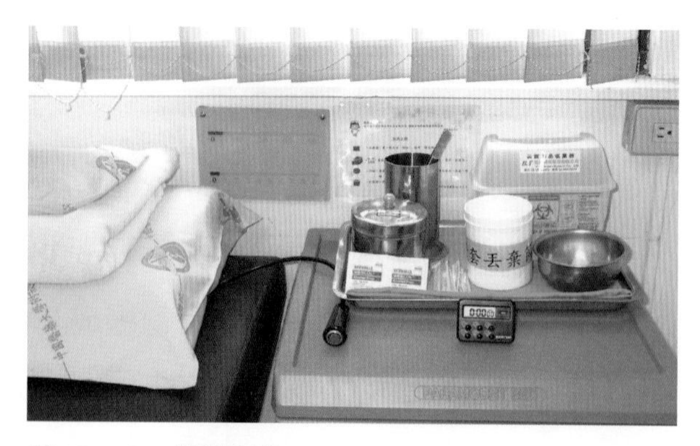

圖 12-1-3 ◆ 準備用物

（五）操作步驟及護理要點

操作步驟	護理要點
【操作前】	
1. 核對醫囑。	
2. 洗手及準備用物。	・檢查針具是否在有效日期內。
3. 將所需用物攜至病人單位。	
4. 稱呼病人全名以核對病人。	
5. 向病人及家屬解釋治療目的及過程，並請病人排空膀胱。	・對初次接受針刺治療者，應解釋操作過程，說明治療時會有針感（如：痠、麻、重、脹等感覺），並告知注意事項（註1），使其有心理準備，解除恐懼。
6. 關閉門窗，調節室溫，拉好隔簾，注意隱私。	・舒適的治療床、輕鬆柔和的音樂，可減輕病人緊張。
【操作時】	
1. 協助病人準備好舒適的體位，針刺部位衣物鬆解，評估皮膚並注意保暖。	・按腧穴不同，取適當平穩、舒適而能持久的體位（註2），使用枕頭支托，露出受針部位，檢查確定皮膚無病灶並給予毛巾被保暖。
2. 協助醫師用75%酒精棉片消毒皮膚，以無菌方式打開適當尺寸之針具封套，將針具交予醫師（圖12-1-4）。 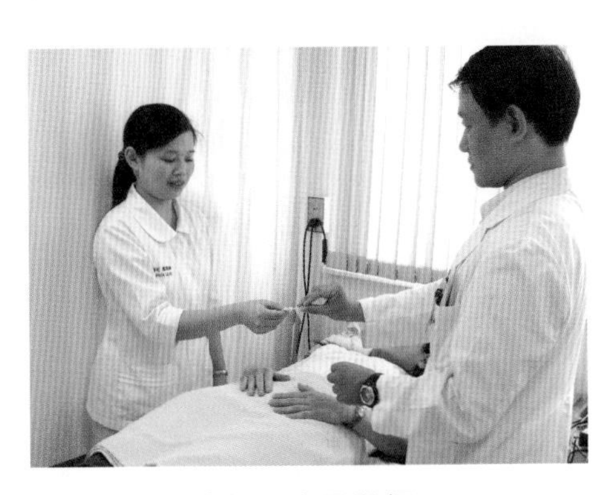 圖12-1-4 ◆ 將針具交予醫師	・避免感染。 ・檢查無菌即棄式不鏽鋼針的針柄是否鬆動、針身有無斑鏽或彎曲、針尖有無捲毛現象。 ・遞針給醫師時應避免在病人頭面部以防針具不慎掉落，刺傷病人。 ・依腧穴深淺和病人體型胖瘦，給予合適的無菌即棄式不鏽鋼針進針。

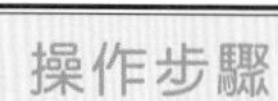

操作步驟	護理要點
3. 教導病人深呼吸、放輕鬆。	‧ 目的在避免肌肉緊繃。
4. 協助醫師進針。	‧ 針刺入一定深度時，病人有痠、麻、重、脹之感，甚至向遠處走竄的感覺，即為「得氣」現象。 ‧ 觀察病人反應並詢問其感受。
5. 留針 (1) 針刺治療後以計針器計針數並設定定時器。	‧ 一般留針15~20分鐘，中風、慢性病者可留30~60分鐘。 ‧ 針刺與留針過程中，密切觀察有無暈針、氣胸等情況。
(2) 協助病人保持舒適體位及保暖，教導病人避免身體扭動，以防發生彎針或滯針情形。 (3) 將叫人鈴交付病人手上，教導如有不適可立即呼叫。	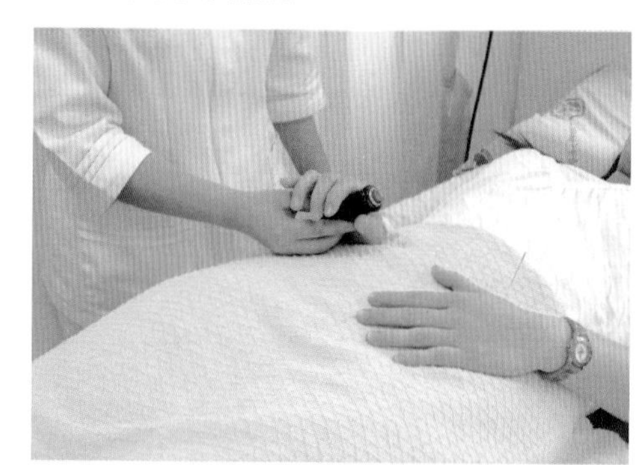 圖12-1-5 ◆ 將叫人鈴交付病人使用
6. 出針時 (1) 向病人解釋出針時的感受。	
(2) 左手持無菌乾棉球或無菌棉枝輕壓針刺部位周圍皮膚，右手以拇、食二指將針柄捻轉上提，分地、人、天三才緩慢起出（圖12-1-6），動作須輕柔，針出後，以乾棉球或無菌棉枝輕壓穴位數秒即可，若為耳朵、眼睛、頭面部等穴位出針時，則加壓時間增加，並注意是否出血。	‧ 出針貴緩：出針時需慢慢捻退，如插拔過猛，則令病人劇痛或引起出血。 ‧ 如有微量的出血情形，先以無菌乾棉球或無菌棉枝加壓並向病人說明此為刺到微血管之現象，回去後因吸收會有稍微瘀青，3~4天即消失。
(3) 如有滯針時，可輕拍該針刺穴位周圍皮膚，使肌肉放鬆，以利出針。	

操作步驟	護理要點
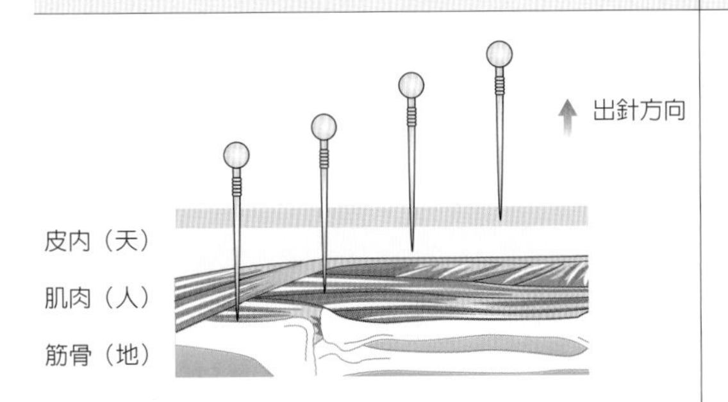 a. 示意圖	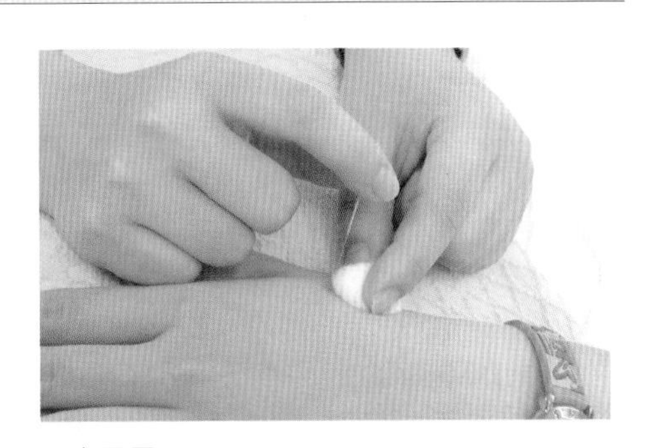 b. 實景圖
圖 12-1-6 ◆ 出針方式	
7. 出針後	
(1) 依計針器上針數將針全數取出，協助病人整理好衣著，再次檢查全身，尤其頭頸部及較隱密處（圖12-1-7），以免將針遺忘在病人身上。	・ 確認病人身上無針遺留。 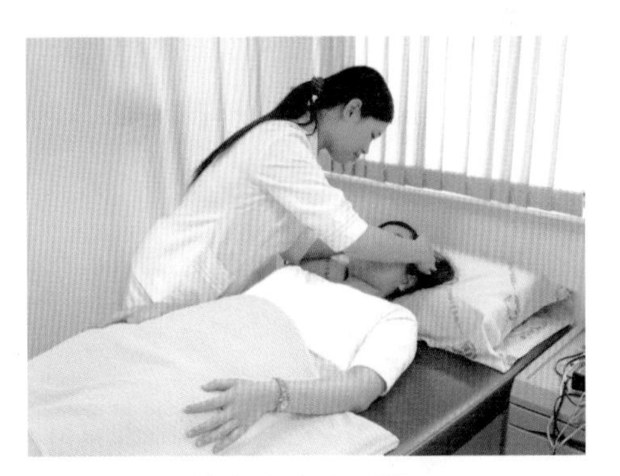 圖 12-1-7 ◆ 檢查病人頭頸部
(2) 詢問病人針刺後感覺，瞭解是否有暈針情形。	・ 出針後，病人無不適之情況下，令其慢慢起身。 ・ 針後如有疲勞、痠脹等現象，乃屬自然反應，勿需過慮。
【操作時】	
1. 整理診療單位用物。	・ 棄針應置於棄針桶，沾血棉球或棉枝置於感染性垃圾桶內。
2. 洗手。	
3. 記錄。	・ 包括針刺穴位、針數、留針時間、皮膚變化及病人反應，並簽全名。

註：

1. 醫護人員的態度、必須親切、誠懇，給予病人心理支持及針刺前衛教，減少情緒緊張，以提高療效。初診衛教注意事項包括：
   (1) 每次應診前，請先將身體清洗乾淨，以便診斷治療。
   (2) 凡太餓、太渴、過飽、酒醉、過勞、精神過度緊張者，不宜針刺，針刺時保持心平氣和。
   (3) 病人宜穿寬鬆衣服，女性穿兩截式衣服較為方便，請不要穿褲襪。
   (4) 長髮者應紮整齊不宜佩戴飾品，如：項鍊、手環等。
   (5) 針刺時，身體放鬆，請勿移動翻身，以免疼痛。
2. 依針刺部位取適當體位、姿勢，安排合適診療床或扶手靠背坐椅。
   (1) 在頭部施針：後面，取正坐、俯坐或俯臥式；側面，取正坐、側俯坐或仰臥、側臥式（圖12-1-8 abcd）。
   (2) 在顏面部施針：取正坐、仰臥或側臥式。
   (3) 在頸部、胸部及腹部之前面施針：取仰臥式，側胸部、側腹部則取側臥式。
   (4) 在後頸部、肩胛部及背部施針：取正坐、俯坐或俯臥式。
   (5) 在臀部施針：取俯臥或跪伏式。
   (6) 在會陰部施針：取仰臥式。
   (7) 在上肢部施針：掌側，取屈肘仰掌式；背側，取屈肘俯掌式；拇指側，取屈肘側掌式（圖12-1-8 efg）。
   (8) 在下肢部施針：前面，取正坐屈膝式；後面，取俯臥式；側面，取側臥式或正坐屈膝式（圖12-1-8h）。

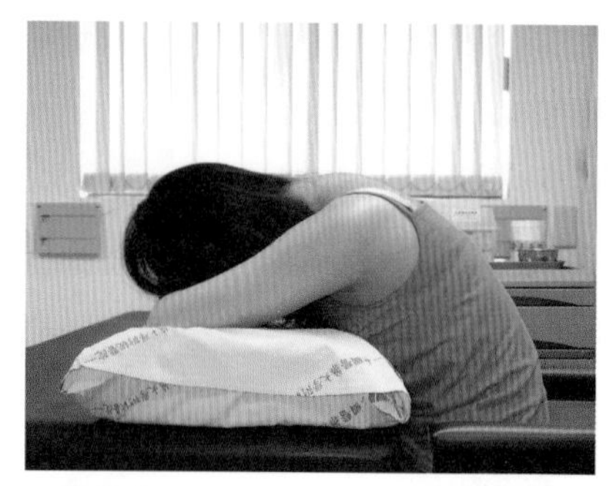

a. 俯坐式

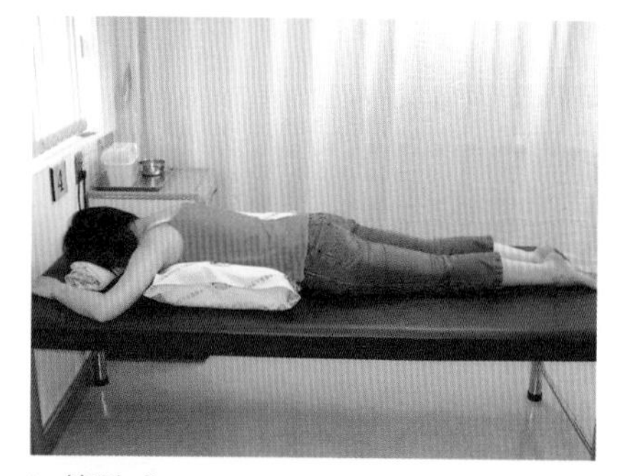

b. 俯臥式

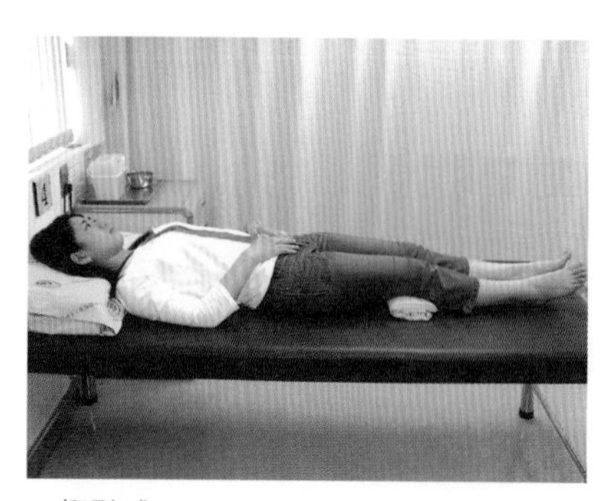

c. 仰臥式

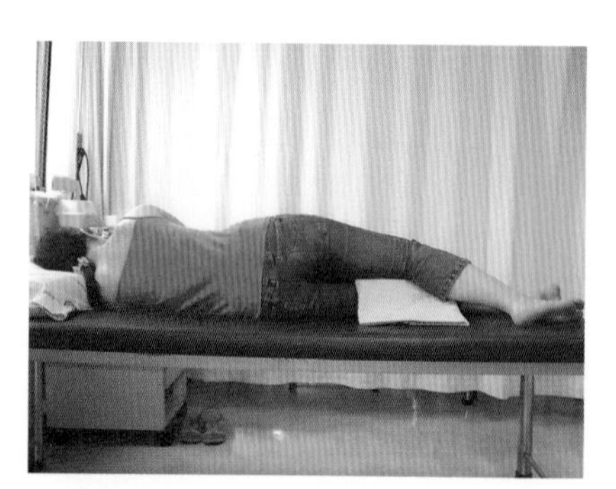

d. 側臥式

圖 12-1-8 ◆ 針刺時的適當體位

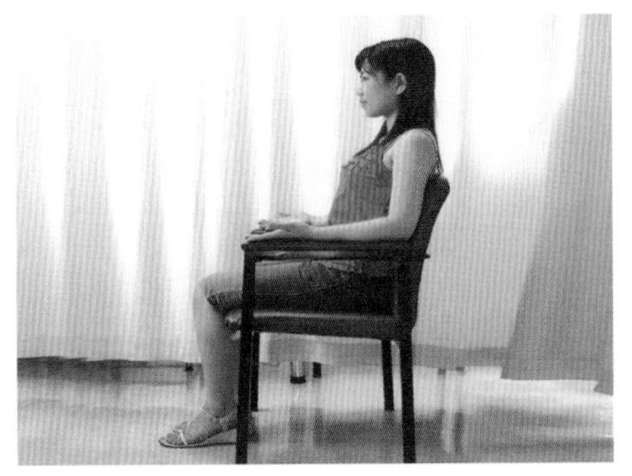
e. 屈肘仰掌式

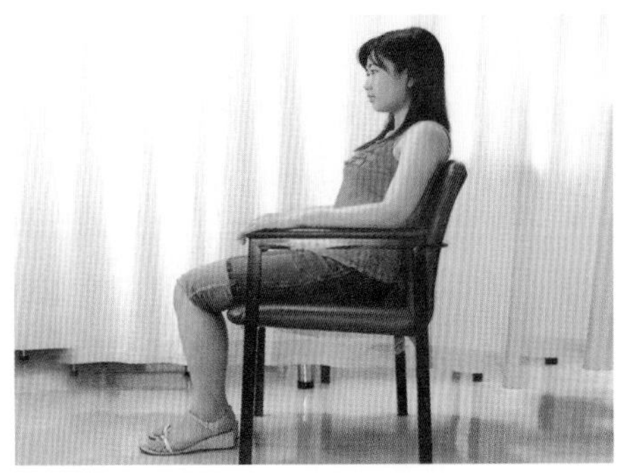
f. 屈肘俯掌式

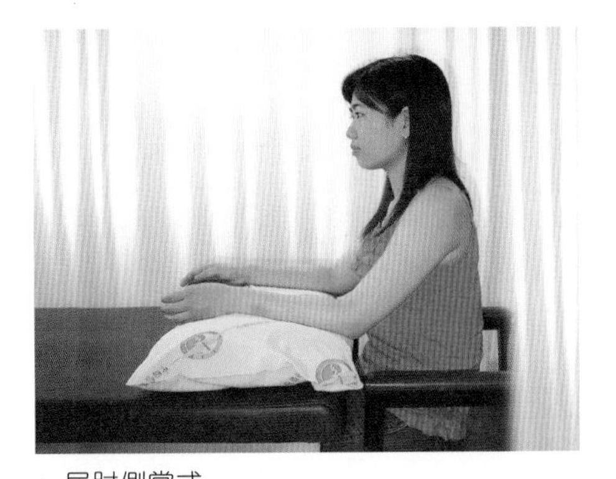
g. 屈肘側掌式

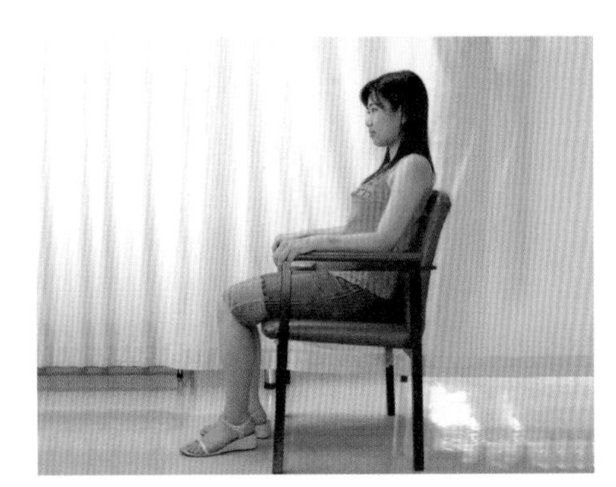
h. 正坐屈膝式

圖 12-1-8 ◆ 針刺時的適當體位（續）

（六）特殊狀況護理

暈 針

1. **定義**：進針後病人出現頭暈目眩、面色蒼白、胸悶欲嘔、出汗、四肢冰冷等暈厥現象則稱之。
2. **護理**：立即出針，使病人採垂頭抑臥式，測量生命徵象，待意識清醒後，輕者給予熱水或熱茶飲用，閉目休息片刻，即可恢復；重者可針刺內關、足三里、人中，並溫灸百會、關元、氣海等穴。
3. **預 防**
   (1) 對初診、精神緊張者，應詳細解釋，降低其焦慮與害怕；對體弱、老年人禁針；過勞者則盡量採取臥位，針刺時手法要輕柔。
   (2) 診間注意空氣流通，並給予病人保暖。
   (3) 隨時觀察反應，以便及早發現暈針先兆，及時處理。

◈ 滯針

1. **定義**：針刺入後，捻轉提插滯澀困難，甚至不能進行提插捻轉等手法行針，也不能出針者則稱之。
2. **護理**：對懼針者應耐心安慰，並囑病人深呼吸，待肌肉放鬆後再出針。接著用手指在鄰近部位做些循按動作，或由醫師在滯針附近再下一針，以宣散氣血，緩解痙攣，再行出針。因針身捻轉太緊而肌纖維纏繞者，可向反方向捻轉，待肌纖維回解後再出針；若因體位改變引起，則必須先恢復體位，再試行出針。
3. **預防**：對初診病人做好解釋工作，醫師操作時捻針幅度不宜過大。

◈ 彎針

1. **定義**：針身在病人體內發生彎曲的現象則稱之。
2. **護理**：若發生彎針，不宜再運針，若因體位改變引起，應先恢復原來體位再出針；若彎的角度較大，可以輕輕搖動針體，順著彎曲的方向慢慢退出。切忌用力抽拔或轉動，以免斷針。
3. **預防**：醫師手法指力須均勻，刺激不宜過大，體位要舒適，教導病人勿隨意更動體位，防止外物碰撞與壓迫。

◈ 出血及血腫

出針後，皮膚呈青紫色或血腫，多因刺傷血管所致。但出針後，針孔處有紅色小點，是臨床上常見的現象。

1. **護理**：點狀出血可用無菌乾棉球或無菌棉枝輕按針孔數分鐘即可。出針後，皮膚呈青紫色或血腫時，可加壓止血，若局部腫脹較劇烈，青紫面積大時，可先作冷敷止血後，再行熱敷，以促使瘀血消散吸收。
2. **預防**：出針時，對特別容易出血的穴位，如：太陽、合谷、眼睛周圍穴位、足踝等皮膚較薄處等，應特別加壓。

◈ 氣胸

1. **定義**：針刺胸背部穴位過深或角度不當，誤傷肺臟，穴氣進入胸腔，而引起創傷性氣胸。其症狀包括：胸痛、氣悶、呼吸急促、咳嗽，嚴重時則呼吸困難、面色蒼白、發紺、暈厥等，處理不當可造成死亡。因此，病人一旦發生氣胸應立即報告醫師，盡速處理。
2. **護理**：讓病人採半坐臥式休息，並密切觀察病情變化。嚴重者，立即做胸部X光攝影，並插胸管急救。
3. **預防**：凡在胸、背、肩膊等處穴位進行針刺治療，應嚴格掌握進針的角度與深度，並按照操作規程進針。若為哮喘、老年性慢性支氣管炎、肺氣腫病人，欲在上述部位針刺時，更應謹慎小心。

◈ 出針後遺感覺

1. **定義**：出針後痠脹或疼痛仍未消失，或反而增重。
2. **護理**：可局部按摩或用熱敷輔治。
3. **預防**：應先瞭解病人的心理焦慮、對針刺的反應，耐受力及其體質與病情，以漸進的方式進行針刺治療。對有恐懼感的病人，宜多加安慰、解釋，治療過程，給予心理支持，使用穴位可減少些，手法輕淺些。

學習評量

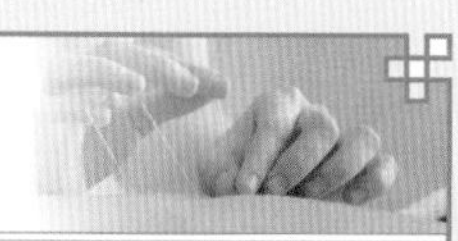

一、選擇題

1. 關於針灸療法的特點，不包括下列何者？ (A)可完全取代藥物 (B)臨床應用便利 (C)適應症廣泛 (D)治療安全性高。
2. 有關灸前準備，下列敘述何者錯誤？ (A)施灸之時間與針刺相同，一般大約五至十五分鐘 (B)施灸前後應消毒，以避免細菌感染。95%酒精棉花是最常用的消毒品 (C)施灸室須設空調來調節室溫和保持空氣的新鮮，避免患者感受風寒 (D)若患者體溫在攝氏37℃以上者，不可多灸。
3. 下列哪些部位禁止針刺？ (A)壞死組織的區域 (B)神經中樞及神經叢集之部位 (C)動脈之淺層部位 (D)以上皆是。
4. 下列何者非針刺時護理人員的操作注意事項？ (A)協助病人準備好舒適的體位 (B)協助醫師用70%酒精棉片消毒皮膚 (C)避免在病人頭面部遮針 (D)檢查無菌即棄式不鏽鋼針是否異常。
5. 下列行針的注意事項中，何者錯誤？ (A)強刺激指用針粗大，下針深，捻轉多，提插次數多，留針時間長 (B)弱刺激為瀉法，強刺激為補法 (C)行針疼痛，若原因是因為捻轉過速，引起肌肉或皮膚緊張，使用上下循攝法可緩解 (D)暈針處理首重預防，尤其第一次施針，選穴宜少。

二、是非題

1. 目前科學上無法證明針刺對人體系統功能具有調整作用。
2. 針刺法禁用於兒科病人。
3. 懷孕5個月以下的孕婦針刺時肚臍各穴禁針。
4. 針刺治療時如出現痠、麻、重、脹等感覺表示異常現象。
5. 針刺法一般留針時間為5~10分鐘。

三、簡答題

1. 請說明針刺治療的適應有哪些？
2. 請說明針刺護理的注意事項。
3. 請說明暈針的定義、預防及處理。
4. 請說明出針刺護理中特殊情況之處理。
5. 請說明針灸的種類及其適應症。

【習題解答】

選擇題：1.(A)　2.(B)　3.(D)　4.(B)　5.(B)

是非題：1.(×)　2.(×)　3.(○)　4.(×)　5.(×)

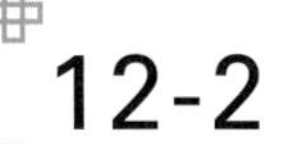

12-2 灸法護理

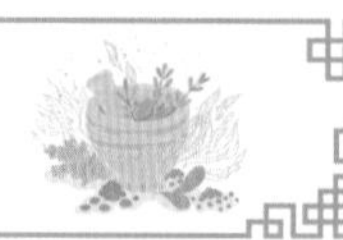

杜惠娟◎編著

【學習目標】

研讀內容後，您能夠：

1. 瞭解灸法的定義及淵源。
2. 認識艾的品質及艾灸的運用。
3. 認識灸法的種類。
4. 瞭解灸法治療的適應症及禁忌。
5. 掌握灸法技術操作及灸後的護理原則。

一、定　義

灸是利用艾絨放置在體表的腧穴上燒灼、熨燙，藉灸火之熱力透入肌膚，刺激組織，透過經絡的作用，溫經散寒，調和氣血，達到治療疾病與預防疾病之目的。

二、發展源起

傳說燧人氏擊石取火，灸法治療疾病因此孕育而生。「灸」首現於內經・素問異法方宜論：「……北方者，天地所閉藏之域也。其地高陵居，風寒冷冽。其民樂野處而乳食，臟寒生滿病，其治宜灸焫，故灸焫者，亦從北方來。……」指出灸法溫陽散寒，可治療臟寒疾病。

「灸」是利用艾燃燒產生的特殊氣味及藉灸火的溫和熱力，透過經絡的傳導，達到溫經散寒、扶陽固脫、溫通氣血、預防保健的作用。當初古人使用各種隨處可得的草、樹木作為灸療的材料，經過歷代的演變，現今選擇具有久燃特性的艾做為灸療的藥材。

艾葉用於治病已有兩千多年的歷史。早在春秋 戰國時期，人們開始廣泛使用艾灸法，在五十二病方中記載艾葉的療效與用法。明・繆希雍在本草經疏提到：「燃之則熱氣內注，通經入骨，灸百病。」歷代文獻更描述了艾灸的使用時機與方法，如：

1. 內經・靈樞經脈篇：「…熱則疾之，寒則留之，陷下則灸之。」說明用灸時機。
2. 內經・靈樞官能篇：「針之不為，灸之所宜。」表示針刺效果不佳者，改用艾灸療效較佳。
3. 金匱要略・臟腑經絡先后病脈證：「四肢才覺重滯，即導引吐納，針灸膏摩，勿令九竅閉塞。」表示四肢重滯，除針刺、推拿與用膏藥外，灸法亦需考慮在列。
4. 扁鵲心書：「人於無病時，常灸關元、氣海、命門、中脘，雖未得長生，亦可保百餘年壽矣。」由此說明灸法有防病保健的作用。
5. 醫說：「若要安，三里莫要乾。」說明以灸法養身之道。
6. 孫思邈 的備急千金要方：「凡人吳蜀地遊宦，體上常須三兩處灸之，勿令瘡暫瘥，則瘴癘溫瘧毒氣不能著人也。」；說明無病施灸，可以激發人體的正氣，增強抗病能力，使人精力充沛、長壽不衰。
7. 醫學正傳：「虛者灸之，使火氣助元陽也。」說明灸法提振正氣闢邪之道。

針灸是中國醫學知識形成的核心動力，灸療用於防病保健有著悠久的歷史。針與灸是兩種截然不同的醫學技術，針法興起後，並沒有完全取代灸法，至今兩者仍然是互補並存的關係。

三、相關學理

（一）施灸的主要燃料－艾

形態與成分

艾屬菊科（圖12-2-1），多年生草本，高二、三尺，葉互生，呈長卵形羽狀分裂，如菊葉，表面呈深綠色，有特殊香氣。它含有揮發油（主要為苦艾醇、苦艾酮）、膽鹼、腺素、維生素A、B、C、D、鞣質、樹脂、氯化鉀等。

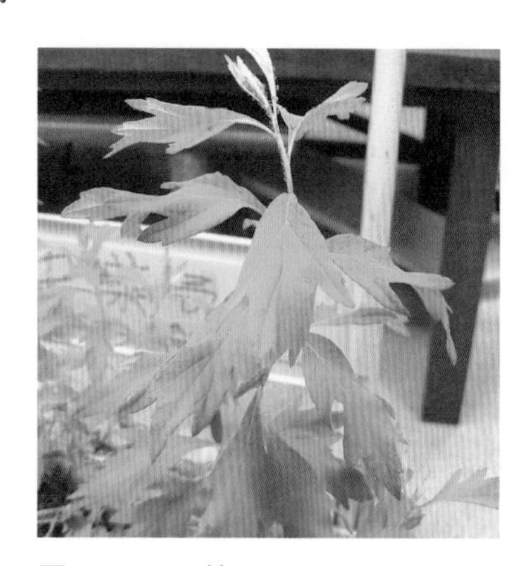
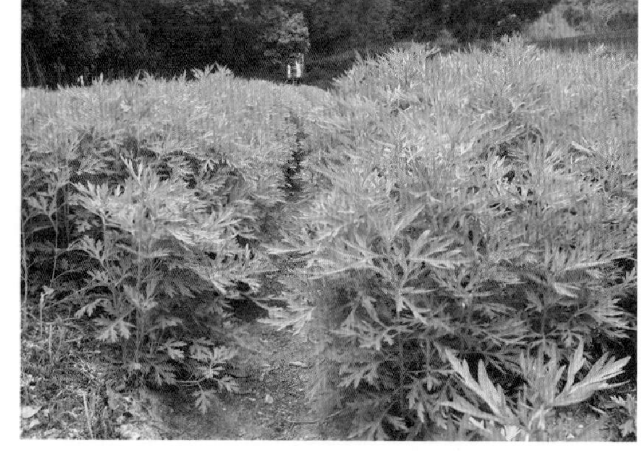

圖12-2-1 ◆ 艾

採集地區與時間

各地均出產，以大陸湖北省蘄州所產的「蘄艾」最佳，每年3~5月未開花時，選擇莖枝高大、新鮮肥厚的艾葉為佳。

主要性能

明・繆希雍著的本草經疏：「燃之則熱氣內炷，通經入骨，灸百病。清・吳儀洛著的本草從新亦云：「艾葉苦辛，生溫熟熱，純陽之性，能回垂絕之陽，通十二經，內服走三陰，理氣血，逐寒溼，暖子宮，止諸血，溫中開鬱，調經安胎，以之灸火，能透諸經，而除百病。」

艾絨的製造與保存

取乾燥艾葉，去莖梗（圖12-2-2），用機器搗爛，去粗渣，僅存灰白色之纖維，形如棉絮者，稱為艾絨（圖12-2-3），用以灸病效力倍大，可製成艾炷、艾粒及艾條。平常應置於乾燥密封處，避免受潮而影響療效，另可常曝曬，避免生蟲。

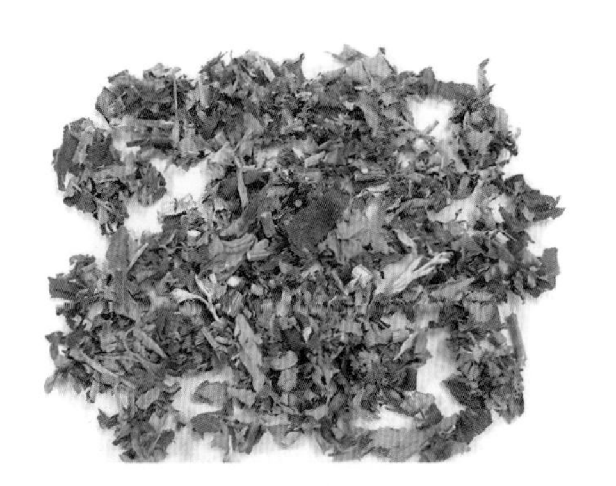

圖 12-2-2 ◆ 去莖梗的艾葉

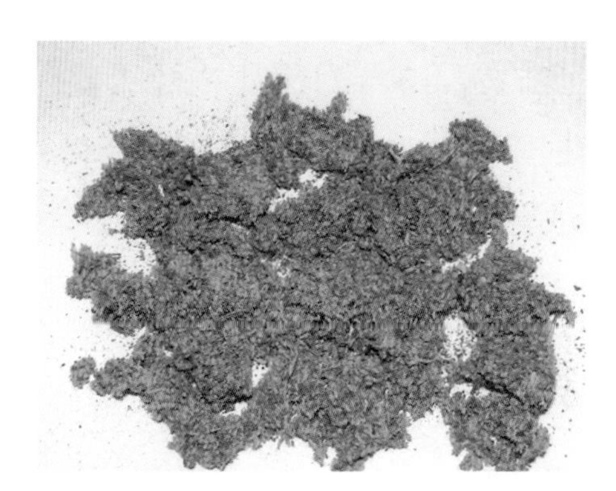

圖 12-2-3 ◆ 艾絨

1. **艾炷**：將艾絨用手捏成上尖下大的圓錐狀（圖12-2-4）。如麥粒大者稱小炷，如黃豆大者稱中炷，用於直接灸法；如蠶豆大者稱大炷，用於間接灸法，燃一炷稱一壯。
2. **艾粒**：以薄棉紙將艾絨用機器按壓加工（圖12-2-5），大小一致，方便應用，燃一粒稱一壯。

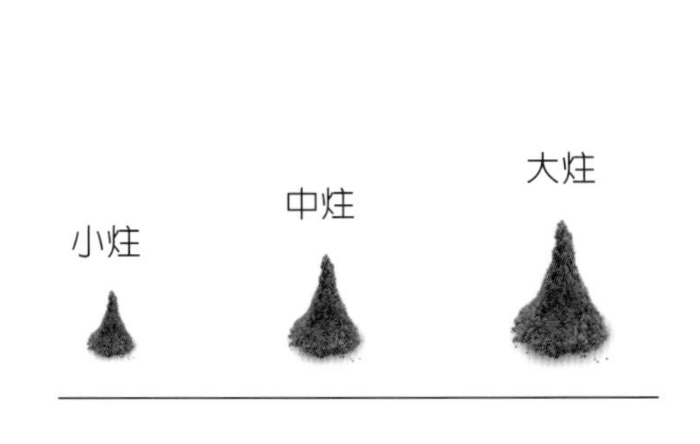

圖 12-2-4 ◆ 艾炷

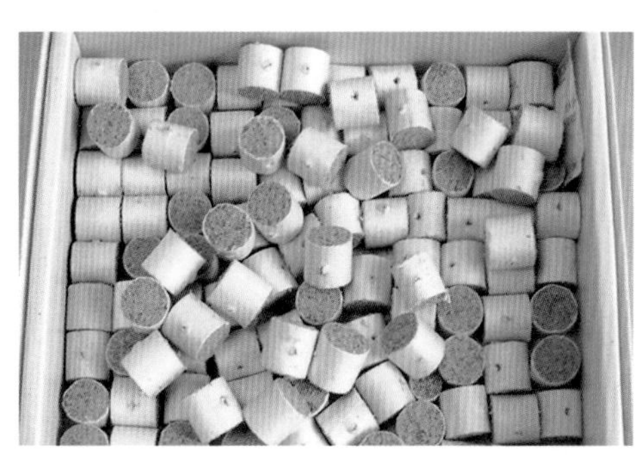

圖 12-2-5 ◆ 艾粒

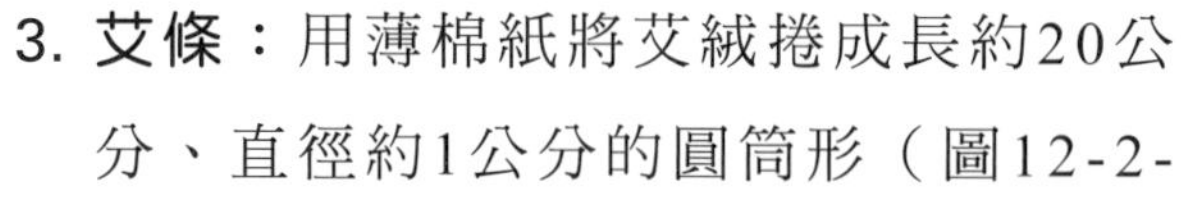

3. **艾條**：用薄棉紙將艾絨捲成長約20公分、直徑約1公分的圓筒形（圖12-2-6），經濟又方便使用。

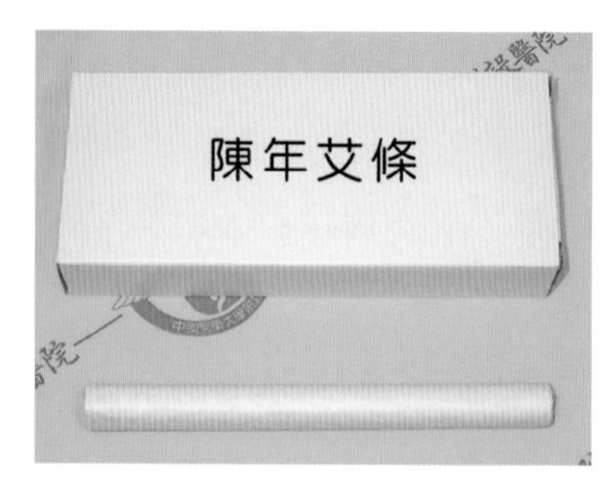

圖12-2-6 ◆ 艾條：陳年艾條

艾絨燃燒時的特性

艾絨燃燒時的特性包括：(1)燃燒緩慢，火力溫和；(2)艾灰不散不墜；(3)便於搓捏成形；(4)溫度直入深部；(5)氣味芬芳。故數千年來，艾是施灸的主要燃料，沿用至今，尚未有他品可以取代。

（二）灸法的種類

灸法的種類繁多，可歸納為艾灸法與非艾灸法，如表12-2-1所示，臨床上以艾灸法為主。

表12-2-1　灸法的種類

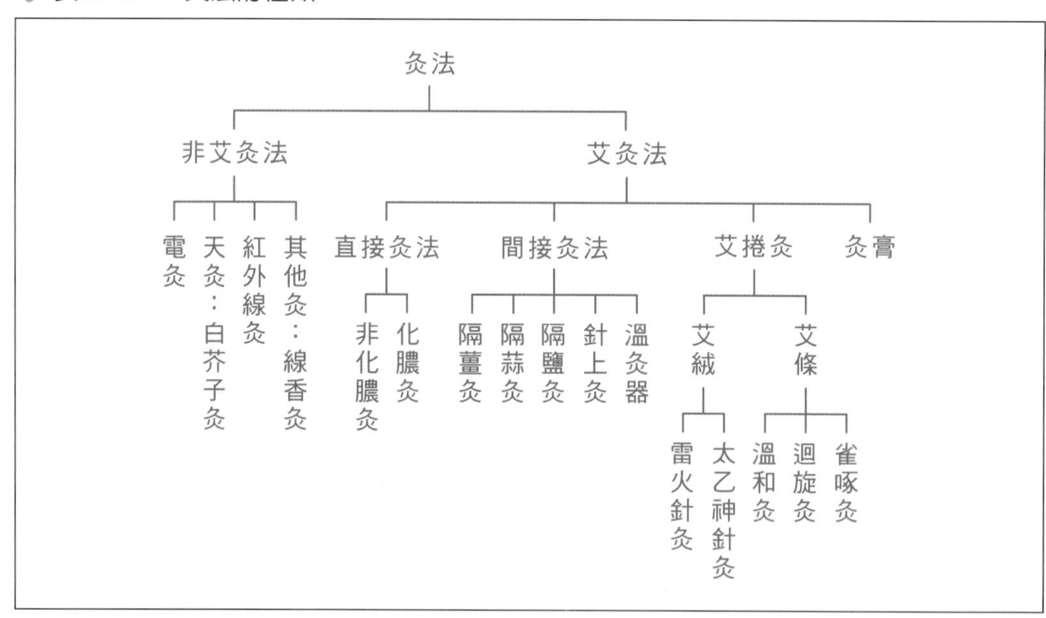

（三）艾灸法

艾灸法依施灸方法分為直接灸法、間接灸法、艾捲灸及灸膏等四種。

◈ 直接灸法

1. **非化膿灸**：以甘油塗潤穴位後，將艾粒或艾炷黏在穴位上施灸，當病人感到灼痛時即用鑷子將艾炷移去，連灸數壯，灸至局部皮膚紅暈，以不起水泡為原則。

2. **化膿灸**：以甘油塗潤穴位後，將艾粒或艾炷黏在穴位上施灸。灸至皮膚起水泡後，仍繼續施灸，任其化膿潰爛後留有瘢痕。

因直接灸法使患者感覺灼痛，且留有灸瘡，造成皮膚損傷，影響美觀，且易造成醫療糾紛，故現今甚少用之。

◈ 間接灸法

施灸時於艾粒或艾炷下墊以薑、蒜、鹽等物，以減少病人灸傷，有隔薑灸、隔蒜灸、隔鹽灸、針上灸、溫灸器等治療方式。

1. **隔薑灸**：將新鮮老薑切片成厚約0.3公分、長約3公分、寬約2公分（大小依施術穴位選擇），以針穿刺數孔，平放於腧穴上，再將艾粒或艾炷置其上灸之（圖12-2-7）。適用於脾胃虛寒證，如：腹痛、泄瀉、關節痠痛等。

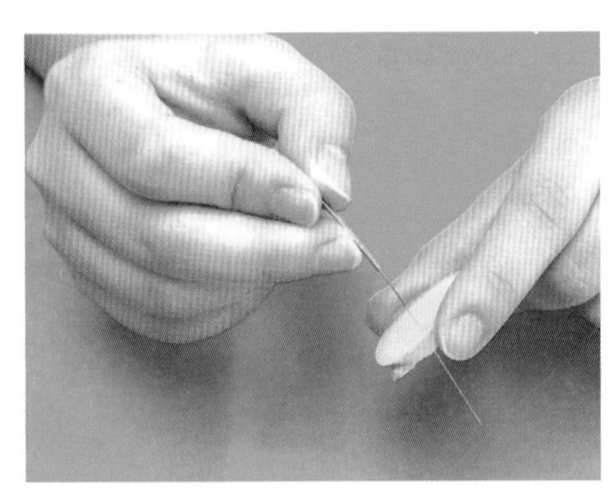

a.以針穿刺薑片

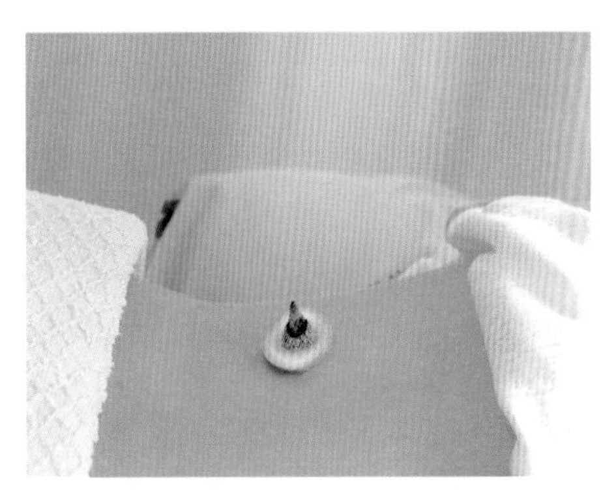

b.將艾炷置於薑片上

圖 12-2-7 ◆ 隔薑灸

2. **隔蒜灸**：將大蒜切成約0.2~0.3公分的薄片，並以針穿刺數孔，平放於腧穴上，再將艾粒或艾炷放置其上灸之（圖12-2-8）。適用於肺癆、外科初期瘡毒、瘰癧。

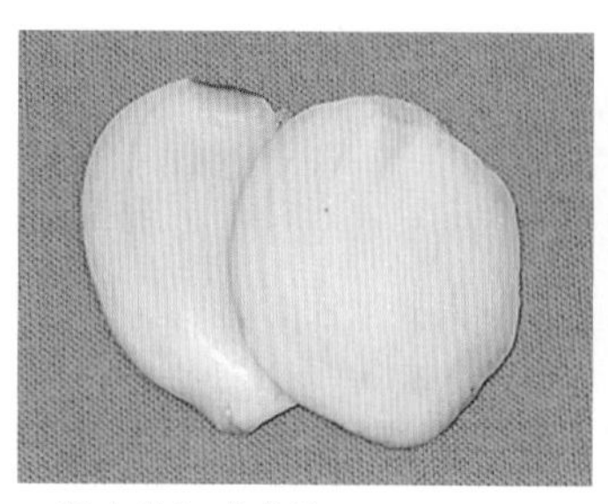

a. 將大蒜切成薄片

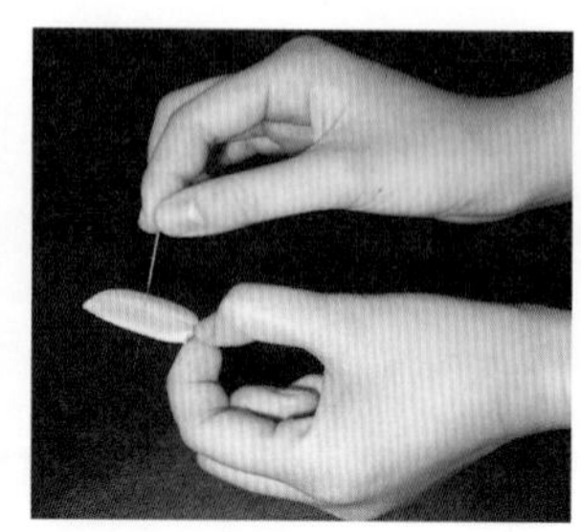

b. 以針穿刺蒜片

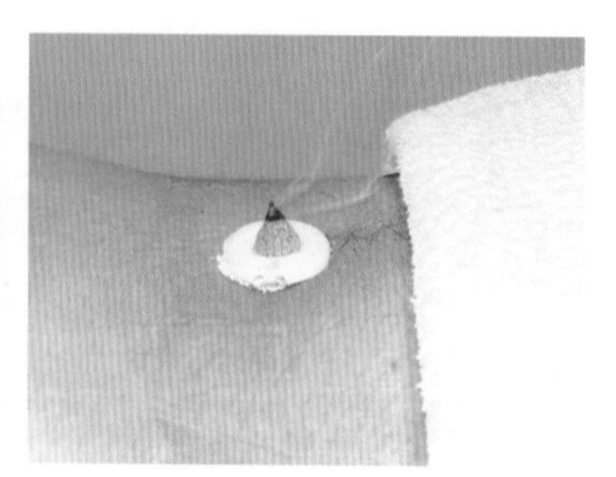

c. 將艾炷置於蒜片上

圖 12-2-8 ◆ 隔蒜灸

3. **隔鹽灸**：將鹽炒溫熱填平臍孔，再置艾粒或艾炷施灸（圖12-2-9）。適用於急性腹痛、吐瀉、四肢厥冷、虛脫。

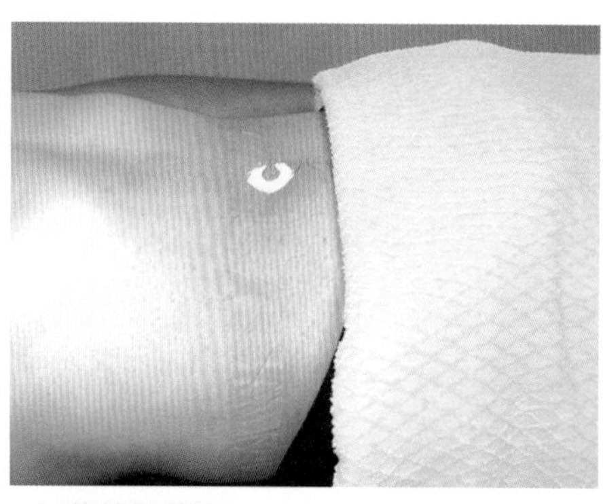

a. 以鹽填平臍孔

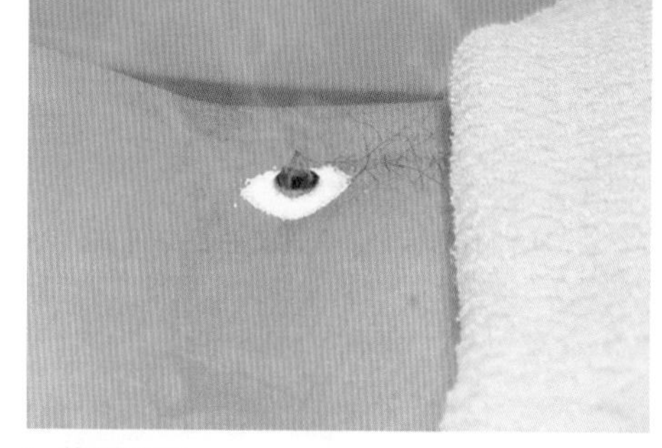

b. 放置艾炷

圖 12-2-9 ◆ 隔鹽灸

4. **溫灸器**：將艾條放入特製的溫灸器後，置於腧穴上施灸（圖12-2-10）。適用於婦兒、畏懼火熱者或自行施灸時。

5. **針上灸**：為針刺與艾灸療法的結合，留針過程中，將艾粒置於針柄上距離腧穴皮膚3~4公分處施灸，適用於寒濕痺痛者（圖12-2-11）。

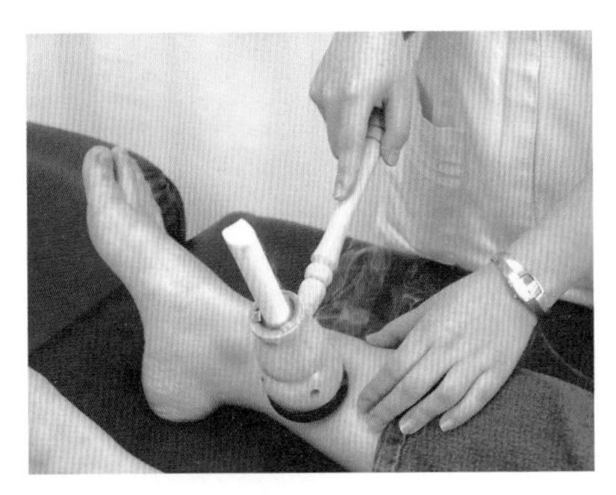

圖12-2-10 ◆ 溫灸器

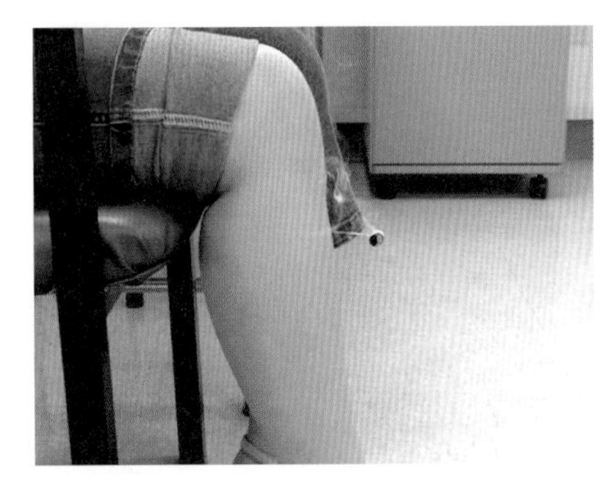

圖12-2-11 ◆ 針上灸

◎ 艾捲灸（圖12-2-12）

古代用艾絨加行氣活血的中藥製成雷火針灸與太乙神針灸的艾條，適用於風寒濕痺、半身不遂。現今臨床上多用艾條灸，將艾條一端的艾絨點燃後，燻灸患處，其操作方法有三：

1. **溫和灸**：先靠近施灸腧穴再慢慢提高，到一定高度使病人感到舒適為止，固定高度連續燻灸10~15分鐘至局部發紅為止。

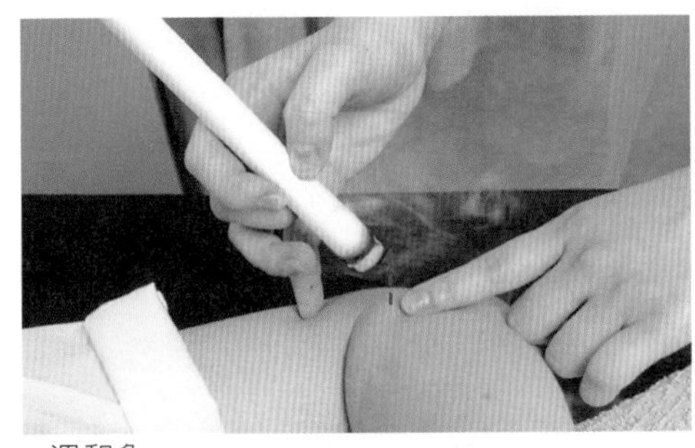

a.溫和灸

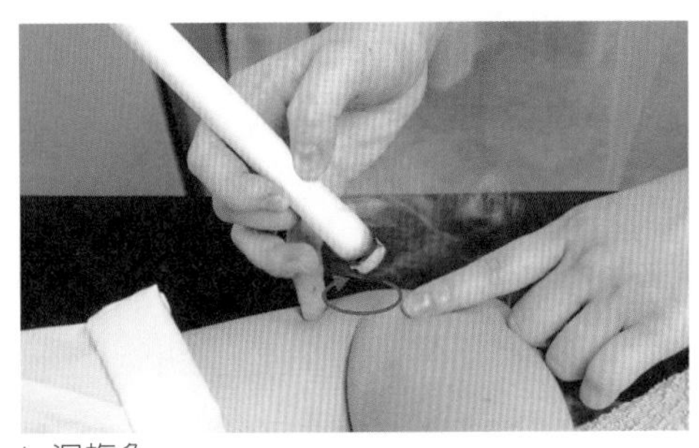

b.迴旋灸

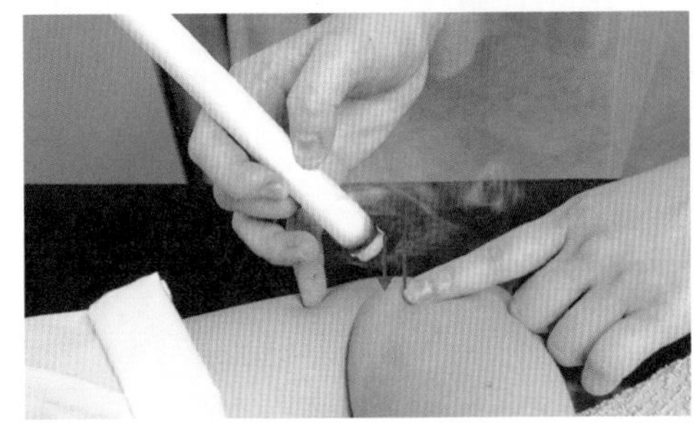

c.雀啄灸

圖12-2-12 ◆ 艾捲灸

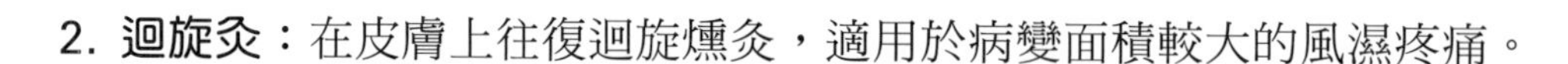

2. **迴旋灸**：在皮膚上往復迴旋燻灸，適用於病變面積較大的風濕疼痛。

3. **雀啄灸**：對準施灸腧穴，作麻雀啄食似地一上一下擺動，用於需較強火力的病證。

灸膏

將艾絨加入辛溫、溫陽、祛寒的中藥做成膏狀，對特定穴位進行敷貼，藥物由皮膚滲入穴位經絡，經由經絡氣血直達患處，達到扶正祛邪之效。用於三伏天灸療，以「冬病夏治」的方法，治療哮喘、過敏性鼻炎、老年人慢性支氣管炎等；亦可用於三九天灸療，以「寒病熱治」之法，治療哮喘、過敏性鼻炎、老年人慢性支氣管炎或體質虛弱，容易反覆感冒者。

（四）養生灸

唐‧孫思邈的備急千金要方云：「凡人吳蜀地遊宦，體上常須三兩處灸之，……則瘴癘溫瘧毒氣不能著人也。」扁鵲心書亦云：「人於無病時，常灸關元、氣海、命門、中脘，雖未得長生，亦可保百餘年壽矣。」醫說記載：「若要安，三里莫要乾。」說明以灸法養生之道。古代醫家將灸法運用在遠行，以避山嵐瘴氣、溫疫毒癘；平時，灸關元、氣海、命門、中脘等穴位可延年益壽，達養生之效。嬰兒在出生一百天內，灸身柱，對於感冒、吐奶、消化不良、腹瀉、疳症等皆有效 。古代以風為萬病之源，如同現代以感冒為萬病之因，於少年時期同時取風門、膏肓二穴併灸，可增強體能、提升免疫力，能預防感冒及肺結核；青年時期，可灸三陰交，促使生殖器健康；中年時期，可常灸足三里，健脾胃、防衰老、預防疾病；老年時期，足三里、曲池併灸，可使眼睛明亮、牙齒堅實、血壓平穩，預防中風及延年益壽。

四、技術操作及其護理

（一）執行目的

藉灸火之熱力透入肌膚，刺激組織，通過經絡的作用，調和氣血，達到治療疾病與預防疾病之目的。

（二）適應症

艾有溫經扶陽之功，火有溫熱逐寒之力，故灸法適用於：虛寒證、慢性虛弱性疾病、風寒濕邪為患的病證，亦可防病保健。

（三）禁忌症禁灸部位

1. 凡一切陰虛火旺之體質與病證，皆不可灸。如：陰虛體質、咯血、吐血、心悸怔忡、肝陽頭痛、口乾舌燥等。
2. 凡一切陽證，亦不可灸。如：發高燒、神昏譫語、中風實證、陽明胃實、舌紅、脈象洪大弦數等。
3. 法定傳染病、瘡毒已經化膿者、急性濕疹者皆不可灸。
4. 病人身心疲極或酒醉大飽後，不可施灸。
5. 禁灸部位：(1)重要臟器及大血管所在；(2)頭面部、四肢末梢、筋肉結聚處以及皮膚淺薄處；(3)延髓部、心臟部、眼球附近、睪丸部；(4)婦女妊娠之腹部諸穴。

（四）用物準備

艾粒、艾條、打火機、彎盆、溫灸器、滅艾器、75%酒精棉片、針具、鑷子、無菌乾棉球（圖12-2-13）。

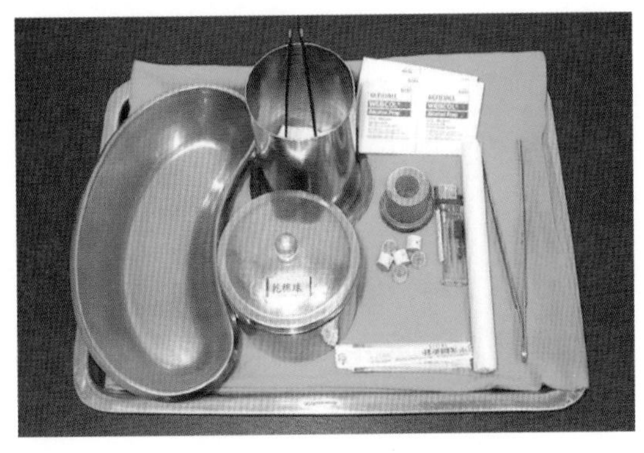

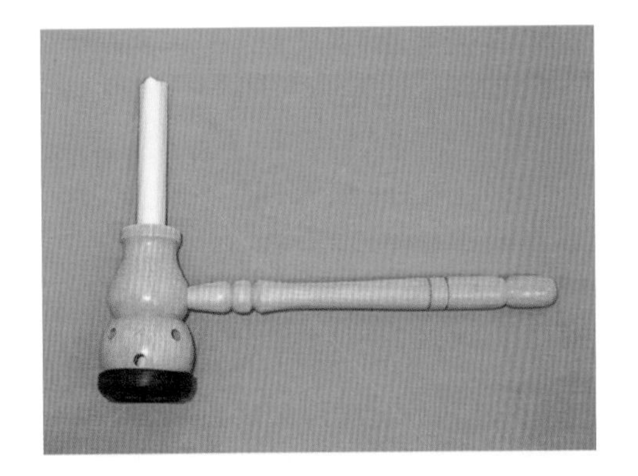

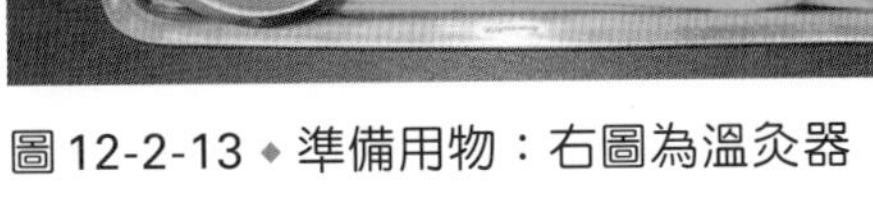

圖12-2-13◆準備用物：右圖為溫灸器

（五）操作步驟及護理要點

操作步驟	護理要點
【施灸前】	
1. 核對醫囑。	
2. 洗手及準備用物。	‧ 檢查艾條、艾粒是否鬆散，有無受潮生蟲。
3. 將所需用物攜至病人單位。	
4. 稱呼病人全名以核對病人，向病人及家屬解釋，請病人排空膀胱。	‧ 對初次接受灸療的病人應解釋操作過程與注意事項（註1），以解除其恐懼。
5. 室內光線充足，調節室溫，保持空氣流通，拉上隔簾。	‧ 防止視線不良而燙傷病人。 ‧ 避免病人暈灸及注意其隱私。
6. 依施灸部位協助病人準備好舒適的體位，施灸部位衣物鬆解。	
7. 露出施灸部位，並給予毛巾保暖。	
8. 檢查皮膚是否完整。	‧ 確定皮膚無病灶。
9. 尋穴及定位。	‧ 依同身寸取穴並在穴位上做標記。
10. 施灸前用75%酒精棉片消毒施灸腧穴。	‧ 消毒皮膚，避免感染。
【施灸時】	
1. 直接灸。	‧ 臨床上少用，故不介紹。
2. 間接灸（以針上灸為例）	
(1) 將艾粒兩端艾絨捏緊，並先將欲插針柄的艾孔用另一支針柄鬆開以便置放艾粒（圖12-2-14, 15）。	‧ 防止艾絨鬆散而在燃燒時艾灰掉落燙傷病人；將艾孔先鬆開可避免因艾孔太小，插入針柄時移動毫針致病人害怕與疼痛。
(2) 協助醫師執行針刺治療。	

操作步驟	護理要點

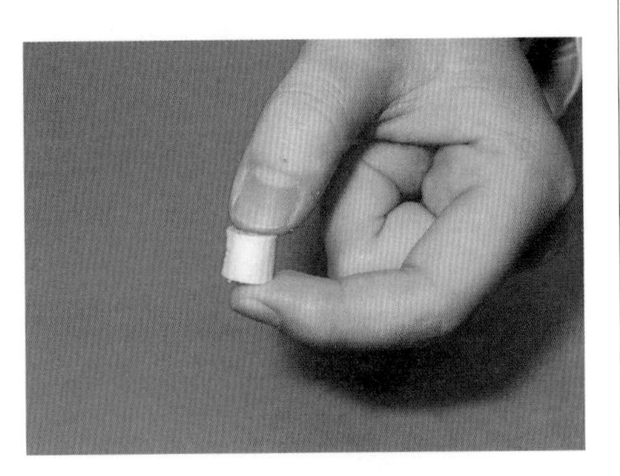

圖 12-2-14 ◆ 捏緊艾粒兩端艾絨

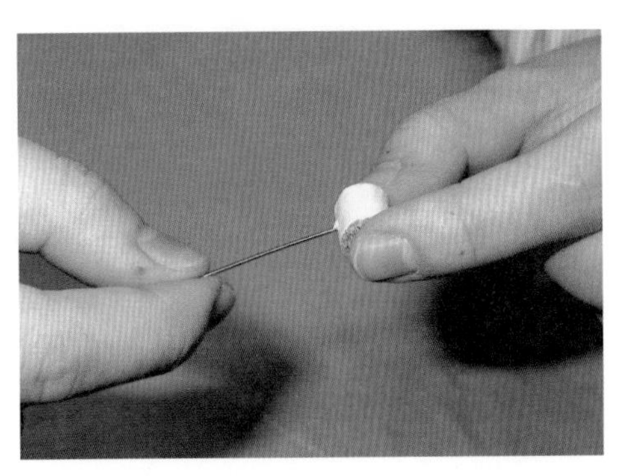

圖 12-2-15 ◆ 以針柄先鬆開欲插針柄的艾孔

(3) 一手拿艾粒，另一手固定針身近針柄處，將艾粒輕輕插入針柄（圖12-2-16），距離皮膚約3~4公分處。

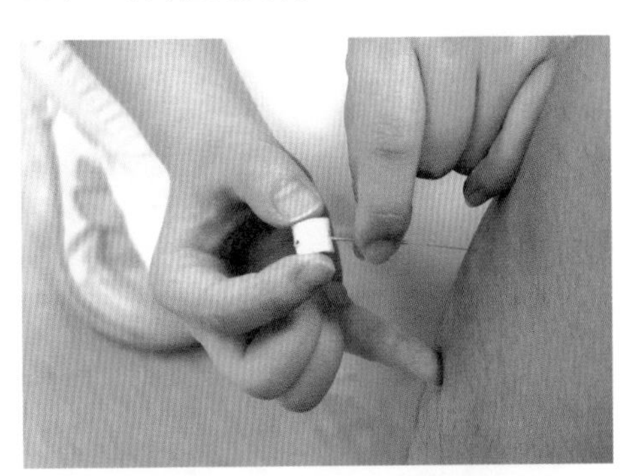

圖 12-2-16 ◆ 將艾粒輕輕插入針柄

・ 放置艾粒時，不可移動毫針，避免距離皮膚太遠而無療效，或距離皮膚太近而燙傷病人（圖12-2-17）。

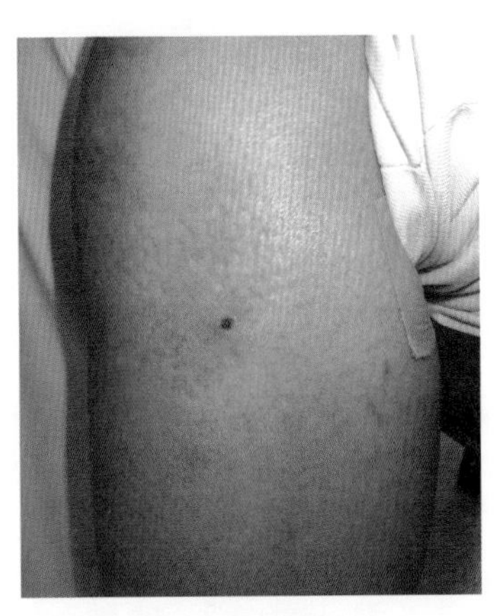

圖 12-2-17 ◆ 灸燙傷

(4) 點燃艾粒。

(5) 當艾粒燒盡，待熱盡褪，一手拿彎盆靠近針柄，另一手用鑷子將艾灰輕輕撥入彎盆內（圖12-2-18）。

(6) 依醫囑置放另一壯艾粒。

・ 施灸中隨時觀察病人對熱的感受，並教導病人不可移動體位，以避免燙傷。

操作步驟	護理要點

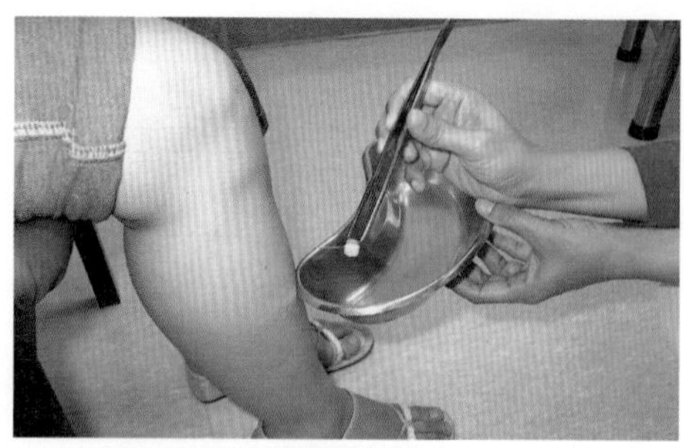

a. 一手拿彎盆靠近針柄

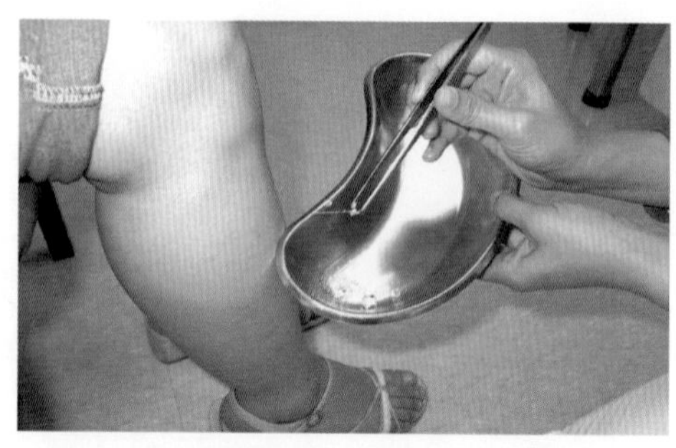

b. 另一手用鑷子將艾灰輕輕撥入彎盆另一手用鑷子將艾灰輕輕撥入彎盆

圖 12-2-18 ◆ 取下艾粒

3. 艾條灸（圖12-2-19）

(1) 將艾條一端艾絨捏緊。

‧ 防止艾絨鬆散，而在燃燒中艾灰掉落燙傷病人。

(2) 點燃艾條。

(3) 一手持艾條，對準施灸腧穴，另一手食指置放施灸腧穴旁皮膚上，進行溫和灸、迴旋灸或雀啄灸。

‧ 施灸過程中，食指置放施灸腧穴皮膚上可感受施灸溫度以調整距離，對感覺遲鈍的病人尤應注意，防止局部燙傷。

(4) 施灸產生的艾灰可輕輕彈在彎盆上。

‧ 防止艾灰掉落燙傷病人及衣物。

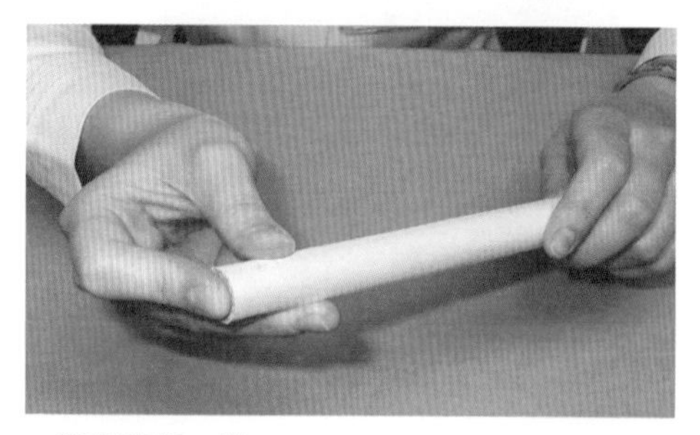

a. 捏緊艾條一端

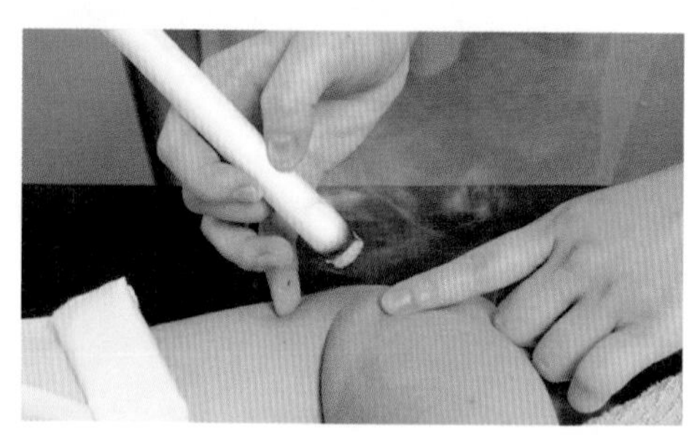

b. 一手持艾條，對準施灸腧穴，另一手食指置放施灸腧穴旁皮膚上

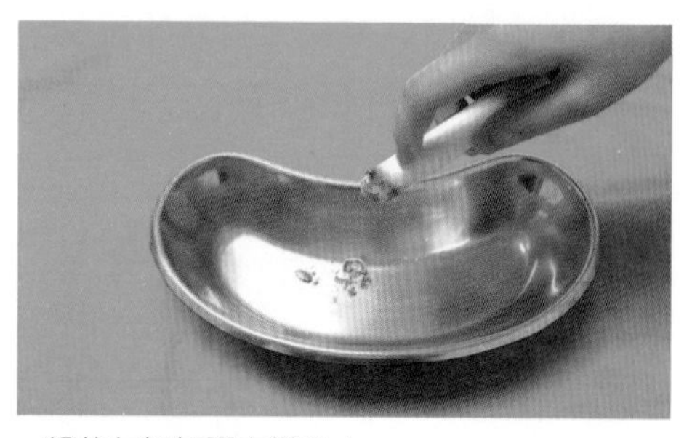

c. 將艾灰輕輕彈在彎盆上

圖 12-2-19 ◆ 艾條灸

操作步驟	護理要點
【施灸後】	
1. 間接灸	
(1) 隔薑灸、隔蒜灸、隔鹽灸：當艾粒燒盡，待熱盡褪後，移除艾灰及薑、蒜、鹽。	
(2) 針上灸：當艾粒燒盡，待熱盡褪後，依前法移除艾灰並執行出針技術。	‧ 依出針護理出針。
2. 艾條灸：手指扶住艾條近燃燒端，將艾條放入滅艾器內輕輕旋轉（圖12-2-20）。	‧ 確定艾火已熄滅。 ‧ 滅艾時不可由艾條中段旋轉，以避免艾條從中段斷裂、掉落而燙傷下一位病人。

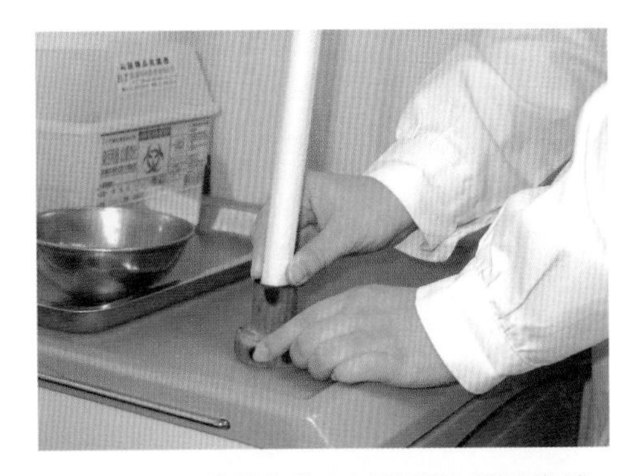

圖 12-2-20 ◆ 將艾條放入滅艾器內輕輕旋轉

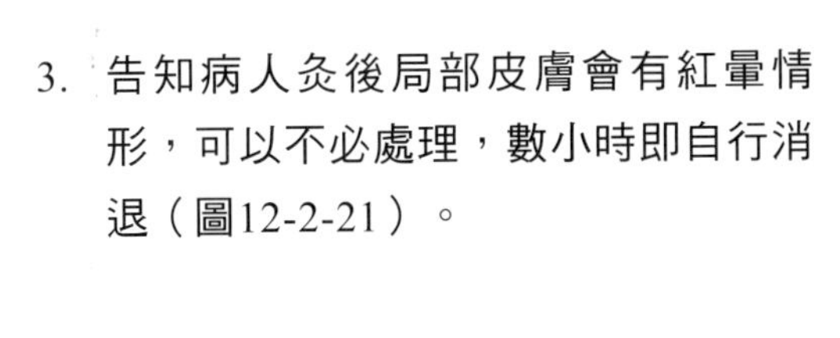

3. 告知病人灸後局部皮膚會有紅暈情形，可以不必處理，數小時即自行消退（圖12-2-21）。

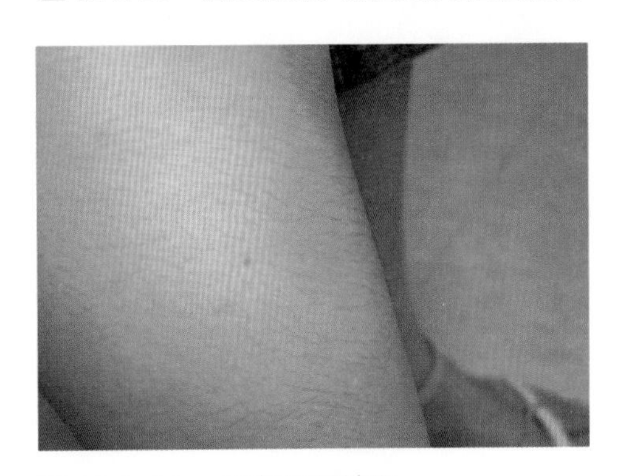

圖 12-2-21 ◆ 皮膚紅暈情形

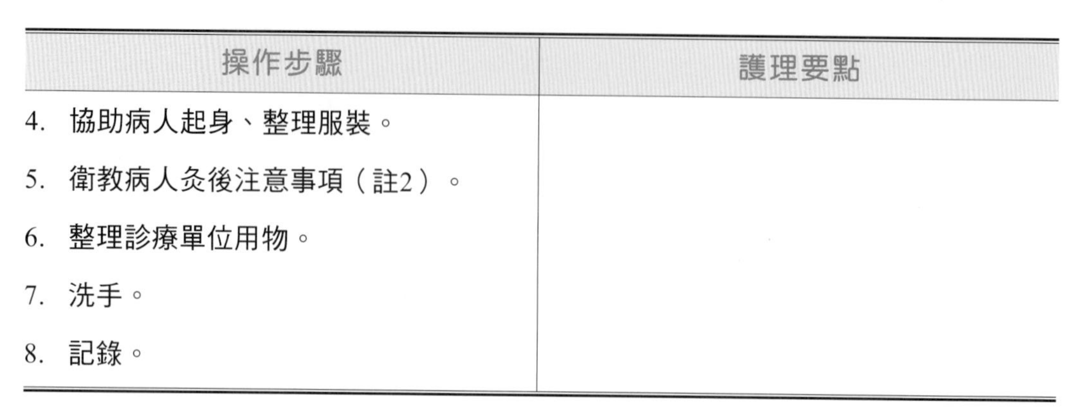

操作步驟	護理要點
4. 協助病人起身、整理服裝。	
5. 衛教病人灸後注意事項（註2）。	
6. 整理診療單位用物。	
7. 洗手。	
8. 記錄。	

註：

1. 凡大飢、大渴、飯後、睏倦時，不宜施灸。脈洪數、舌質紅、舌苔黃厚、陰虛火旺者，不可多灸。
2. 灸後注意事項
   (1) 灸後之調養：避生冷瓜果、厚味、節飲食、避風寒、慎房事。
   (2) 灸瘡之處理：灸後若局部紅暈而起泡，囑病患勿擦破，輕者數日後自然乾燥結痂而癒。若起泡較大，以無菌針穿破放出水液，令其乾燥，或用外科無菌處理。

學習評量

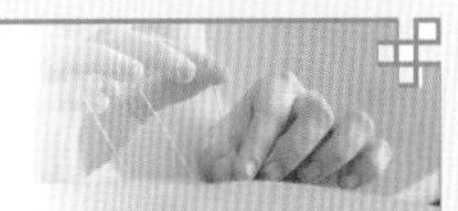

一、選擇題

1. 有關艾條灸之敘述，下列何者正確？ (A)用純艾絨，捲成條形，薰灸患處，稱艾條灸 (B)將艾條的一端點燃，對準腧穴或患處，約距皮膚二至三公分左右處灸 (C)艾條在皮膚上往復迴旋的薰灸，此法可應用於面積較大的風濕痛 (D)以上皆是。
2. 下列何種灸法適用於一般病房，不會觸動消防警鈴？ (A)天灸 (B)太乙神灸 (C)艾條灸 (D)雷火神灸。
3. 有關溫灸器，下列敘述何者錯誤？ (A)現用金屬作成溫灸器，如熨斗狀，底部有十數小孔，內有小筒一個，可裝艾絨 (B)於施灸穴位上往返熨灸，艾性熱力可直透經穴，不留瘢痕 (C)適用於婦女、小兒，及畏懼針灸的人 (D)現代有作專灸肚臍的溫灸器，內置艾絨，下填藥物，能用來治療癰疽。
4. 下列何者非施灸時護理人員的操作注意事項？ (A)將艾孔先鬆開 (B)放置艾粒時，避免距離皮膚太遠而無療效 (C)艾粒輕輕插入針柄，距離皮膚約1公分處 (D)灸後避生冷瓜果。
5. 下列何者非施灸後處置？ (A)滅艾時不可由艾條中段旋轉，以避免艾條從中段斷裂、掉落而燙傷下一位病人 (B)告知病人灸後局部皮膚會有紅暈情形，需局部冰敷處理 (C)灸後若局部起泡較大，以無菌針穿破放出水液，令其乾燥 (D)脈洪數、舌質紅、舌苔黃厚、陰虛火旺者，不可多灸。

二、是非題

1. 灸是利用艾絨放置在體表的腧穴上燒灼、熨燙，藉灸火之熱力透入肌膚，刺激組織，透過經絡的作用，溫經散寒，調和氣血，達到治療疾病與預防疾病之目的。

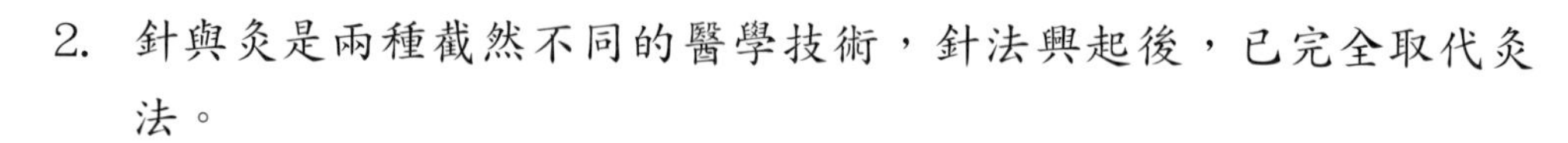

2. 針與灸是兩種截然不同的醫學技術，針法興起後，已完全取代灸法。
3. 懷孕5個月以下的孕婦針刺時肚臍各穴禁針。
4. 灸法適用於虛寒證、慢性虛弱性疾病、風寒濕邪為患的病證，亦可防病保健。
5. 灸後若局部紅暈而起泡，囑病患勿擦破，輕者數日後自然乾燥結痂而癒。

三、簡答題

1. 請說明灸法治療在臨床上運用之成效。
2. 請列舉臨床上常用的灸法。
3. 請說明學習灸法護理所面臨的問題。
5. 如何辨識艾的品質？
6. 如何運用灸法做養生保健？
7. 施行艾灸能達哪些療效？

【習題解答】

選擇題：1.(D)　2.(A)　3.(D)　4.(C)　5.(B)

是非題：1.(◯)　2.(×)　3.(◯)　4.(◯)　5.(◯)

12-3 電針療法護理

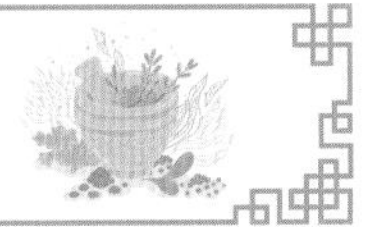

王小喬◎編著

【學習目標】

研讀內容後，您能夠：

1. 瞭解電針與電針止痛的原理及應用範圍。
2. 瞭解電針機的主要結構。
3. 熟知如何協助電針使用的操作及護理重點。
4. 瞭解電針使用的注意事項及禁忌。

一、定　義

電針療法(electro-acupuncture therapy)是在穴位上施以針刺並結合電流刺激以加強針刺療效的治療方式。治療者在針刺後，藉著在針柄上通以微量的電流感傳入穴位，並調整適當的電流頻率與電波波形，使針刺治療效果更顯著。

二、發展源起

電針療法是中醫傳統的針灸療法與現代科學電療互相結合而成的一種治療方式。針灸因為具有物理療法的性質，因此容易為西醫學者接受，進而與西方早先熟悉的電療相結合成為一種新的治療方式。電針治療的概念最早是由法國醫師柏利奧慈(Louis Berlioz)於1816年所建議，他提出「在針上通以電流產生的電刺激可能會增強治療作用」的想法。隨後，薩蘭第醫師(Sarlandiere, 1825)即發表了以電針方式治療風濕、痛風、神經系統疾患之效果，成為應用電針療法的第一人。自此之後，電針療法之相關研究及應用便接二連三的在法、英、中、德、日等國開展。研究發展的範圍除了電針在疾病的應用外，還有電針療法操作的程序、電針診療器具的研發，乃至電針運用範圍的推廣。

三、相關學理

（一）作用原理

電針的治療作用包括鎮痛、興奮神經肌肉組織、促進周圍組織血循及促進組織再生修復等。有關電針的作用機制，較早的西方學者認為它是針刺的機械刺激，加上電流刺激兩者物理效應通過神經系統而作用於整個機體。其後研究發現中國古籍經典所記載的經絡部位皆有低電阻的特性，而且所測出之低電阻點與經典中所描述的穴位有許多吻合。因此，目前的學者多接受電針的療效是由於針刺及電流通過經絡系統的作用，而經由神經、血液、淋巴循環等全身系統而產生療效。

至於電針對經絡的詳細生理作用機制，目前較無一定結論。早年，拉維(J. Lavier)研究電生理作用，他認為一個處於機能亢進狀態的器官帶有正電荷，其經絡及經穴亦帶有正電荷（稱陽性狀態），此狀態可視為是皮膚中缺少電子的關係。反之，當器官活動力減弱時，經絡即帶有過多的負電荷，若把過多電子吸出便能增強內臟之活動力。陽性狀態之機體在古書典籍稱為實，後者稱為虛。因此依他的說法，「補」即是從經穴中取出多餘的負電荷，「瀉」即是供給經穴缺少的負電荷。然而，有部分學者持不同看法，如朱玉龍曾指出，性質、強度完全相同的電流對實證與虛症者均有療效。另外，針對電針鎮痛的作用機制，學術上有很多深入的論述，目前文獻中討論的電針鎮痛機制除了傳統的閘門控制學說外，陸續有研究發現電針能促進腦內釋放β內啡樣物質及非內生性鴉片樣物質（如：serotonin、norepinephrine），此外，也發現使用不同電針頻率可能有不同鎮痛路徑。

（二）電針儀

電針儀的種類

理想的電針儀首先需有安全、穩定之考量，傳統直流電針儀由於極易發生電解，常易使針身腐蝕於人體，故不宜作為電針器。現今電子科技之發展迅速，臨床上電針儀的種類繁多，可分為有蜂鳴式電針器、電子管電針器、半導體電針機三種。由於半導體電針機具有體積小、耗電少、安全、使用壽命長等優點，使用上較理想。

電針儀的裝置

一般電針儀皆具有下列裝置：電流入口（牆上電源或電池）、總開關、頻率調節器、電流指示燈（指示供應電流是否進入儀器）、波形調節器、電流強度調節器、毫安培計（指示通過的電流強度）、電流出口（指引導電流至人體的導線）及計時器（可控制維持電流的時間），如圖12-3-1所示。當進行電針時，輸出的一對電極用小夾子夾於針柄上，兩針刺點之間成為電流回路，電流藉著人體從一極流向另一極。在這樣的情況下，使用較大的電流是不適合的，所以電針儀的設計通常在100微安培以下。另外，為了安全起見，一般在使用時，多會建議電流回路不宜繞過心臟、脊椎及頭臉部。

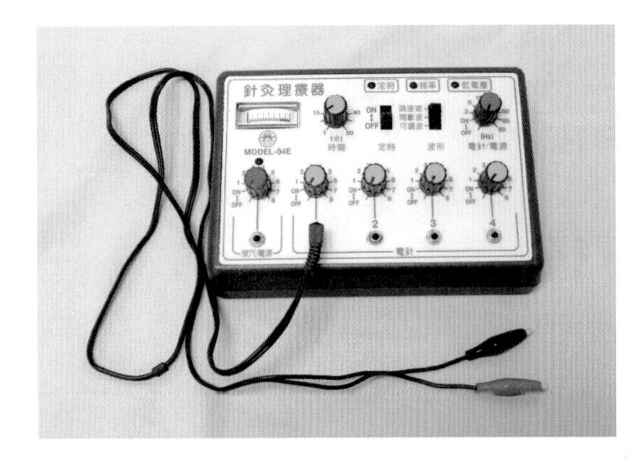

【圖12-3-1】電針機

與電針儀作用的相關因素

常被提到與電針儀作用相關的因素包括電流強度、電流頻率及波形。電流刺激強度與經穴的活動性之間存在著複雜的關係。

1. **電針療法的電流強度**：以適當的刺激強度對一定經穴刺激時作用最為明顯，但所謂適當的強度並無明確的數值。人體的感覺是類似指數型曲線，所以電針儀的電位器亦需配合之。電針使用時，臨床上常見電流稍弱時，病人毫無所覺，電流稍強病人則又不能忍受。強弱之間存在的界線，可稱為電針的刺激閾。在通電到一定時間後閾值往往升高，但亦有少數人通電一定時間後閾值反而下降，因此臨床上於電針通電開始治療後，需每隔一段時間確認病人感受，視情況加以調整之。

2. **電流頻率**：頻率調節器可將頻率改變為合適需要的數值。一般低頻率（低於30Hz）用以加強興奮作用，高頻率（約100Hz）則用以促進抑制作用。在電刺激鎮痛效果方面，長時間止痛以低頻電流較合適，而短時間止痛則採用高頻電流。

3. **波形**：波形對電針的效果有很重要的關係，常見的波形有可調波（又稱連續波）、疏密波、斷續波、起伏波等。
   (1) 可調波：若低於30Hz可應用於興奮肌肉神經，改善血循；高於30Hz則使神經感應力下降，產生抑制作用，有鎮痛效果。
   (2) 疏密波：是疏波和密波輪流的組合波，可用於止痛、針刺麻醉，促進血液循環。
   (3) 斷續波：是時斷時續的組合波，對神經肌肉的興奮作用較連續波或疏密波更強。
   (4) 起伏波：是一種周期性由高向低又復而由低向高的波形，用以興奮肌肉神經，然而，其作用較斷續波溫和，適用於年老體弱者及兒童。

四、技術操作及其護理

（一）執行目的

1. 協助醫師執行針刺療法。
2. 正確操作電針儀，給予患處適當刺激。
3. 電針治療過程中，注意病人的安全及舒適。
4. 正確執行出針技術。

（二）適應症

一般適用於針刺療法及低頻電刺激治療者皆可適用電針療法。適用範圍包括軟組織扭傷、挫傷、坐骨神經痛、周關節炎、退化性關節炎、手術後疼痛、肌肉廢用萎縮、慢性疼痛、癌末疼痛及長時間針刺麻醉等。

（三）禁忌症

一般針刺療法之禁忌皆屬之，請見「針刺護理」中之敘述。

（四）用物準備（圖 12-3-2）

1. **治療盤**：放置治療相關用物。
2. **毫針**：針刺用，需依治療部位拿取適當號碼之毫針。
3. **75%酒精棉片或棉球（需有無菌鑷子）**：消毒皮膚用。
4. **無菌乾棉球**：取針後按壓穴位或用以擦拭出血點。
5. **彎盆**：放置感染廢棄物，待後處理。
6. **衣夾**：用以固定病人衣物，方便針刺之進行。
7. **計針單張或計針器**：計數病人身上之針數。
8. **電針儀**：接在毫針上之電流設備，使用前應確認其功能是否正常。
9. **烤燈或遠紅外線燈**：遠紅外線燈可用以增強療效，此外亦可於治療過程中給予病人暴露部位保暖。
10. **計時器**：設定治療時間長短，以提醒醫護人員。
11. **棄針筒**：放置棄針。
12. **棄物筒**：放置廢棄包裝或髒棉球（沾有血或體液之棉球宜分開放置）。

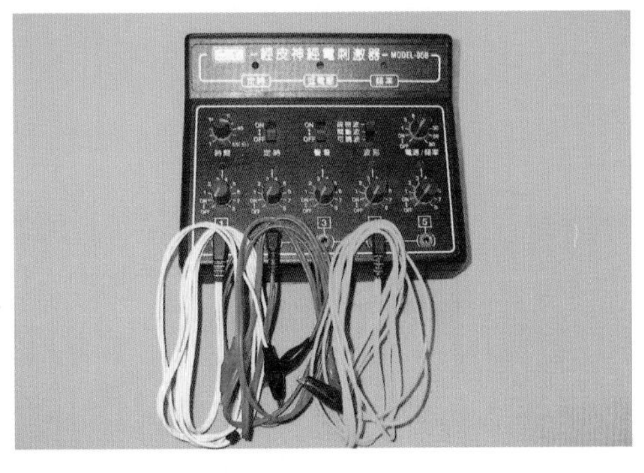

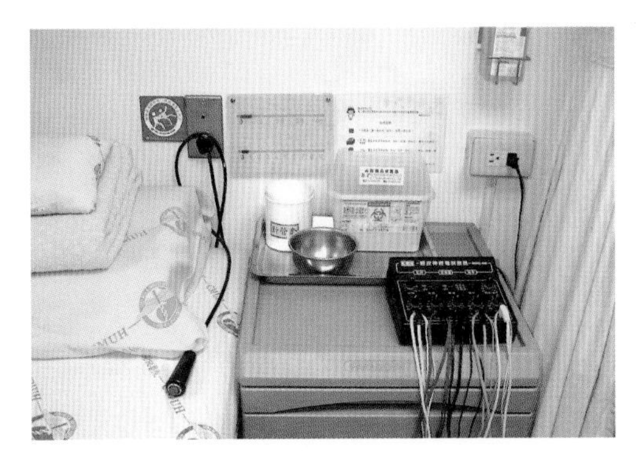

圖 12-3-2 ◆ 準備用物

（五）操作步驟及護理要點

操作步驟	護理要點
【針刺前及針刺時】	
1. 核對醫囑，洗手。	‧ 洗手可避免交叉感染。
2. 準備用物至病人單位。	‧ 需先確認電針儀功能是否正常。
3. 稱呼病人全名以核對病人。	‧ 確認病人姓名。
4. 向病人及家屬解釋治療的目的及過程。	‧ 初次進行電針療法者，心理上可能會恐懼不安，宜以通俗易懂的解釋向病人及家屬說明以降低其焦慮，取得其合作。
5. 圍上布簾或屏風。	‧ 維護病人隱私。
6. 協助病人採取適當臥位，並露出治療部位。非治療處給與適當覆蓋，注意保暖。	‧ 需注意臥位支撐及固定，務使病人姿勢可舒適持久。需避免非治療部位的暴露，可配合使用衣夾固定衣物。
7. 協助醫師消毒針刺部位之皮膚，並給予適當的針具。	‧ 注意無菌，避免汙染。 ‧ 醫師執行針刺時，宜觀察病人反應。
【電針操作】	
1. 取出電針儀，確認電針儀的輸出電位已「歸零」。	‧ 避免未歸零的裝置在病人未準備下碰觸到，造成突然的電刺激，使之不適。
2. 依醫囑將同一組的電針儀輸出導線夾分別連接在同側肢體的兩根毫針的針柄上（圖12-3-3）。	‧ 一般多夾於針柄上以避免折針。 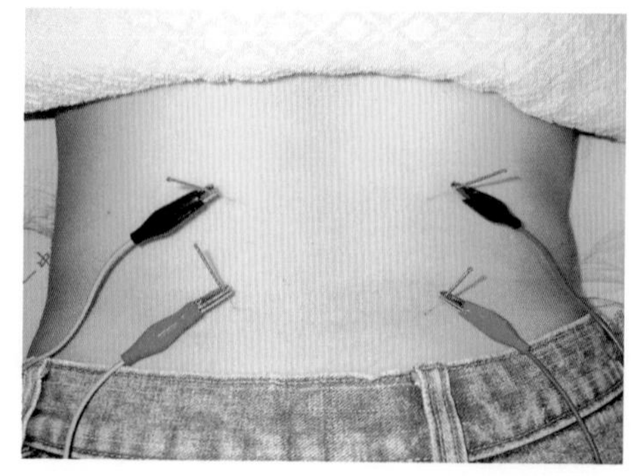 圖 12-3-3 ◆ 兩組不同導線夾分置在針柄上

操作步驟	護理要點
3. 開啟電針儀之電源。	
5. 依醫囑選擇適當波形。	
6. 調整輸出電流強度，將電位輸出扭由零開始慢慢往上調至所需之量值。	・調整鈕必須緩慢的往上調（切勿突然加大或忽大忽小，引起病人不適），通常調整至病人有感覺即可達到刺激目的，其間需不斷詢問病人的感覺並觀察其反應。
7. 觀察病人之反應，並確認有無任何不適之現象（如：暈針）。	
8. 給予病人適當之保暖，調整烤燈或依醫囑調整紅外線燈。	・目的在保暖並加強療效。
9. 以計時器設定所需治療之時間，並計數病人身上的針數，設定於計針器上或記錄於計針單張上。	・一般電針治療時間為10~15分鐘，若有需要可延長至30分鐘。
10. 電針治療期間應經常探視觀察病人反應，觀察有無需要調整電流強度，並需留意有無暈針之情形。	・電針治療5分鐘後人體會產生適應，感覺逐漸變弱（有些人會變強），此時可適時給予調整。
11. 治療結束後（計時器響），先向病人解釋治療已將結束，再徐徐將電位「歸零」，把紅外線燈及電針儀的電源開關關上。	・讓病人瞭解即將出針。
12. 逐一將電針儀導線上的夾子取下並歸位。	
13. 向病人解釋說明後出針：依針刺護理出針時操作步驟處理（第381頁）。	
14. 將出針數與計針器上的數字核對並檢視病人身上的針是否全數起出。	・避免遺針在病人身上。
15. 協助病人整理用物。	

操作步驟	護理要點
16. 整理診療單位環境，用物歸位。	
17. 洗手。	
18. 記錄。	・包括本次治療之穴位及病人治療反應。

（六）注意事項

1. 初次治療之病人應先給予較弱的刺激，觀察其治療反應後，於第二次方給予常規治療。
2. 電針刺激量一般大於單純針刺療法，應用時應注意防止暈針，宜讓病人盡量舒適，最好採仰臥姿勢。另外，電針可能引起肌肉收縮，故需防止彎針、折針情形發生。
3. 不可將同一組正負極導線橫跨頸部、脊柱及心臟部位，避免電流回路通過。
4. 暈針處理：處理此類病人應鎮定而迅速，先關閉電源，緩緩出針。迅速使其安臥，其後給與熱茶。若情況較嚴重，可按壓合谷、足三里或刺激水溝穴以急救之。
5. 通電時間為10~30分鐘不等，實證病人一般可稍長，虛證病人為避免虛弱較無法承受電刺激，易致暈針，因此通電時間可稍短。
6. 使用交流電源的電針儀者，電源取之市電，為了安全，機器應接地線，不致危害人體。

學習評量

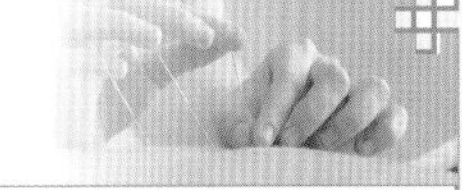

一、選擇題

1. 有關電針儀的描述何者為非？ (A)理想的電針儀首先需有安全、穩定之考量 (B)一般在使用時，多會建議電流回路不宜繞過心臟、脊椎及頭臉部 (C)短時間止痛以低頻電流較合適 (D)若低於30Hz可應用於興奮肌肉神經，改善血循。
2. 下列何者適用電針療法？ (A)軟組織扭傷 (B)坐骨神經痛 (C)慢性疼痛 (D)以上皆是。
3. 下列何者非電針操作時護理人員的操作注意事項？ (A)確認電針儀的輸出電位已「歸零」 (B)調整鈕必須緩慢的往上調，通常調整至病人有感覺即可達到刺激目的 (C)一般電針治療時間為10~15分鐘 (D)電針治療5分鐘後，感覺逐漸變弱，此時不可隨意調整電流強度。
4. 電針時應注意防止暈針，宜讓病人盡量舒適，最好採何種姿勢？ (A)仰臥 (B)俯臥 (C)垂頭仰臥 (D)半坐臥。
5. 電針療法過程中使用遠紅外線燈的主要目的，下列何者為是？ (A)保暖並增強療效 (B)預防電流過強 (C)增加照明，以便觀察病人反應 (D)促進新陳代謝。

二、是非題

1. 電針療法是在穴位上施以針刺並結合強力電流刺激以加強針刺療效的治療方式。
2. 電針的療效是由於針刺及電流通過經絡系統的作用，而經由神經、血液、淋巴循環等全身系統而產生療效。

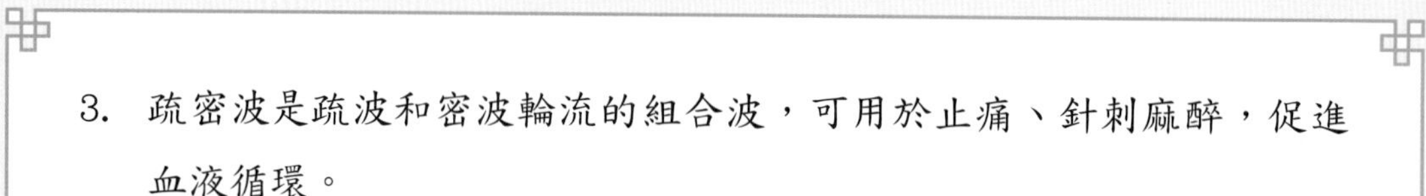

3. 疏密波是疏波和密波輪流的組合波，可用於止痛、針刺麻醉，促進血液循環。
4. 電針儀輸出導線夾一般多夾於針柄上以避免折針。
5. 電針療法一般麻痺性病人使用2~100Hz，止痛病人則用低頻率(2~20Hz)。

三、簡答題

1. 電針刺激治療可應用的範圍為何？
2. 試描述電針操作的護理注意事項。
3. 試說明何以電療刺激開始後，治療者每隔一段時間需再確認病人感受以調整電流強度？

【習題解答】

選擇題：1.(C)　2.(D)　3.(D)　4.(A)　5.(A)

是非題：1.(×)　2.(○)　3.(○)　4.(○)　5.(×)

12-4 耳穴埋針（豆）法護理

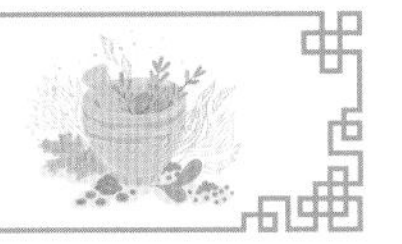

王小喬◎編著

【學習目標】

研讀內容後，您能夠：

1. 瞭解耳穴之定義及臨床應用範圍。
2. 說出耳穴之分區，並說明各分區與身體對應範圍。
3. 瞭解常用耳穴之定位及主要療效。
4. 熟知耳穴埋豆之操作、護理重點及注意事項。
5. 瞭解如何協助耳穴埋針（豆）之進行，並能描述其護理重點。
6. 瞭解耳穴配穴原則。

一、定　義

1. **耳穴**：耳廓上凡是能反映機體生理機能和病理變化的部位，統稱為耳穴，這些部位因其反應特質又可稱反應點、敏感點、反射點、陽性點、低電阻點、良導點等。
2. **耳穴埋針（豆）法**：使用耳針、種子或磁珠埋耳廓上之穴位，並定時施予一定時間之按揉刺激，以達到療病之效。

二、發展源起

目前我們對耳穴診治的認識可以說是東西方醫學、科學整合的結果。耳穴診治法起源於中國，在歷代著名醫學專著中不但詳細記述了耳和經絡、臟腑的關係，並記載了中國在很早就有運用觀察耳廓以診斷疾病，以及運用刺激耳廓以防病健身和治病的理論和具體方法。

十七世紀，中國的針術始傳入歐洲，1957年，法國外科醫師諾吉爾(P. Nogier)公開發表了耳廓形如胚胎倒置的耳穴圖（圖12-4-1），其分布規律是：與頭面部相應的穴位在耳垂及其鄰近處；與上肢相應的穴位在耳舟；與軀幹和下肢相應的穴位在對耳輪和對耳輪上、下腳；與內臟相應的穴位，多集中在耳甲艇和耳甲腔；消化道在耳輪腳周圍環形排列。他陳述外耳與內臟存在著密切關係，內臟產生疾患時在耳廓上有相應的反應點出現。此研究不僅使耳針治療傳入西方各國，其相關耳穴的研究亦在西方展開，當時這份研究報告也轉譯於中國，對其相關醫務工作有重大啟發。

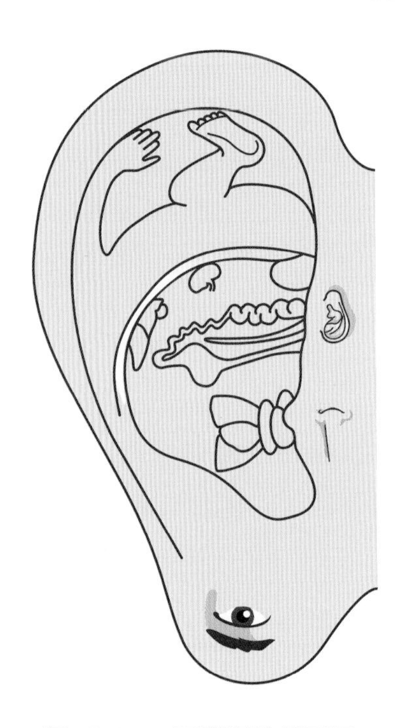

圖12-4-1 ◆ 耳廓胚胎倒置圖

三、相關學理

耳廓由皮膚、軟骨、韌帶、結締組織、脂肪、肌肉所組成，其內並有豐富的血管、淋巴及神經。耳穴診治的作用原理有多種研究及解釋。由中國醫療典籍記載中可見十二經絡都直接或間接上達於耳（靈樞篇曾記載：耳為宗脈之所聚）。耳又與五臟六腑關係十分密切，因此傳統中醫多由經絡及臟腑理論來解釋耳穴的效用。又由於耳廓有來自脊神經叢的耳大神經和枕小神經，又有腦神經分支及交感神經通過，近代學者也有許多從耳與神經、體液來探討耳穴原理。另外，還有從生物全息論、生物控制學說、閘門理論乃至於生物電學等角度來探討耳穴之功效。耳穴治療因其解釋機制之多元，因此目前我們所看到的耳穴名十分有趣，有從中醫臟腑經絡命名的，也有從神經、解剖部位命名，另外還有從診斷治療中依其特殊功能命名的。而治療者在配穴施治時，也因之可從多種不同的角度思考，給予病人不同的穴位配伍。

（一）標準化耳穴定位

耳穴在臨床上目前常用的有百餘種，為使命名統一易於溝通，1982年中國受世界衛生組織(WHO)委託，經中國耳針協作組召開五次全國會議，於1987年通過90個耳穴名稱與部位，制定了耳穴標準化方案草案（圖12-4-2）。1992年於北京召開國家標準耳穴名稱與部位審定會議，於會中訂出大陸地區國家耳穴名稱與部位共91個。

在穴位標準化的過程，為便於描述耳穴的位置，因此規劃了一些假想線，將耳廓劃分為若干區，包括：耳輪12區、對耳輪13區、耳舟6區、三角窩5區、耳甲18區、耳屏4區、對耳屏4區、耳垂9區、耳背5區（圖12-4-3）。耳穴各分區及其主要作用請參見表12-4-1。

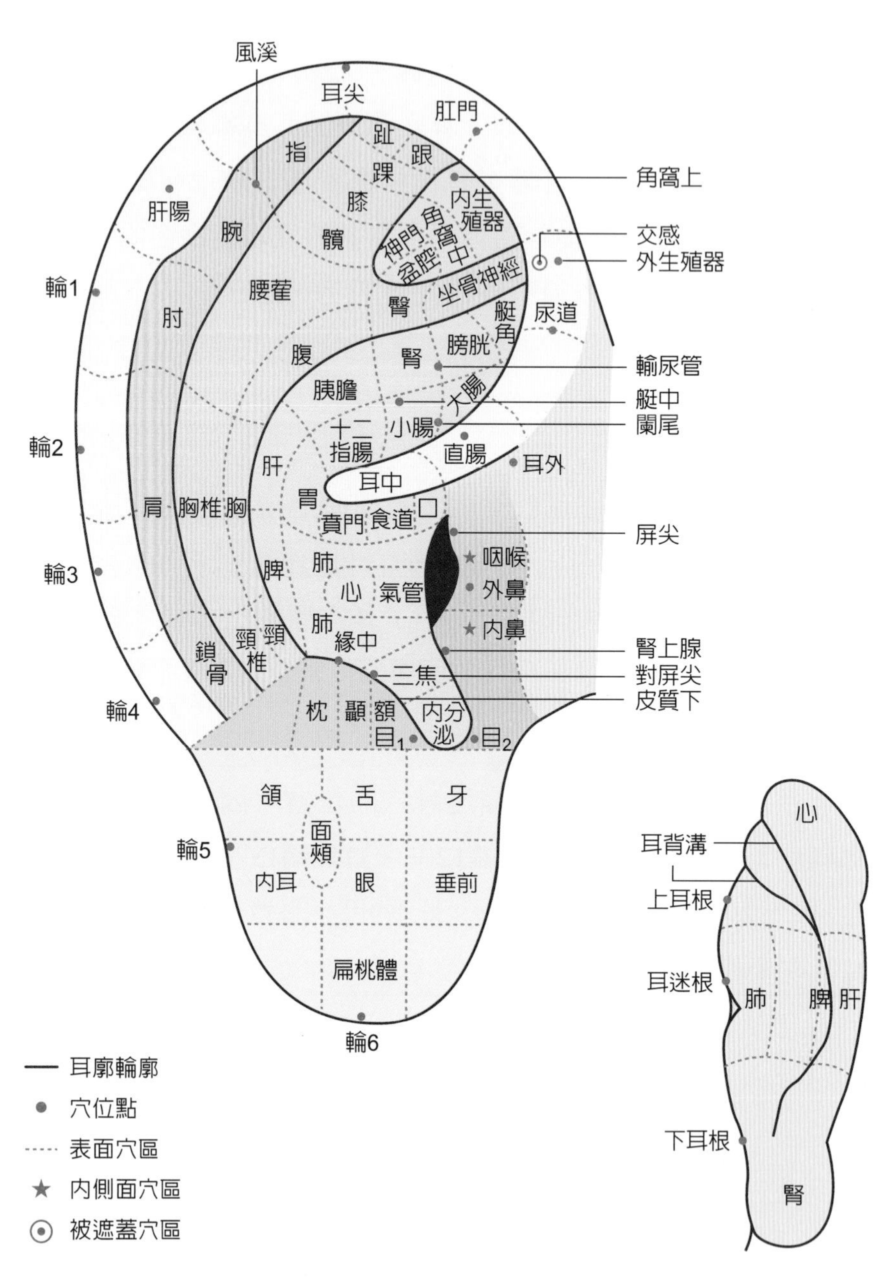

圖 12-4-2 ◆ 耳穴標準化方案圖

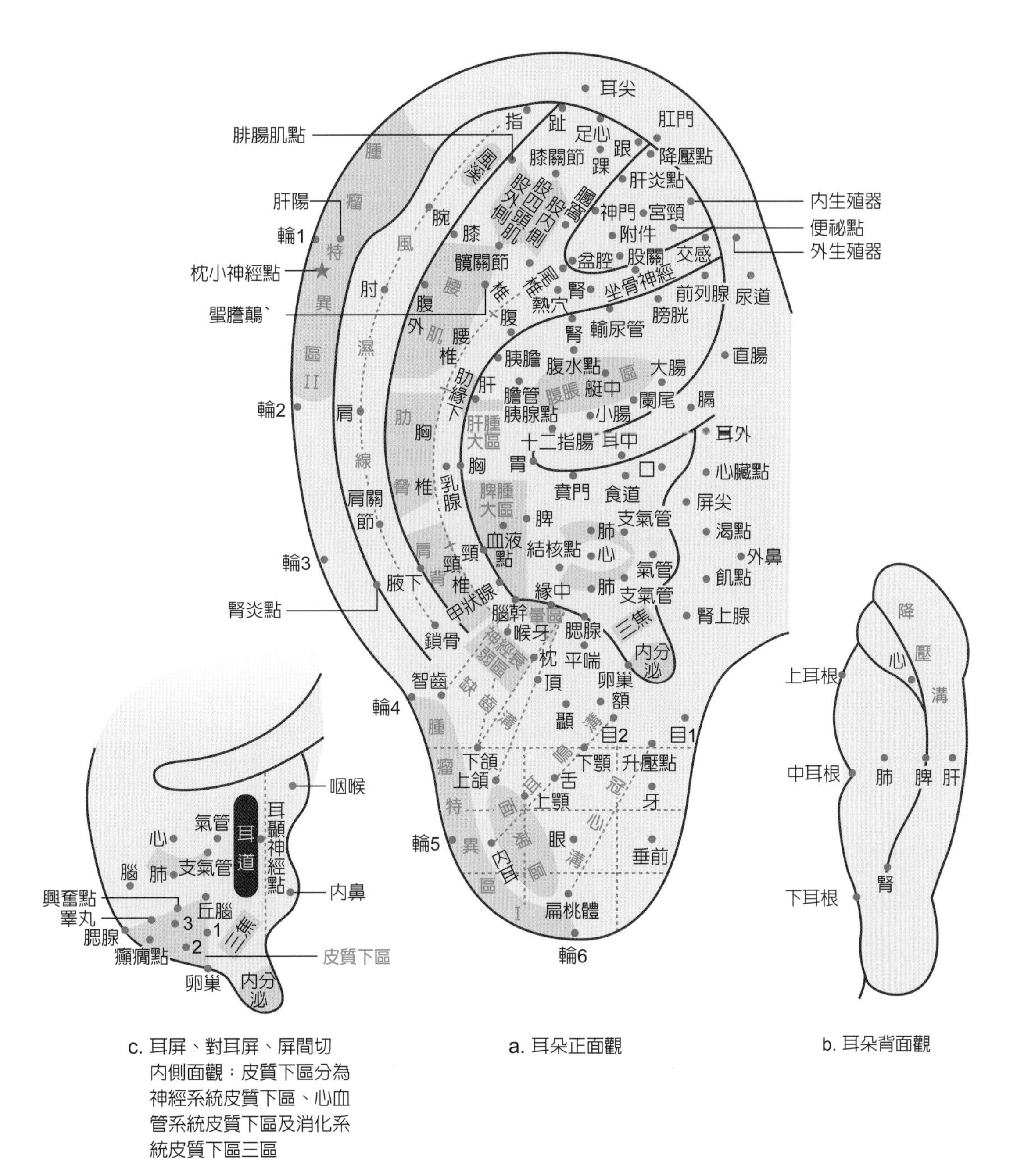

c. 耳屏、對耳屏、屏間切內側面觀：皮質下區分為神經系統皮質下區、心血管系統皮質下區及消化系統皮質下區三區

a. 耳朵正面觀

b. 耳朵背面觀

圖 12-4-3 ◆ 耳穴定位示意圖

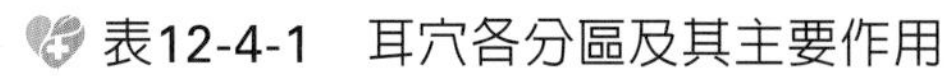
表12-4-1　耳穴各分區及其主要作用

耳穴名稱	定位	主治病症
耳輪腳(1) 耳中	耳輪腳	呃逆、蕁麻疹、皮膚搔癢症、小兒遺尿症、咯血
耳輪(12)		
直腸	近屏上切迹的耳輪處，與大腸齊高	便祕、腹瀉、脫肛、痔瘡
尿道	直腸上方與膀胱齊高的耳輪處	尿頻、尿急、尿痛、尿瀦留
外生殖器	尿道上方，與交感齊高的耳輪處	睪丸炎、副睪丸、外陰搔癢症
肛門	與對耳輪上腳前緣相對的耳輪處	痔瘡、肛裂
耳尖	耳輪頂端，與對耳輪上腳後緣相對的耳輪處	發熱、高血壓、急性結膜炎、麥粒腫
肝陽	耳輪結節處	頭暈、頭痛、高血壓
輪1～輪6	在耳輪上，自耳輪結節下緣至耳垂下緣中點由上而下分為六等分：輪1、輪2、輪3、輪4、輪5、輪6	扁桃體炎、上呼吸道感染發熱
耳舟(6)	將耳舟自上而下分為五等分	
指	第一等分	甲炎溝、手指疼痛和麻木
風溪	指、腕、兩穴之間為風溪	蕁麻疹、皮膚搔癢症、過敏性鼻炎
腕	第二等分	腕部疼痛
肘	第三等分	肱骨外上髁炎、肘部疼痛
肩	第四等分	肩關節周圍炎、肩部疼痛
鎖骨	第五等分	肩關節周圍炎
對耳輪(14) 對耳上腳(5)		
趾	對耳輪上腳向上方近耳尖部	甲溝炎、趾部痛症
跟	對耳輪上腳前上方，近三角窩上部	足跟痛
踝	跟、膝兩穴之間	踝關節扭傷
膝	對耳輪上腳的中1/3處	膝關節腫痛
髖	對耳輪上腳的下1/3處	髖關節痛、坐骨神經痛
對耳下腳(3)		
臀	對耳輪下腳的後1/3處	坐骨神經痛、臀筋膜炎

表12-4-1　耳穴各分區及其主要作用（續）

耳穴名稱	定位	主治病症
坐骨神經	對耳輪下腳的前2/3處	坐骨神經痛
交感	對耳輪下腳與末端耳輪交界處	胃腸痙攣、心絞痛、膽絞痛、輸尿管結石、交感神經功能紊亂
對耳輪體(6)	對耳輪下腳分叉處分為五等分	
頸椎	下1/5部分為頸椎	落枕、頸椎症候群
胸椎	中2/5部分為胸椎	胸痛、乳房脹痛、乳腺炎、產後泌乳不足
腰骶椎	上2/5部分為腰骶椎	腰骶部疼痛
頸	頸椎前側耳甲緣	落枕、頸項腫痛
胸	胸椎前側耳甲緣	胸脇絞痛、胸悶、乳腺炎
腹	腰骶椎前側耳甲緣	腹痛、腹脹、腹瀉、急性腰扭傷
三角窩(5)		
神門	在三角窩內，對耳輪上、下腳分叉處稍上方	失眠、多夢、痛症、戒斷症候群
盆腔	在三角窩內，對耳輪上、下腳分叉處稍下方	盆腔炎
角窩中	三角窩中1/3處	哮喘
內生殖器	三角窩前1/3的下部	痛經、月經不調、白帶過多、功能性子宮出血、遺精、早洩
角窩上	三角窩前上方	高血壓
耳屏(6)		
外耳	屏上切迹前方近耳輪部	外耳道炎、中耳炎、耳鳴
外鼻	耳屏外側面正中稍前	鼻前庭炎、鼻炎
屏尖	耳屏上部隆起的尖端	發熱、牙痛
腎上腺	耳屏下部隆起的尖端	低血壓、風濕性關節炎、腮腺炎、鏈黴素中毒性眩暈
咽喉	耳屏內側面上1/2處	聲音嘶啞、咽喉炎、扁桃體炎
內鼻	耳屏內側面下1/2處	鼻炎、副鼻竇炎、流鼻血

表12-4-1　耳穴各分區及其主要作用（續）

耳穴名稱	定位	主治病症
對耳屏(6)		
對屏尖	對耳屏的尖端	哮喘、腮腺炎、皮膚搔癢症、睪丸炎、副睪炎
緣中	對屏尖與輪屏切迹之間	遺尿、內耳眩暈症
枕	對耳屏外側面的後上方	頭痛、哮喘、癲癇、神經衰弱
顳	對耳屏外側面的中部	偏頭痛
額	對耳屏外側面的前下方	頭暈、頭痛、失眠、多夢
皮質下	對耳屏內側面	痛症、神經衰弱、假性近視
耳甲(21)		
耳甲腔(9)		
心	耳甲腔中央	心動過速、心律不整、心絞痛、無脈病、神經衰弱、 病、口舌生瘡
肺	耳甲腔中央周圍	哮喘、胸悶、聲音嘶啞、痤瘡、皮膚搔癢、蕁麻疹、扁平疣、便祕、戒斷症候群
氣管	在耳甲腔內，外耳道口與心之間	哮喘
脾	耳甲腔的後上方	腹脹、腹瀉、便祕、食慾不振、功能性子宮出血、白帶過多、內耳眩暈症
內分泌	耳甲腔底部，屏間切迹內	痛經、月經不調、更年期症候群、痤瘡
三焦	耳甲腔底部，內分泌上方	便祕、腹脹、上肢外側疼痛
口	耳輪腳下前1/3處	面癱、口腔炎、膽囊炎、膽石症、戒斷症候群
食道	耳輪腳下方中1/3處	食道炎、食道痙攣、 球
賁門	耳輪腳下方後1/3處	賁門痙攣、神經性嘔吐
胃(1)	耳輪腳消失處	胃痙攣、胃炎、胃潰瘍、失眠、牙痛、消化不良

表12-4-1 耳穴各分區及其主要作用（續）

耳穴名稱	定位	主治病症
耳甲艇(11)		
十二指腸	耳輪腳上方後部	十二指腸潰瘍、膽囊炎、膽石症、幽門痙攣
小腸	耳輪腳上中部	消化不良、腹痛、心動過速、心律不整
大腸	耳輪腳上前部	腹瀉、便祕、咳嗽、痤瘡
闌尾	大、小腸兩穴之間	單純性闌尾炎、腹瀉
肝	在耳甲艇的後下方	脇痛、眩暈、經前期緊張症、月經不調、更年期症候群、高血壓、假性近視、單純性青光眼
胰膽	肝、腎兩穴之間	膽囊炎、膽石症、膽道蛔蟲症、偏頭痛、帶狀疱疹、中耳炎、耳鳴、聽力減退、慢性胰腺炎
腎	對耳輪上、下腳分叉處下方	腰痛、耳鳴、神經衰弱、腎盂腎炎、哮喘、遺尿、月經不調、遺精、早洩
輸尿管	腎、膀胱兩穴之間	輸尿管結石絞痛
膀胱	腎與艇角穴之間	膀胱炎、遺尿症、尿瀦留、腰痛、坐骨神經痛、後頭痛
艇角	耳甲艇前上角	前列腺炎、尿道炎、腹痛、腹脹、膽道蛔蟲症、腮腺炎
艇中	耳甲艇中央	臍周圍痛、腹痛、痛經、前列腺炎、泌尿道結石
耳垂(10)		
目1	耳垂正面，屏間切迹前下方外側	假性近視
目2	耳垂正面，屏間切迹前下方內側	假性近視
牙	耳垂正面，從屏間切迹軟骨下緣至耳垂下緣劃三條等距水平線，再在第二水平線上劃兩條垂直等分線，由前向後由上向下地把耳垂區分為九區，此為第一區	牙痛、牙周炎、低血壓
舌	第二區	舌炎、口腔炎

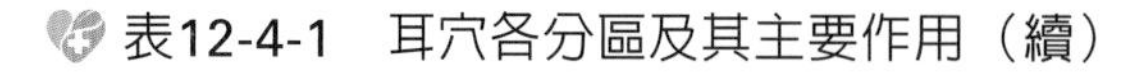

表12-4-1　耳穴各分區及其主要作用（續）

耳穴名稱	定位	主治病症
頜	第三區	牙痛、顳頜關節功能紊亂
垂前	第四區	神經衰弱、牙痛
眼	第五區	急性結膜炎、電光性眼炎、麥粒腫、假性近視
耳	第六區	耳鳴、聽力減退、內耳眩暈症
面頰	第五、六區交界線周圍	周圍性面癱、三叉神經痛
扁桃體	八區為扁桃體（七、九區為空白區）	痤瘡、扁平疣、咽炎、扁桃體炎
耳背(9)		
上耳根	耳根最上緣	流鼻血
耳迷根	耳背與乳突交界的根部，耳輪角對應處	膽囊炎、膽石症、膽道蛔蟲症
下耳根	耳根最下緣	鼻塞、心動過速、腹痛、腹瀉
耳背溝	對耳輪上，下腳及對耳輪主幹在耳背呈Y字形凹溝部	低血壓
耳背心	耳背上部	高血壓、皮膚搔癢症、心悸、失眠、多夢
耳背脾	耳輪腳消失處的耳背部	胃痛、消化不良、食慾不振
耳背肝	在耳背脾的耳外側	膽囊炎、膽石症、脇痛
耳背肺	在耳背脾的耳根處	哮喘、皮膚搔癢症
耳背腎	在耳背下部	頭暈、頭痛、神經衰弱

標準化耳穴定位對於耳廓形態結構之描述包括：耳輪、耳輪結節、耳輪尾、耳輪腳、對耳輪、對耳輪上腳、對耳輪下腳、耳舟、三角窩、耳甲艇、耳甲腔、外耳道開口、耳屏、對耳屏、耳垂、輪屏切迹、屏上切迹、屏間切迹等區（圖12-4-4），其與人體的相對位置如下：

1. **耳垂**：相當於頭臉部。

2. **對耳屏**：相當於頭和腦部。

3. **輪屏切迹**：相當於腦幹。

4. **耳屏**：相當於咽喉、內外鼻。

5. **屏上切迹**：相當於外耳。

6. **對耳輪**：相當於軀幹。

7. **對耳輪下腳**：相當於臀部，可分為交感神經、坐骨神經、臀。

8. **對耳輪上腳**：相當於下肢。

9. **耳舟**：相當於上肢。

10. **三角窩**：相當於內生殖器。

11. **耳輪腳**：相當於膈肌。

12. **耳輪腳周圍**：相當於消化道。

13. **耳甲腔**：相當於胸腔。

14. **耳甲艇**：相當於腹腔。

15. **屏間切迹**：相當於內分泌系統。

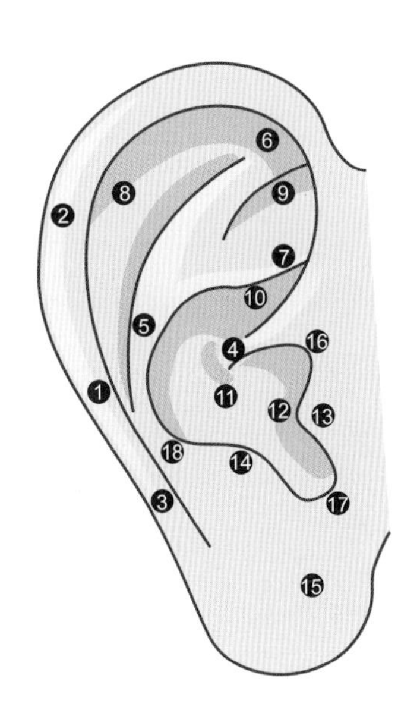

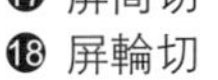

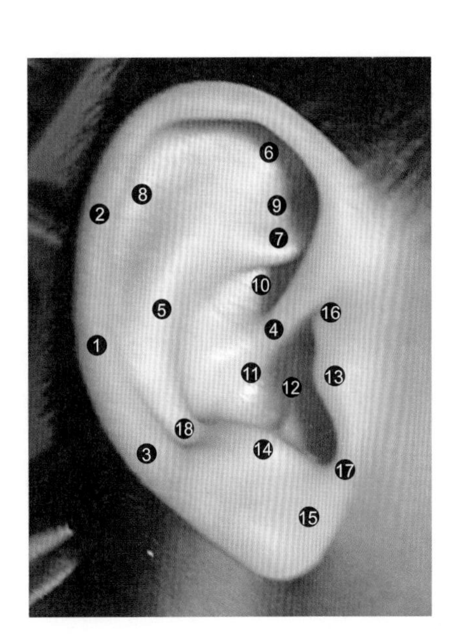

圖 12-4-4 ◆ 耳廓的形態結構

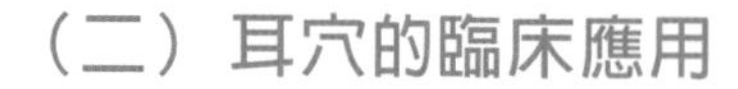

(二) 耳穴的臨床應用

耳穴在臨床的應用在於疾病診斷和治療。運用耳廓診斷主要是經由觀察耳穴部位的變色、變形、脫屑、丘疹、血管充盈等變化再配合耳穴壓痛法和耳穴探觸法以進行疾病診斷的方法。在耳穴治療的運用上除了傳統的耳針法，臨床上還有耳按摩法、耳穴埋豆、埋針、耳穴注射、耳灸、電針、放血、耳穴麻醉等各種療法。本節乃針對最常用的耳穴埋針及埋豆法作說明。

四、技術操作及其護理

(一) 執行目的

耳埋針及耳穴埋豆法是在耳穴上，採用耳針、種子或磁珠等物刺激，達到防治疾病的目的。執行時主要是依醫囑正確且安全的完成埋針或埋豆技術，並需教導病人自我按摩及自我照顧方法。

(二) 適應症

耳穴埋豆法防治疾病的範圍非常廣泛，各科皆適用，常用於各種痛性疾病、炎症性疾病、過敏性疾病、膠原組織疾病、功能性疾病、傳染病等。

(三) 禁忌症

1. 孕婦懷孕40天至3個月不宜使用此療法，若懷孕5個月後需治療者，可採輕刺激手法，但不宜刺激卵巢、子宮等內分泌相關穴位。
2. 有習慣性流產者禁用耳穴治療。
3. 外耳有病症者（如：潰瘍）暫不宜進行耳穴治療。
4. 有血液相關疾病者（如：血友病）不宜進行針刺。

（四）用物準備（圖 12-4-5）

1. **王不留行籽或磁珠**

   (1) 王不留行籽：為石竹科一年生或越年生草本植物，以其成熟種子乾燥而成。

   (2) 磁珠：是一種磁製的小珠子。

2. **耳埋針**：常用的有0.26×2mm的揿釘、34mm的皮針及蝌蚪狀皮內針等。

3. **耳豆板**：一種具有許多圓形凹巢的長方形壓克力板，每一凹窩可放置一粒王不留行籽。埋豆技術執行前，需先將王不留行籽鋪於耳豆板之凹窩，再以透氣膠布貼在鋪滿種子之板面備用。

4. **透氣膠布**：固定王不留行籽或磁珠於耳穴皮膚上。

5. **75%酒精棉球**：清潔消毒預埋豆之耳廓。

6. **鑷子**：用以夾取王不留行籽之膠帶，貼於耳穴上，並將膠帶壓平黏貼於耳穴表面之皮膚上。

7. **耳穴探測儀或探棒**：可用以尋找治療耳穴的反應點。當耳穴探測棒觸及穴位時，探測儀會發出聲響，從探測儀中並可看出穴位電位改變。

8. **治療盤**：用以盛裝治療用物。

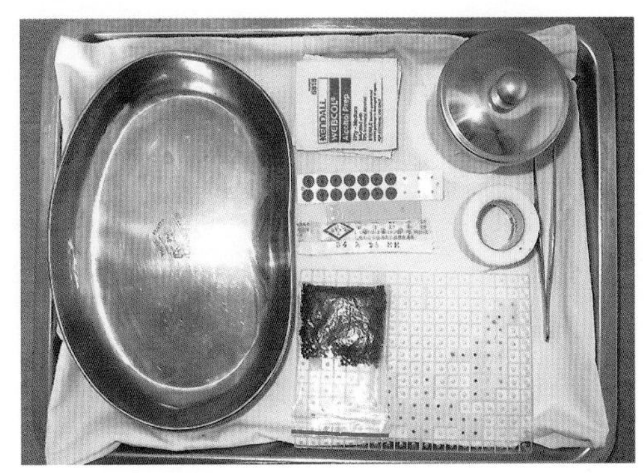

a. 耳穴埋針（豆）用物準備

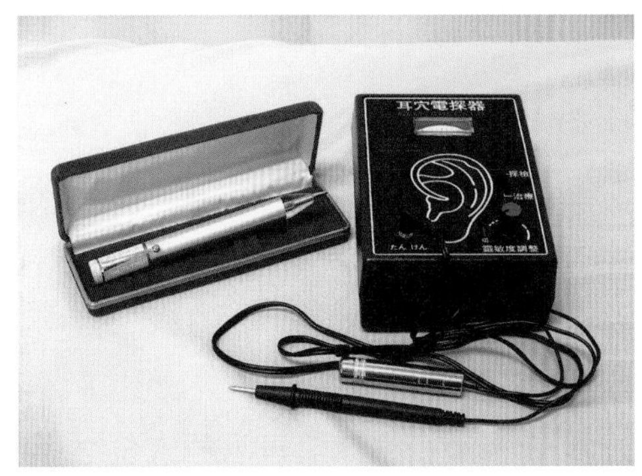

b. 耳針探測儀

圖 12-4-5 ◆ 準備用物

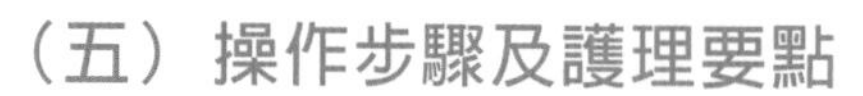

（五）操作步驟及護理要點

操作步驟	護理要點
【操作前】	
1. 核對醫囑。	
2. 洗手，並準備用物至病人單位。	
3. 稱呼病人全名以核對病人，並向病人及家屬解釋治療的目的及過程。	・目的在減輕病人及家屬焦慮害怕並取得合作。
4. 協助病人採取適當臥位。	・可採取坐姿，頭側一邊，亦可採側臥，埋豆之耳廓在上。
【操作時】	
1. 尋穴及定位	
(1) 視診皮膚外觀。	・安排適當的光源以協助診察並注意耳廓皮膚局部有無變色、疹子、破損、脫屑等情形，此可能為病灶點。
(2) 以耳穴探測儀尋找耳廓敏感反應點。	・如無耳穴探測儀，亦可以類似探棒頭之物品，尋找耳穴區之壓痛點。
(3) 在反應上做標誌（圖12-4-6）。	圖12-4-6 ◆ 在反應上做標誌
2. 以75%酒精棉球消毒治療穴位之耳廓皮膚。	・預防感染。
3. 進行耳穴埋針或耳穴埋豆。	・注意病人反應。

操作步驟	護理要點
➔ 耳穴埋針 備妥鑷子及耳針，協助醫師執行耳埋針（圖12-4-7）。	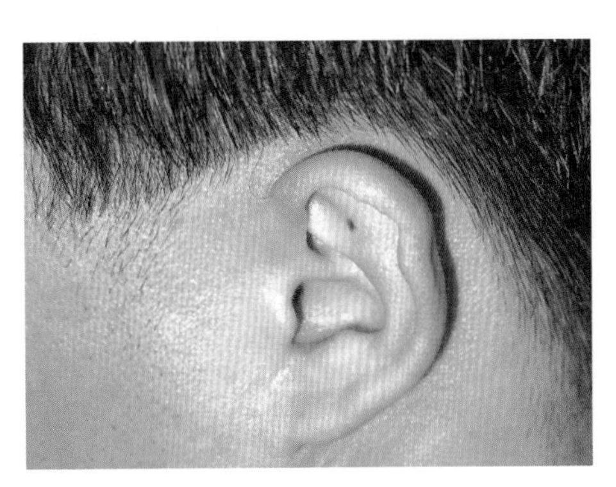 圖 12-4-7 ◆ 進行耳穴埋針
➔ 耳穴埋豆 用鑷子從耳豆板上夾取一小格黏著王不留行籽或磁珠之透氣膠布，貼在治療耳穴上（圖12-4-8）。 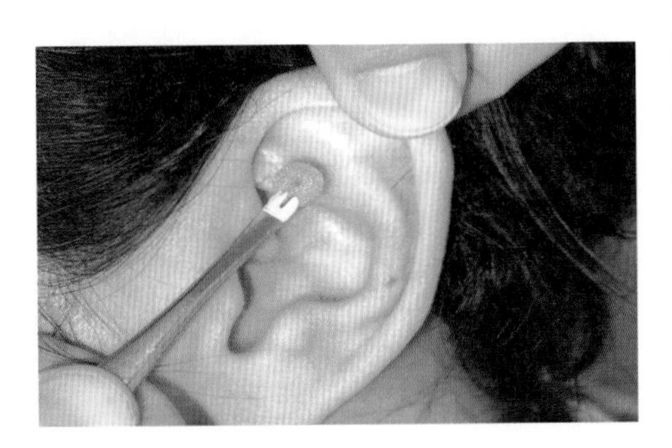 圖 12-4- ◆ 進行耳穴埋豆	・ 注意透氣膠布是否黏貼平整（圖12-4-9）。 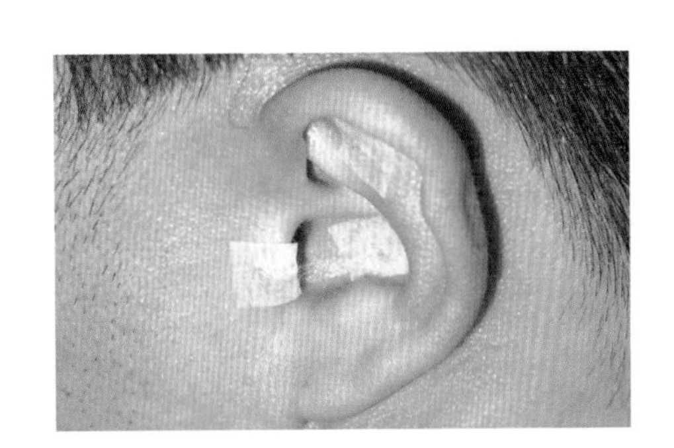 圖 12-4-9 ◆ 透氣膠布需黏貼平整

【操作後】

操作步驟	護理要點
1. 說明並示範按壓耳穴上耳針、王不留行籽或磁珠的手法及按壓頻率。	・ 為增強耳穴埋豆的治療效果，需每日定時按壓刺激埋針或埋豆點。可用單指直接施與壓力或用兩指對壓。施力時可依病人忍受程度，採持續按壓或間斷性按壓法。需說明按壓時，局部有膨脹、麻、痛等感覺是正常現象。

操作步驟	護理要點
2. 教導耳穴埋豆期間居家自我照顧的注意事項。	· 需衛教病人耳針或埋豆部位宜保持乾燥，治療期間須觀察埋豆部位是否脫落、注意埋豆部位感覺，若疼痛劇烈，應回診檢查。
3. 整理診療單位環境，用物歸位。	
4. 洗手。	
5. 記錄。	· 包括病人埋豆時間、部位及治療時的反應。

（六）注意事項

1. 所埋耳針或耳豆每日可自行按壓3~4次，以增強療效。按壓無特定時間點，傳統上常建議病人可於三餐餐後及睡前按壓。如為耳針，每次按壓1~2分鐘；如為王不留行籽，每次按壓5~10分鐘。
2. 留置時間：以3~5天為宜，更換時遞換至另一耳，5~10次為一療程。療程與療程之間可休息3天。
3. 穴位刺激療效：可搭配幾組穴位輪流使用。
4. 嚴重心臟病者、身體極度虛弱者、過度疲勞或饑餓者，不宜使用強刺激手法。

學習評量

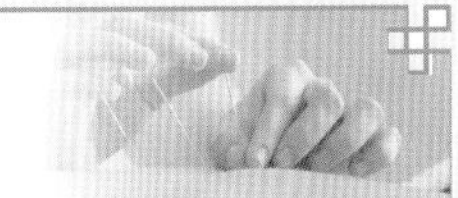

一、選擇題

1. 在穴位標準化的過程，為便於描述耳穴的位置，因此規劃了一些假想線，將耳廓劃分為若干區，下列何者錯誤？ (A)耳輪12區 (B)耳甲18區 (C)耳舟6區 (D)耳垂10區。
2. 下列有關耳穴的主治病症，何者敘述錯誤？ (A)耳輪／肝陽：頭暈、頭痛、高血壓 (B)耳背／耳背溝：鼻塞、心動過速、腹痛、腹瀉 (C)耳垂／面頰：周圍性面癱、三叉神經痛 (D)耳甲艇／小腸：消化不良、腹痛、心動過速、心律不整。
3. 下列敘述何者錯誤？ (A)耳垂：相當於頭臉部 (B)對耳屏：相當於頭和腦部 (C)耳舟：相當於內分泌系統 (D)三角窩：相當於內生殖器。
4. 下列敘述何者正確？ (A)有習慣性流產者可使用耳穴治療 (B)有血液相關疾病者（如：血友病）可進行針刺治療 (C)孕婦懷孕40天至3個月最適宜耳穴埋豆法 (D)外耳有病症者（如：潰瘍）暫不宜進行耳穴治療。
5. 皮質下區分為三區，下列何者不是？ (A)神經系統 (B)心血管系統 (C)消化系統 (D)邊緣系統。

二、是非題

1. 耳廓上凡是能反映機體生理機能和病理變化的部位，統稱為耳穴。
2. 耳穴診治法起源於中國，在歷代著名醫學專著中不但詳細記述了耳和經絡、臟腑的關係，並記載了中國在很早就有運用觀察耳廓以診斷疾病，以及運用刺激耳廓以防病健身和治病的理論和具體方法。
3. 所埋耳針或耳豆每日可自行按壓5~10次，以增強療效。按壓無特定時間點，傳統上常建議病人可於三餐飯前按壓。

4. 耳廓由皮膚、軟骨、韌帶、結締組織、脂肪、肌肉所組成，其內並有豐富的血管、淋巴及神經。
5. 1992年於北京召開國家標準耳穴名稱與部位審定會議，於會中訂出大陸地區國家耳穴名稱與部位共71個。

三、簡答題

1. 自耳穴分區的觀點看，耳穴可有哪些主要分區？請試描述各分區與身體主要對應的範圍為何？
2. 請自「三角窩」、「耳甲腔」、「對耳屏」等區域中各舉兩個常用穴位，並說明其主要作用。
3. 續上題，請就您所舉的穴位說明應如何進行耳穴埋豆技術操作？又埋豆時應注意哪些照護重點？

〖習題解答〗

選擇題：1.(D) 2.(B) 3.(C) 4.(D) 5.(D)

是非題：1.(○) 2.(○) 3.(×) 4.(○) 5.(×)

12-5 拔罐法護理

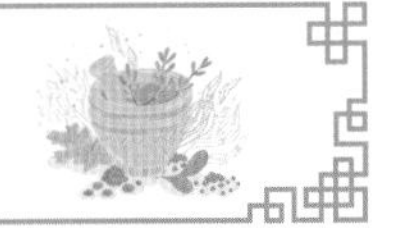

楊瓊芳◎編著

【學習目標】

研讀內容後，您能夠：

1. 瞭解拔罐法的定義及發展源起。
2. 瞭解拔罐法的作用原理及種類。
3. 瞭解常見疾病應用拔罐穴位。
4. 熟知拔罐法的技術操作與護理要點。

一、定　義

拔罐法古代稱為「角法」（因為古代醫家使用的器具為獸角），又稱為拔火罐、拔罐子、吸筒療法、吸杯法、按筒法等。拔罐法是指選用各種材質製成的杯、罐或筒為工具，藉著火力燃燒、溫熱或人工抽氣等方式，使罐子內產生負壓，而直接吸著皮膚表面，造成局部皮膚充血或瘀血現象，從而產生活血行氣，祛濕驅寒、疏通血脈、舒筋止痛的效果以達到治療目的，常與針灸、放血療法配合使用。

二、發展源起

西元前六～二世紀，約在春秋戰國時期的五十二病方裡面就有提到「以小角角之」是我國現存最早提到「角法」的醫書。公元752年約唐・王燾的外台秘要記載使用竹筒吸血，被認為是中國拔火罐療法的起源。

清・趙學敏所著的本草綱目拾遺中，是記載拔火罐法最詳細的書，包括應用部位、出處、形狀、適應症、使用方法等都有完整的記述。

三、相關學理

（一）作用原理

拔罐法是運用局部或經絡腧穴上的刺激，以產生局部和全身作用。

1. **局部作用**：應用部位因熱促進局部血液循環，以達疏通經絡，減輕因瘀、滯造成的局部不適或疼痛，也促使新陳代謝旺盛，增強免疫功能，進而改善症狀。
2. **全身作用**：依據經絡學說記述，蓋罐於腧穴上直接利用吸附造成的刺激，透過經絡循行於全身，表裡聯繫全身反應以達協調與平衡。

（二）拔罐法的種類

依排氣方式來分

1. **火罐**：利用火力排去罐內空氣，使之產生負壓。
2. **水罐**：利用煮水法排去竹罐內的空氣，使之產生負壓。
3. **抽氣罐**：利用儀器抽去罐內的空氣，使之產生負壓。

依拔罐型式來分

1. **單罐**：以單一罐子操作治病。
2. **多罐**：以兩個以上的罐子操作治病。
3. **閃罐**：火罐吸後馬上拔下，反覆數次，至局部潮紅為止。用於局部肌膚麻痺者。
4. **走罐**：吸拔後在皮膚表面來回推拉，其方法是選用較大的罐子，罐口須平滑整齊，並塗少許油質，先將罐子拔上，然後用力將罐子上、下、左、右來回拉移3~5次，適用在面積較大，肌肉豐富的部位，如：腹、背部。
5. **留罐**：在拔罐時，將罐子留在病人身上，過一段時間（約5~10分）再取下。

◈ 依治療目的及達成效果來分

1. **藥罐**：用藥水煎煮竹罐後吸拔，或在罐內盛貯藥液，除拔罐本身效果外又可藉由藥物作用達治療目的。
2. **針罐**：針刺穴位上或留針的過程中，在針刺的部位加拔罐子，除針刺效果又有拔罐作用，可加強療效。
3. **刺絡拔罐**：用三稜針或皮膚針等刺破皮膚表面，點刺出血後加拔罐子，可增強出血量及拔罐之效果。

（三）拔火罐用具的種類

1. **罐子**
   (1) 竹筒火罐：由竹節製成，古人常用。
   (2) 陶製火罐：由陶土或瓷土燒製而成。
   (3) 金屬火罐：如：銅罐、鐵罐、鋁罐，分別由銅、鐵、鋁片所製成。
   (4) 玻璃火罐：由玻璃製成，瓶口小且外翻，一般常以小玻璃茶杯代替使用，成本較低，臨床常用。
   (5) 壓克力罐：由壓克力製成，以抽氣成負壓方式達拔罐吸附效果，因簡便安全，適合一般家庭使用。
2. **拔罐棒**
   (1) 拔罐棒：可以不銹鋼或鐵條為柄，前端纏繞棉布（紗）並固定好。
   (2) 抽吸器：經過設計可將壓克力罐內空氣抽吸排出，造成負壓。

（四）常見病症的拔罐應用穴位

1. **感冒**：太陽、印堂、合谷。
2. **頭痛**：大椎、太陽。
3. **腰痛**：腎俞、腰俞。
4. **肩背痛**：大椎、身柱、大杼、肺俞及局部壓痛點。

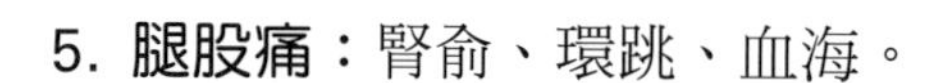

5. **腿股痛**：腎俞、環跳、血海。

6. **小腿抽筋**：承山、委中、三陰交。

7. **痛經**：氣海、中極、關元、天樞、腎俞。

8. **白帶**：氣海、關元、三陰交。

9. **風寒痛**

   (1) 上肢部：肩井、曲池、外關、合谷、局部。

   (2) 下肢部：環跳、足三里、懸鐘、局部。

   (3) 腰背部：大椎、環跳、腎俞、命門、委中。

10. **外傷腰痛**：腰俞、腎俞、環跳、委中。

11. **局部麻痛**：以七星針或三稜針在麻痛的局部病灶上點刺出血，然後再施以拔罐術。

四、技術操作及其護理

（一）執行目的

藉由燃燒或抽吸方法，使罐子內產生負壓，吸著皮膚表面造成充血現象，進而產生活血、行氣、止痛的效果以達到治療目的。

（二）適應症

拔罐法主要用於風濕痺痛等症，拔罐部位應選擇肌肉豐盈而具有彈力，沒有毛髮的部位，如：肩胛、背部、腹部等。亦常用於感冒、頭痛、百日咳、風疹塊、哮喘、胃痛、呃逆、脇痛、嘔吐、泄瀉、腹痛、腰痛、肩背痛、坐骨神經痛、痛經、白帶、局部腫痛或麻痛等症。

（三）禁忌症

1. **心血管疾病**：如：中度及嚴重的心臟病、全身浮腫。

2. **皮膚疾病**：如：皮膚病、皮膚過敏、皮膚潰瘍破裂處、皮膚失去彈力。

3. **血液疾病**：血友病、紫斑症。

4. **年齡**：6歲以下或70歲以上之患者避免之。

5. **特殊部位**：肌肉削瘦或骨骼凹凸不平及毛髮多的部位。

6. **其他情形**：極度衰弱消瘦、4個月以上的孕婦、高熱、抽搐、痙攣等情況。

（四）用物準備

1. **拔火罐法**：火罐杯子（依拔罐部位準備大中小杯子）、拔罐棒、95%酒精、打火機（圖12-5-1）。

2. **真空吸引拔罐法**：壓克力罐杯子（依拔罐部位準備大中小杯子）、抽吸器（圖12-5-2）。

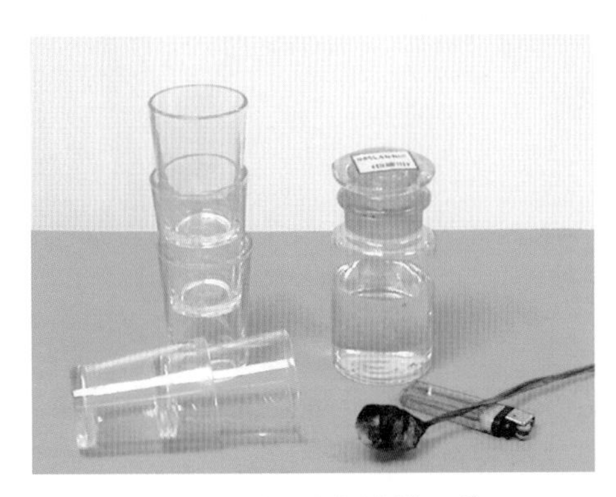

圖 12-5-1 ◆ 拔火罐法的準備用物

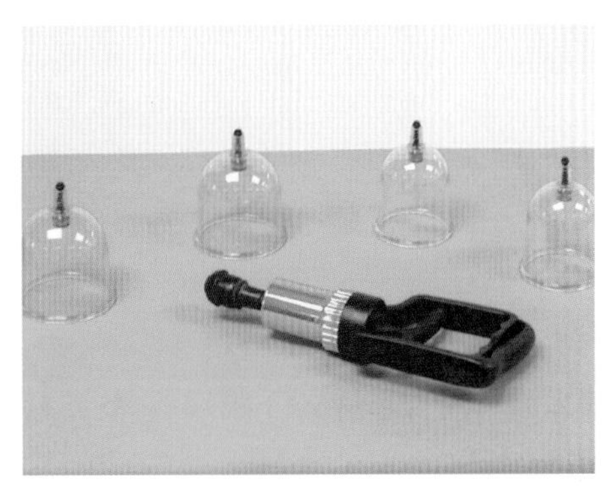

圖 12-5-2 ◆ 真空吸引拔罐法的準備用物

（五）操作步驟及護理要點

操作步驟	護理要點
【操作前】	
1. 核對醫囑。	
2. 洗手及準備用物。	‧ 用物依拔罐法種類準備。
3. 將所需用物攜至病人單位，稱呼病人全名以核對病人。	
4. 向病人及家屬解釋治療的目的及過程，並請病人排空膀胱。	‧ 目的在取得合作，減輕病人及家屬的焦慮、害怕。
5. 關閉門窗，調節室溫，拉好隔簾，注意隱私。	‧ 維護病人的隱私。
6. 協助病人準備好舒適的臥位，露出施罐部位。	‧ 檢視施罐部位皮膚是否完整。
【操作時】	
1. 進行拔罐	
➜ 拔火罐法	
(1) 將火罐杯子置於床旁（圖12-5-3b）。	‧ 依部位肌肉多寡與面積大小選用合適的杯子，並再次檢查火罐杯子有無破損或裂縫。
(2) 以拔罐棒沾95%酒精沾到2/3處，以酒精不流至棒柄為原則（圖12-5-3b）。	‧ 保持燃火棒沾酒精端的高度不超過握柄，避免火勢沿著酒精燙傷病人者。
(3) 以打火機點燃拔罐棒（圖12-5-3a）。	‧ 不可在病人身上點燃，且保持燃火棒於床側，以免造成病人燙傷與恐懼。
(4) 一手握緊拔罐棒，一手取火罐杯子，迅速在杯內刷一下，快速拿出倒按於皮膚平滑之施罐部位上即可吸住（圖12-5-3c, d）。	‧ 燃燒造成的負壓需迅速倒按於皮膚才會吸附起皮膚。 ‧ 注意勿燒到罐口以免燙傷病人。 ‧ 從遠側先拔罐。

操作步驟	護理要點

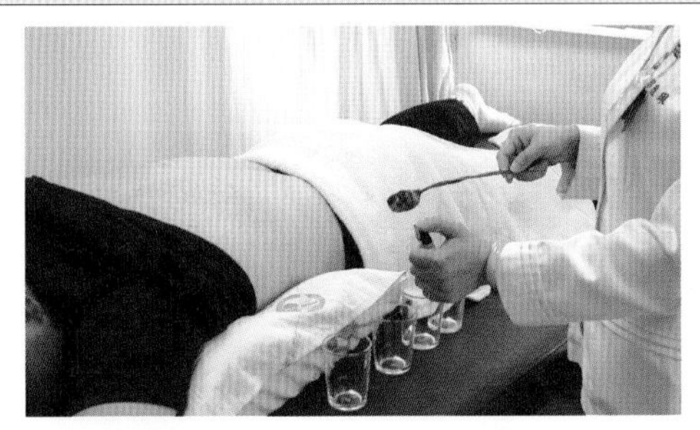

a. 將拔罐棒沾95% 酒精沾到2/3處，以酒精不流至棒柄為原則

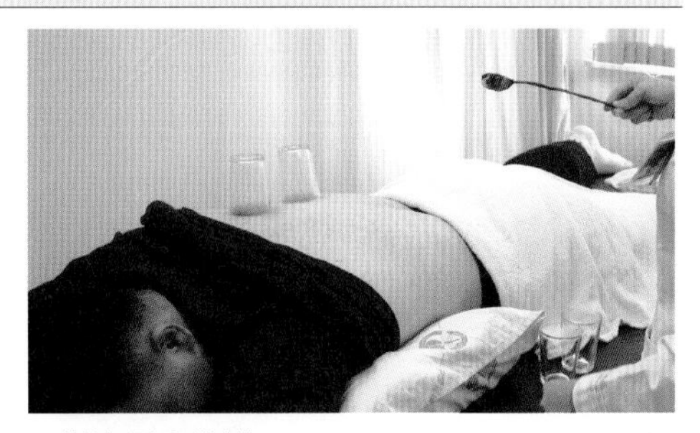

c. 從遠側先拔罐

圖12-5-3 ◆ 拔火罐法

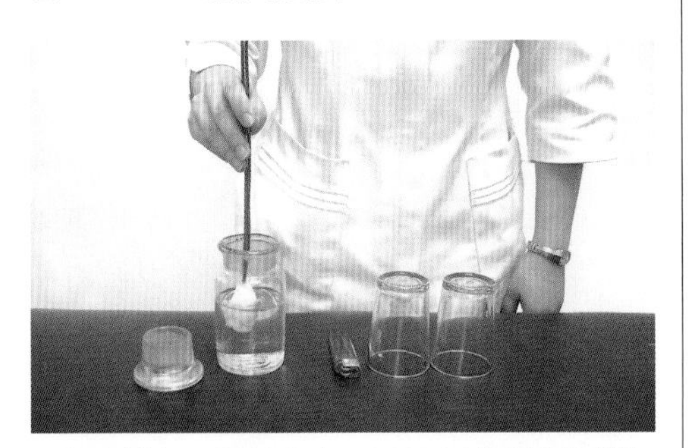

b. 將火罐杯子置於床旁，以打火機點燃拔罐棒

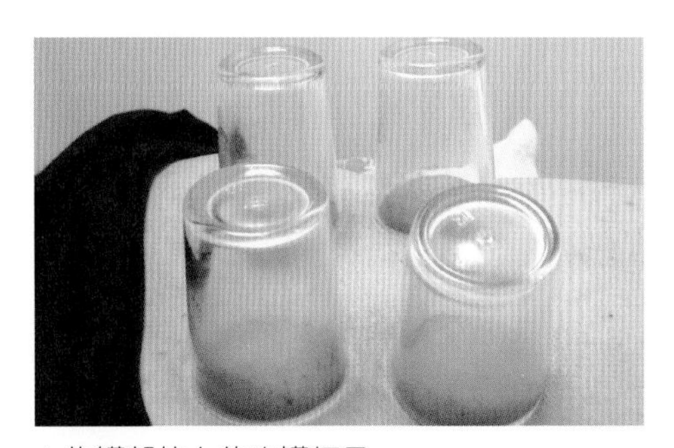

d. 施罐部位上的火罐杯子

圖12-5-3 ◆ 拔火罐法（續）

➜ 真空吸引拔罐法

(1) 壓克力罐杯子置床旁。

・ 依部位肌肉多寡與面積大小選用合適的杯子，並再次檢查壓克力罐杯子有無破損或裂縫。

(2) 一手以壓克力罐杯子壓住皮膚，使用抽吸器利用壓克力罐杯子上之活塞抽吸杯內空氣直至吸住皮膚為止，約0.5cm（圖12-5-4）。

・ 吸住皮膚即可，避免過度造成嚴重瘀傷。

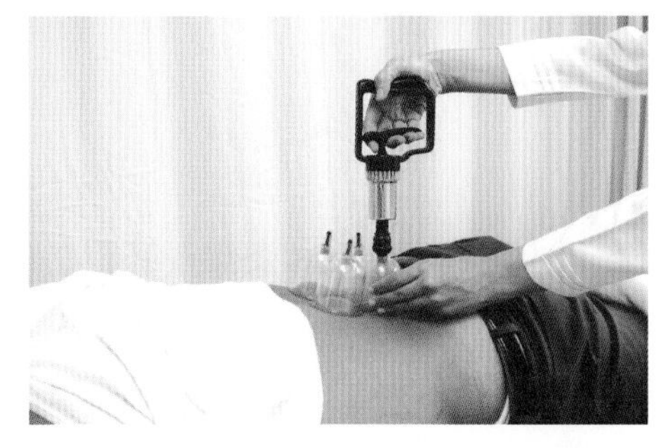

圖12-5-4 ◆ 以抽吸器抽吸壓克力杯內空氣直至吸住皮膚為止

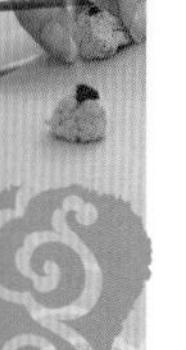

操作步驟	護理要點
2. 留罐、走罐或刺絡拔罐	
➜ 留罐	
(1) 設定時間：5~15分鐘。	・ 留罐時間長短依病情需要。可以計時器設定時間，具有提醒功能。
(2) 未吸附之拔罐杯子需取下再拔。	
(3) 施罐後給予適當之遮蓋，避免病人受涼（圖12-5-5）。	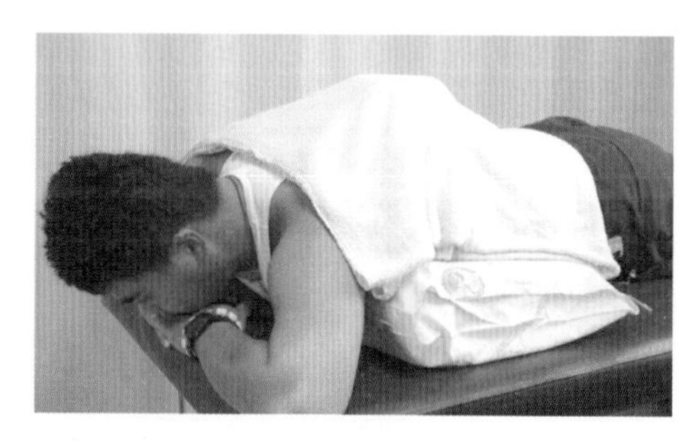 圖12-5-5 ◆ 施罐後給予適當之遮蓋
(4) 留罐時間內需注意觀察病人反應與罐口吸附情形、皮膚外觀。	・ 留罐不宜太久，避免造成皮膚嚴重瘀血。
➜ 走罐	
(1) 拔罐前先在皮膚上塗上潤滑油（圖12-5-6）。	・ 常用潤滑油為凡士林、嬰兒油。 ・ 避免罐口有裂痕或粗糙而刮傷病人。 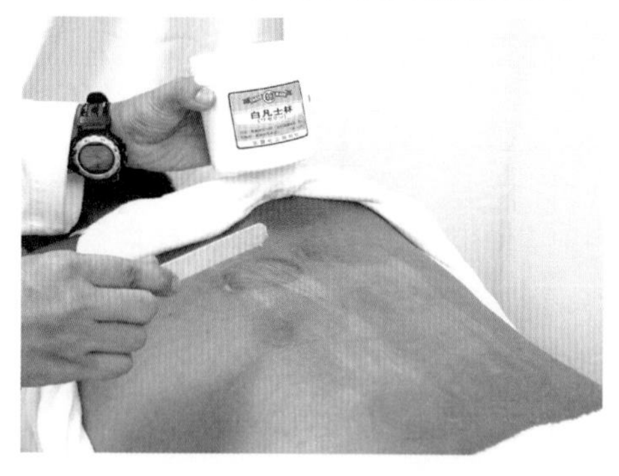 圖12-5-6 ◆ 在皮膚上塗上潤滑油
(2) 以火罐或真空吸拔將罐子吸附在皮膚上。	
(3) 治療者一手固定皮膚，一手握住罐體，將罐體輕輕的上提，藉由潤滑油向上下或左右移動。	・ 推動至部位皮膚潮紅或淺層瘀血即可。

操作步驟	護理要點
➜ 刺絡拔罐 (1) 準備用物：依醫囑選用針具、酒精性優碘、75%酒精、棉籤1包（圖12-5-7）。	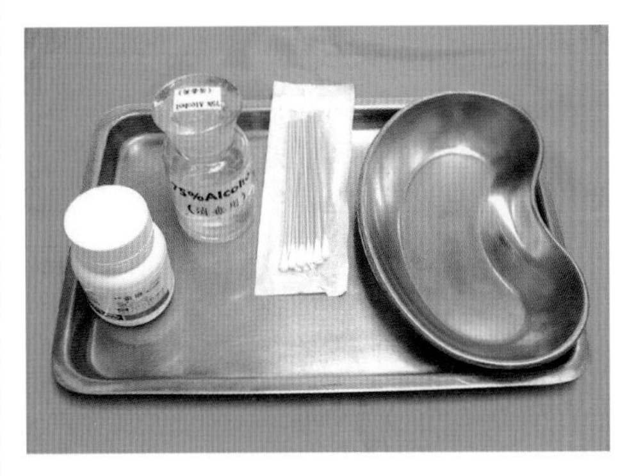 圖 12-5-7 ◆ 刺絡拔罐的準備用物
(2) 以棉籤分別沾酒精性優碘及75%酒精在施罐部位進行消毒，再由醫師以粗短毫針、三稜針或採血針進行散刺，或以梅花針（七星針）作叩刺，接著進行拔罐（圖12-5-8）。	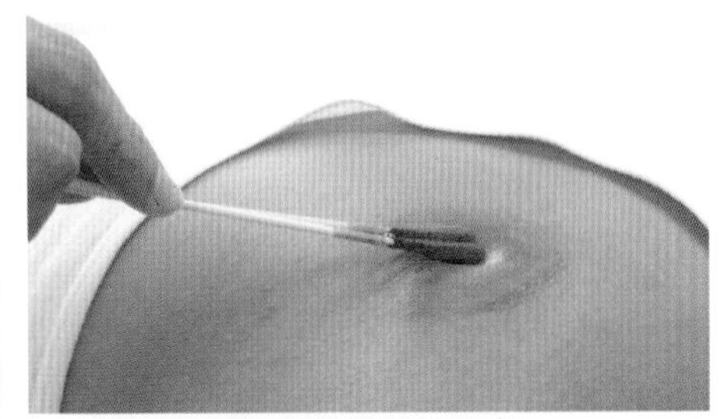 a. 以棉籤沾酒精性優碘進行消毒 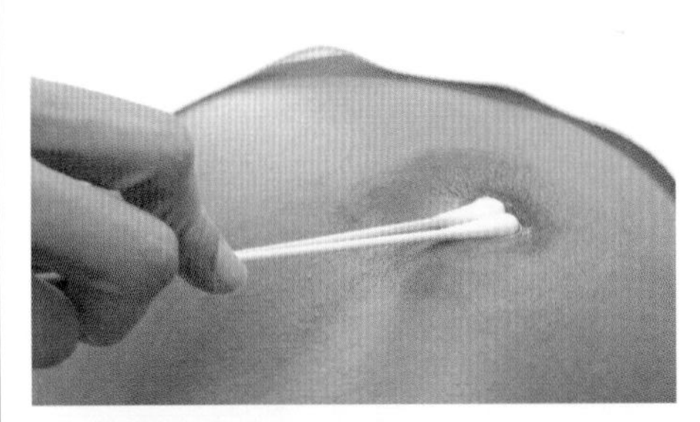 b. 以棉籤沾酒精進行消毒 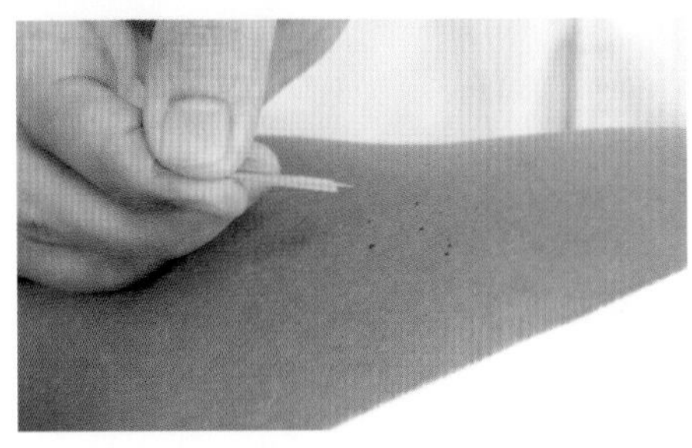 c. 進行散刺或叩刺 圖 12-5-8 ◆ 在施罐部位進行消毒、散刺或叩刺

操作步驟	護理要點
(3) 用火罐杯子或以真空吸拔將罐子吸附在刺絡後的皮膚上（圖12-5-9）。 (4) 施罐後給予適當之遮蓋，避免病人受涼。	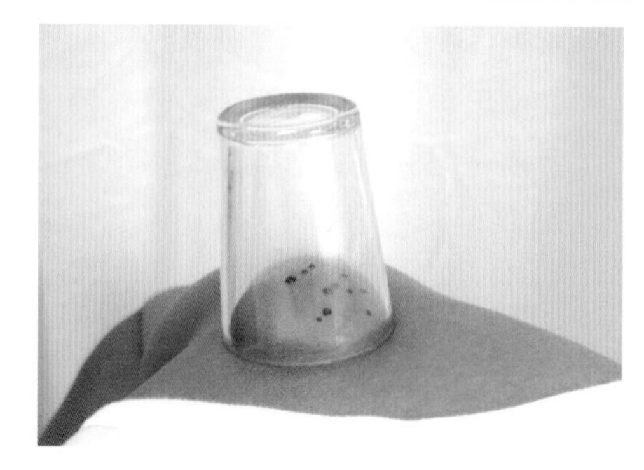 圖 12-5-9 ◆ 將罐子吸附在刺絡後的皮膚上 · 注意出血量必須適當掌握，每次不超過10c.c.為宜。
3. 起罐 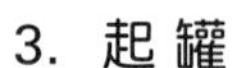	· 觀察罐口吸附情況和皮膚顏色，如局部皮膚呈紅紫色為最佳療效，則可起罐。若病人主訴吸附過緊疼痛，則即時起罐。
(1) 向病人解釋起罐後皮膚情形。	
(2) 一手扶罐體，另一手拇指輕壓罐口皮膚，使空氣進入罐內，即可順利起罐（圖12-5-10）。 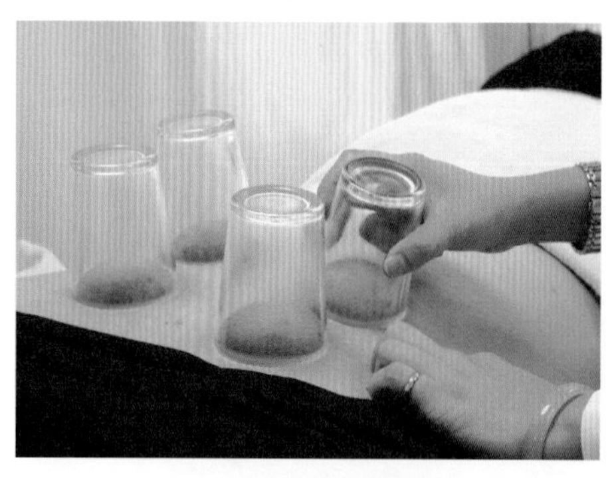 圖 12-5-10 ◆ 起罐的正確姿勢	· 從近側先起罐。 · 起罐後局部皮膚呈現紅紫色且潮潤，有罐口深痕，中央凸起（圖12-5-11），是正常現象。 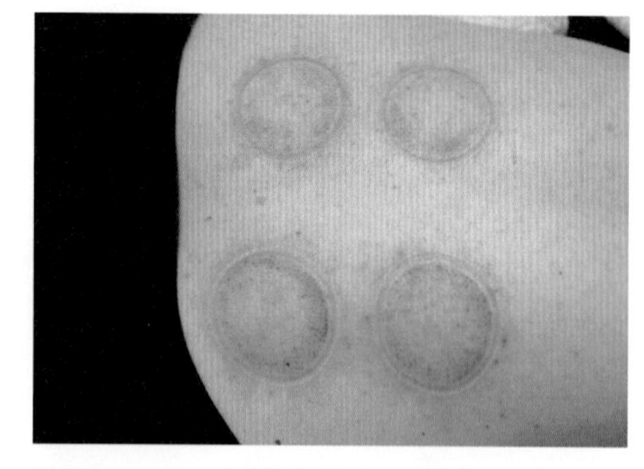 圖 12-2-11 ◆ 起罐後局部皮膚的正常變化

操作步驟	護理要點
4. 起罐後的處理 (1) 以手掌輕柔地按施罐部位，使病人局部皮膚放鬆，感到舒適（圖12-5-12）。 (2) 刺絡拔罐時皮膚上有出血，先用乾棉球擦拭乾淨。	· 切勿用強拉，以免病人皮膚損傷。 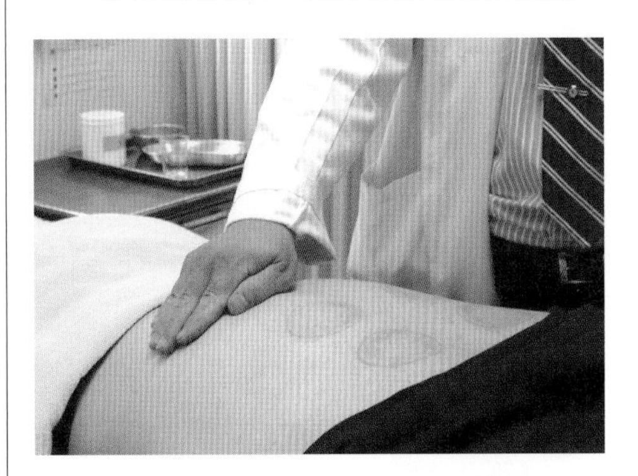 圖 12-5-12 ◆ 以手掌輕柔地按施罐部位
【操作後】	
1. 協助病人穿衣。	
2. 衛教病人注意事項。	· 包括：(1)多喝溫開水以促進血液循環；(2)皮膚保持清潔，如：會搔癢禁止用力抓；(3)依體質約7~10天罐痕會吸收消失。
3. 整理單位環境，用物歸位。	
4. 洗手。	
5. 記錄。	· 包括拔罐部位、拔罐後病人反應及皮膚情形。

操作步驟	護理要點
6. 用物清潔與消毒。	‧ 一般拔罐杯子每次使用後用75%酒精棉球擦拭消毒，並於門診結束後泡肥皂水並刷洗、沖水，晾乾備用；沾血拔罐杯子先以75%酒精棉球擦拭消毒後，以肥皂水刷洗、沖水並擦乾後，再以4% Combi浸泡15分消毒、沖洗，晾乾備用或送高壓消毒鍋消毒。

（六）注意事項

1. 留罐時需告知病人不可亂動以免罐子墜落。
2. 可利用枕頭協助病人採取舒適體位。
3. 罐子宜拔於皮膚平滑之部位，應避免有皺襞、突起，尤其是有骨頭的部位。最適於拔火罐的部位是肌肉脂肪層厚、血管較少之處，如：男子之前胸部、女子鎖骨下部、乳房下部、男女之背、腰部等。肥胖者、脂肪過多者拔於肩胛骨、側胸部皆可，需要時拔於臀部、大腿及其他部位。
4. 注意病人保暖，避免吹風，勿使之著涼。
5. 注意火罐的溫度，切勿燙傷病人。
6. 若於同一部位重覆拔火罐，必須選擇未拔過的空隙地方施行。
7. 拔罐後，如有出現水泡，以無菌針穿破放出水液，令其乾燥，或用外科無菌處理。
8. 發現病人臉色蒼白、呼吸急促、四肢厥冷、冒汗、神情有異，或病人覺得頭暈眼花、胸悶、噁心欲吐，則應立即起罐，使之平臥，下肢墊高，頭部放低，休息片刻。清醒時可給一杯溫水，亦可用百會、合谷、少商、人中、湧泉等暈針急救穴，緊急處理。

學習評量

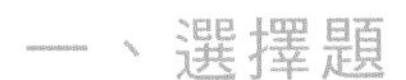

1. 關於拔罐後處理，下列敘述共幾項正確？(1)如皮膚出現燙傷，須用消毒藥膏塗敷，防止化膿 (2)如出現起大水泡現象時，用針將水泡刺破，再塗上藥膏及蓋上紗布，以防止感染 (3)局部皮膚出現紅紫色而潮潤，有罐口的痕跡，中央突起，是正常現象 (4)如顏色出現紫黑，須用紗布包好，以防止擦破皮膚？ (A) 1 (B) 2 (C) 3 (D) 4。
2. 下列有關拔罐形式的敘述何者錯誤？ (A)單罐：以單一罐子操作治病 (B)多罐：以兩個以上的罐子操作治病 (C)閃罐：火罐吸後馬上拔下，反覆數次，至局部潮紅為止。用於局部肌膚麻痺者 (D)留罐：在拔罐時，將罐子留在病人身上，約15~30分鐘再取下。
3. 有關火罐療法禁忌症之敘述，下列何者錯誤？ (A)血友病 (B)高熱抽搐 (C)全身浮腫 (D)嘔逆泄瀉。
4. 下列為常見病症的拔罐應用穴位，何者敘述錯誤？ (A)頭痛：氣海、中極、關元、天樞、腎俞 (B)感冒：太陽、印堂、合谷 (C)小腿抽筋：承山、委中、三陰交 (D)局部麻痛：以七星針或三稜針在麻痛的局部病灶上點刺出血，然後再施以拔罐術。
5. 下列何者是拔罐法的禁忌症？ (A)心血管疾病 (B)皮膚疾病 (C)血液疾病 (D)以上皆是。

二、是非題

1. 用三稜針或皮膚針等刺破皮膚表面，點刺出血後加拔罐子，可增強出血量及拔罐之效果，此治療稱為針罐。
2. 走罐在拔罐前先在皮膚上塗上潤滑油，常用潤滑油為凡士林、嬰兒油。

3. 拔罐法主要用於風濕痺痛等症，拔罐部位應選擇肌肉豐盈而具有彈力，沒有毛髮的部位，如：肩胛、背部、腹部等。
4. 不可在病人身上點燃拔罐棒，且保持燃火棒於床側，以免造成病人燙傷與恐懼。
5. 罐子宜拔於皺襞、突起，尤其是有骨頭的部位，應避免有皮膚平滑之部位。最適於拔火罐的部位是肌肉脂肪層薄、血管較多之處。

三、簡答題

1. 拔罐法的定義為何？
2. 拔罐法的適應症為何？
3. 依拔罐的形式分類為何？
4. 拔罐法的禁忌症為何？
5. 執行拔罐法時需注意哪些事項？

【習題解答】

選擇題：1.(D)　2.(D)　3.(D)　4.(A)　5.(D)

是非題：1.(×)　2.(○)　3.(○)　4.(○)　5.(×)

12-6 刮痧法護理

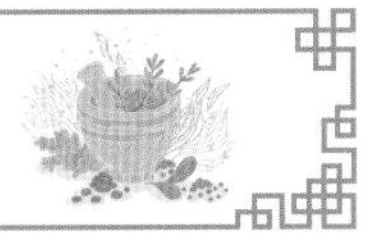

羅琦◎編著

【學習目標】

研讀內容後，您能夠：

1. 瞭解刮痧法的發展源起。
2. 說出刮痧法的功效及作用原理。
3. 說出刮痧法的適應症及禁忌症。
4. 說出刮痧法的操作步驟及注意事項。

刮痧法是應用刮痧工具在患者體表的經絡穴位或陽性反應點，反覆地進行刮摩等物理刺激，使皮膚上出現片狀或點狀瘀斑或瘀點（此為「出痧」反應），並透過經絡傳遞到相應的臟腑產生效應，以調節身體失衡狀態，從而疏通經絡來達到治療及預防疾病的目的。

刮痧法具有操作簡單、方便安全，而且兼顧治療與保健功效，又加上適應範圍廣、療效快、副作用少等優點，因此深受大眾喜好而廣泛流傳民間的一種外治療法，但該療法也有其適應症及禁忌症，因此身為醫療專業人員也應該熟悉其理論基礎、運用原則及使用時注意事項。

一、發展源起

刮痧法確實起源於何時已無法考據，但刮痧法的雛形可追溯到遠古時期，人們生病時拿起石塊摩擦或搥擊體表，竟使疾病獲得緩解，因此經過長期與疾病抗爭過程中逐漸累積發展出砭石治病法，因此砭石治病法是刮痧法萌芽階段，而此在春秋戰國時期就已經開始流行，從長沙馬王堆出土的文物中就發現到砭石，在扁鵲傳中也有記載著刮痧治病。此後逐漸因時因地發展出利用各種不同的物品來刮拭刺激皮膚，達到防治疾病目的，大抵而言，春秋戰國時期採用石器，漢代採用陶器，唐代以後則使用各種銅器、木器或動物角等作工具，後來民間便於取用則採用錢幣（如銀元、銅元）、陶瓷器類（如碗盤、湯匙、杯之邊緣）或生物類（如瓊麻、蚌殼）等作為刮痧工具（圖12-6-1）。

殷商以來，刮痧一直被醫家視為雕蟲小技，難登大雅之堂，故罕見有完整系統論著。元·危亦林的世醫得效方始載有攪腸沙（古「沙」通「痧」），此為痧症最早記載，因此元明中醫典籍中多有痧症的記載，如暑傷全書、証治準繩、景岳全書。雖然明代已開始有較具體的運用刮痧治療記載，但卻無專書論著，直至清初醫家郭志邃博覽群書並集前人刮痧法的治療經驗進行總結，著成痧脹玉衡，該書為第一個有系統地記載痧症的病因、病理、診法和治法，記述45種痧症症候和辨證治療；從此痧症和刮痧法在清代也引起普遍重視，因此清代論述痧病專著日漸增多，如瘟痧要編、痧症全書、痧法備旨、痧症度針等數十種專著。

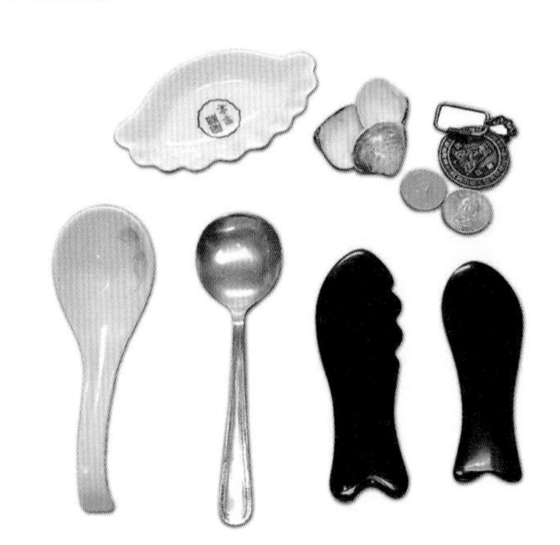

圖12-6-1 ◆ 各種刮痧工具

二、痧症總論

（一）痧症的定義

刮痧法會有出痧的現象，但何謂「痧症」呢？一般人只會聯想到中暑刮痧，然而在中醫古籍來看，有關痧症的記載範圍很廣，涉及到內、外、婦、兒等各種疾患，痧驚合璧一書就介紹了四十多種痧症，如角弓痧（類似現代醫學破傷風）、產後痧（產後發熱）、縮腳癰痧（類似急性闌尾炎）等。其意義如下：

1. **瘀結現象**：身體細胞血脈無法排出有害物質，而導致此黏附在組織間所產生的一種瘀結現象，當這些瘀積的有毒物質受到刮拭而提引到體表。
2. **痧疹通稱**：痧為紅點如粟，即皮膚上出現紫紅色或紫黑色的沙點（痧斑或瘀斑），是疾病發展過程中毒性反映在體表皮膚上的一種症候。
3. **痧脹徵象**：儘管中醫古籍中痧症有許多名稱和不同的症候，但其共同特點都有「痧」和「脹」：「痧」為痧點；「脹」為痠脹感。因此發病時會出現頭昏腦脹、全身痠脹、倦怠無力、胸煩鬱悶、或腹部脹痛、或四肢脹麻等症，嚴重者則出現胸腹大痛，或吐或瀉，更嚴重者則猝然暈眩昏倒、面青唇白、口噤不語、手足厥冷。

（二）痧症的發生

痧症常發於夏秋之際，其次盛行於春季，最不常見於冬季，多由於感受到風、寒、暑、濕之邪，或感受到穢濁、疫癘之氣，加以個體內虛、正氣不足、勞逸失度、飲食不潔等因素，使外邪易趁虛侵襲，而陽氣不得宣發透泄，進而見到痧症的產生，如：寒熱頭痛、頭昏神眩、胸悶腹脹、或吐或瀉等病症。

（三）痧症的治療方式

痧症的治療處置不只有刮痧方式，痧脹玉衡主張若痧毒在氣分者刮之；在血分者刺之；在皮膚者焠之；痧毒入府者宜蕩滌攻逐之。也就是病邪淺在肌表、氣分時，則用刮痧法；若當病邪深入經脈筋肉、血分時，則需用放痧（放血）法。但上述兩者痧毒皆在表淺部位，若痧毒深入臟腑體內塞脹腸胃及壅阻經絡時，應當配合藥物治療。因此痧症治療宜早發散以解其毒，其治療方式很多，如：在病人身上點刺放血的「放痧法」，或使用食指、拇指、中指去提扯病人皮膚的「扯痧法」（或叫撮痧法），或拍打痧症青筋的「拍痧法」等方式，而刮痧法是最通用的方式。

三、相關學理

（一）作用原理

痧症是經絡受邪閉塞瘀阻的病機狀態，而刮痧可刺激皮膚使毛細孔擴張，將受阻於體內的各種風、寒、暑、濕、火熱、痰、膿毒等邪氣得以宣洩皮表外，從而達到疏通經絡、清熱瀉毒功效。同時刮痧可使患部末稍血管擴張，改善局部組織血液循環和營養，促進新陳代謝，可起「活血化瘀」、「祛瘀生新」之功效，又可弛緩過度緊張肌肉筋膜肌腱等組織，從而舒筋活絡、緩解痙攣之作用。此外，人體透過經絡溝通內外、聯繫上下，因此在人體體表特定部位刮拭，則透過經絡傳導作用傳至體內，可達調節平衡五臟六腑之作用，如：腸蠕動亢進者，在其腹部和背部等處進行刮痧可使腸蠕動受到抑制而恢復正常。刮痧也可對循環及呼吸中樞引起鎮靜作用，或達到強壯健體、養顏美容之效。

現代醫學認為血管神經受到刮拭刺激除了促使血管擴張、血管緊張度與粘膜的通透性改變外，同時也使局部組織淋巴循環增強，增加血清抗體，有些學者則認為皮膚可能隱藏著某些免疫組織，透過刺激可激發細胞的免疫能力，活化嗜中性白血球、淋巴細胞、巨噬細胞等活性，並促進細胞吞噬作用及搬運力量，使體內廢物、毒素加速排除，進而增加全身抵抗力。另有些學者認為出痧是一種「自體溶血」過程，毛細血管在刮拭作用下破裂，因而在皮膚上形成血凝塊（出痧）引發自體溶血作用，形成發炎反應，提高個體本身應激能力和組織修復能力。

（二）運用原則

◈ 穴位的選擇

刮痧治療的運用原則是以中醫十二經絡及奇經八脈學說為其理論基礎，並運用辨證來辨明病變部位及病因，據以選用具療效的部位，其選擇方向根據疾病歸屬、穴位作用的特點及針灸取穴配穴之理、或根據個人經驗，可考慮下列原則：

1. **局部取穴**：取其病症附近的穴位，此為局部祛邪作用，同時也可配合其他輔助穴位來疏通經絡瘀滯。

2. **對稱或遠端取穴**：在病變相對稱的部位選擇其相應點，如：「上病下取」、「左病右取」、「前病後取」，或在距離病變較遠的部位循經取穴，也就是遠取疏導而不要直接刮拭不適部位。

3. **按神經分布取穴**：按照神經叢和神經幹的分布區域來選擇相應的部位，藉由局部刺激，經神經路徑反射至大腦起調整作用，通常取背部督脈或膀胱經的腧穴。

4. **循經取位**：除了刮拭局部穴點，亦要觀察哪一經絡或臟腑的病變，然後循其經絡路線刮拭，刮拭範圍由「點」擴及到「線」、「面」，將局部治療與整體調節總合起來，才能使療效穩定持久。

刮痧手法的採用

依病人的體質、病情寒熱虛實的發展變化或體表出痧情形，確定「實則瀉之」、「虛則補之」、「祛邪扶正」的基本原則，恰當採用補瀉手法施予刮痧術，皮膚厚實者宜重刮，皮膚白軟僵硬者宜輕刮。而刮痧施用力量的輕重、速度的緩急、時間的長短、作用點的多寡深淺等，都可直接影響刮痧的補瀉作用（表12-6-1）。

刮痧的方向、順序及刮拭部位

一般而言基本的刮痧方向是從上而下，由內向外，或從四肢上方往肢端方向刮拭，但考慮到經絡的「迎隨補瀉」原則時，刮拭方向則以順經脈運行方向為補法，逆經脈運行方向為瀉法。

刮痧的順序主要取後頸部、肩背部，其次為頭部、胸腹部，然後刮四肢部位。後頸部及肩部由正中線督脈的啞門到大椎穴、及左右各一從後頸部的風池穴到兩側肩上的肩井、巨骨穴（圖12-6-2），此處為多條項背部肌肉起始與終點，刮拭此區可放鬆頸項的僵硬及疼痛，故常用來治療頸項病變、頭痛、失眠。

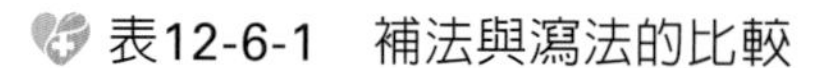
表12-6-1　補法與瀉法的比較

手法 區分	補法	瀉法
對生理機能的作用	興奮皮膚肌肉細胞，活躍器官生理機能	抑制細胞或臟器的生理機能
施力及操作速度	刮痧施力輕柔、操作速度和緩	刮痧施力強而有力、操作快速
動作幅度及持續時間	動作幅度較小、較短時間的刮摩	動作幅度較大、較長時間的刮摩
作用點	作用點少而精、作用範圍較侷限 、作用力量滲透較表淺	刮痧時所採的作用點多、作用面積廣且力量滲透較深厚
刮痧器具的性質	・器具較圓鈍、較光滑、摩擦係數小者，愈適補虛 ・保健者用刮板的厚面	・器具較尖銳、較粗糙、摩擦係數大者，愈適瀉實 ・治療疾病者用刮板的薄面
迎隨補瀉時的刮拭方向	順經脈運行方向	逆經脈運行方向
適應症	・久病體虛、喜熱飲、易下痢者 ・因虛損或氣血不足而致病者 ・八綱辨證時多屬陰證、虛寒證者（亦可採平法）	・身體壯碩、喜冷飲、易便祕者 ・邪實所致病變者 ・八綱辨證時多屬陽證、熱證者

註：介於補法與瀉法之間的手法稱為「平法」，如：用力重但操作速度慢，或用力輕而操作速度快為「平補平瀉法」，適於不易區辨虛證或實證的虛實夾雜病症或保健刮痧者，一般多採平補平瀉法。

背部可刮拭部位有：(1)正中線督脈的大椎穴刮向腰骶部或夾脊而行；(2)背部脊椎左右旁開各1.5寸和3寸的足太陽膀胱經循行路徑；(3)以膀胱經為中心，沿著肋骨間隙由裡向外斜刮至腰部（圖 12-6-3），約刮5~7線，切勿做地毯式全面刮痧。背部的刮拭是刮痧中最主要部位，此乃因為督脈循行路經，督脈為神經匯集之處掌管全身整體機能，而背部又為膀胱經循行路經，為五臟六腑、腧穴、精氣聚集點，一旦刮之能使全身緊繃神經放鬆，治療全身五臟六腑的病症，如：刮拭心俞可治療心臟疾病、刮拭肺俞可治療呼吸系統疾病。

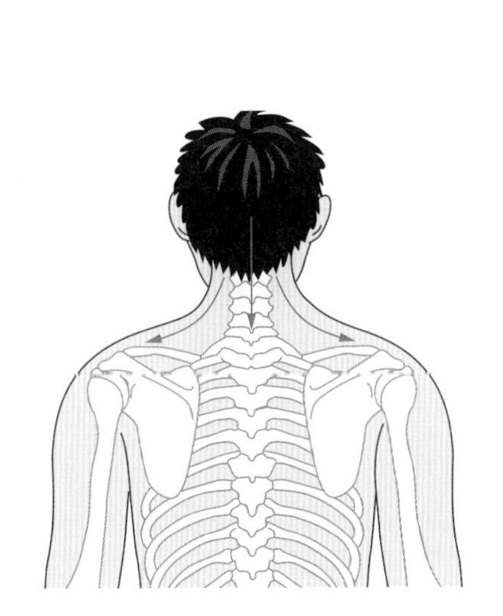

圖 12-6-2 ◆ 刮痧後頸部及肩背部的刮痧方向

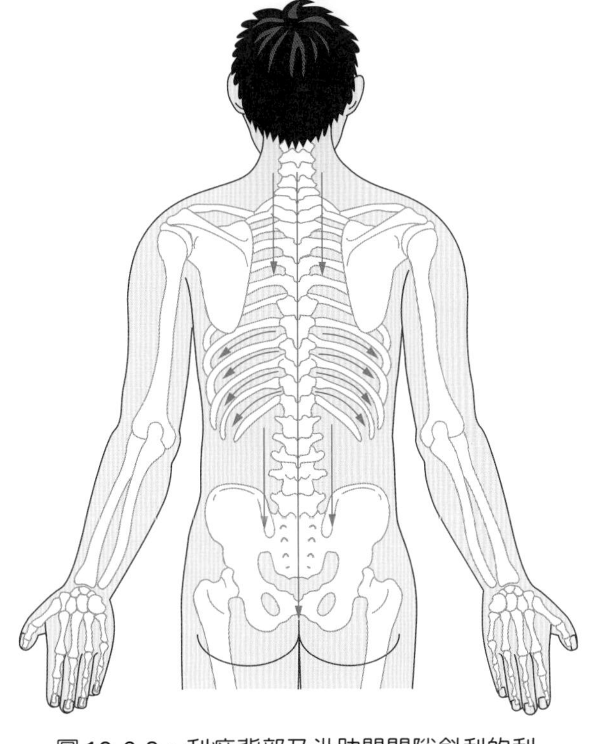

圖 12-6-3 ◆ 刮痧背部及沿肋間間隙斜刮的刮痧方向

頭部刮痧則由百會穴往前頭及往後頭髮際刮拭（圖12-6-4），頭部兩側則由兩側太陽穴刮至風池穴（圖12-6-5）。頭部刮痧可治療頭面部諸疾、改善頭部血液循環、中風後遺症及預防中風。

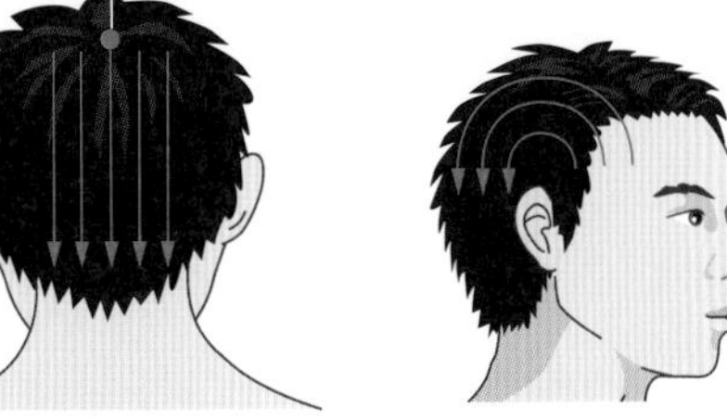

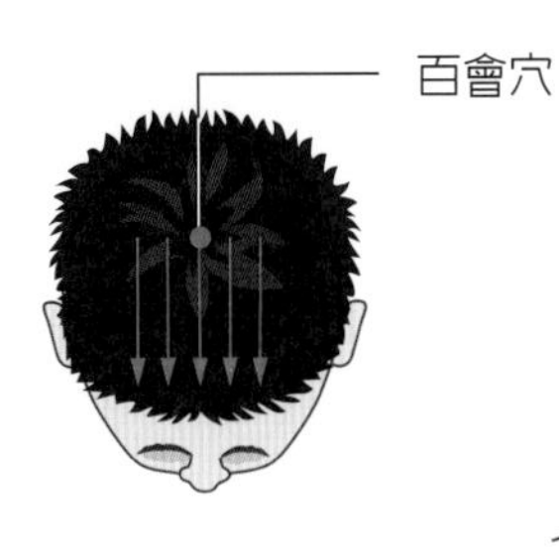

圖 12-6-4 ◆ 頭部正面及後面的刮痧方向

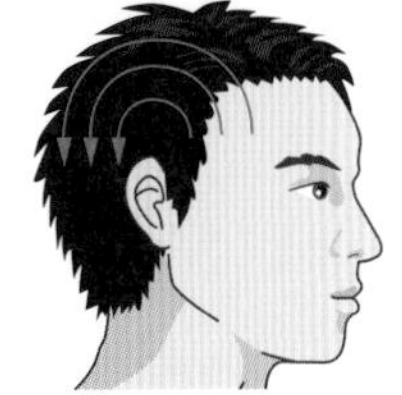

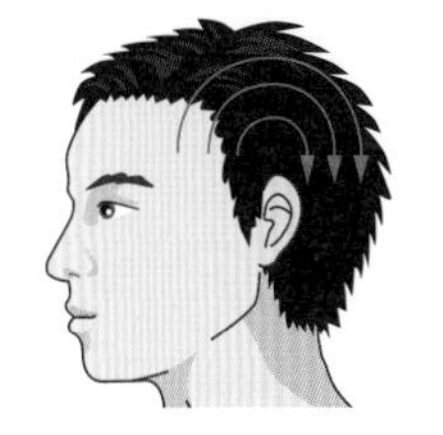

圖 12-6-5 ◆ 頭部側面的刮痧方向

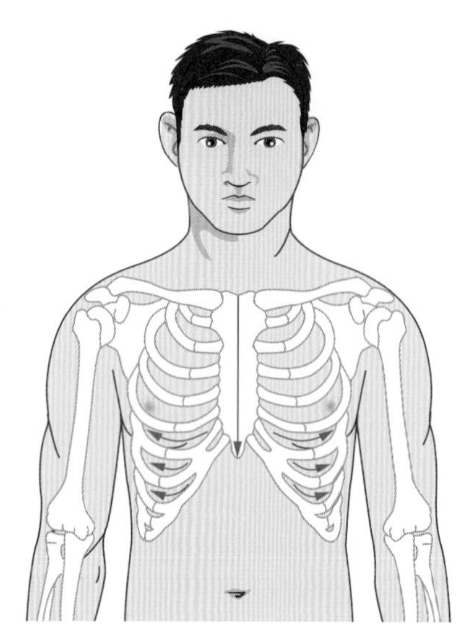
圖 12-6-6 ◆ 胸部及兩側肋間間隙的刮痧方向

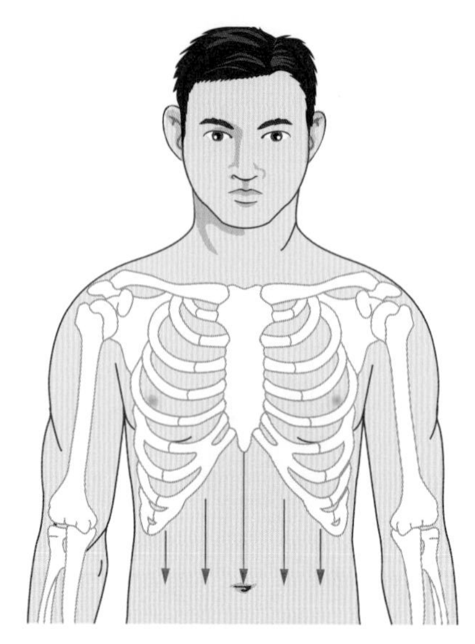
圖 12-6-7 ◆ 腹部的刮痧方向

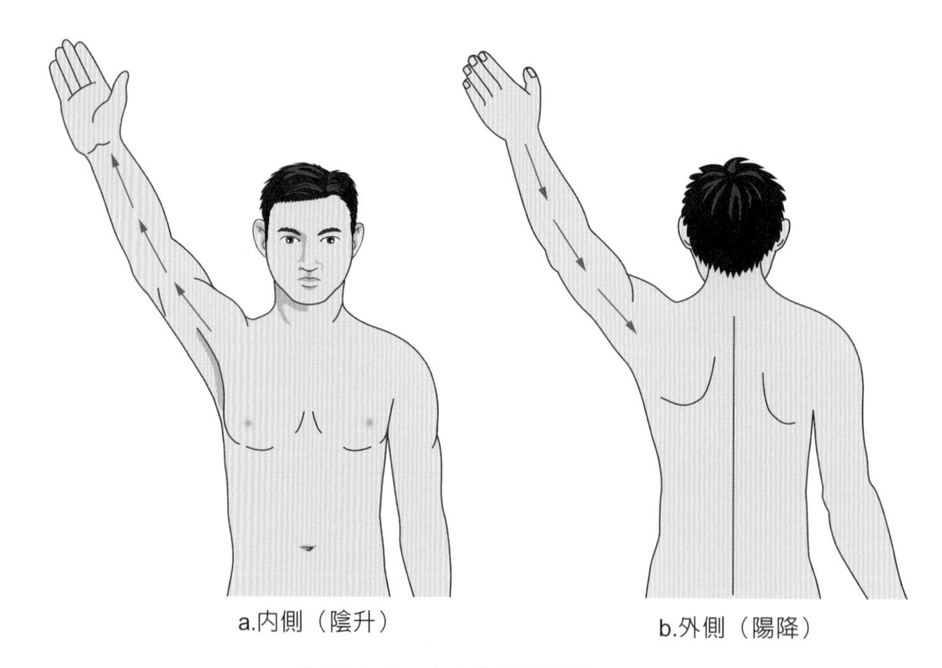
a.內側（陰升）

b.外側（陽降）

圖 12-6-8 ◆ 上肢的刮痧方向

胸腹部刮痧通常以十二募穴為主，胸部還有正中線任脈的天突穴至鳩尾穴，以及以任脈為中心，沿兩肋間隙由裡向外斜刮胸部兩側約3~5道線（圖12-6-6），其中乳房禁刮；而腹部除了刮拭由鳩尾至曲骨的任脈（但臍中及神闕穴禁刮），還可刮拭距腹中線兩側的2寸（胃經循行路線）及3.5寸（脾經循行路線）（圖12-6-7）。刮拭胸部主治心、肺疾病，另外還可治療乳房疾病；而刮拭腹部可治消化系統疾病及生殖系統疾病、月經不調、更年期症候群。

四肢是神經血管之末稍且為經絡的五腧穴（井、滎、俞、經、合）的分布，因此刺激得以活絡全身血脈，進而保健所屬臟腑，如：手太陰肺經主治肺臟疾病，足陽明胃經主治消化系統疾病，其刮痧方向由上到下或遵循經脈循行「陰升陽降」的原則（圖12-6-8、12-6-9）刮拭。

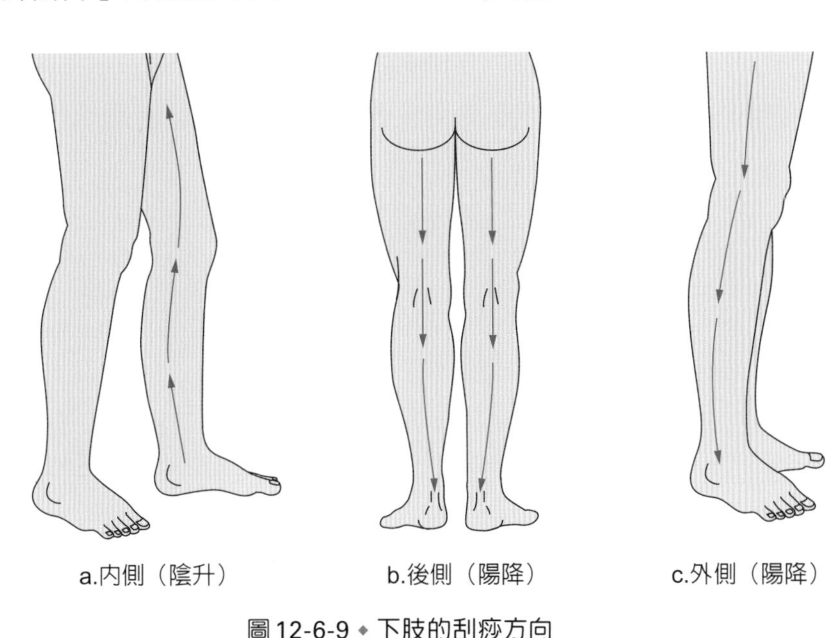

圖 12-6-9 ◆ 下肢的刮痧方向

四、技術操作及其護理

（一）執行目的

藉由刮痧板刮動病人的皮膚，來促進局部血行以疏通病變部位的血脈，並可提引局部瘀結有毒物質之排除（出痧），達到治療及預防疾病的目的。

（二）適應症

1. **外感疾病**：舉凡中暑、暑厥、感冒、發熱等。

2. **內科疾病**：頭痛、呼吸困難、心悸、胸痺、高血壓、消化不良、胃腸痙攣、腸胃炎、便祕、泄瀉、失眠、虛勞、精力減退、歇斯底里、眩暈、水腫、慢性腎炎、黃疸、肝炎、糖尿病等。
3. **外科疾病**：急性闌尾炎、急性輸尿管結石、急性胰臟炎、痔瘡、丹毒、帶狀疱疹、蕁痳疹、過敏性皮膚炎等。
4. **骨科疾病**：落枕、坐骨神經痛、各種急慢性損傷及扭傷、肩周炎、關節性風濕症、退行性關節疾病、痺症、痿症等。
5. **五官科疾病**：麥粒腫、結膜炎、近視、遠視、鼻塞、過敏性鼻炎、鼻竇炎、扁桃腺炎、耳鳴、中耳炎、口瘡、牙痛等。
6. **皮膚疾病**：風疹、痤瘡、濕疹、疔瘡、牛皮癬等。
7. **婦科疾病**：月經不調、月經量少或過多、閉經、經痛、帶下、乳汁不足、乳腺炎、產後發熱、妊娠期和產後疾病、不孕等。
8. **兒科疾病**：虛弱體質、疳積、厭食、嘔吐、泄瀉、夜啼、遺尿、夜尿症等。
9. **男性疾病**：陽萎、遺精、遺尿、早洩、不孕症、前列腺炎等。
10. **其他**：養顏美容、減肥保健。

（三）禁忌症及慎用症

刮痧法護理儘管可以用於治療多種疾病，但它也有其禁忌症和慎用症，分別敘述如下：

◈ 禁忌症

1. 對於皮膚上有傳染性疾病、化膿潰爛和病變壞死等明顯損傷者，不宜在皮膚損傷處直接刮痧，如：疔瘡的瘡頭、新傷口或未癒合傷口、新骨折、燙傷等處；皮膚或肌肉有不明原因腫塊、或惡性腫瘤者，不可直接在病灶上刮拭。

2. 全身重度浮腫者、凝血機能障礙者、有皮下出血傾向或活動性出血性者禁刮痧，如：血友病、血小板減少症、白血病或肝病併有血小板減少症。
3. 肝硬化、腹水禁刮腹部；眼睛、耳孔、鼻孔、舌、口唇等五官處、前後二陰、肚臍（神闕穴）等處及處於惡性腫瘤的中期或後期、或身體極度耗損情況下、或出現惡病質者，不宜刮痧。
4. 不要在過飢、過飽、過渴、過度勞累、疲倦、睡眠不足或劇烈運動後、或病人太緊張時施行刮痧。
5. 對於破傷風、狂犬病痙攣者、精神錯亂、精神病發作期或疾病躁動期及酒醉者不宜刮痧。
6. 小兒囟門未合時，頭頸部禁用刮痧。

慎用症

1. 大血管顯現處禁用重刮。
2. 嚴重下肢靜脈曲張、或下肢水腫者，手法宜輕並由下向上刮拭。
3. 對於年老、兒童、體弱多病或久病氣血不足的體虛者進行刮痧時宜小心謹慎且採輕刮方式。
4. 對於危重病症者，如：心或腎或呼吸功能衰竭、嚴重的心臟病、糖尿病、腎臟病等禁刮，或輕刮並於15分鐘內完成刮拭。
5. 對尿瀦留者的小腹部慎用重刮，以輕力揉按為準。
6. 婦女在行經期或妊娠期，許多部位不能隨意刮摩，否則易致經期紊亂或流產早產。

（四）刮痧用具及介質

刮痧用具

基本上刮痧用具的選擇以不含靜電而邊緣平滑，且不會造成皮膚傷害或割傷為原則，現一般多以水牛角板做為刮痧板（以下簡稱刮板）的材料，此可避免金屬類物品所造成的皮膚組織損傷等不良反應，亦可避免陶瓷器類或生物類易碎不易攜帶等因素。牛角製的刮板擁有攜帶方便、觸感舒適的優點，兼具有清熱解毒作用且不導電、不傳熱的特性，又可製成能符合身體各部位角度需要及便利施力的刮板（圖12-6-10）。

◈ 刮痧介質

在刮痧法施術之前，通常會在刮痧部位塗抹一些物質，稱為刮痧介質，如：麻油、沙拉油、凡士林、紫雲膏、嬰兒油或潤膚液、萬金油、活血通絡膏、紅花油。其主要的功能是潤滑作用，減少刮痧時阻力及皮膚傷害，亦能擴張毛細血管促進血循，此外有些刮痧介質還具有清熱解毒、消炎止痛、活血化瘀、祛風除濕、疏通經絡等功效。

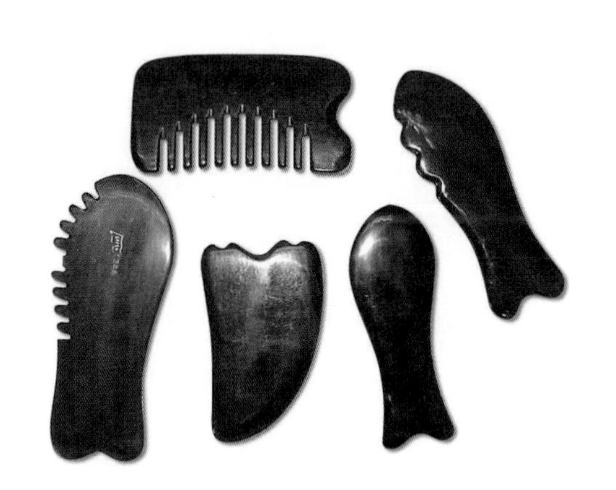

圖 12-6-10 ◆ 各種造型的刮板

（五）用物準備

鋪有治療巾的治療盤內置放下列物品：

1. **刮痧板（或其他刮痧用具）**：刮板抓握的方法為刮板握於手心，一側緊貼大魚際根部及拇指指腹部，其他四指扶持在刮板另一側（圖12-6-11）。針對深層皮膚進行刮拭時，刮板運用手法多採近垂直角度（60~90度）的方式刮拭；刮淺層皮膚時，刮痧板運用手法多採斜切角度（30~45度）的方式刮拭（圖12-6-12）。
2. **小藥杯**：內放刮痧活血劑或其他刮痧介質，如：清水、油劑。
3. **常規消毒用品**：75%酒精棉片或棉球。
4. **其他用品**：毛巾、衛生紙（依需要取自病人單位）。

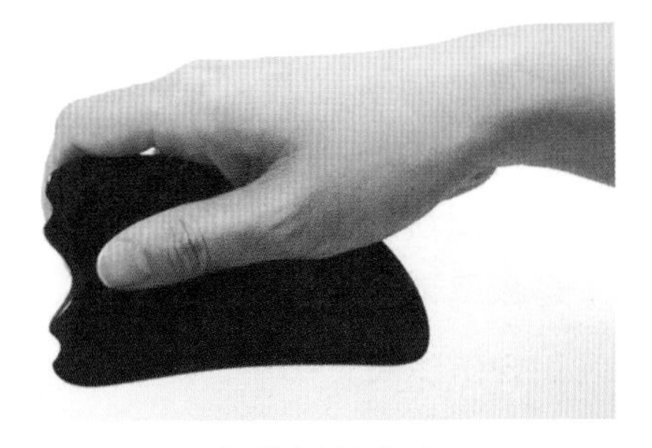

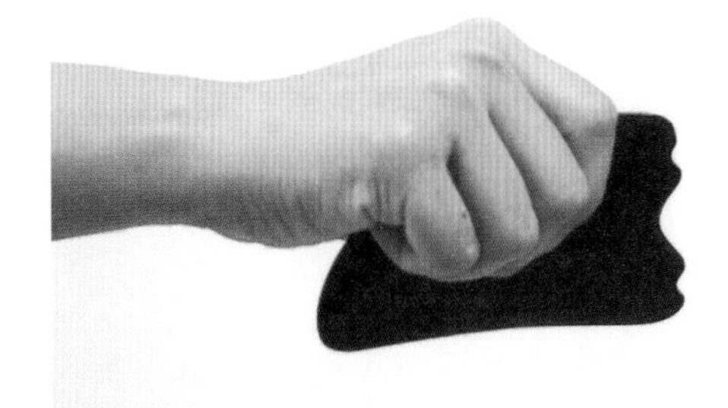

圖 12-6-11 ◆ 刮板的抓握方式

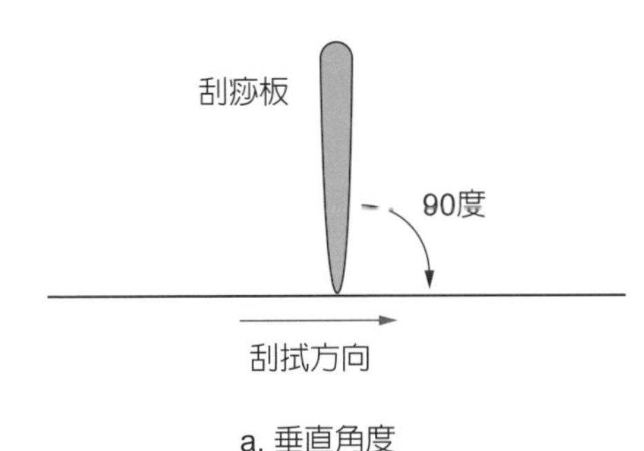

a. 垂直角度

刮痧板

45度

刮拭方向

b.斜切角度

圖 12-6-12 ◆ 刮板運用手法

（六）操作 步驟及護理要點

操作步驟	護理要點
【操作前】	
1. 核對醫屬。	
2. 稱呼病人全名以核對病人，向病人及家屬解釋刮痧法的目的及過程。	・ 目的在取得其合作。
3. 洗手。	
4. 準備用物（圖12-6-13）。	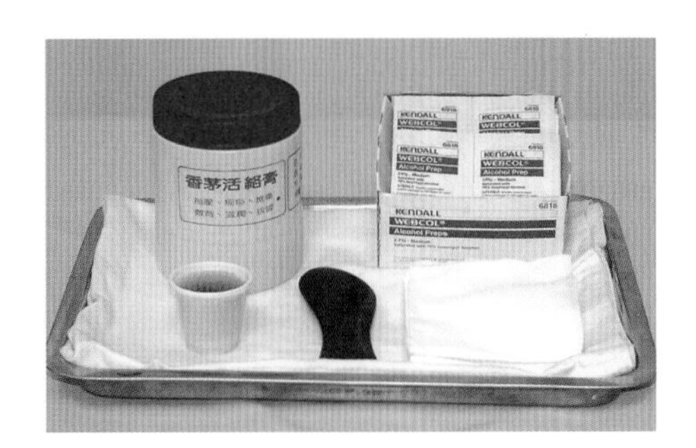 圖 12-6-13 ◆ 準備用物

操作步驟	護理要點
	・刮痧前應先檢視刮板的邊緣是否平滑，以防止對皮膚造成割傷。若刮板邊緣出現裂紋、缺口等現象，可用細砂紙或細磨石打磨光滑。
5. 備妥用物後攜至病人單位，稱呼病人全名。	・再次確認病人。
6. 圍上布簾或屏風。	・維護病人的隱私。
7. 協助病人採取適當的及舒適自然體位和暴露刮痧部位，並給予浴毯披覆。	・除了充分暴露刮痧部位外，要注意給予保暖，同時也要維護其隱私，避免其他部位的暴露。 ・若需連續執行不同體位的刮痧時，每做完一種體位，可稍做片刻休息再進行，以避免病人過於疲勞。
【操作前】	
1. 刮痧前先檢視刮痧部位的皮膚，然後用濕毛巾清潔其汙垢及汗水，或用75%酒精棉片做局部消毒，刮板（或其他刮痧用具）表面也進行消毒。	・皮膚若有破損或病灶不宜進行刮痧。 ・局部皮膚及用具的消毒可避免感染。
2. 手持刮板，沾適量的刮痧活血劑（或清水、油劑）塗抹在選定的治療部位或是經絡循行部位上。	
3. 用刮板的1/3邊緣與皮膚間呈30~60度朝斜下方開始刮痧。	・關節處或大血管突顯處不可強行刮拭，以免損傷骨骼、筋肉及血管。 ・通常以45度角刮拭方式應用最廣泛，切記不可成為推或削之勢。

操作步驟	護理要點
4. 刮痧時反覆多次單一方向地刮拭，不要來回刮拭，通常由上到下，由內而外，刮時力量要均勻、平穩和緩，由輕漸重，不要忽輕忽重，一直刮到皮下充血，或出現的暗紅色或紫黑色痧點不再變濃為止。	· 刮時刮拭面的長度要盡量拉長，長約2~3寸或更長。 · 施力以病人能耐受為宜，通常要能入肉三分的力量刮，且使用手臂力量而非局部腕力刮拭。對於不耐疼痛的病人，可刮輕些但次數增多。 · 刮痧刮至皮膚潮紅也可，不可強求一定要出痧，不可為求出痧而過度刮拭，以免造成局部的血腫或神經肌肉的傷害。
5. 刮痧時要經常詢問病人的感受，並觀察其反應。	· 隨時注意病人是否出現暈刮的情形。 · 刮痧時病人感覺到痠脹痛感，此為正常現象。
【操作後】	
1. 刮痧結束後，用衛生紙拭淨皮膚上的油質，協助病人坐起及整理服裝，並衛教病人刮痧後注意事項。	· 刮痧後注意事項見後敘。
2. 整理單位環境。	
3. 用物歸位及處理：刮痧板用清水及肥皂水清洗乾淨，並用乾毛巾擦乾。	
4. 洗手。	
5. 記錄	· 記錄應包括刮痧緣由、時間、部位、刮痧後出痧的狀況及病人反應。

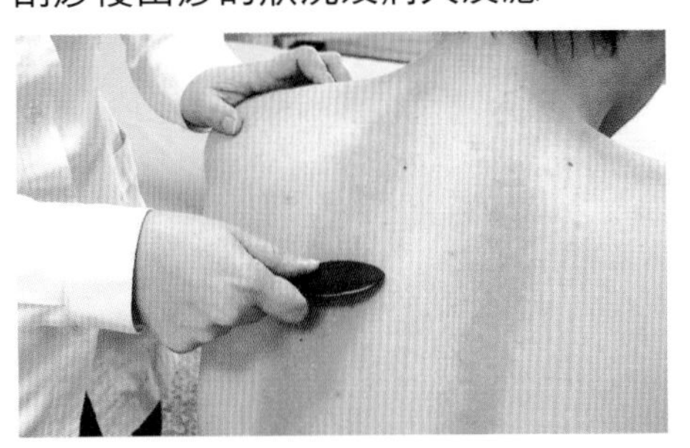

圖 12-6-14 ◆ 刮痧後的出痧狀況

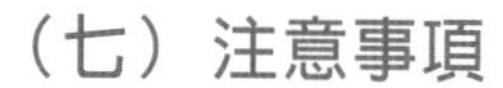

（七）注意事項

刮痧前及刮痧時

1. 刮痧前應注意飯前、飯後30分鐘內禁止刮痧，處於過飢、過度疲勞、大汗後患者忌刮；低血壓、低血糖、過度虛弱和神經緊張特別怕痛者宜輕刮。
2. 刮痧治療場所要保持空氣流通，刮痧後因毛孔大開，應避免風寒外邪入侵，所以冬季時應注意保暖，夏季時應避免電風扇直接吹刮痧部位。
3. 刮痧的體位：若刮治面積較大時，多採臥位，其他依需要採取適當臥位（表12-6-2、圖12-6-15）。
4. 刮痧法通常每個部位刮約20次左右，或以病人能耐受或出痧為度，一般以20~25分鐘為宜，初次治療時手法不宜太重和時間不宜過長。兩次刮痧間隔時間約為5~7天，或患處無明顯的疼痛或痧疹大多消退後再施行下一次刮拭。
5. 因頸部、腋下、腰際等處均有淋巴散布，操作手法宜輕柔，切勿強力拉扯，以免引起淋巴回流障礙或損傷經脈。刮痧時也不宜將整個背部都加以刮拭使之出痧，否則可能會造成皮下淋巴組織的過度刺激而引起發燒。
6. 刮拭過程中要經常詢問病人感受，如果刮痧過程中出現神昏仆倒或煩躁不安、面色發白、頭暈目眩、心慌心悸、冷汗不止、四肢發冷、噁心欲吐、脈象沉細等情況時，此時為暈刮的出現。其處理措施如下：
   (1) 應馬上停止刮拭，迅速讓病人平躺或找一個安靜的地方坐下來休息，並鬆開衣領、腰帶。
   (2) 給予飲用一杯溫糖水或鹽開水。
   (3) 若不奏效，嚴重者則迅速用刮板刮拭百會穴（重刮）、人中穴（稜角輕刮）、內關穴（重刮）、足三里（重刮）、湧泉穴（重刮）。

表12-6-2　刮痧的體位安排

刮痧的體位		適合刮痧的部位
坐位	正坐位（圖12-6-15a）	頭面部、頸項部、胸或肋間間隙或四肢等
	俯伏坐位（圖12-6-15b）	後項部、肩部、背部等，俯坐於椅背上，暴露後項及背部
臥位	俯臥位（圖12-6-15c）	適合後項部、肩背部、腰骶部、臀部、兩腿後側、足跟肌腱等部位
	側臥位（圖12-6-15d）	適合前胸肋骨間隙、後背肋骨間、臀部、上下肢等
	仰臥位（圖12-6-15e）	適合面部、頸前部、胸腹部等，仰臥在床上，暴露胸腹面及上肢內側面

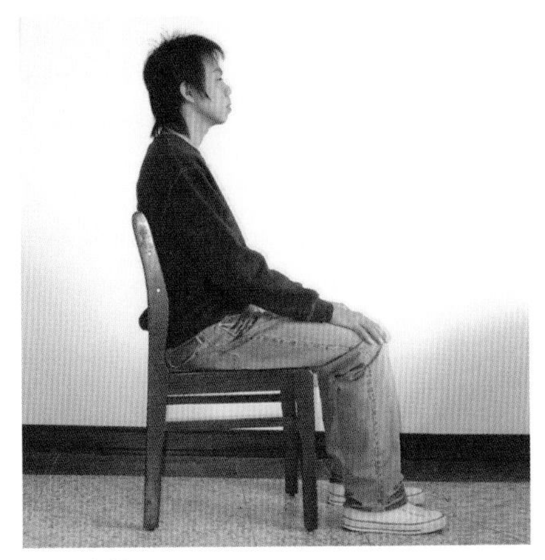
a. 正坐位

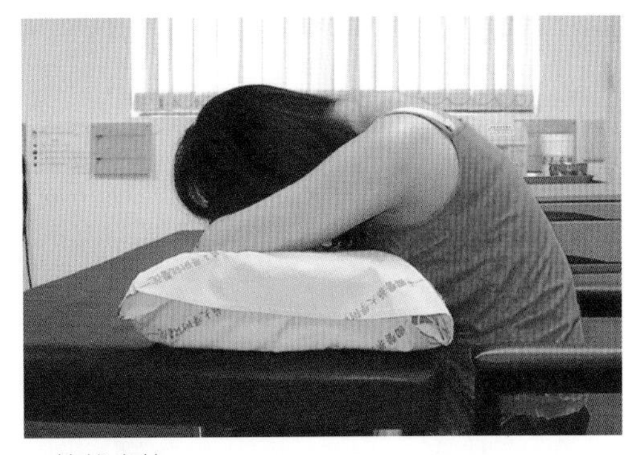
b. 俯伏坐位

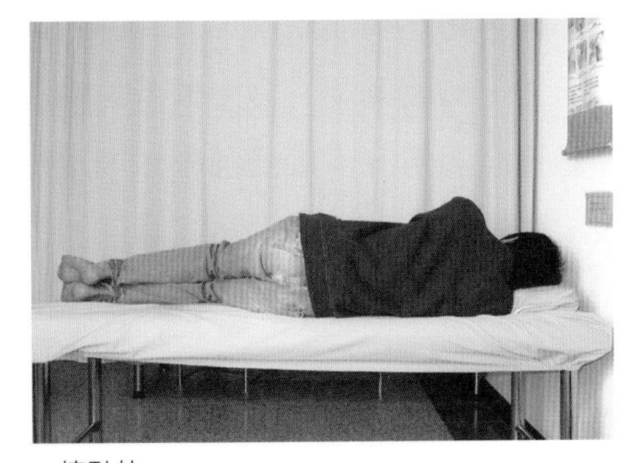
c. 俯臥位

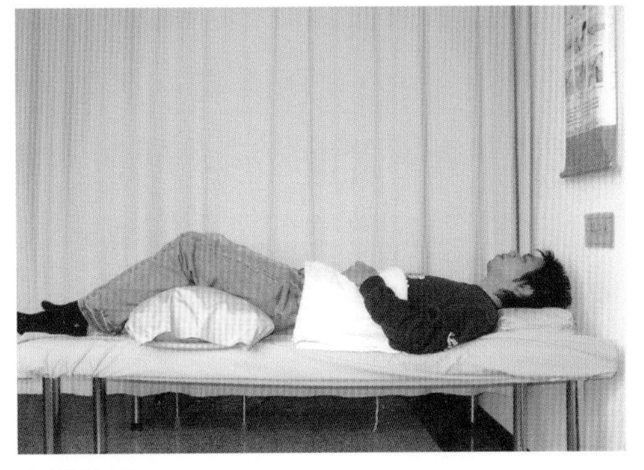
d. 側臥位

圖 12-6-15 ◆ 刮痧的體位

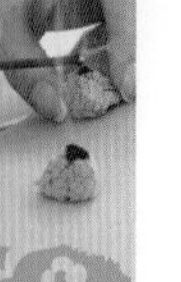

(4) 對昏迷暈厥者還可施行推拿開關法，也叫捏筋手法，治療者從頭到腳依次用力捏各關卡部位之大筋（多為肌腱或肌肉），如：頸肩交接部之肩井處、胸肋或背肋結合處之腋窩大筋等，拿捏後能使神昏者醒神開竅，疏通其全身經絡。

刮痧後

1. 刮痧後最好飲用一杯300~500c.c.的溫開水，以促進新陳代謝。且應要有適當的休息，若有出汗者要立即擦乾，切勿吹風受涼，同時刮痧後30分鐘內忌洗涼水澡。此外，應保持情緒平穩，勿急躁動怒或憂思焦慮。

2. 刮痧後前幾天刮痧部位有些微痠痛感、癢、蟲行感、微發熱或皮膚表面出現風疹樣等，均為正常現象，待一段時間後即可消失。此外，可能引起短暫性發燒現象，這是正常反應，此乃因為身體內部潛伏性病菌與白血球正在搏鬥，引起體溫升高現象，尤其是刮拭淋巴腺及三焦俞，更會有此種現象，此時需觀察病情變化。若病情反而更加重不適者，應立即送醫院診治。

3. 忌食生冷、油膩和辛辣刺激性食物，飲食宜清淡易消化食物，如：玉米粥、小米粥，以避免因飲食不當而致疾病復發（此為食復）。

4. 如果痧症病人有厭食、食後腹脹痛、放臭屁、或大便惡臭難聞等消化不良的症狀者，則應要減少食量，倘能禁食一兩餐更佳。

5. 刮痧後若患者自覺胸中鬱悶、心裡發熱等，可在胸前兩側第三、四肋間隙處各刮一道，即可平靜。若感到神疲乏力、胸悶氣短、食慾較差、嗜睡等現象，此可能由於病人在過度疲勞、體質虛弱情況下接受刮痧，或治療者使用手法過於強烈、選取敏感穴過多、或出痧部位過多，造成局部組織損傷太多而致正氣受損，此時可配合灸關元、足三里等穴位。

學習評量

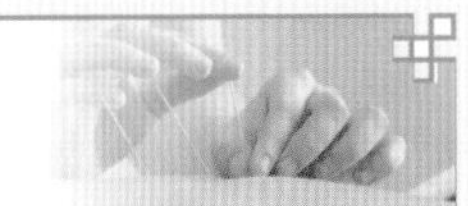

一、選擇題

1. 刮痧療法時，如果出現暈刮現象，其處置方法何者錯誤？ (A)立刻停止操作，予以平躺休息 (B)可以按壓人中、內關等穴位 (C)可以服用熱開水 (D)繼續刮到紫紅斑點為止。
2. 有關刮痧常用的器具，下列敘述何者錯誤？ (A)蟹殼 (B)瓷碗 (C)湯匙 (D)水牛角。
3. 下列何者敘述是刮痧法的禁忌症？ (A)皮膚上有傳染性疾病、化膿潰爛和病變壞死等明顯損傷者 (B)破傷風、狂犬病痙攣者 (C)精神錯亂、精神病發作期 (D)以上皆是。
4. 下列何者是正確的刮痧順序？ (A)頭部→後頸部→肩背部→胸腹部→四肢部位 (B)後頸部→肩背部→頭部→胸腹部→四肢部位 (C)頭部→後頸部→肩背部→四肢部位→胸腹部 (D)頭部→後頸部→胸腹部→肩背部→四肢部位。
5. 有關刮痧體位的安排何者敘述錯誤？ (A)俯臥位適合後項部、肩背部、腰　部、臀部、兩腿後側、足跟肌腱等部位 (B)側臥位適合前胸肋骨間隙、後背肋骨間、臀部、上下肢等 (C)俯伏坐位適合頭面部、頸項部、胸或肋間間隙或四肢等 (D)仰臥位適合面部、頸前部、胸腹部等，仰臥在床上，暴露胸腹面及上肢內側面。

二、是非題

1. 刮痧法是應用刮痧工具在患者體表的經絡穴位或陽性反應點，反覆地進行刮摩等物理刺激，使皮膚上出現片狀或點狀瘀斑或瘀點，並透過經絡傳遞到相應的臟腑產生效應，以調節身體失衡狀態，從而疏通經絡來達到治療及預防疾病的目的。
2. 痧症常發於冬之際，其次盛行於秋季，最不常見於春夏季。

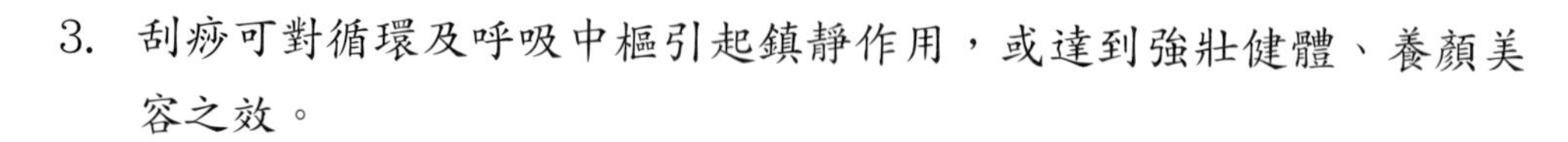

3. 刮痧可對循環及呼吸中樞引起鎮靜作用，或達到強壯健體、養顏美容之效。
4. 刮痧後最好飲用一杯300~500c.c.的溫開水，以促進新陳代謝。
5. 刮痧前應注意飯前、飯後30分鐘內禁止刮痧，處於過飢、過度疲勞、大汗後患者忌刮。

三、簡答題

1. 何謂痧症？痧症產生的原因為何？
2. 刮痧治療的作用原理為何？
3. 刮痧治療的範圍及適應症為何？其慎用症及禁忌症為何？
4. 如何採用刮痧手法中的補法、瀉法呢？
5. 請描述刮痧法實施的步驟及注意事項為何？
6. 請敘述刮痧後應注意事項及其衛教事項為何？
7. 若刮痧時病人出現暈刮，該如何處理？

【習題解答】

選擇題：1.(D)　2.(A)　3.(D)　4.(B)　5.(C)

是非題：1.(○)　2.(×)　3.(○)　4.(○)　5.(○)

12-7 薰洗療法護理

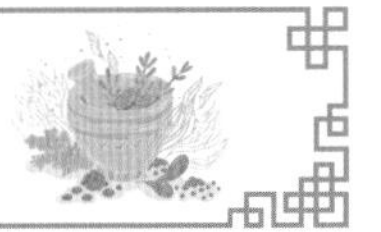

楊瓊芳◎編著

【學習目標】

研讀內容後，您能夠：

1. 瞭解薰洗療法的定義及發展源起。
2. 瞭解薰洗療法的相關學理。
3. 瞭解薰洗療法的分類。
4. 熟知各種薰洗療法的技術操作與護理重點。

一、定　義

依需要選擇適當的中草藥，用煮沸後產生的蒸氣進行薰洗，或用溫熱藥液洗滌全身或局部患處，藉由藥力和熱力直接作用於所薰洗的部位，達到擴張局部血管、促進血液循環、溫通血脈、解毒殺菌、止癢、清潔傷口、消腫止痛等作用，以促進個體功能的恢復，而達到治療疾病、預防疾病與保健之目的。

二、發展源起

薰洗療法是中醫常用的外治方法之一，早期黃帝內經中之靈樞・癰疽記載：「發於脇，名曰敗疵。…剉陵翹草根各一升以水一斗六升煮之，竭為取三升，則強飲，厚衣坐於斧釜上，令汗出至足已」；再如素問・至真要大論記載：「摩之浴之，薄之劫之；開之發之，適事為故」。由此可見黃帝內經記載中即有薰法、也有洗（浴）法，且獨立使用。將汗法、洗（浴）法、刺法並列對待。

薰洗療法歷經晉代、唐代至明代書中已大量加以記載，且隨著方藥學的發展興盛。

清代吳師機著有理論駢文一書，書中記載了大量的薰洗療法如黃連水洗胸法等等，涉及到內、外、婦、兒各科。清朝吳謙等編纂醫宗金鑒書中將薰洗療法詳以描述。

黃帝內經記載藥王孫思邈說：上醫治未病，中醫治已病，下醫治末病。近代醫學提倡預防保健，人們開始重視自我保健，因此，漸漸的人們以養生、養顏美容、延緩老化為追求的目標，造成一股時勢的趨勢。其中以中藥薰洗療法價廉，操作簡單（如中藥浴），令人舒暢，又可達到血液循環之運動及中藥療效而造成流行。因應現代科技發達，將中草藥提煉成精油，結合人們日常生活沐浴的需要，推廣家庭式藥浴泡澡，除使用各種泡澡桶外，更研發了一種運用氣泡超音波滲透熱能的作用原理，使用簡單方便、衛生、隱密並能迅速達到藥浴之防病、治病、保健的目的，符合現代高科技高壓力之繁忙社會。

三、相關學理

（一）作用原理

1. **刺激作用：**指薰洗時利用中藥水產生對身體作用、肌肉皮膚腠理和穴位所施行的溫熱或冷刺激、化學刺激、物理刺激等。藉由薰洗部位的經絡、腧穴將這些刺激傳入內臟或致病處，發揮調節或治療效果。藥浴時水的溫度會擴張皮膚毛孔清潔皮膚，藉由熱效應與水壓促進新陳代謝，將加入的藥材之藥性帶進體內，疏通經絡、行氣活血、消除病菌，透過體表的黏膜組織和呼吸系統，讓身體排汗、排毒，平衡臟腑的陰陽調和。中藥材在熱蒸氣中揮發的藥效，可以祛痰且預防呼吸道的疾病，在沐浴時達到身心舒暢的肌肉放鬆功能。

2. **藥效作用**：指藥物透過皮膚吸收，產生一定的局部或全身的血中濃度而達治療效果，中藥因薰洗療法將藥物透過皮膚、腧穴等部位而直接吸收，藉著循環遍布全身以發揮藥理作用；主要的藥效作用包括：增強循環系統及提升免疫功能、抗感染作用、祛腐生肌、發汗解熱等。
3. **美容養生作用：選用對皮膚有滋養保護的中草藥或精油**，通過皮膚吸收達到疏通經絡、潔淨皮膚、滋潤皮膚、除皺增白、祛除褐斑並增強皮膚的免疫力及彈性，以延緩皮膚衰老。利用水的溫熱或冷刺激，增強血液循環，促進新陳代謝，提升身體的免疫力及自癒能力，達到預防保健的目的。

（二）治療特點

1. **療效顯著**：薰洗療法作用迅速，治療效果明顯，因為它是直接藉由熱氣將藥效引入皮膚、腧穴達到治療的目的。
2. **副作用少**：薰洗療法是中醫外治法的一種，常在患部及體表施治，藥物在血中濃度很低，因而就不會對肝臟、腎臟造成影響。
3. **適用範圍廣**：薰洗療法歷史悠久，療效獨特，適應症非常廣泛，除治療疾病外，尚可強身健體、美容養顏等。
4. **簡便易行**：薰洗療法使用簡便，可以就近取得藥材，經濟實惠。

（三）薰洗療法的分類

薰洗療法依部位和器具分為薰蒸法、洗滌法，如下所述。

◈ 薰蒸法

1. 局部薰蒸法

依病症調配中草藥物經煎煮後成為藥洗，放於不同器具中使用或煎煮時將蒸汽利用不同的器具出口稱之。如支凳薰法、坐薰法、碗口薰法、瓶口薰法、壺口薰法、鍋口薰法及常於醫院採用之薰蒸機（圖12-7-1）。

2. 全身薰蒸法

依病症調配中草藥物經煎煮後成為藥洗或煎煮時將蒸汽利用導管直接導引於薰蒸室，薰蒸身體的藥浴法。優點是不必泡在水中，不必擔心衛生的問題，但必須有特殊的設備。現在有人設計一種產品，人坐在玻璃纖維的罩子中，僅頭部露出來，罩中利用加熱藥水，蒸發濃縮中藥液或揮發精油，產生芳香蒸氣煙霧而達到薰蒸治病、保健養生的作用。選用的藥材有中藥藥洗或芳香精油為主。目前以居家復健與保健養生為主，使用溫度、時間依個人及病症而定，一般溫度約40~43°C，每次使用時間採漸進式最多以不超過30分鐘為主，使用全身薰蒸前、中、後均須補充水分。

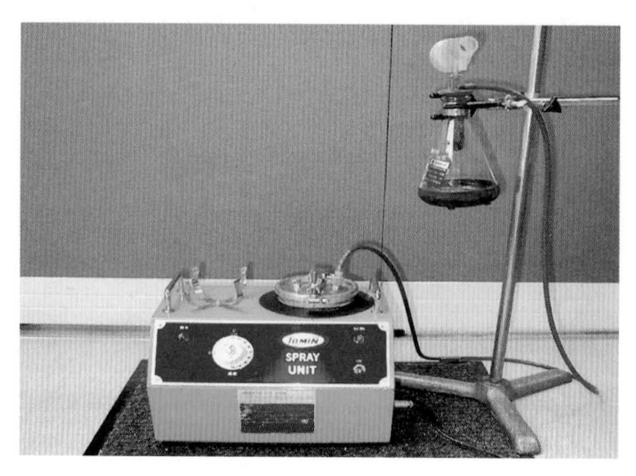

【圖12-7-1】薰蒸機

洗滌法

洗滌法分為沖洗法、擦洗法、洗浴法等三種不同方法。

1. 沖洗法

將調配好之藥洗，利用手捧沖洗或裝入軟管沖洗或裝入注射器沖洗，使用溫度、時間依個人及病症而定，一般溫度約37~43°C，每次沖洗10~20分鐘為主，每日3~6次。

2. 擦洗法

將調配好之藥洗放入盆中，利用紗布或毛巾沾藥洗擦洗患處，一般以身體軀幹部位為主；一般溫度約45~50°C，每次擦洗20~30分鐘，每日3~6次。

3. 洗浴法

將肢體局部或全部浸泡入調配好之藥洗中洗滌，選用的藥材有中藥藥洗或芳香精油為主。結合熱敷、水療與藥物的綜合療法，配合居家復健與保健養生，對退化性關節炎、僵直性脊椎炎、類風濕關節炎的慢性期，肌肉筋骨損傷，中風後的功能復健，運動後肌肉痠痛，有很好的效果，使用溫度、時間依個人及病症而定，一般溫度約40~43°C，每次使用時間採漸進式最多以不超過30分鐘為主，使用前、中、後均須補充水分。例如：手浴、足浴、坐浴、全身浴等。

四、技術操作及其護理

（一）局部薰蒸法（瓶口薰法）

執行目的

協助病人藉由薰蒸產生的熱力和藥物作用達到局部患處的療效。

適應症

1. **外科疾患**：如：癤、癰、疔瘡、膿腫、蜂窩組織炎、褥瘡、丹毒、血栓性靜脈炎等局部炎症。
2. **骨科疾患**：如：軟組織損傷、四肢關節扭傷等。
3. **美膚塑身**：美膚、美髮、美容等應用。

禁忌症

1. 高血壓、糖尿病、心臟血管疾患及有出血傾向患者避免使用。
2. 骨骼、肌肉急性扭傷者24小時內禁止使用。

用物準備

1. 依病人情況需要準備中草藥的藥洗。
2. 薰蒸機一部。
3. 乾毛巾或治療巾。

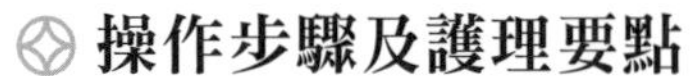

操作步驟及護理要點

操作步驟	護理要點
【操作前】	
1. 核對醫囑。	‧ 包括病人姓名、中草藥等。
2. 洗手及準備用物。	‧ 洗手後，依醫囑將中草藥藥洗放入薰蒸機加熱。
3. 將所需用物攜至病人單位。	
4. 稱呼病人全名以核對病人。	
5. 向病人及家屬解釋治療的目的、過程及注意事項。	‧ 降低病人及家屬的害怕與不安。
6. 協助病人採取舒適的姿勢，露出薰蒸部位。	‧ 注意病人的隱私與保暖。
【操作時】	
1. 清潔薰蒸部位皮膚並觀察之，作為薰蒸前後皮膚之比較。	‧ 薰洗部位先清潔。
2. 將乾毛巾或治療巾鋪於薰蒸部位周圍。	
3. 薰蒸機開啟後，調到適當的溫度並維持蒸氣出口與薰蒸部位之適當距離（約15公分）（圖12-7-2）。 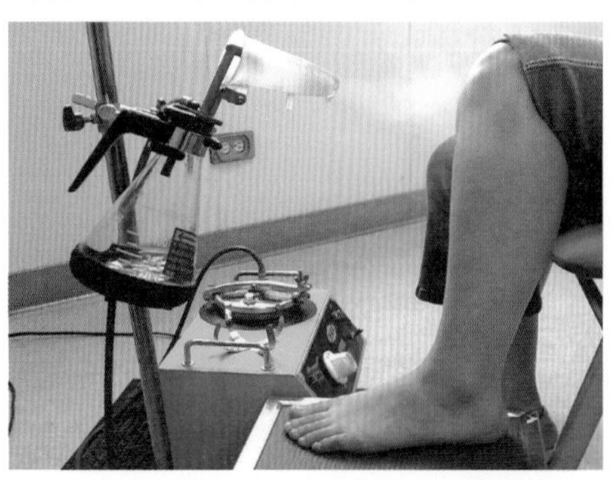 圖 12-7-2 ◆ 蒸氣出口與薰蒸部位需維持適當距離	‧ 蒸氣溫度以病人可以接受，不燙傷為原則，一般溫度約為50~70℃。

操作步驟	護理要點
【操作後】	
1. 依病人需要，協助敷上外用藥。	
2. 協助病人整理衣物。	
3. 衛教病人。	‧ 若有敷上外用藥者，依其注意事項（見註）進行衛教。
4. 整理用物與診療單位。	
5. 洗手。	
6. 記錄並完成醫囑。	‧ 記錄包括薰蒸時間、部位、薰蒸前後皮膚之比較、病人反應及其他異常情形。

註：外敷藥使用之注意事項包括：

(1) 易過敏者，先塗止癢膏。

(2) 皮膚若出現紅、癢、疹子等過敏反應，需停止敷藥。皮膚如已損傷則可以清熱軟膏塗抹。

(3) 外敷藥貼布固定時間勿超過8小時，包紮固定壓力適宜，避免太緊與太鬆。

特殊狀況護理

1. 薰蒸前需向病人說明過程與注意事項。
2. 薰蒸時需注意部位與器具之適當距離，並向病人說明如感覺熱燙疼痛時，或薰蒸部位紅腫出現水泡時即需停止。
3. 如發現蒸氣稀疏且無法達到薰蒸面積時，即可再添加水或再煮熱。
4. 薰蒸部位之皮膚如有外敷藥需先去除，並清洗乾淨後再行薰蒸。
5. 飯前飯後30分鐘內不宜全身薰蒸，因空腹時進行薰蒸易引起低血糖休克，而過飽時進行薰蒸易造成消化不良。
6. 老年人、兒童進行薰蒸時需有專人陪護，避免燙傷、著涼或發生意外事故。
7. 避免薰蒸藥液濺入口、鼻、眼內，如意外發生則立刻以生理食鹽水清洗之。

（二）全身薰蒸法

執行目的

協助病人藉由薰蒸的熱力和藥物作用達到全身的療效。

適應症

1. 內外科疾患：風濕性關節炎、手腳無力、四肢冰冷症、水腫、改善靜脈曲張、異位性皮膚炎、乾癬、溼疹、感冒、失眠、偏頭痛等。
2. 骨科疾患：筋膜發炎、運動傷害後遺症、五十肩、腰背痠痛、神經痛、軟組織損傷、四肢關節扭傷等。
3. 美膚塑身：潔淨、潤澤肌膚、防止肌膚老化、皮膚搔癢、美體塑身、消除多餘脂肪、利水、消虛腫、美髮、美容等應用。

禁忌症

1. 高血壓、糖尿病、心臟血管疾患及有出血傾向患者避免使用。
2. 骨骼、肌肉急性扭傷者24小時內禁止使用。

用物準備

1. 依病人情況需要準備中草藥的藥洗。
2. 治療室中設有全身薰蒸室。
3. 乾毛巾及大浴巾。
4. 個人更換衣物一套。
5. 木製靠背椅一張。

操作步驟及護理要點

操作步驟	護理要點
【操作前】	
1. 核對醫囑。	‧ 包括病人姓名、中草藥洗包等。
2. 洗手及準備用物。	‧ 洗手後，依醫囑將中草藥藥洗放入薰蒸機加熱。
3. 稱呼病人全名以核對病人。	
4. 向病人及家屬解釋治療的目的、過程及注意事項。	
5. 引導病人至治療室。	‧ 降低病人及家屬的害怕與不安。
【操作時】	
1. 協助病人坐於木製靠背椅上，採取舒適的姿勢並去除身上衣物，剩下內衣褲。	‧ 注意病人的隱私與保暖。
2. 將大浴巾及更換衣物置於薰蒸室外。	
3. 設定時間：5~10分鐘。	‧ 蒸氣溫度以病人可以接受，不燙傷為原則，一般溫度約為40~45℃。
【操作後】	
1. 依病人需要，協助使用親膚性乳液。	
2. 協助病人穿上衣物。	
3. 送病人返回病室並採半坐臥休息。	‧ 協助喝溫開水200c.c.。
4. 整理用物與治療室。	
5. 洗手。	
6. 病人休息30分鐘後測量生命徵 象。	
7. 完成醫囑並記錄之。	‧ 記錄包括薰蒸時間、溫度、喝水量、病人反應及其他異常情形。

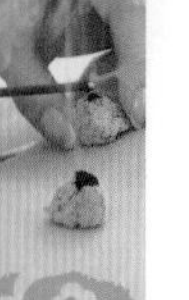

◈ 特殊狀況護理

1. 薰蒸前需向病人說明過程與注意事項。
2. 飯前飯後30分鐘內不宜全身薰蒸，因空腹時進行薰蒸易引起低血糖休克，而過飽時進行薰蒸易造成消化不良。
3. 老年人、兒童進行薰蒸時需有專人陪護，避免發生意外事故。

（三）足浴

◈ 執行目的

協助病人藉由水的熱力和藥物作用刺激足部穴位，增強血脈運行、調理臟腑、疏通經絡、增強新陳代謝，從而達到強身健體，祛除病邪的目的。

◈ 適應症

1. 局部症狀：治腳氣、腳乾裂、足跟痛、凍瘡、香港腳、痛風、糖尿病者以及下肢浮腫、下肢不溫等症。
2. 全身症狀：通過經絡作用還可以防治其他疾病，如：神經衰弱、夜尿頻尿、便祕、眩暈、失眠、關節炎等。
3. 保健、安神、延年益壽：運動員、長途行走者及老年人血液循環不佳，用熱水泡足，均能改善循環解除疲勞、提升睡眠品質、增進食慾的功能。

◈ 禁忌症

1. 高血壓、糖尿病、心臟血管疾患及有出血傾向患者依醫囑使用。
2. 足部肌肉急性扭傷者24小時內禁止使用。

◈ 用物準備

1. 依病人情況需要準備中草藥的藥洗。
2. 足療機一部或泡足桶一個。
3. 乾毛巾或治療巾。
4. 水溫計一支。

操作步驟及護理要點

操作步驟	護理要點
【操作前】	
1. 核對醫囑。	‧ 包括病人姓名、中草藥洗包等。
2. 洗手及準備用物。	‧ 洗手後，依醫囑將中草藥藥洗放入泡足桶中加入熱水，溫度維持40~45℃。使用足療機因有溫度控制，仍須注意水溫。
3. 將所需用物攜至病人單位。	
4. 稱呼病人全名以核對病人。	
5. 向病人及家屬解釋治療的目的、過程及注意事項。	‧ 降低病人及家屬的害怕與不安。
6. 協助病人採坐姿並注意舒適，褲管拉高露出雙下腿及足部位。	‧ 注意病人的隱私與保暖。
【操作時】	
1. 觀察下腿及足部位皮膚，作為足浴前後皮膚之比較。	‧ 足部須先清潔。
2. 將乾毛巾或治療巾鋪於膝蓋上。	
3. 將雙下腿及足部浸泡入桶中，調到適當的溫度並維持舒適姿勢（圖12-7-3）。	‧ 水的溫度以病人可以接受，不燙傷為原則，一般溫度約為40~45℃。 圖 12-7-3 ◆ 足浴時注意水溫

◈ 特殊狀況護理

1. 初次足浴者水溫應低些約36℃，並逐漸加入熱水以增加水溫。
2. 以保健為目的的足部藥浴，水溫可較低36~40℃。
3. 痹症、中風後遺症及四肢厥冷者等等，水溫需高些40~45℃。
4. 兒童、皮膚感覺遲鈍者（如糖尿病患者）、中風後遺症等病人者，應有專人看護。
5. 足浴過程中，如有頭暈不適，或汗出心慌，應立刻停止並臥床休息。

（四）全身藥浴

◈ 執行目的

藉由水的溫度及加入的藥洗或精油，所揮發出來芳香氣味與沐浴的愉快心情，讓身心保持舒暢的感覺，增強新陳代謝，從而達到強身健體，祛除病邪的目的，以促進慢性筋骨損傷的復健療效。

◈ 適應症

對某些疾病來說，藥浴僅是一種輔助療法，常需配合應用其他療法才能協同奏效。其適應症大致歸納為：

1. **局部或皮膚症狀**：治腳氣、腳乾裂、足跟痛、凍瘡、香港腳、單純疱疹、帶狀疱疹、蕁麻疹、粉刺、異位性皮膚炎等等。
2. **全身症狀**：感冒、神經衰弱、夜尿頻尿、便祕、眩暈、失眠、腎功能障礙、性功能障礙、前列腺肥大、糖尿病、四肢不溫等。
3. **傷骨科類復健目的**：風濕關節痠痛、運動傷害後遺症、中風後遺症、痛風、坐骨神經痛、五十肩、腰背痠痛等。
4. **美膚塑身**：適用於潤澤肌膚、潔淨、防止肌膚老化、皮膚搔癢，可美體瘦身，消除多餘脂肪、利水、消虛腫，改善靜脈曲張等作用。
5. **保健、安神、延年益壽**：運動員、長途行走者及老年人運動後，用熱水全身藥浴達到解除疲勞、改善睡眠、增進食慾的功能。

禁忌症

1. 急性傳染病、重症心臟病、高血壓、動脈硬化、嚴重腎臟病、有出血傾向者不宜使用熱水藥浴。
2. 足部肌肉、關節急性扭傷者24小時內禁止使用。
3. 皮膚有傷口感染、開放性骨折不宜使用藥浴。
4. 外用藥浴不可口服。
5. 飽食、饑餓、過度疲勞者避免使用。

用物準備

1. 依病人情況需要準備中草藥的藥洗。
2. 專用泡澡桶一個（註1）。
3. 毛巾及大浴巾各一條。
4. 水溫計一支。
5. 個人更換衣物一套。
6. 木製靠背椅一張。

註1：全身藥浴以居家使用為主，使用家中現成之浴缸加入藥洗或精油泡澡；一般專用泡澡桶深度為60公分最適當；現代科技與預防醫學結合研發一種藉由氣泡超音波之滲透熱能，全身藥浴15分鐘即達滲透熱能促進血液循環效果（圖12-7-4、圖12-7-5）。

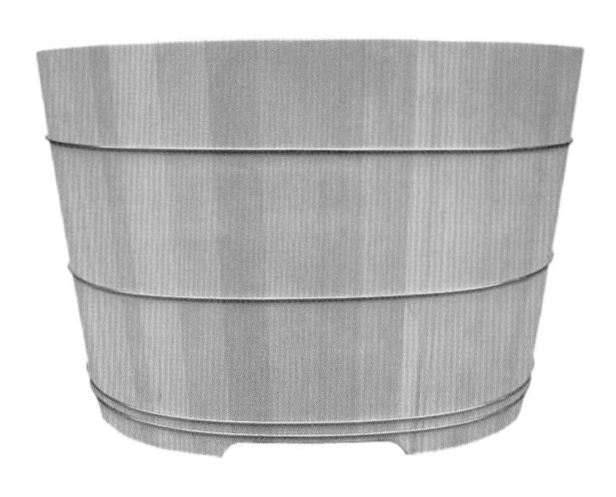

圖 12-7-4 ◆ 檜木泡澡桶

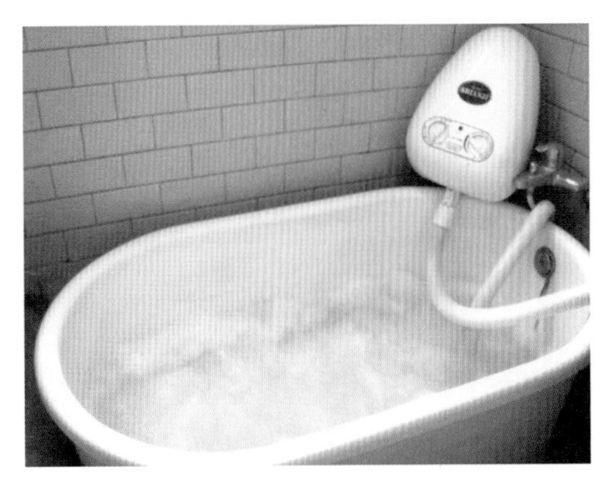

圖 12-7-5 ◆ 氣泡超音波泡澡桶

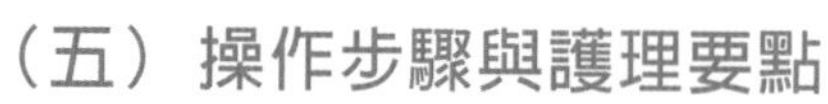

（五）操作步驟與護理要點

操作步驟	護理要點
【操作前】	
1. 核對醫囑。	‧ 包括病人姓名、中草藥洗包或水溶性精油等。
2. 洗手及準備用物。	‧ 洗手後，先於專用泡澡桶中注入冷熱水，依醫囑調好溫度約為40~45℃，再將中草藥藥洗放入。
3. 稱呼病人全名以核對病人。	
4. 向病人及家屬解釋治療的目的、過程及注意事項。	
5. 引導病人至治療室（浴室），將大浴巾及更換衣物先放置於置物櫃上。	‧ 注意病人隱私，降低病人及家屬的害怕與不安。
【操作時】	
1. 協助病人坐於木製靠背椅上，去除身上衣物。	‧ 注意病人的保暖，必要時先覆上大毛巾。
2. 協助病人採坐姿或站姿，讓病人以手測試浴缸水溫後，取水清洗會陰部。	‧ 溫度並注意病人的感受。
3. 協助病人進入浴缸，慢慢將全身浸泡於中藥藥洗浴中。	‧ 注意病人安全避免滑倒，並隨時注意水溫，必要時於水中加入熱水，但需避免燙傷病人。
4. 依病人使用藥浴的目的，加強局部浸泡或教導病人於水中復健姿勢。	‧ 切忌大力擦拭皮膚避免造成脫皮。
5. 設定時間：15~20分鐘。	
6. 洗浴過程中需觀察病人反應，如有異常（頭暈、噁心）即需停止。	

操作步驟	護理要點
【操作後】	
1. 洗浴時間到後，先以冷毛巾擦拭臉部或冷毛巾敷於額頭，休息2~3分鐘後再起身坐於木製靠背椅上。	・ 避免突然姿勢改變造成姿勢性低血壓。
2. 協助病人以大毛巾輕拭身體。	
3. 依病人需要，使用親膚性乳液。	
4. 協助病人穿上內衣褲、衣服。	
5. 擦乾病人頭髮。	・ 可以使用吹風機。
6. 協助病人返回病床並採半坐臥式休息。	・ 協助喝溫開水200c.c.。
7. 整理用物與診療單位。	
8. 洗手。	
9. 病人休息30 分鐘後測量生命徵象。	
10. 記錄並完成醫囑。	・ 記錄包括全身浴時間、溫度、前後皮膚之比較、喝水量、病人反應及其他異常情形。

特殊狀況護理

1. 初次全身藥浴者水溫應較低，約36°C，並逐漸加入熱水以增加水溫至40°C。
2. 保健為目的的藥浴，水溫依個人喜好為主可採36~42°C。
3. 慢性疾病如痹症、中風後遺症及四肢厥冷者復健目的使用，浴缸外木製靠背椅需同浴缸一樣高度，需由主護協助由健側進出浴缸，並於旁協助執行水中復健運動，注意水溫需維持於41°C，每天使用三次以上，每次泡澡時間以15分鐘為限，可保持血液循環活絡以達復健效果。

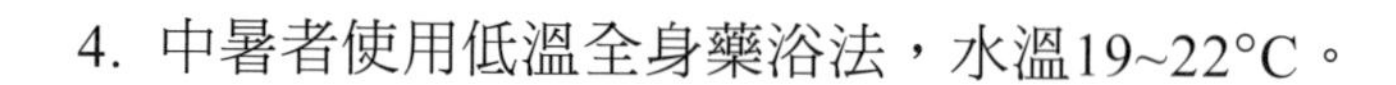

4. 中暑者使用低溫全身藥浴法，水溫19~22°C。
5. 幼兒、老年人、皮膚感覺遲鈍者如糖尿病患者、行動不便如中風後遺症者應有專人照護。
6. 全身藥浴過程中，如有頭暈不適時先以冷水洗臉或冷毛巾敷臉，並立刻停止泡澡，緩慢起身坐於浴缸旁邊休息10分鐘，再移位至床上採半坐臥休息。
7. 冬季藥浴過程中水的溫度會下降，需持續加熱水才能達到良好的效果，起身時注意保暖避免吹風造成風寒。
8. 全身藥浴前、中、後需注意補充水分，如夏天多汗時可補充電解質如運動飲料等。

學習評量

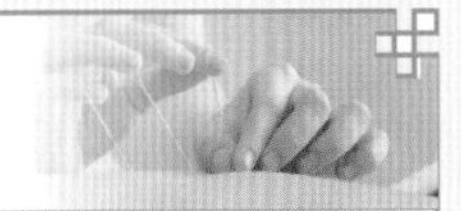

一、選擇題

1. 下列何者不是薰洗療法的特點？ (A)療效顯著 (B)副作用多 (C)適用範圍廣 (D)簡便易行。
2. 薰蒸機開啟後，調到適當的溫度並維持蒸氣出口與薰蒸部位之適當距離，約幾公分？ (A)5公分 (B)10公分 (C)15公分 (D)30公分。
3. 下列有關局部薰蒸法的特殊狀況護理，何者敘述錯誤？ (A)薰蒸前需向病人說明過程與注意事項 (B)蒸部位之皮膚如有外敷藥需先去除，並清洗乾淨後再行薰蒸 (C)如發現蒸氣稀疏且無法達到薰蒸面積時，即可再添加水或再煮熱 (D)避免薰蒸藥液濺入口、鼻、眼內，如意外發生則立刻以自來水清洗之。
4. 下列何者是足浴的局部適應症？ (A)腳氣、腳乾裂 (B)足跟痛、凍瘡 (C)香港腳、痛風、糖尿病 (D)以上皆是。
5. 全身藥浴以居家使用為主，使用家中現成之浴缸加入藥洗或精油泡澡；一般專用泡澡桶深度為幾公分最為適當？ (A)60公分 (B)80公分 (C)100公分 (D)120公分。

二、是非題

1. 薰洗療法歷史悠久，療效獨特，適應症非常廣泛，除治療疾病外，尚可強身健體、美容養顏等。
2. 飯前飯後30分鐘內不宜全身薰蒸，因空腹時進行薰蒸易引起低血糖休克，而過飽時進行薰蒸易造成消化不良。
3. 高血壓、糖尿病、心臟血管疾患及有出血傾向患者避免使用全身薰蒸法。

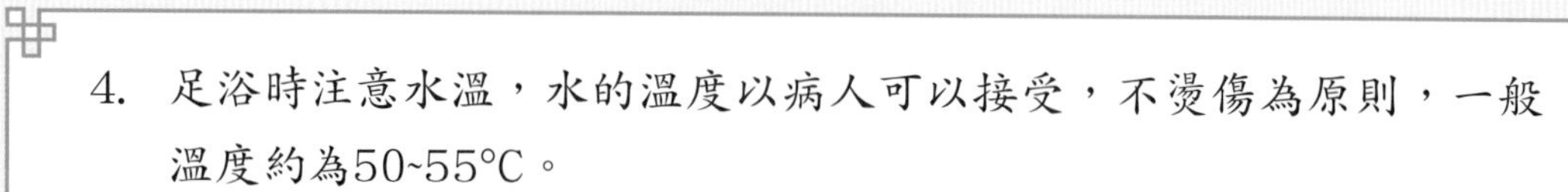

4. 足浴時注意水溫，水的溫度以病人可以接受，不燙傷為原則，一般溫度約為50~55℃。
5. 全身藥浴過程中，如有頭暈不適時先以冷水洗臉或冷毛巾敷臉，並立刻停止泡澡，緩慢起身坐於浴缸旁邊休息10分鐘，再移位至床上採半坐臥休息。

三、簡答題

1. 薰洗療法有哪些作用？
2. 薰洗療法運用哪些作用原理？
3. 醫院最常使用的薰洗療法有哪些？
4. 各項薰洗療法操作過程中護理重點是什麼？
5. 薰洗療法各項分類使用時的注意事項是什麼？
6. 居家使用之薰洗療法有哪些？

【習題解答】

選擇題：1.(B)　2.(C)　3.(D)　4.(D)　5.(A)

是非題：1.(○)　2.(○)　3.(○)　4.(×)　5.(○)

12-8 推拿法護理

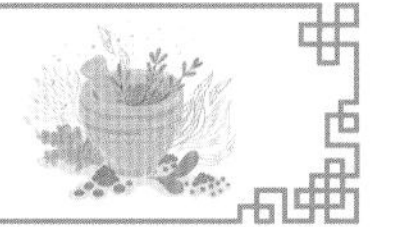

高宗桂◎編著

【學習目標】

研讀內容後，您能夠：

1. 瞭解推拿的作用原理與特點。
2. 熟悉推拿相關手法技巧與效用。
3. 明瞭醫師以手法治療過程之中所要求的護理輔助事項。

一、定　義

推拿是指治療者以自己的手或其他肢體，在病人特定部位施以一定動作，協助病人作被動運動，用於解除身體不適症狀的治療方法。

二、發展源起

遠古時期，人類在與大自然搏鬥的艱苦勞動當中，經常發生損傷與疾病，大多數會本能的用手按拿搓揉傷痛部位，應用這種方法減輕病痛之後，逐漸累積經驗，使本能動作發展成為一種醫療手法，其後經過不斷的整理與提倡，成為一門古老的推拿醫術。黃帝內經分為靈樞與素問兩大篇，其中的素問・異法方宜論就記載：「導引按蹻者，亦從中央出也」。現代考證得知，「中央」指的就是現代河南洛陽一帶，也就是中原地區的範圍，所以洛陽很可能就是推拿醫學的發源地。

魏晉時期的葛洪在肘後救卒方曾記載救卒心痛的手法：「閉氣忍之數十度，並以手大指按心下宛宛中取癒。」隋代的全國最高的醫學教育機構－太醫署，有按摩博士的職務；唐代太醫署所設的醫學部門中有按摩科，其按摩博士在按摩師與按摩工輔助之下，教導按摩生「導引之法以除疾，損傷折跌者正之。」當時已經將推拿治療軟組織的範圍擴展到內、外、兒等科。宋代聖濟總錄提出按摩具有「斡旋氣機，周流榮衛，宣搖百關，疏通凝滯」的作用。

明代時，按摩改稱為推拿，這可能與小兒推拿發展有關。龔雲林所著的小兒推拿方脈活嬰秘旨分為二卷，卷一主述推拿治法，卷二主要是藥物治療，全書以歌訣形式寫成，易懂易記，不僅是推拿專著，也是一部兒科醫籍。清代時，張振鋆的釐正按摩要術中，將明代小兒推拿秘訣加入「胸腹按診法」；醫宗金鑑・正骨心法要旨總結出正骨推拿有摸、接、端、提、推、拿、按、摩等八法。吳尚先的理鑰駢文將推拿、針灸、刮痧、薰蒸等數十種方法列為外治法，他認為「外治之理即內治之理」，該書也是清朝外治法書籍當中最大、最有影響的一部著作。

四、相關學理

（一）作用原理

推拿具有施術安全、操作方便、療效顯著、範圍廣泛、學習容易等特點。推拿的作用頗多，概言之可分為理氣活血、滑利關節、疏通經絡、調整臟腑、增強抗病能力。

1. **理氣活血**：氣血周流全身，是臟腑經絡與組織器官進行生理活動的基礎。人體一切疾病的發生與發展莫不與氣血有關。氣血通暢則能使新陳代謝順利進行，氣血失和則五臟六腑失去濡養，導致器官組織發生異常，從而出現一系列病理變化。推拿可以改善氣血運行，治療氣滯與血瘀衍生的各種症狀。
2. **滑利關節**：身體損傷必導致筋脈受損，氣滯血瘀，或腫或痛，影響關節活動。推拿可以改善局部氣血運行，促進新陳代謝，使腫痛消失；另外，透過整復手法的運用可以鬆解關節黏連，糾正關節錯位，發揮滑利關節的作用。

3. **疏通經絡**：經絡內屬臟腑，外絡肢節，通達表裏，貫串上下，是人體氣血運行的通路。人體靠經絡來運行氣血，營內衛外，使臟腑之間與四肢之間保持動態平衡。如果經絡生理功能障礙，產生氣血不通，營衛失調，則百病叢生。推拿可以疏通經絡、調整經氣，影響經絡所屬臟腑與組織的功能，發揮調和生理與病理的狀況。
4. **調整臟腑**：臟腑之間互相協調，主導人體生理功能與精神表現。只要一臟或一腑的器官或臟象失常，其相應的生理功能與精神表現也會失常。使用推拿手法在相關穴道或部位刺激，可以透過經絡傳遞來調整臟腑功能。
5. **增強抗病能力**：疾病的發生與發展與人體氣血充足與否有關。亦即，人體衛外能力與病源外力呈現互相競爭與互相消長的關係。當人體抗病能力不足，則外邪乘虛而入，即使很小的外力打擊，人體也無法抵抗而生病。推拿可以扶正袪邪，經由理氣活血、滑利關節、疏通經絡、調整臟腑等作用使人體的生理功能達到最佳狀態，有利於對抗一切外邪。

（二）功 能

推拿是透過手法所產生的動力，對穴位、經筋與皮部產生一定的刺激，通過人體的經絡系統，對局部或全身產生生理效應，發揮治療的作用。綜合當今文獻所載，推拿具有下列功能：

1. **神經系統**：調整大腦皮質功能，解除大腦緊張疲勞狀態；促進周邊運動神經與感覺神經的傳導；糾正脊椎錯位，調節內臟自律神經功能。
2. **運動系統**：解除肌肉痙攣、鬆解粘連、促進血腫吸收、加速組織修復，改善營養代謝、糾正解剖位置異常、促進突出物回納、減少脂肪堆積，提高肌肉收縮能力。
3. **循環系統**：改善心臟功能，降低外周阻力；改善腦部與周邊微循環，促進血液流動。
4. **呼吸系統**：改善呼吸道通氣與換氣功能。

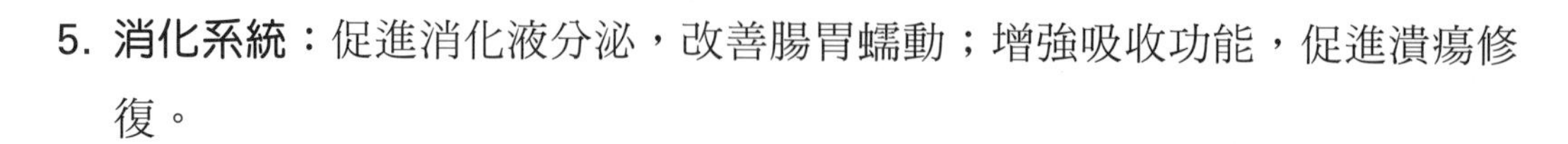

5. **消化系統**：促進消化液分泌，改善腸胃蠕動；增強吸收功能，促進潰瘍修復。
6. **內分泌系統**：調整血糖、增高血鈣，分別提高男女的性功能。
7. **免疫系統**：增加殺手細胞，抑制腫瘤細胞；防治感冒、提高體質。
8. **泌尿系統**：調節膀胱逼尿肌與括約肌功能，改善排尿失衡。

（三）推拿的時機、體位及手法

隨著身體狀況的不同，推拿時機與時間也不盡相同。一般損傷、急性腫脹者不可推拿。體虛、疼痛者宜於飯前或飯後1~2小時進行，每次15~30分鐘為佳；推脂或保健者可達1小時。體位的安排應以病人有舒適感，治療者有省力感為原則，通常是治療者要高於病人，如治療者為站姿，病人為俯臥姿（圖12-8-1）或坐姿（圖12-8-2）。不過也有為了治療坐骨神經痛必須按揉臂部環跳穴而採側臥姿者。對於治療者手法上的基本要求則是柔和、均勻、有力及持久。

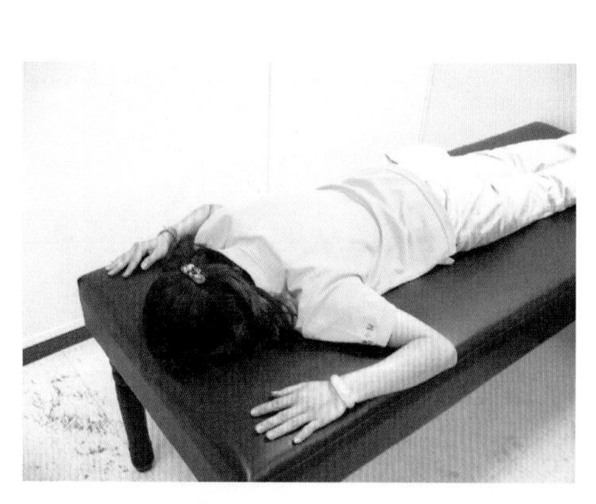

圖 12-8-1 ◆ 俯臥姿

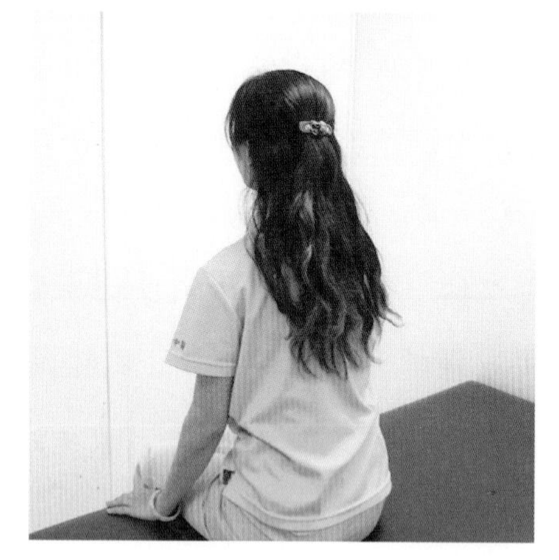

圖 12-8-2 ◆ 坐姿

（四）推拿手法

常用的推拿手法包括推、拿、按、摩、擦、滾、搖、揉、扳、拍、搓、抖、捻、抹、背等，分述如下。

◈ 推法

1. **拇指推**：用拇指指腹著力，緊貼體表，其餘四指分開，按照經絡循行方向或肌纖維平行的方向緩緩推進（圖12-8-3a）。拇指推的接觸面小，適於頭面肩背與四肢，可理筋活血，消瘀散結。常用於治療風濕痺痛、筋肉拘急者。
2. **掌根推**：以手掌著力，掌根部為重點，上肢前臂以45度向一定方向推進（圖12-8-3b）。掌根推刺激較強，適於四肢與肩背勞損，感覺遲鈍者。
3. **肘平推**：屈肘握拳，以肘部尺骨鷹嘴突起部著力，與肌纖維平行方向緩慢推進，另一手支撐屈肘之拳部（圖12-8-3c）。肘平推刺激更強，具有較大的理氣活血功能，多用於臀部與背部膀胱經循行路徑，用於治療長期腰腿痛與風濕痺痛，且有感覺遲鈍者。

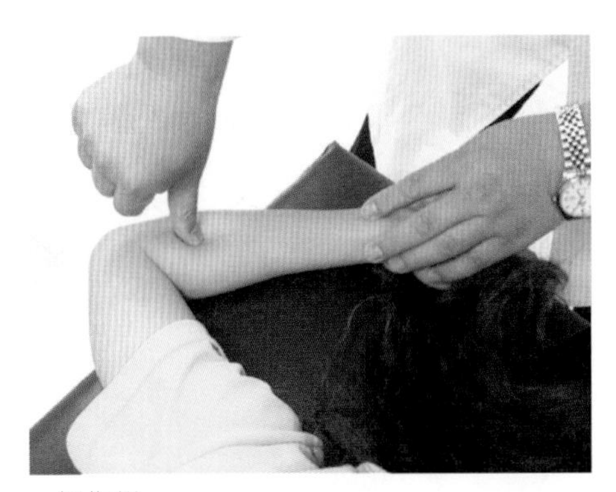
a. 拇指推

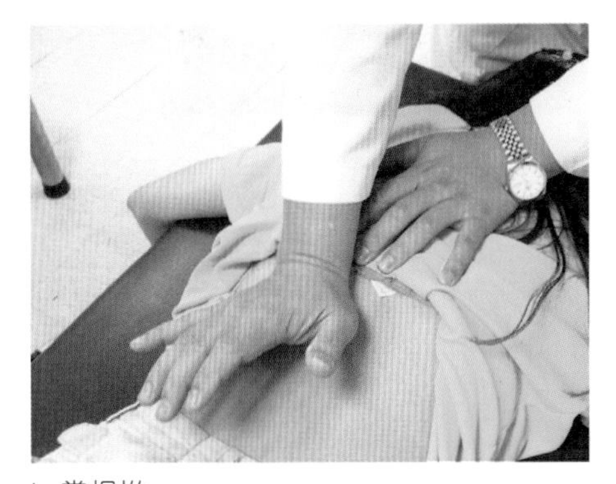
b. 掌根推

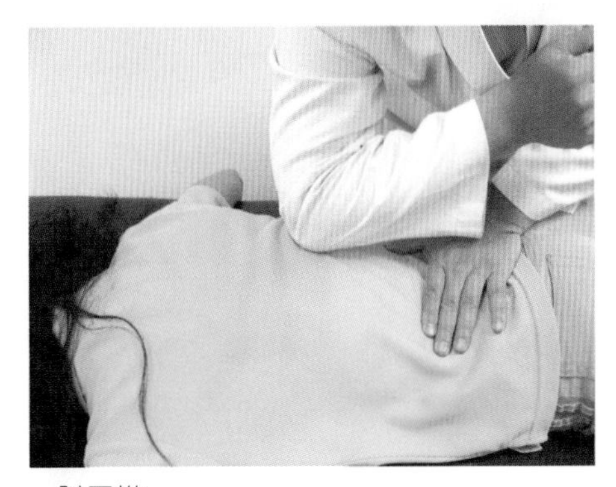
c. 肘平推

圖12-8-3 ◆ 推法

以上推法操作之時，要求熱氣深透肌層但是不可擦傷皮膚。

◈ 拿法

拇指與食、中二指或加無名指相對用力，固定於一個組織部位，逐漸用力，進行有節律的相互擠壓動作稱之。拿法是以指腹著力，動作連綿不斷，輕重交替。可分為拿項、拿肩井、拿肩、拿合谷、拿腿腹、拿膀胱經、拿肚角（圖12-8-4a~g）等，分別用於治療局部疼痛。拿法的刺激較強，具有疏通經絡、鎮靜止痛、發汗解表等功用。

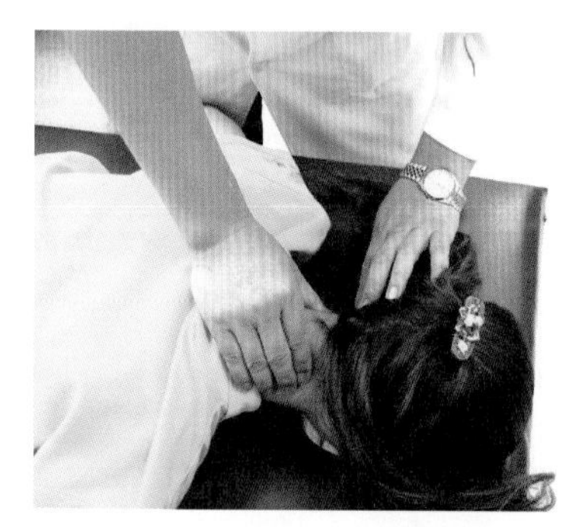

a. 拿項

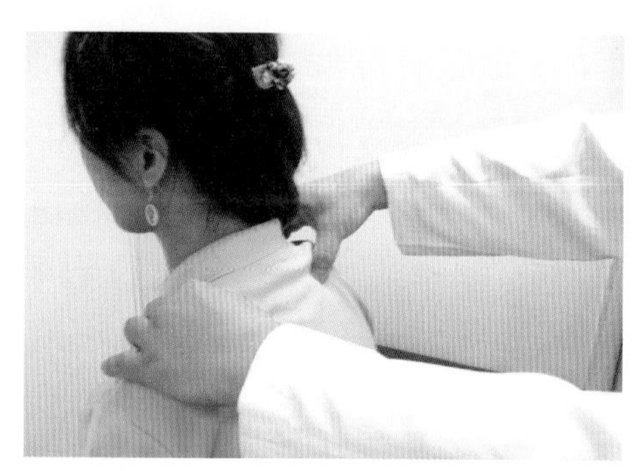

b. 拿肩井

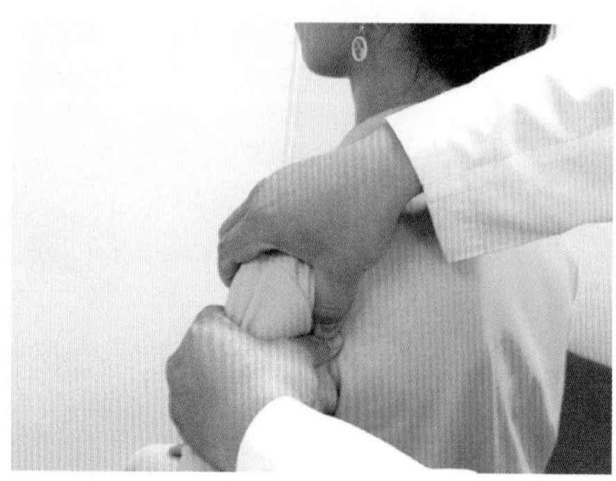

c. 拿肩

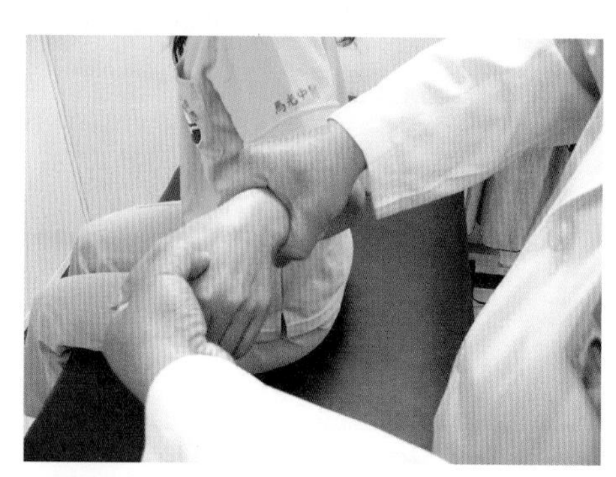

d. 拿合谷

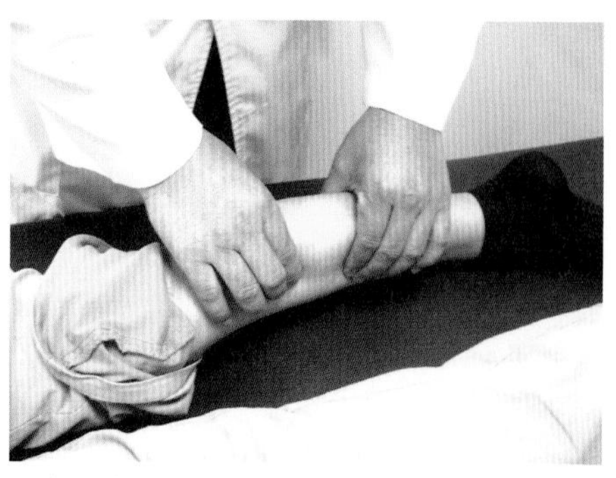

e. 拿腿腹

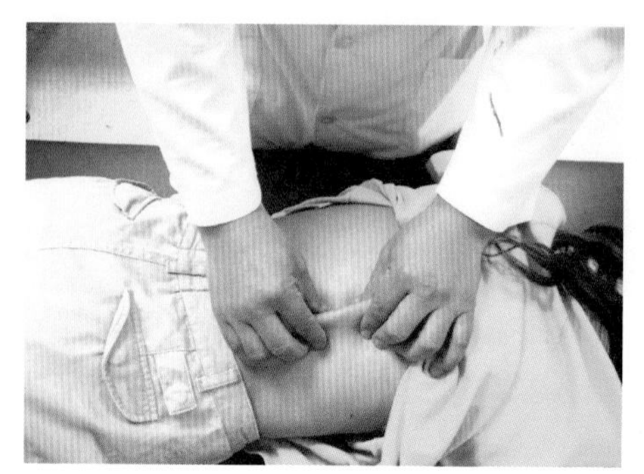

f. 拿膀胱經

圖 12-8-4 ◆ 拿法

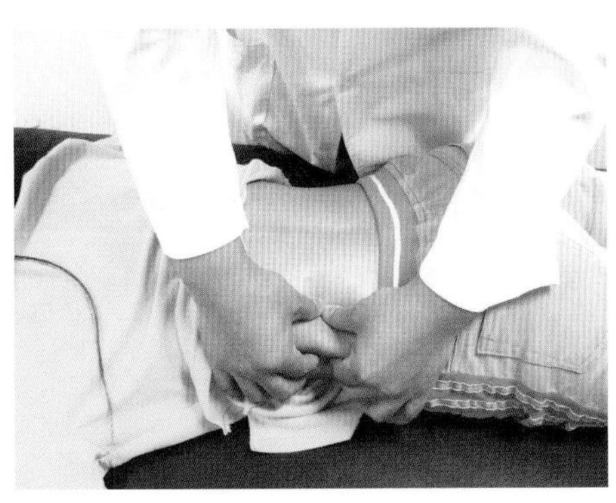

g. 拿肚角

圖12-8-4 ◆ 拿法（續）

按法

1. **拇指按法：**以拇指指腹按壓體表。操作之時以拇指指腹著力按壓某一穴位或部位，其餘四指微屈，用食指近側指關節橈側頂住拇指指關節起支持作用（圖12-8-5a）。單手拇指按的接觸面較小，容易控制壓力，適於全身各部位與穴位，可發揮溫經、散寒、止痛等功用。力量不足之時，可用另一手拇指重疊按壓（圖12-8-5b）。

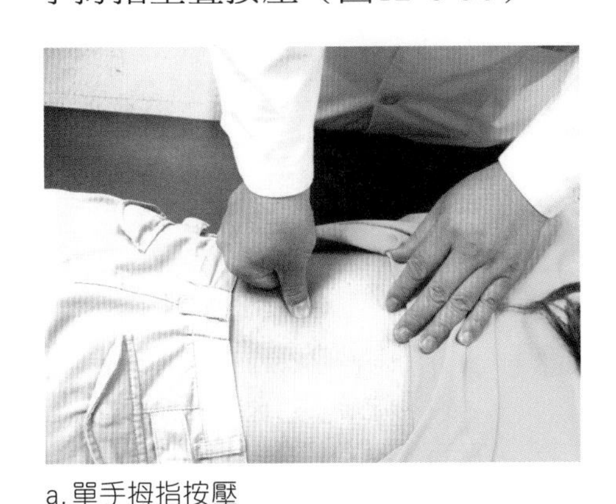

a. 單手拇指按壓

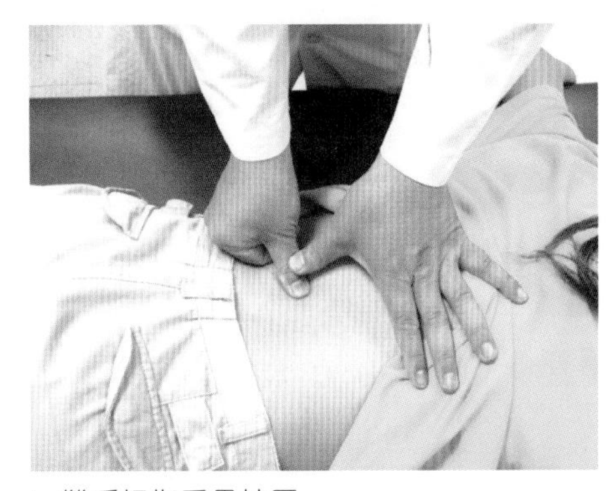

b. 雙手拇指重疊按壓

圖12-8-5 ◆ 拇指按法

2. **掌按法：**通常以雙手掌根或全掌重疊共同施力按壓於體表上（圖12-8-6）。掌按法的接觸面較大，刺經較柔和，臨床用於面積大而平坦的部位，如：腰背、胸腹部位等。具有溫中散寒、活血散瘀、舒筋止痙等功用。

摩法

以食、中、無名指指腹（指摩法，圖12-8-7a）或掌面（掌摩法，圖12-8-7b）附著在某一部位上，用肘關節帶動前臂與手掌作環形而具規律性的撫摩動作稱之。摩法具有寬胸理氣、消積健脾、散瘀消腫等功用，最適於胸腹脇肋部位，常用於治療胸脇脹滿、脘腹疼痛、消化不良等症。

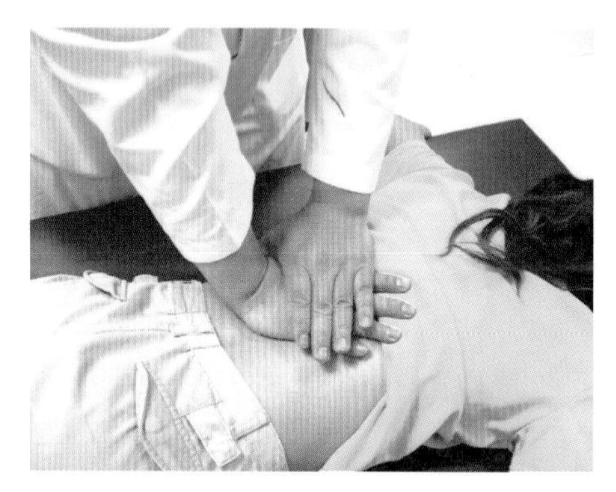

圖 12-8-6 ◆ 掌按法

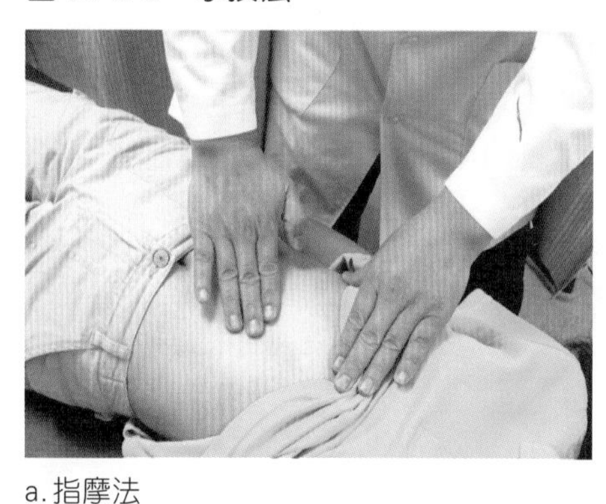

a. 指摩法

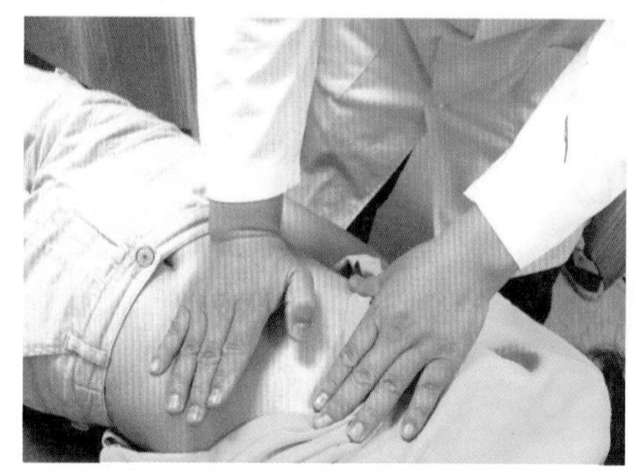

b. 掌摩法

圖 12-8-7 ◆ 摩法

擦法

1. **掌擦法**：手掌伸直，以掌面緊貼皮膚，作上下前後方向的連續不斷的直線往返摩擦。本法接觸面大，適用於肩背、胸腹等面積較大而又平坦的部位（圖12-8-8a）。掌擦法常用以治療呼吸道疾患、消化道疾患以及體虛乏力等症。有溫通經絡、寬胸理氣、調理脾胃及扶正達邪等功用。
2. **小魚際擦法**：掌指併攏微屈成虛掌，用小指根掌根部的小魚際處緊貼皮膚，作直線往返摩擦（圖12-8-8b）。小魚際擦法接觸面較掌擦法為小，適用於四肢部，尤以上肢部為最。常用以治療四肢傷筋、軟組織腫痛及關節活動不利等症，有溫經活血、消瘀止痛等功用。

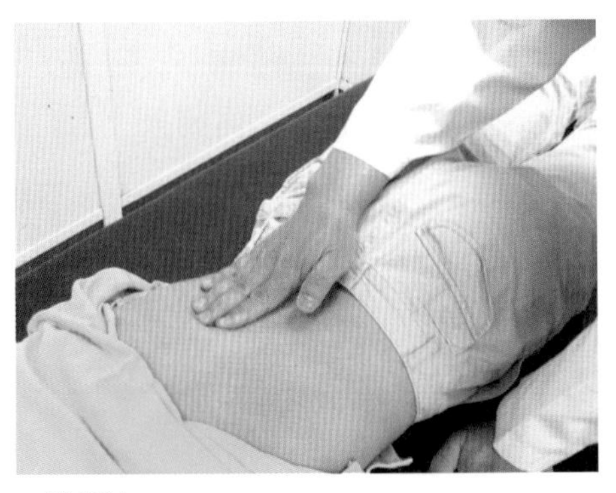

a. 掌擦法

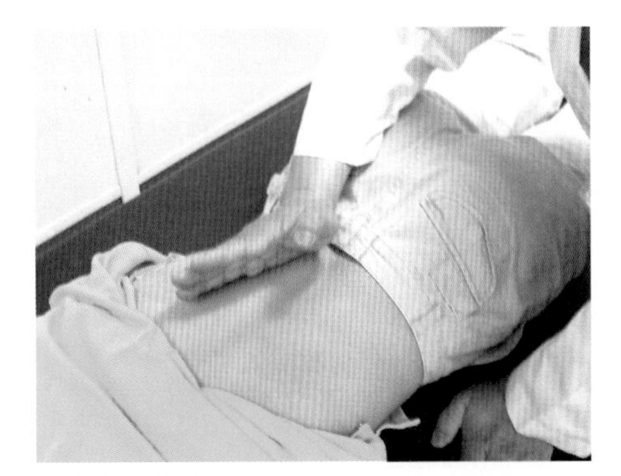

b. 小魚際擦法

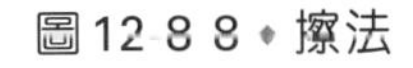

圖12 8 8 ◆ 擦法

◈ 滾 法

用手背近小指側部分或小指、無名指、中指的掌指關節突起部分，附著於治療部位上，藉由腕關節屈伸外旋的連續往返擺動，使產生的力道輕重交替而持續不斷地作用於治療部位上則稱之（圖12-8-9）。施用滾法之時，肩臂不要過分緊張，肘關節屈曲120~140度。手腕要放鬆，小魚際掌背側著力於治療部位上，滾動時要吸附於體表，不可跳動或使手背拖來拖去摩擦。治療者以胸口正前方向外45度作為來回滾動之方向。注意壓力要均勻，動作要協調而有節奏，不可忽快忽慢或時輕時重，一般每分鐘滾動120~160次左右。臨床上常用於治療風濕痠痛、麻木不仁、肢體癱瘓及關節活動功能障礙等症。具有舒筋活血、滑利關節、緩解肌肉、韌帶痙攣、增強肌肉韌帶活動的功用。

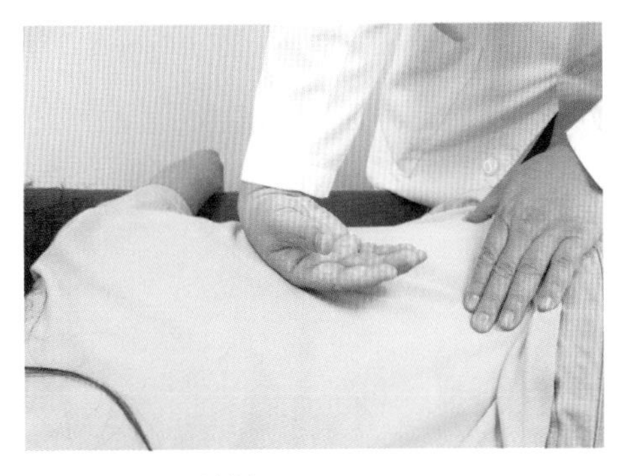

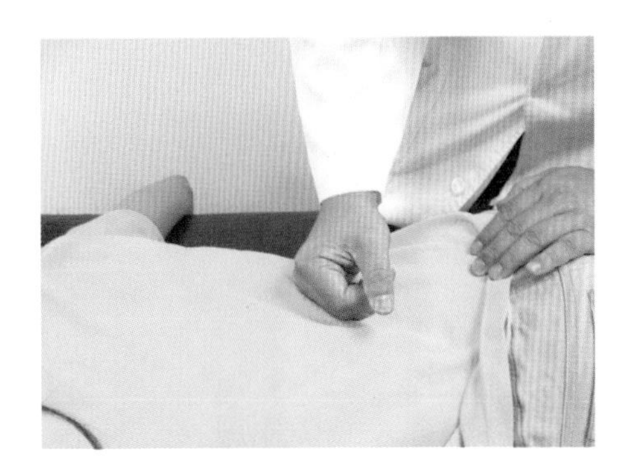

圖12-8-9 ◆ 滾法

◈ 搖法

以一手或扶住被搖關節近端的肢體，另一手握住關節遠端的肢體，作緩和迴旋的環旋搖轉則稱之。動作必須緩和，用力要穩。同時還應注意被搖關節的生理活動範圍。搖法常用於頸椎（圖12-8-10a）、四肢關節部（圖12-8-10bc）及腰椎（圖12-8-10de）。主治運動功能障礙、關節痠痛、屈伸不利等症。具有舒筋活血、滑利痠痛、鬆解粘連、增強關節活動功能等功用。

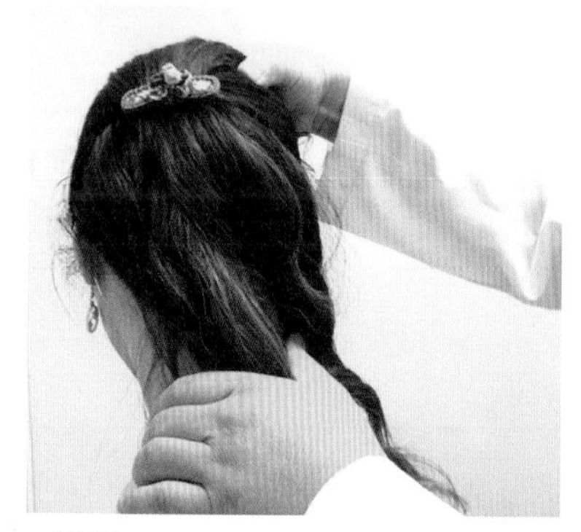

a. 頸椎

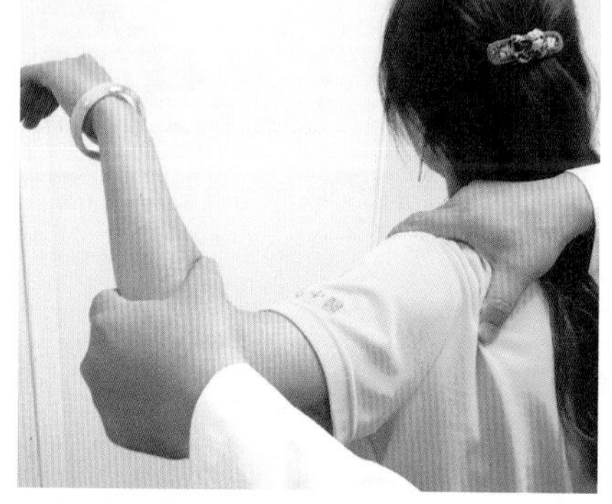

b. 上肢關節

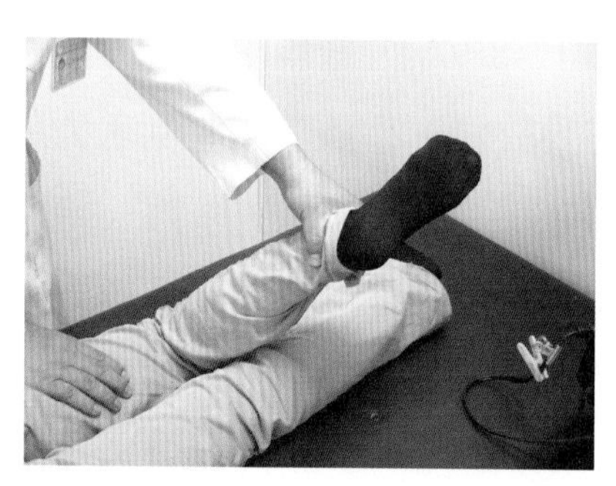

c. 下肢關節

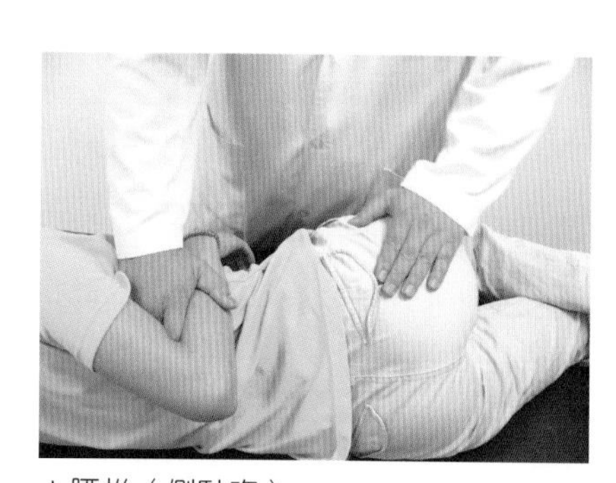

d. 腰椎（側臥姿）

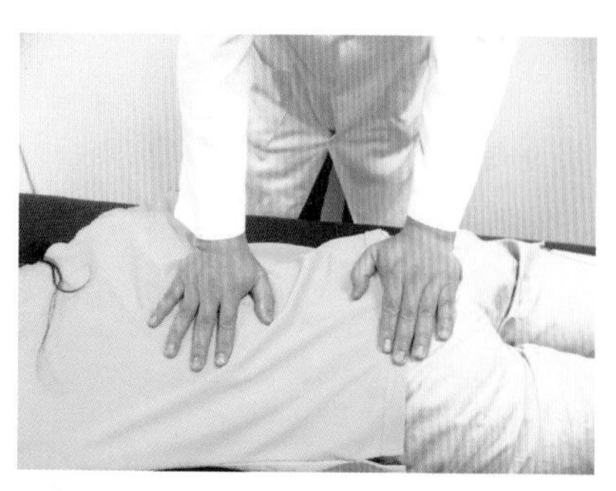

e. 腰椎（俯臥姿）

圖 12-8-10 ◆ 搖法

◈ 揉法

用手掌大魚際、掌根部分或手指羅紋面部分，固定於一定部位或穴位上，作輕柔緩和的迴旋揉動，帶動該處的皮下組織，稱為揉法。可分為掌揉法和指揉法兩種。

1. **掌揉法**：用大魚際或掌根部著力，手腕放鬆，以腕關節帶動前臂作小幅度的迴旋活動（圖12-8-11a）。常用於治療脘腹脹痛，胸悶脇痛，便祕泄瀉等腸胃道疾患以及因外傷引起的軟組織紅腫疼痛等症，具有寬胸理氣、健脾和胃、消腫止痛等作用。
2. **指揉法**：用拇指或中指指腹或用食、中、無名指面輕按在一定部位或穴位上，腕部放鬆，作輕柔的小幅度的環旋活動。揉法輕柔緩和，刺激量小（圖12-8-11b）。多用於治療小兒疾患，其治療作用根據所取穴位及揉動方向而異。

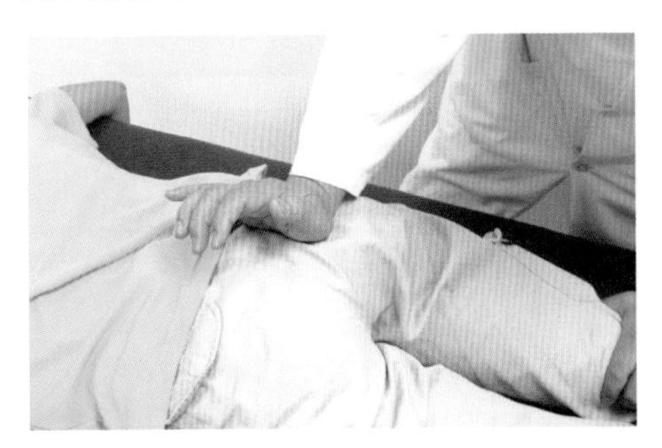

a. 掌擦法

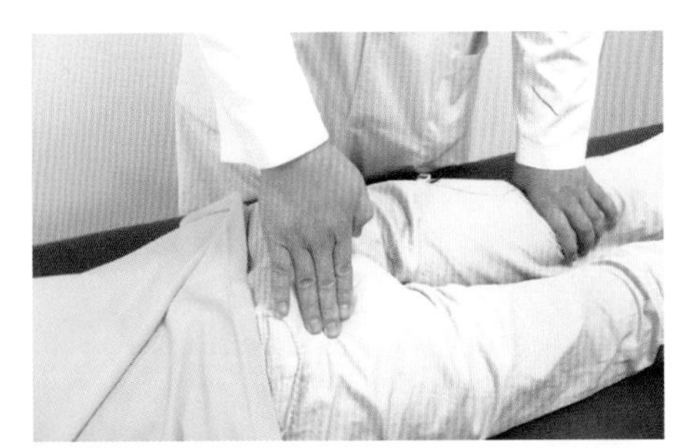

b. 指揉法

圖12-8-11 ◆ 揉法

◈ 扳法

用雙手向相反方向用力，使關節伸展或旋轉則稱之，分為頸椎扳法、腰椎斜扳法、肩關節扳法、踝關節扳法四種。

1. **頸椎扳法**：又稱「頸椎旋轉復位法」。病人採坐姿，頸前屈15~30度。治療者站於後側方，用一手拇指頂按住患椎棘突旁，另一手托住其下頦往同側方向慢慢旋轉，當旋轉到有阻力時，隨即用勁作一個有控制的快速扳動。同時，頂按棘突的拇指要協同使勁向對側推按，此時常可聽到「嗒嗒」響聲，同時拇指下有棘突跳動感（圖12-8-12a）。適用於頸椎病、頸椎錯縫、頸椎生理前凸消失甚或頸椎後突等。

2. **腰椎斜扳法**：又稱「斜扳法」。病人採側臥姿，下側的下肢自然伸直，上面的下肢屈曲。治療者面對病人站立，兩肘分別扶按病人的肩前部及臀部，作相反方向的緩緩用力扳動，使腰部被動扭轉，由鬆漸緊，當扭轉到有阻力時，再施一個增大幅度的猛推（圖12-8-12b）。此時常可聽到「喀喀」的滑膜彈響聲，表示扳法成功。

3. **肩關節扳法**：扳肩關節的基本動作有四，即上舉（圖12-8-12c）、內收（圖12-8-12d）、後伸後彎（圖12-8-12e）、外展（圖12-8-12f）。

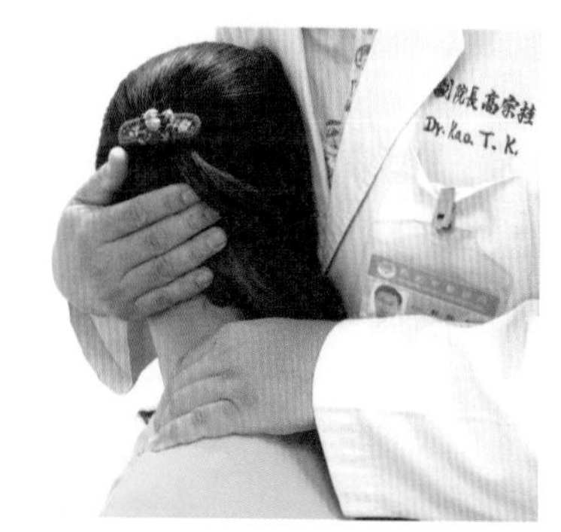

a. 頸椎扳法

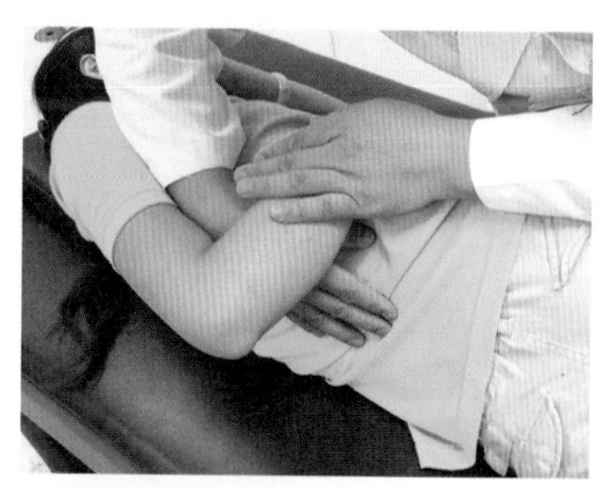

b. 腰椎斜扳法

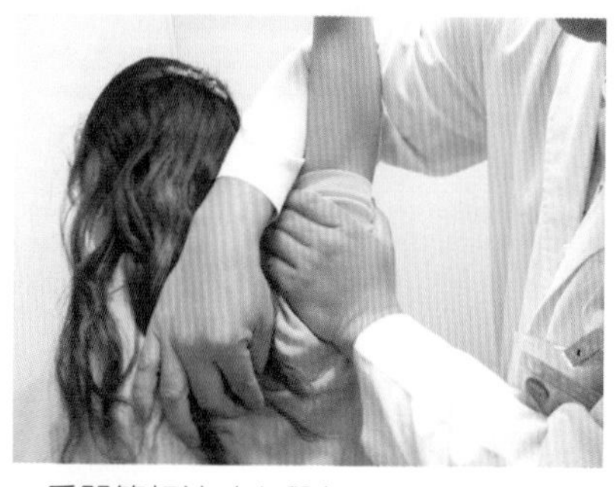

c. 肩關節扳法（上舉）

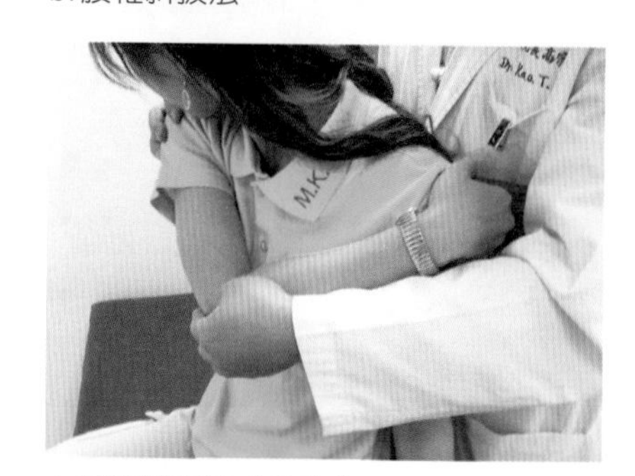

d. 肩關節扳法（內收）

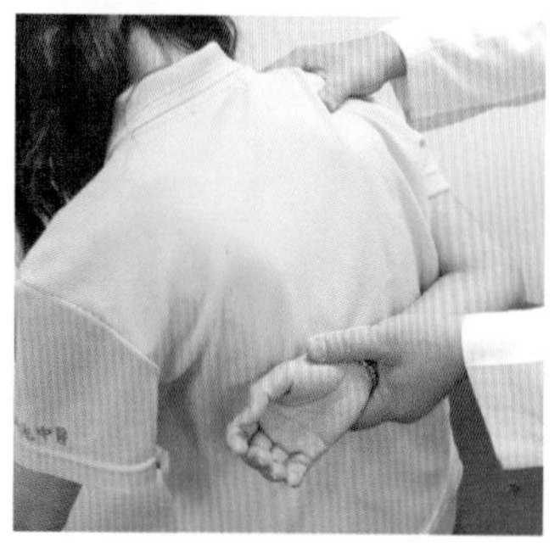

e. 肩關節扳法（後伸後彎）

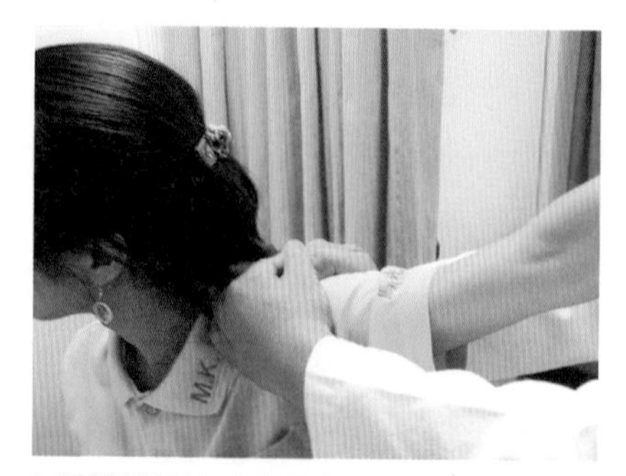

f. 肩關節扳法（外展）

圖 12-8-12 ◆ 扳法

4. **踝關節扳法**：病人採仰臥姿，治療者用一手托住其足跟，另一手握住趾趾部，兩手協調用力將踝關節屈伸及內外翻扳動。適用於踝關節傷筋、活動不利以及關節畸形等症。操作時要特別注意動作要領：(1)動作穩妥，扳法是一種被控制的、短暫的、有限度的、分階段的被動運動；(2)動作準確，要預先確定活動範圍和部位，一達到目的，隨即停手；(3)動作輕巧，扳時要因勢利導，不能超出其生理功能範圍。

◈ 拍 法

五指併攏，用空掌平拍一定平面部位（圖12-8-13），使局部充血，增加循環。常用於肩背、腰　及下肢外側部等，可治療局部感覺遲鈍、麻木等症。

◈ 搓 法

用雙手掌面挾住肢體的一定部位，相對用力作方向相反的來回快速搓揉則稱之（圖12-8-14）。常用於四肢與脇肋部，具疏通經絡、行氣活血及放鬆肌肉的功用。

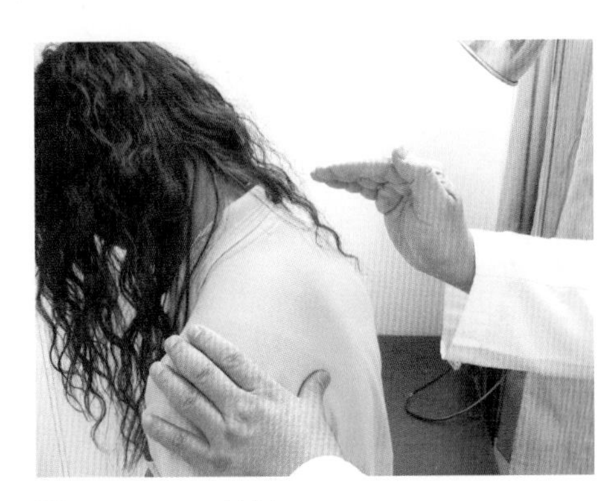

圖12-8-13 ◆ 拍法

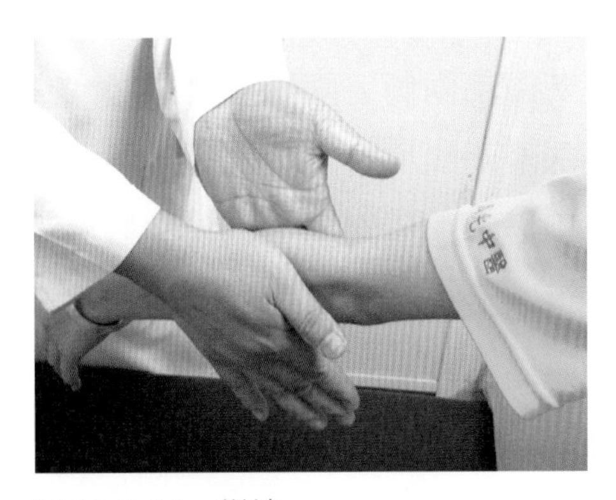

圖12-8-14 ◆ 搓法

◈ 抖 法

用雙手或單手握住肢體遠端，微用力作小幅度的上下連續顫動，使關節鬆動即稱為之。常用於上肢（圖12-8-15）與下肢抖法。作為治療肩、肘關節的功能障礙、腰腿痛、腰椎間盤突出症等的結束手法。

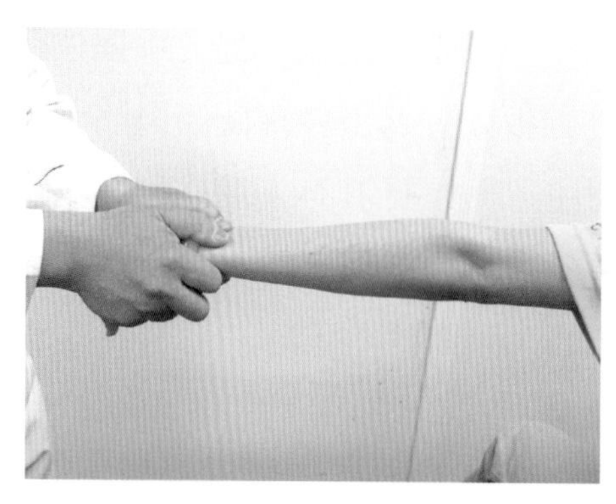

圖12-8-15 ◆ 抖法

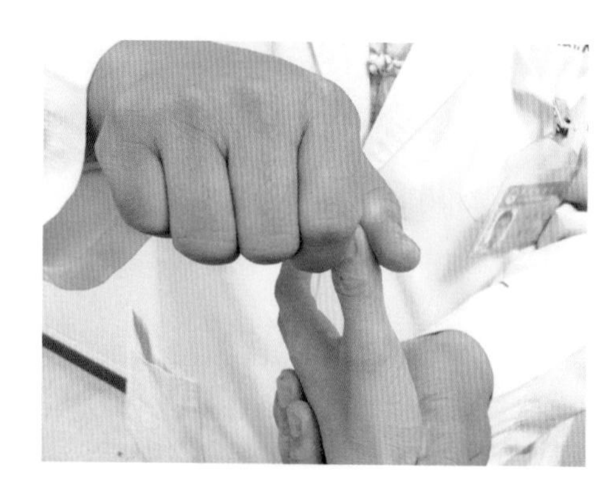

圖12-8-16 ◆ 捻法

捻 法

以拇指和食指的指腹相對的捏住一定部位，稍用力作對稱的如捻線狀的快速捻搓，稱為捻法（圖12-8-16）。本法多用於指、趾小關節及淺表肌膚部，能疏通關節，使氣血暢行。

抹 法

以拇指羅紋緊貼皮膚，作上下左右或弧形曲線往返推動稱為抹法（圖12-8-17）。常見的是頭面部抹法：病人採坐姿，治療者面對病人站立，用雙手輕扶其頭部兩側，兩拇指自印堂穴交替向上抹至前額，往返數次後，隨即分左右抹至兩側太陽穴並作運轉活動數次，仍回至中間合攏。如此往返數次，再分別沿眼眶周圍反覆抹動。然後沿顴骨下緣抹向兩耳前的聽宮穴，再作數次往返，最後仍回至印堂穴。本法主要用於頭面部及掌指部，常以本法做為頭暈頭痛、指掌痠麻等症之配合治療。具有開竅鎮靜、清醒頭目及擴張血管等作用。

背 法

治療者和病人背靠背站立，用兩手握住病人者的肘彎部，然後彎腰屈膝挺臀，將病人反背起，使其雙腳離地，同時以臀部著力顫動，牽伸病人腰脊柱即稱之（圖12-8-18）。本法常用於腰部急性外傷疾患，如腰椎小關節紊亂、腰部閃錯疼痛及腰椎間盤突出症等。

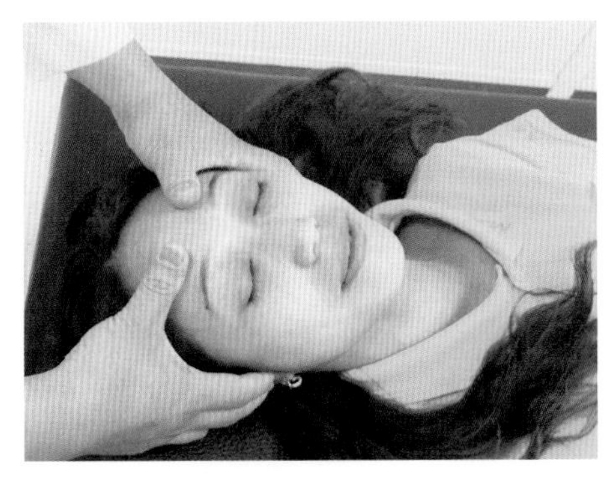
圖 12-8-17 ◆ 抹法

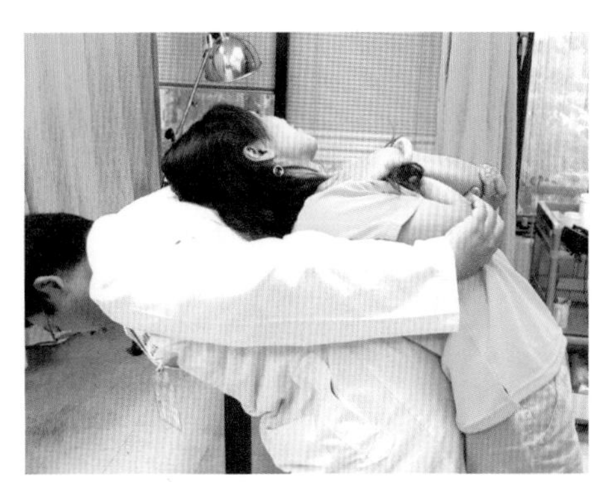
圖 12-8-18 ◆ 背法

四、技術操作及其護理

（一）適應症

1. **內科疾病**：頭痛、神經衰弱、高血壓、偏癱、面癱，胸悶；脇痛、咳嗽、哮喘，嘔吐，呃逆，胃脘痛、胃下垂、胃和十二指腸球部潰瘍，便祕、腹瀉、遺精、痺症、痿症等。
2. **婦科疾病**：月經不調、痛經，閉經、胎位不正、更年期症候群等。
3. **傷科疾病**：落枕、頸椎病、肩周炎（俗稱五十肩）、腰背痛、膝腿痛、腰椎間盤突出、傷筋、胸脇迸傷、下頷關節脫位等。
4. **外科疾病**：鼻炎、牙痛、凍瘡、血管閉塞性脈管炎等。
5. **兒科疾病**：感冒、發熱、咳嗽、哮喘、痲疹、驚風、夜啼、嘔吐、腹痛，便祕、腸梗阻；泄瀉、疳積、脫肛、遺尿、下斜視、斜頸、小兒癱、橈骨小頭半脫位、髖關節滑囊炎等。

推拿療法的臨床應用範圍非常廣泛，不僅可以用來治療慢性病，也可用來治療一些急性病症；不僅可以用於某些病症的某個階段，也可用來治療某些病症的全過程。此外，持之以恆的自我推拿，被證實有良好的預防保健作用。

（二）禁忌症

1. 病程較久，體質太弱，輕微的按壓、推拿就容易暈眩或休克者。
2. 燙傷、火傷與開放性創傷患部不宜，其周圍也不可過度的推拿。
3. 化膿性腫瘍、傳染性或潰瘍性皮膚病，如：疥瘡、臁瘡等。
4. 懷孕5個月以內或產後惡漏未淨之時，小腹不可推拿，以免流產或大出血。
5. 各種法定傳染病，如：傷寒、白喉、肺結核、禽流感等。
6. 極度疲勞與酒醉者不宜重度推拿。

（三）用物準備

治療盤、治療巾、滑石粉、無菌紗布、鬆筋油膏、衣領夾、乾貼布、濕藥膏（圖12-8-19）、薑汁等。

（四）輔助用物

1. 診療室內應配置適當的治療床及凳椅。治療床和凳椅最好可以升降，以便調節高低，方便手法操作。
2. 診療室內並應配置常用的「介質」，即治療用的藥水、藥膏、藥粉等。
3. 治療用的治療巾及枕墊宜以質軟量輕為宜，並應經常洗換。

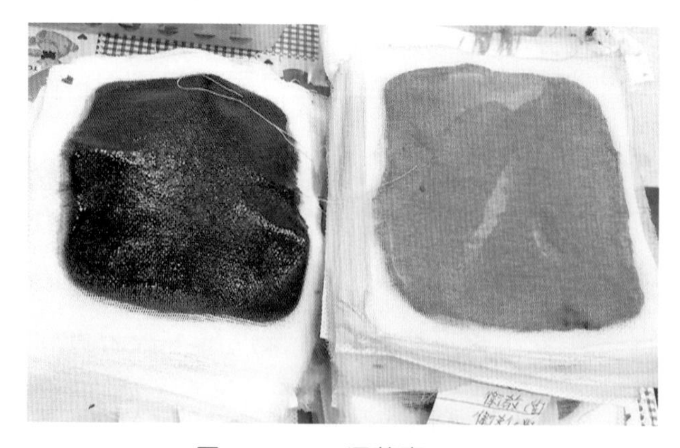

圖12-8-19◆濕藥膏

（五）操作步驟與護理要點

操作步驟	護理要點
【操作前】	
1. 核對醫囑	
2. 洗手及準備用物。	・注意指甲需修剪平整。
3. 將所需用物攜至病人單位。	
4. 稱呼病人全名，並向病人及家屬解釋治療的目的及過程。	・稱呼病人全名以核對姓名及治療部位。 ・解釋目的在取得合作，減輕病人及家屬的焦慮、害怕。
5. 依治療部位取適當體位，協助病人鬆開衣著，鋪蓋治療巾，以大毛巾取暖（圖12-8-20）。	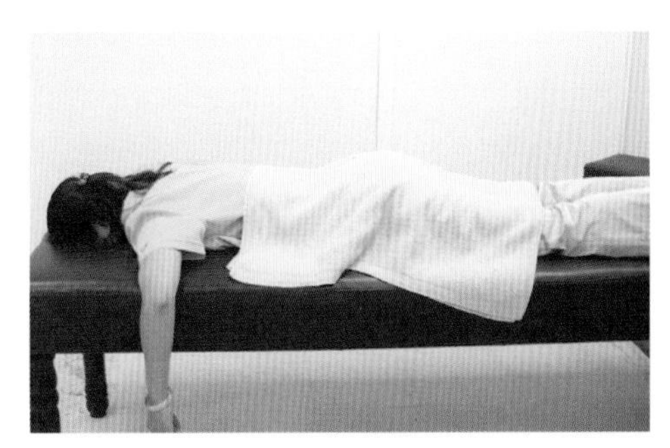 圖12-8-20 ◆ 以大毛巾取暖
【操作時】（以滾法爲例）	
1. 手指微彎，以手背面掌指關節處接觸治療部位，前臂連續作外展、內收動作，帶動掌指關節連續來回滾動（圖12-8-21a~c）。	・操作時壓力、頻率、擺動幅度皆一定，每次15~30分鐘。
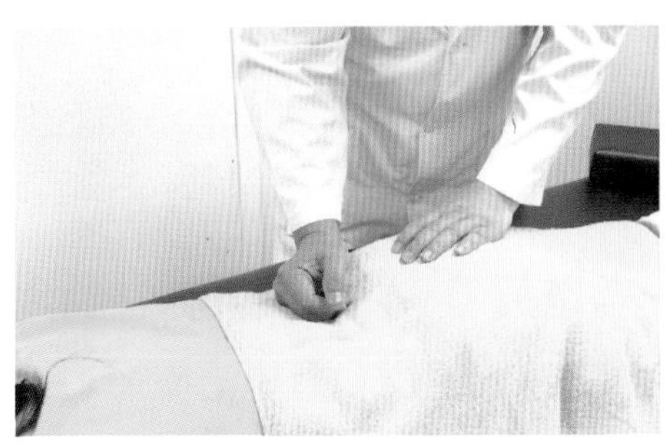 a.	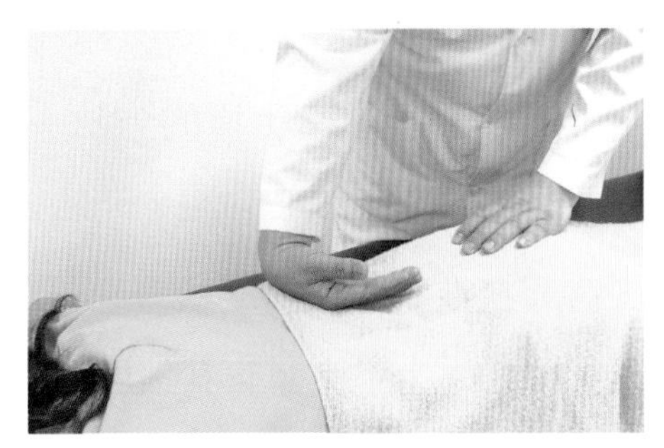 b.

操作步驟	護理要點
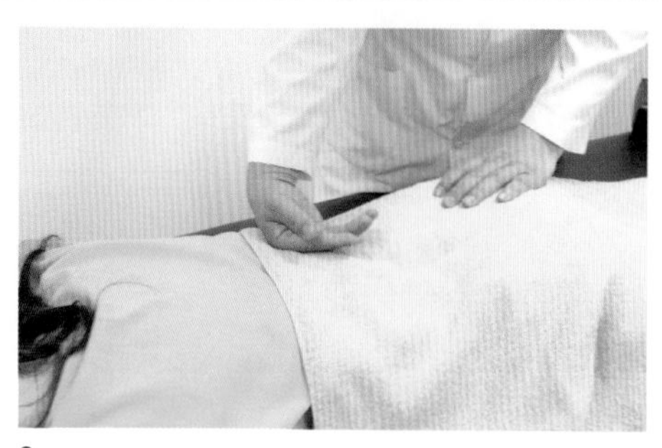 c. 圖 12-8-21 ◆ 施用滾法的步驟 2. 隨時詢問病人對手法治療的反應，以即時調整或停止操作。	
【操作後】 1. 整理床鋪，協助病人整理衣著，合理安排舒適體位，並再次核對姓名及治療部位。 2. 清洗用物 3. 洗手。 4. 記錄	‧ 使用過的物品經過清潔、處理後歸還原處。 ‧ 包括推拿穴位、部位、時間、反應情況，並簽名。

（六）注意事項

1. 醫師要詳細診察病情，根據診斷，確定治療方案，切忌盲目診治。
2. 治療前要將推拿治療的方法、治療中可能出現的情況以及治療時如何協作、以及要注意的問題，向病人詳細說明，以期取得病人的密切配合。
3. 醫師在進行操作前要檢查自己的指甲是否過長。一般來說醫師要經常修剪指甲，手上不應戴有其他裝飾品，以免擦破病人皮膚和影響治療。

4. 操作時要注意病人的體位是否適當。選擇的體位應以利於病人舒適和放鬆，以及有利於手法的操作為原則。

5. 推拿時一般可用毛巾覆蓋病人的某部肢體。如要直接在病人體表操作，而需裸露肢體的，要注意男女有別（包括醫師和病人，以及病人與病人之間等）。在施治部位一般可先塗「介質」，既防破皮，又能提高效果。

6. 操作時應按治療方案順序認真進行，切忌馬虎草率和粗暴急躁。操作順序一般是先輕後重、由淺而深、自上到下、從前到後。在實施中除強調要依序進行外，還應根據情況調整手法的強度、順序及時間。

7. 根據治療方案所規定的療時和療程進行後，應及時觀察療效，加以總結。療時是指每次治療所需的大約時間，下次就診時要將治療後的變化加以記錄。療程是指治療取得效果的臨床時期，有3~5次為一療程的，也有10~20次為一療程的。每一療程結束後，要將這一療程後病情的變化情況進行摘述。在治療過程中得有一定的間隔時間，少數急性病症可1天數次，慢性病症可1~3天一次。對長期治療的病人可採取療程間隔，即在1~2個療程結束後，停治一定時間，以觀察其變化和決定續治方案。

（七）特殊情況護理

◈ 暈厥

頭暈、噁心、面色蒼白、神呆目定、四肢發涼、出冷汗，甚至出現驚厥和昏倒等現象稱為暈厥。因針刺而發生這種暈厥現象的稱為「暈針」，因推拿出現這種暈厥現象的稱為「暈推」。

推拿時之所以會出現暈厥現象，主要原因是由於在病人過於緊張、體質虛弱、或疲勞、過飢、過飽的情況下，或因推拿時手法過重或時間過長而造成。當推拿時發現病人有暈厥等不適時，應立即停止推拿，使其平臥於空氣流通處，給病人喝些茶或開水，一般經休息後就會好轉和解除。如果暈厥現象嚴重，可採取掐人中、拿肩井、拿合谷、掐十宣、按足三里等方法，促使其甦醒，也可配合針刺療法。

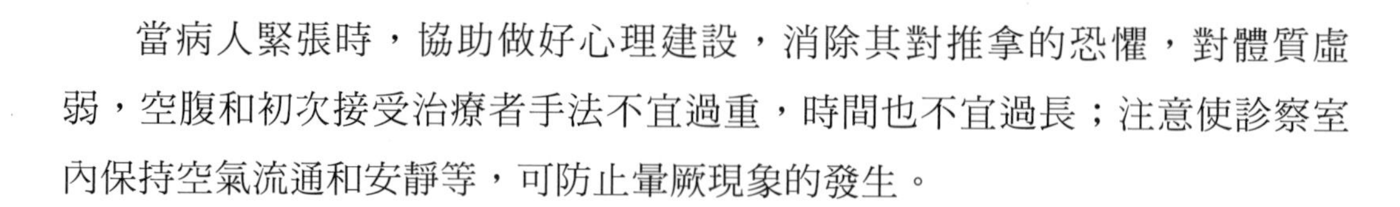

當病人緊張時，協助做好心理建設，消除其對推拿的恐懼，對體質虛弱，空腹和初次接受治療者手法不宜過重，時間也不宜過長；注意使診察室內保持空氣流通和安靜等，可防止暈厥現象的發生。

◈ 出血

推拿時除了刮（擰、擠）手法之外，一般不會有皮下出血現象。出現皮下出血，可在局部進行摩擦和按揉，也可配合濕熱敷，使其消散。推拿時手法不要太重，對急性軟組織損傷的病人不要急於使用濕熱敷（一般在一、二天後即皮下出血停止後再配合使用），可以防止出血現象。對於傷口部位不要推拿，即使輕微按壓也要防止感染發生。

◈ 骨折

手法過重或粗暴，也會使人發生骨折。出現骨折時要及時進行整復和固定。對懷疑有骨折的病人，要注意診斷明確，切忌草率馬虎；對孩童和老人作搖、扳、按壓、屈伸等手法時，更需注意手法不要過重；作關節活動對手法要由輕到重，活動範圍不要超過正常生理幅度，並時時注意病人耐受情況，以免引起骨折。

◈ 皮膚損傷

過度的擦法和指揉法時常會出現皮膚破損現象。因此在使用擦法時，不能硬性摩擦，使用指揉法時要柔和。皮膚破損後應在局部塗上優碘藥水，且避免在破損處操作，並防止感染。

◈ 燙傷

使用濕熱敷不當會出現燙傷。因此選用濕熱敷的毛巾要厚實柔軟，熱敷時要注意觀察是否過燙，對於糖尿病患者尤其要防止燙傷。出現燙傷後，一般在局部塗抹消炎軟膏就能自癒。如出現水泡，可用溫生理鹽水沖洗患處，以無菌針灸針輕輕點刺，並以無菌紗布吸去水泡內的液體，不必剪去表皮，避免感染。如表皮已脫落，可修剪其邊緣；再塗以紫雲膏或磺胺銀軟膏，並加壓包紮。

其他

在婦女經期和孕期不宜在腹部和腰部使用手法；對習慣性流產者、不宜在感應較強的四肢穴位採取強刺激手法，以免流產。此外，有皮膚感染、潰瘍和惡性腫瘤之處，不宜使用手法，以防產生不良後果。

結語

中國傳統醫學是五千年來智慧的結晶，而中醫婦產科不只是中國醫學的一部分，更是中國人生活事實上密不可分的經驗記載。

學習評量

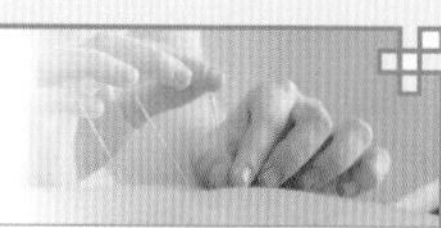

一、選擇題

1. 有關推拿的操作順序，下列何者正確？ (A)先輕後重 (B)由淺而深 (C)自上到下、從前到後 (D)以上皆是。
2. 下列何者又稱「斜扳法」？ (A)頸椎扳法 (B)肩關節扳法 (C)腰椎斜扳法 (D)踝關節扳法。
3. 下列有關踝關節扳法操作時要特別注意動作要領，何者敘述正確？(A)動作穩妥，扳法是一種被控制的、短暫的、有限度的、分階段的被動運動 (B)動作準確，要預先確定活動範圍和部位，一達到目的，隨即停手 (C)動作輕巧，扳時要因勢利導，不能超出其生理功能範圍 (D)以上皆是。
4. 因推拿出現這種暈厥現象的稱為「暈推」，因針刺而發生這種暈厥現象的稱為？ (A)暈推 (B)暈針 (C)暈拿 (D)暈刺。
5. 以一手或扶住被搖關節近端的肢體，另一手握住關節遠端的肢體，作緩和迴旋的環旋搖轉則稱？(A)搖法 (B)滾法 (C)擦法 (D)揉法。

二、是非題

1. 摩法具有寬胸理氣、消積健脾、散瘀消腫等功用，最適於胸腹脇肋部位，常用於治療胸脇脹滿、脘腹疼痛、消化不良等症。
2. 推拿是指治療者以自己的手或其他肢體，在病人特定部位施以一定動作，協助病人作被動運動，用於解除身體不適症狀的治療方法。
3. 施用滾法之時，肩臂不要過分緊張，肘關節屈曲90~120度。
4. 推拿療法的臨床應用範圍非常廣泛，不僅可以用來治療慢性病，也可用來治療一些急性病症。

5. 推拿時之所以會出現暈厥現象，主要原因是由於在病人過於緊張、體質虛弱、或疲勞、過飢、過飽的情況下，或因推拿時手法過重或時間過長而造成。

三、簡答題

1. 試述推拿的作用原理。
2. 滾法的技巧與功用如何？
3. 試述推法的種類與手法要領。
4. 腰椎扳法的動作要領如何？
5. 試述暈推的原因與處理措施。

〖習題解答〗

選擇題：1.(D)　2.(C)　3.(D)　4.(B)　5.(A)

是非題：1.(○)　2.(○)　3.(×)　4.(○)　5.(○)

參考文獻

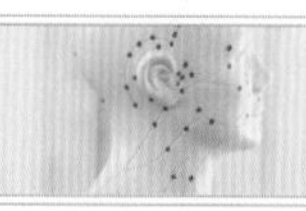

中國醫藥學院附設醫院護理部、中醫部(1999)・*中醫基礎概論與護理研習會*・台中市：作者。

中華民國中醫師公會全國聯合會(2005)・*「針灸標準作業流程教育訓練課程」及「中醫醫療所感染控制教育訓練課程」*講習會手冊・台北市：作者。

王金柱(2004)・*推拿手法技巧圖解*・台北市：知音。

王敬(1995)・*中國刮痧健康療法*：378種病症臨床治療大全・中國北京市：中國醫藥科技。

王敬、楊金生(1999)・*中國刮痧健康法大全*・中國北京市：中國北京市科學技術。

王國緯(2008)・*上醫治未病*：圖解皇帝內經養生精華・南海出版社。

包來發(2002)・痧症釋義・*中國上海市中醫藥雜誌*，12，36-37。

安在峰(2001)・*神奇薰洗療法*・台北市：品冠。

吳長新、涂淑芳(1992)・*刮痧養生保健法*・台北市：聯經。

呂季儒(1994)・*呂教授刮痧疏經健康法*・中國西安市：陝西科學技術。

李家雄(1994)・*養生刮痧*・台北市：知多新。

李琳、穆蠟梅(1996)・*中國民間療法叢書：刮痧療法*・中國北京市：中國中醫藥。

林昭庚(1998)・*新針灸大成*・台中市：中國醫藥學院針灸研究中心。

林昭庚、鄢良(1995)・*針灸醫學史*・中國北京市：中國中醫藥。

金宏柱(2000)・*推拿學基礎*・中國上海市：中國上海市中醫藥大學。

俞大方(1985)・*推拿學*・中國上海市：中國上海市科技。

拱彥穎、陳方佩(2005)・*針刺止痛機轉與臨床運用，臨床醫學*，56，96-99。

洪漢中(1974)・*電針治療學*・台北市：五洲。

吳謙(1994)・*醫宗金鑑*・中國：中國中醫藥出版社。

吳師機(2006)・*理論駢文（新校版）*・中國：人民軍醫出版社。

馬惠芳、張莉、郭長青(1998)・*針灸學現代研究與應用（上冊）*・中國北京市：學苑。

張成國(1986)・*灸法、拔罐及放血療法*・台中市：中國醫藥學院。

張成國、孔傑、江潤次、潘隆森、林昭庚、陳宏哲、王璧矚(1982)・*中西針灸科學*・台中市：中國醫藥學院針灸研究中心。

教育部技職司(1999)・*中醫理論知能於護理實務之應用*・八十七學年度護理教師研習會，美和專校主辦・作者。

曹仁發(1998)・*中醫推拿學*・台北市：知音。

曹莉萍(2002)・*實用中醫特色護理學*・中國湖北市：湖北科學技術。

陳志敏、樊兆明主編，李瑞琴等編著(1995)・*刮痧療法*・中國北京市：金盾。

陳麗麗、王純娟、林君黛、張曼玲(2004)・*實用中醫護理學*・台北市：華杏。

黃維三(1995)・*針灸科學*・台北市：正中。

黃麗春(1993)・*耳穴診斷治療學*・台南：龍門。

黃麗春(2004)・*耳穴診斷學*・中國北京市：科學技術文獻。

楊照滿(1987)・*耳針治療及麻醉*・台北市：華聯。

鳳思(1974)・*電子針灸治療學*・台北市：漢牛。

潘隆森(2003)・*實用針灸學*・台北市：志遠。

鍾傑(1984)・*傳爾電針入門*・台北市：正光。

魏凌雲(1987)・*鍼灸科學與技術*・台北市：台灣中華。

Basbaum A., Field H. (1978). Endogenous pain control mechanisms: Review and hypothesis. *Ann Neurol, 4, 451-462.*

Han J. S. (1992). Analgesia induced by electro-acupuncture of different frequencies is mediated by different types of opioid recptors: another cross-tolerance sutdy. *Behav Brain Res, 47, 143-149.*

Han Z, Jiang Y. H., Wan Y., Wanh Y., Chang J. K., Han J. S. (1999). Endomorphine-1 mediates 2Hz but not 100Hz electro- acupuncture analgesia in the rat. *Neurosci Lett, 274, 75-78.*

Sjolund B., Terenius L., Eriksson M. (1977). Increased cerebrospinal fluid levels of endorphins after electro-acupuncture. *Acta Physiol Scand, 100, 382-384.*

Ulett G. A., Han S., Han J. S. (1998). Electro-acupuncture: Mechanisms and clinical application. *Biol Psychiatry, 44, 129-138.*

Wang Q., Mao L., Han J. (1990a). The arcuate nucleus of hypothalamus mediates low but not high frequency electro- acupuncture analgesia in rats. *Brain Res, 513, 60-66.*

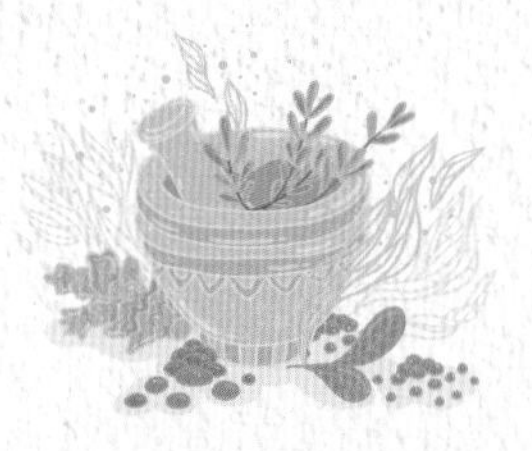

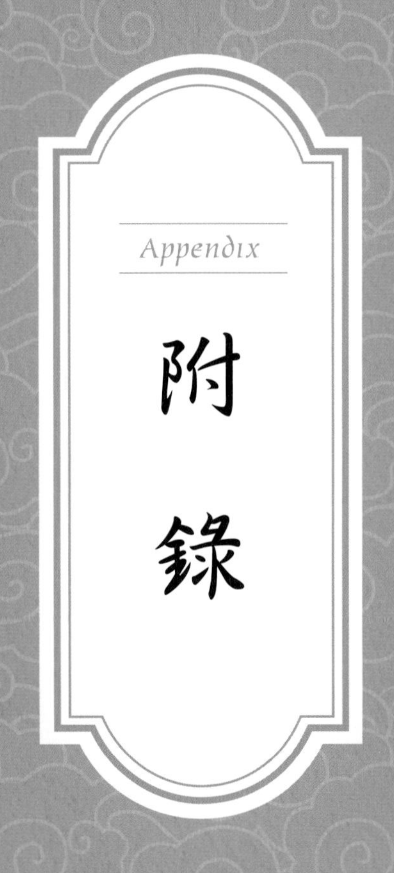

本章大綱

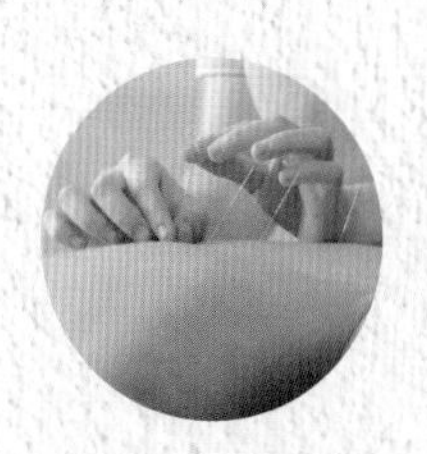

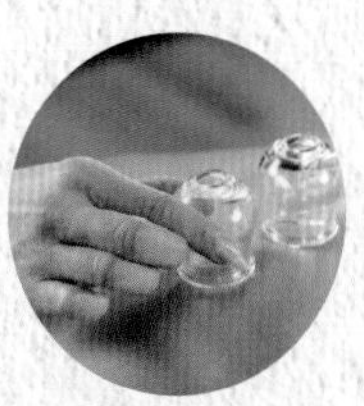

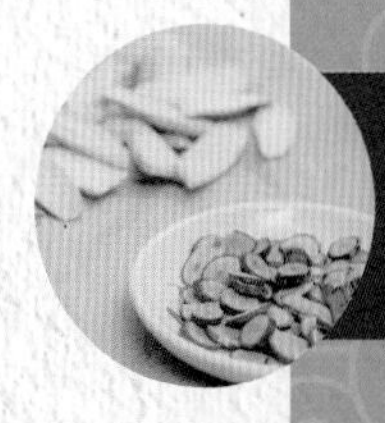

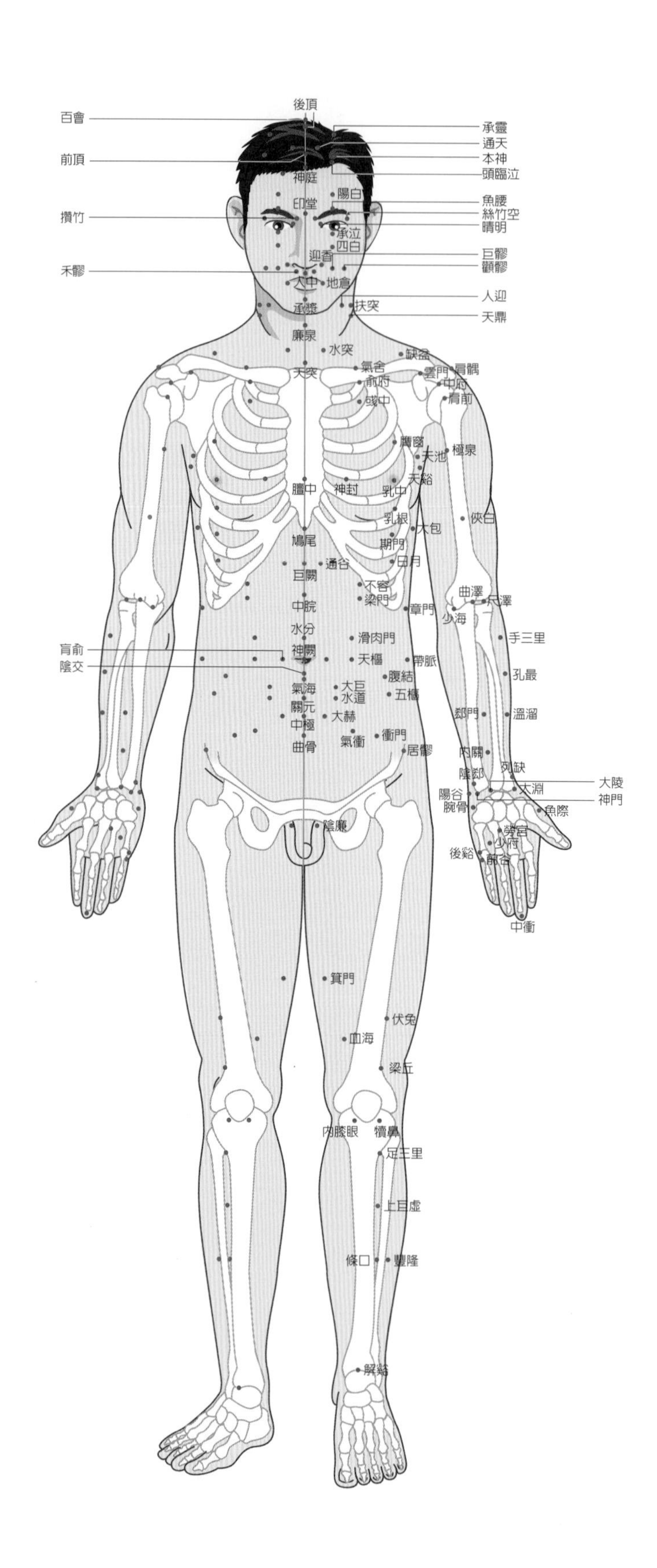
後頂
百會
承靈
通天
本神
前頂
頭臨泣
神庭
陽白
印堂
魚腰
攢竹
絲竹空
睛明
承泣
四白
巨髎
迎香
禾髎
顴髎
人中
地倉
人迎
承漿
扶突
天鼎
廉泉
水突
缺盆
氣舍
天突
俞府
雲門
肩髃
中府
肩前
彧中
膺窗
天池
極泉
天谿
膻中
神封
乳中
乳根
俠白
大包
鳩尾
期門
日月
通谷
巨闕
不容
曲澤
梁門
尺澤
中脘
章門
少海
水分
滑肉門
手三里
肓俞
神闕
天樞
帶脈
陰交
孔最
腹結
大巨
氣海
水道
五樞
關元
郄門
溫溜
大赫
中極
衝門
氣衝
曲骨
居髎
內關
列缺
陰郄
大陵
太淵
陽谷
神門
腕骨
魚際
陰廉
勞宮
少府
後谿
前谷
中衝
箕門
伏兔
血海
梁丘
內膝眼
犢鼻
足三里
上巨虛
條口
豐隆
解谿

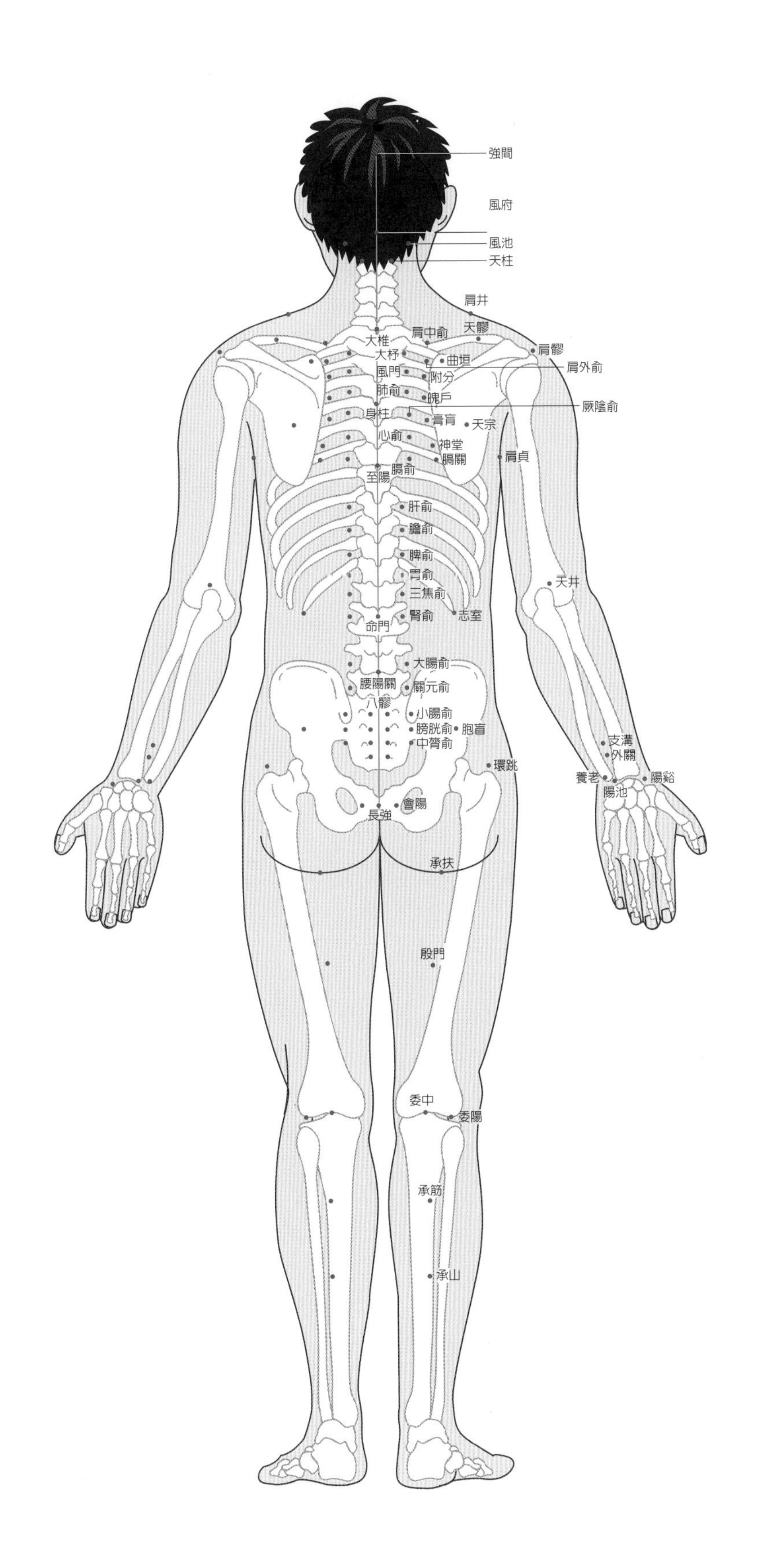
強間
風府
風池
天柱
肩井
天髎
大椎
肩中俞
大杼
曲垣
肩髎
風門
附分
肩外俞
肺俞
魄戶
厥陰俞
身柱
膏肓
天宗
心俞
神堂
膈關
肩貞
至陽
膈俞
肝俞
膽俞
脾俞
胃俞
三焦俞
天井
腎俞
志室
命門
大腸俞
腰陽關
關元俞
八髎
小腸俞
膀胱俞
胞肓
中膂俞
支溝
外關
養老
陽谿
陽池
環跳
會陽
長強
承扶
殷門
委中
委陽
承筋
承山

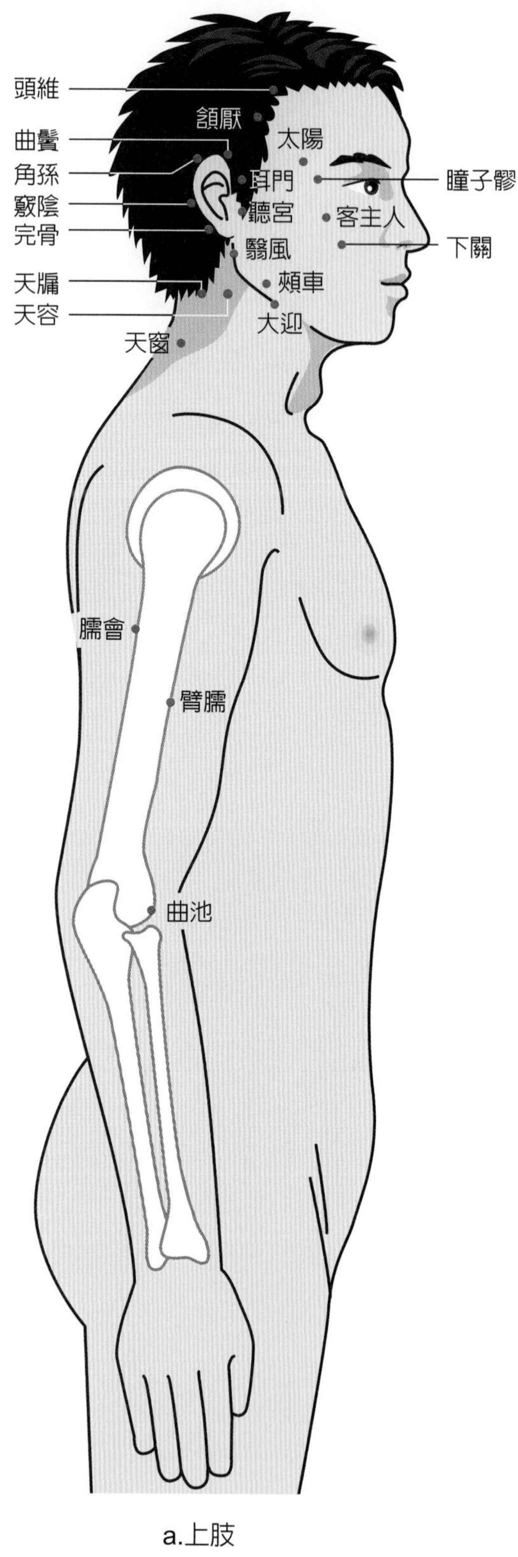

a.上肢

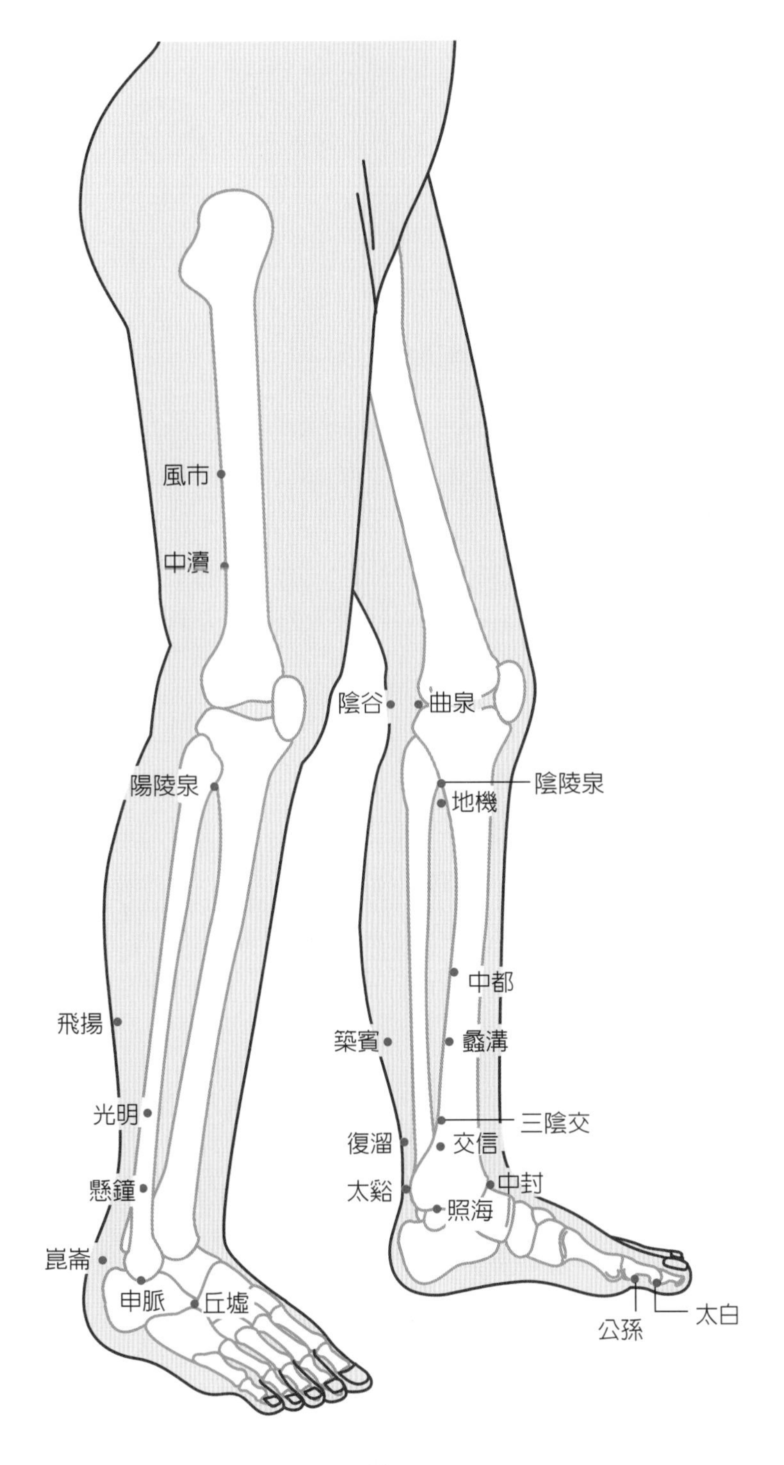
風市
中瀆
陰谷
曲泉
陽陵泉
陰陵泉
地機
中都
飛揚
築賓
蠡溝
光明
三陰交
復溜
交信
懸鐘
太谿
中封
照海
崑崙
申脈
丘墟
公孫
太白

b.下肢

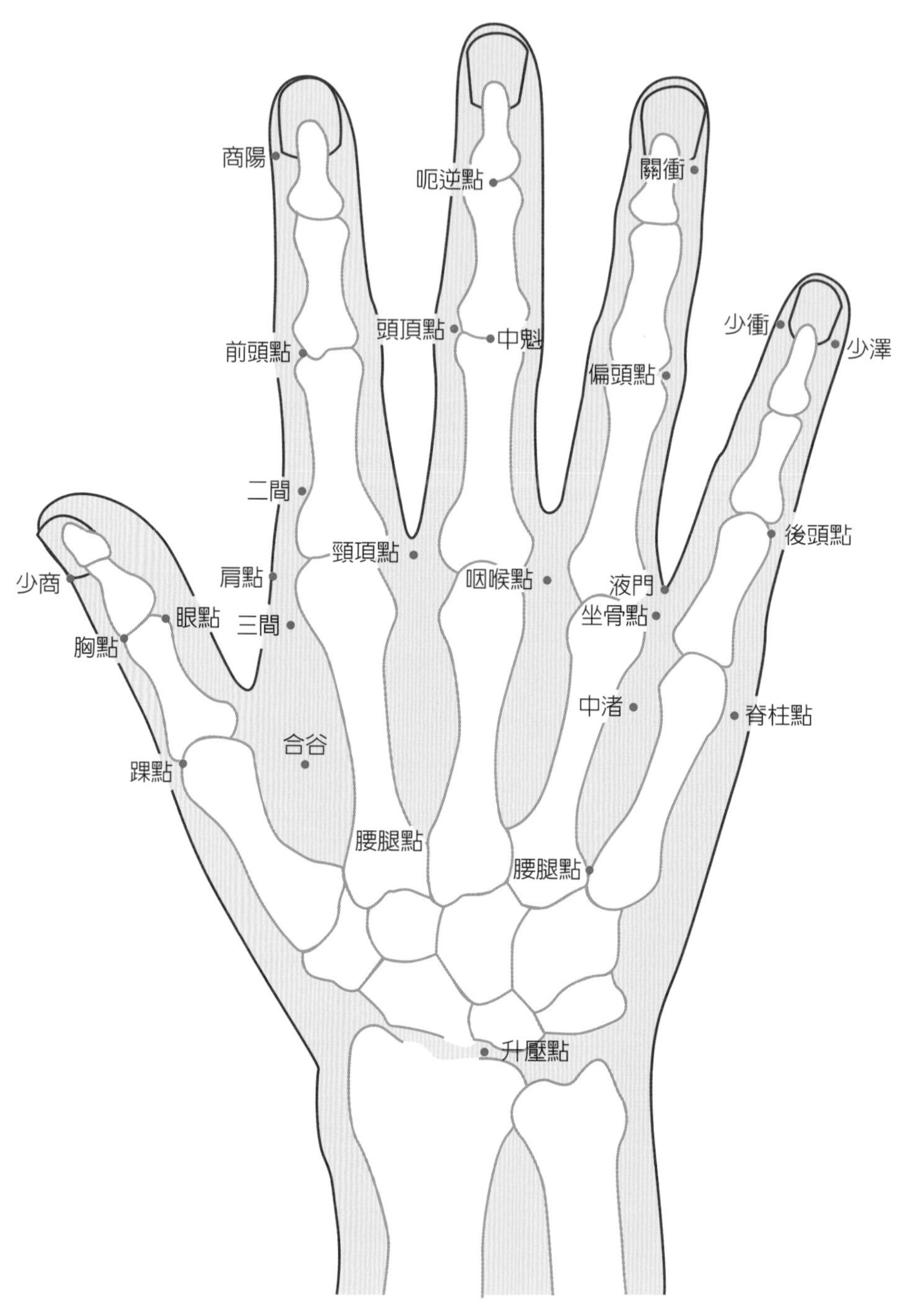
商陽
呃逆點
關衝
少衝
少澤
頭頂點
中魁
前頭點
偏頭點
二間
頸項點
後頭點
少商
肩點
咽喉點
液門
眼點
三間
坐骨點
胸點
中渚
脊柱點
合谷
踝點
腰腿點
腰腿點
升壓點

a. 手背

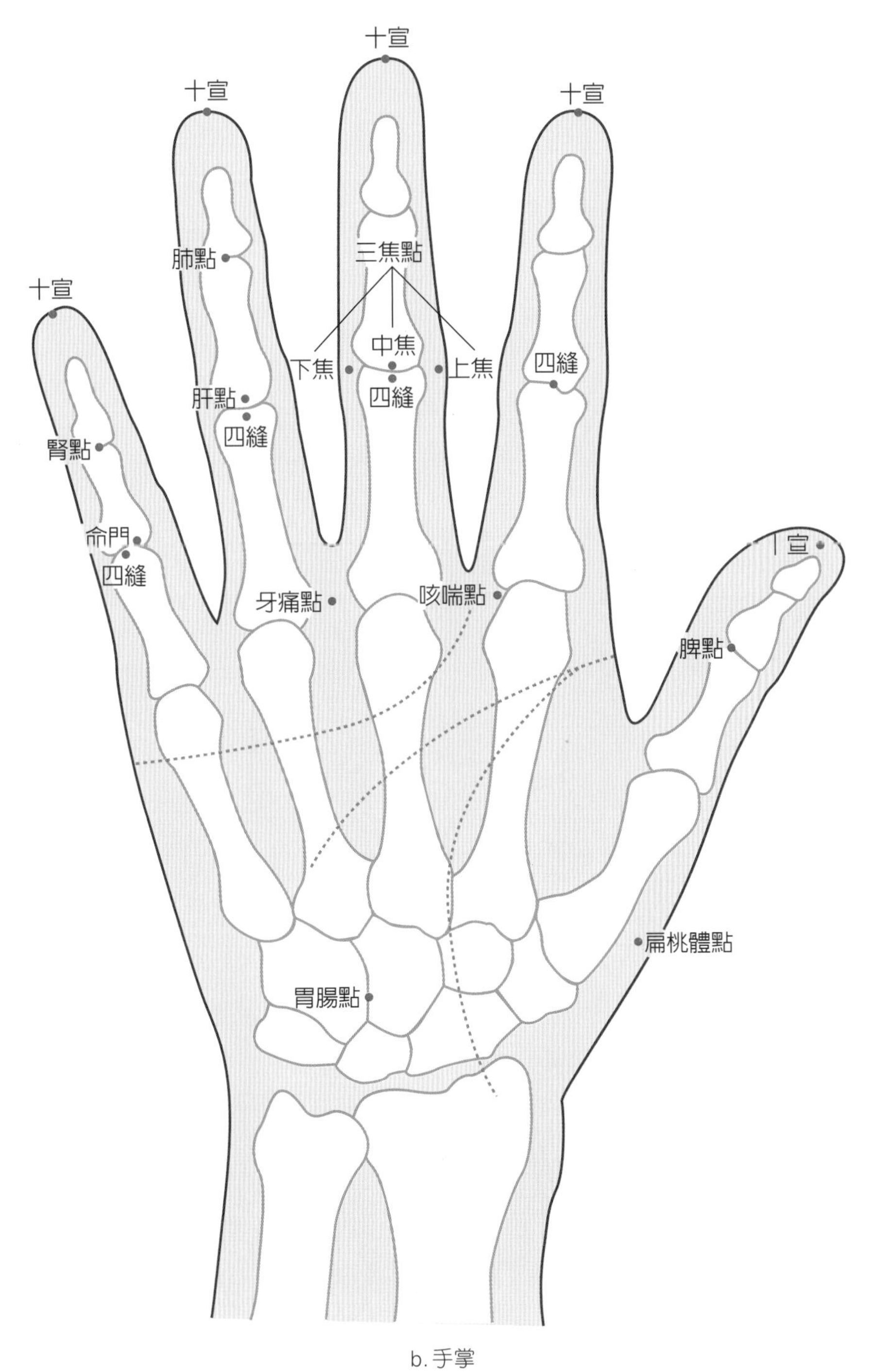
十宣
十宣
十宣
十宣
十宣
三焦點
肺點
下焦
中焦
上焦
四縫
四縫
腎點
肝點
四縫
命門
四縫
牙痛點
咳喘點
宣
脾點
扁桃體點
胃腸點

b. 手掌

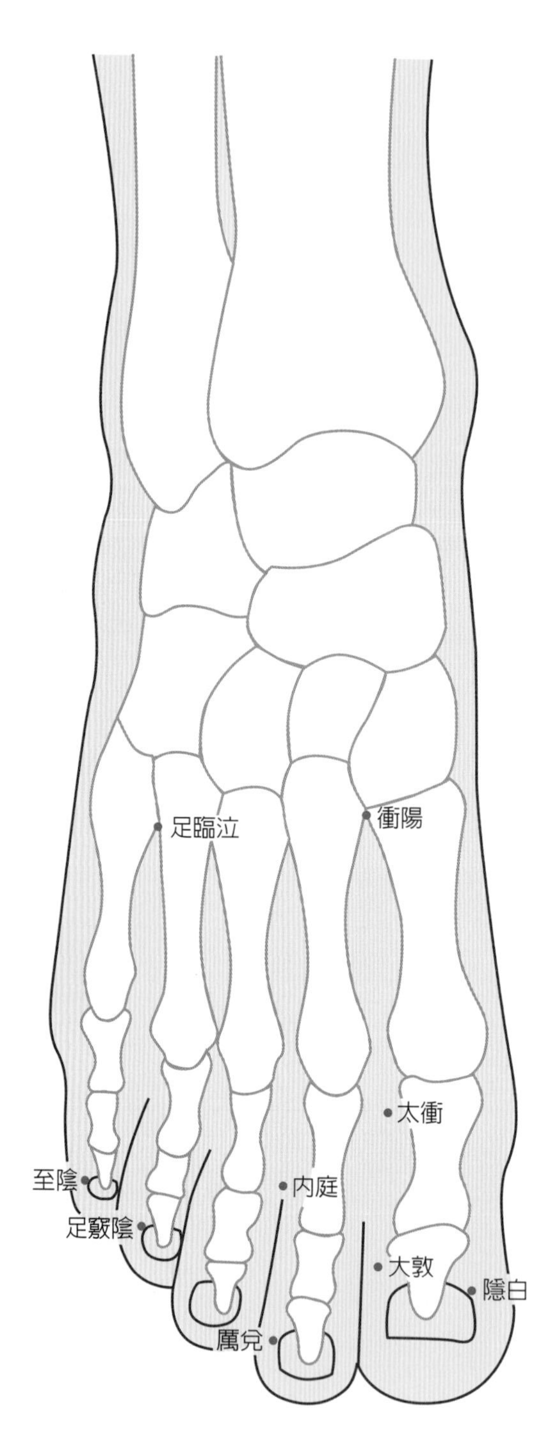

a.足背

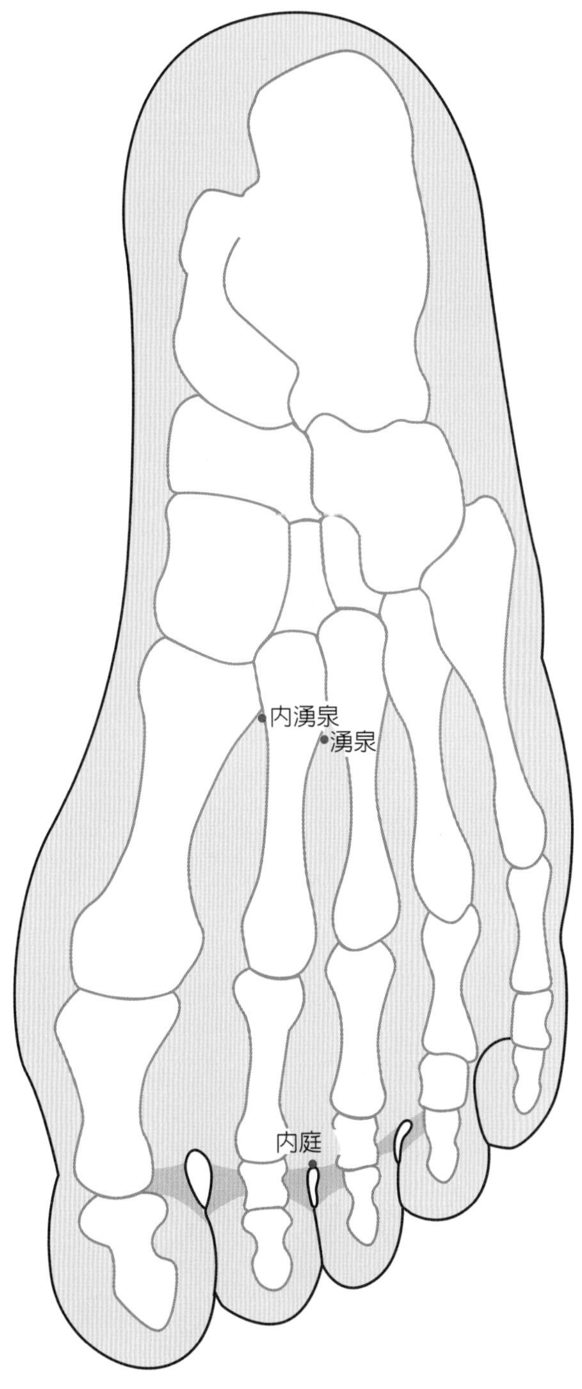

b.足底

常見藥膳食譜的準備材料、作法、用法、用途，
請掃描QR code或至https://is.gd/3QrwVD下載

一、蔥棗湯
二、栗子羊肉羹
三、芹菜粥
四、鮮藕粥
五、黑芝麻糊
六、烏髮蜜膏
七、山藥茯苓包子
八、首烏紅棗粥
九、百合紅棗粥
十、紅棗山藥粥
十一、綠豆粥
十二、麥門冬燉甲魚
十三、山藥牛肉湯
十四、黃耆粥
十五、枸杞羊肉粥
十六、麻油雞
十七、燒酒雞
十八、紅棗黑木耳湯
十九、薑母鴨
二十、豬肺蘿蔔杏仁湯
二十一、當歸生薑羊肉湯

國家圖書館出版品預行編目資料

中醫護理學概論／張永賢等編著. － 第四版. －
新北市：新文京開發，2019.08
面； 公分

ISBN 978-986-430-531-5（平裝）

1.中醫 2.護理學

413.28 108013084

中醫護理學概論（第四版） （書號：**B224e4**）

總校閱	張永賢 張曼玲
編著者	張永賢 張曼玲 羅 琦 蘇靖媛 陳光慧 陳慧珊 唐娜櫻 邱靜瑜 施欣欣 杜惠娟 王小喬 楊瓊芳 高宗桂
出版者	新文京開發出版股份有限公司
地　址	新北市中和區中山路二段 362 號 9 樓
電　話	(02) 2244-8188（代表號）
F A X	(02) 2244-8189
郵　撥	1958730-2
初　版	西元 2007 年 2 月 28 日
第二版	西元 2011 年 8 月 31 日
第三版	西元 2016 年 8 月 12 日
第四版	西元 2019 年 8 月 30 日

建議售價：660 元

法律顧問：蕭雄淋律師

ISBN 978-986-430-531-5

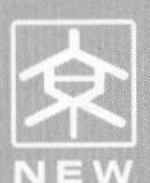

New Wun Ching Developmental Publishing Co., Ltd.

New Age · New Choice · The Best Selected Educational Publications — NEW WCDP

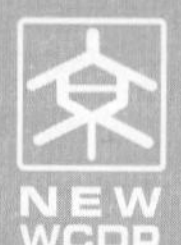

新文京開發出版股份有限公司

新世紀 · 新視野 · 新文京 — 精選教科書 · 考試用書 · 專業參考書